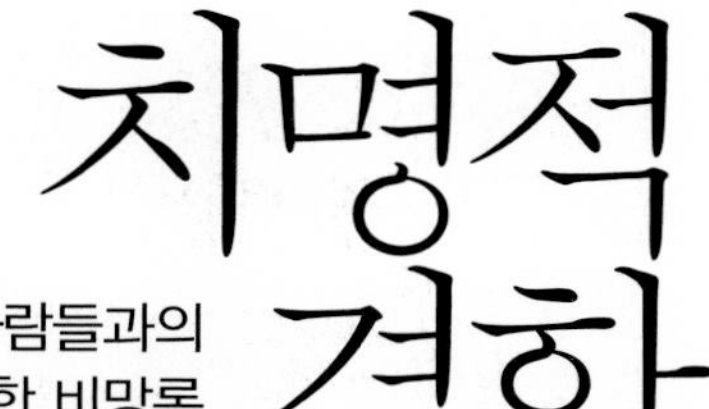

성격장애를 가진 사람들과의
파국적 관계에 대한 비망록

Stuart C. Yudofsky 저 | **김동욱 · 유홍섭 · 장상현 · 홍지혜** 공역

Fatal Flaws

Navigating Destructive Relationships
with People with Disorders of Personality and Character

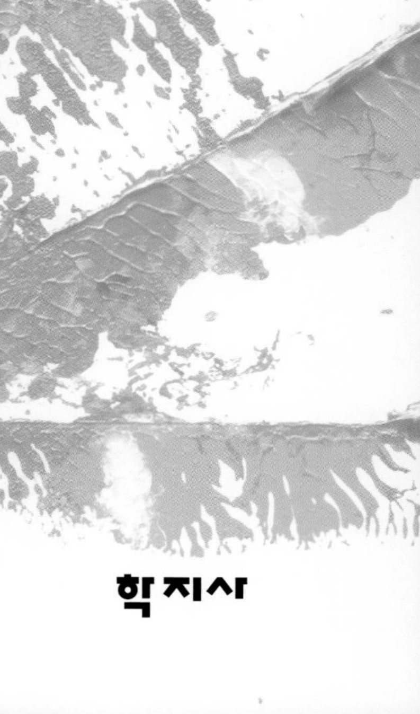

학지사

Fatal Flaws: Navigating Destructive Relationships with People with
Disorders of Personality and Character
by Stuart C. Yudofsky

| 역자 서문 |

우리가 살아가다 보면 때론 힘든 순간을 맞게 됩니다. 그 원인은 사람마다 다를 수 있지만 가장 많이 나타나는 문제는 인간관계에서 비롯되는 갈등일 것입니다. 이러한 갈등을 해결하기가 그리 쉽지는 않은데, 그 이유 중 하나는 자신과 가장 친밀하고 중요한 인간관계에 있는 사람이 가족, 친구 혹은 중요한 사업 파트너인 경우가 대부분이고, 따라서 어떤 결정을 하게 될 때 자신이나 그들에게 미치는 영향이 너무나 크기 때문입니다.

인간관계에 있어 중요한 결정을 할 때 필요한 정보나 지식을 주변 사람의 조언 또는 방송이나 인터넷에 소개되는 내용에서 구하게 되는 경우가 많습니다. 하지만 안타까운 사실은 이렇게 접하게 되는 정보의 상당수가 정확하지 않거나 또는 매우 특수한 사례에만 적용될 수 있는 경우가 많아 적절한 판단을 하는 데 오히려 방해가 될 수도 있다는 것입니다. 마치 홍수가 났을 때 주변에 물은 넘치지만 정작 마실 물이 없는 것처럼, 주변에 정보는 넘치지만 중요한 선택을 앞둔 사람을 합리적인 결정으로 이끄는 통로는 찾기 어려운 것이 현실입니다.

한때 같은 병원에 근무했던 네 명의 정신과 의사가 이 책을 번역해 보자고 결정하게 된 것은 바로 이러한 곤혹스러운 현실에 대해 우리가 공통적으로 갖고 있었던 인식 때문이었습니다. 즉, 자신을 '힘들게 했던 사람들'을 이해하고, 그들과의 관계를 보다 긍정적으로 이끌어 가는 데 이 책만큼 실제적인 도움을 주는 책이 없을 것이라는 확신이 있었기 때문입니다. 역자들은 원고 번역의 전 과정에서 함께 협의하여 가능한 한 책의 일관성을 유지하려고 노력하되, 여러 가지 공간적 · 시간적 제약으로 인해 대부분의 번역 작업을 개별적으로 진행해야만 했습니다. 첨언하자면 김동욱은 5장, 8장, 12장을, 유홍섭은 1장, 6장, 9장, 10장, 13장을, 장상현은 2장, 3장, 7장을, 홍지혜는 4장과 11장을 각각 맡아 번역했습니다.

저명한 정신과 의사인 스튜어트 C. 유도프스키Stuart C. Yudofsky 박사가 저술한 이 책은 현재 대부분의 정신과 의사들이 전공의 수련 기간에 교과서로 쓰고 있습니다. 이 책이 널리 쓰이고 있다는 사실은 곧 모든 정신과적 치료 과정에 대한 저자의 이해가 매우 정확하며 내용상의 완성도가 높다는 점을 입증하는 것입니다.

또한 저자가 소개한 임상적 사례들에 묘사된 환자들과의 생생한 대화를 읽다 보면 학문적이고 딱딱한 내용에서 벗어나 누구나 진료 현장에 있는 것 같은 경험을 하게 될 것입니다. 그리고 독자들은 자신만이 인간관계에서 야기되는 갈등 속에서 방향을 잃거나 어려움을 겪는다는 피해의식에서 벗어나게 될 것입니다. 그 순간 좁다란 자기 내면에서 벗어나 외부 세계를 향한 든든한 나침반을 손에 쥐게 되는 듯한 새로운 경험을 하게 되리라 믿습니다. 이 새로운 경험이 독자들에게 가장 친밀했지만 그만큼 고통을 주는 인간관계로 이끌어 간 사람의 '치명적 결함'을 객관적으로 이해하고 합리적인 결정을 하는 데 도움을 주는 최선의 인도자가 될 것입니다.

정신건강 분야의 종사자가 아닌 일반 독자들이라 하더라도 각 성격장애 유형별로 제시된 흥미진진한 실제 사례들을 가벼운 마음으로 읽기만 해도 자신이나 주변 사람들을 이해하는 데 많은 도움을 얻을 수 있을 것입니다.

또한 정신과 의사 외에도 정신보건 간호사, 임상심리사, 사회복지사 등 다양한 분야에 종사하고 있는 정신건강 전문가들은 이 책에 수록된 실제 사례, 의학적인 자료와 최근의 연구 결과를 통해 치료 현장에서 필요한 실제적인 도움을 얻게 될 것이라고 확신합니다.

역자로서 한 가지 욕심을 더 낸다면, "현재의 올바른 선택과 미래의 최종적인 성공은 상대방의 성격을 정확히 평가하는 능력에 달려 있다."는 저자의 말처럼, 독자들이 바로 그 '상대방의 성격을 정확히 평가하는' 능력을 얻게 되길 바랍니다. 또한 이를 넘어서서 독자들이 이 책을 통해 다른 사람에게 비쳐지는 자신의 모습을 이해하고 진정한 내면적 성숙을 이루게 되기를 바랍니다. 이 책이 바로 그와 같은 측면에서 독자들에게 소중한 기회를 제공할 수 있다는 것이 역자들의 판단입니다.

2015년 1월

대표 역자 김동욱

| 저자 서문 |

완벽한 인간이란 없다. 그러나 우리 중에 어떤 사람은 다른 사람에 비해서 더 심각한 문제를 갖고 있다. 그런 사람들 중 상당수는 성격상의 장애가 있고, 종종 자신의 의무를 저버리므로 타인과 성숙하고 정직하며 건설적인 관계를 유지하지 못한다. 이들은 파괴적이며 심지어는 위험하기까지 하다. 그러나 이러한 사람들도 많은 장점을 갖고 있기 때문에 나는 성격상의 장애는 그들의 본질적 특성이 아니라 일종의 '결함flaws'일 뿐이라고 본다. 이러한 결함은 건축물을 약화시키고 전체 구조를 위태롭게 하는 불완전성에 비유된다. 이러한 사람들이 자신의 성격과 인격의 문제를 인정하려 하지 않거나 그들의 파괴적인 행동을 개선할 수 없을 경우를 가리켜 나는 '치명적 결함fatal flaws'이라고 명명했다.

성격이나 인격에 치명적 결함이 있는 사람들도 특별한 재능이나 매력적인 자질이 있다면 모든 분야에서 타인과 관계를 맺을 수 있으며 막중한 책임이 따르는 여러 가지 사회적 위치를 차지할 수 있다. 그러나 궁극적으로 그리고 틀림없이 그들의 관계는 실패하며 그들에 대한 신뢰도 지켜지지 못한다. 이러한 실패는 그들 자신과 타인에게 손해가 되며 양측에 감정적으로나 재정적으로 희생을 강요하게 된다. 예를 들어 자기애성 성격장애를 가진 사람이 배우자와 자녀에 대한 의무를 저버리고 오랫동안 혼외정사를 지속하는 경우를 볼 수 있다. 반사회적 성격장애를 가진 대기업의 고위 재무관리자가 회사에 손해를 끼치면서 기만과 사기로 사욕을 채우는 사례도 흔하다. 편집성 성격장애를 가진 사람의 경우, 타인이 어떤 방식으로 자신에게 해를 끼친다고 의심하며 상대의 가상의 잘못에 대한 응징에 집착하기도 한다. 남자 친구와의 관계에 문제가 있을 때, 남편이 자신을 계속 비난하고 흠잡으려 할 때, 낯선 사람이 자신을 쫓아다니거나 자녀를 위협한다고 생각될 때 반복적인 자살 시도를 하는 젊은 여성은 경계성, 강박성, 분열형 같은 심각한 성격장애를 갖고 있을 가능성이 높다.

이 책에서 나는 성격장애나 인격장애를 가진 사람과 관련하여 임상과 연구 분야에서 급속하게 축적되고 있는 다양한 정보의 요점을 분명하고 흥미로운 방식으로 제시하기 위해 노력할 것이다. 정신과 임상현장에서 거의 30년간 내가 치료했던 사람들의 대표적인 사례를 매우 자세하게 제공함으로써 나는 그들의 이야기와 삶을 소개하고 생물학적 조건과 삶의 경험, 그리고 심리적 특성이 어떻게 성격적 · 인격적 결함을 불러일으키고 지속시키는지에 관한 독자적인 관점을 제공할 것이다. 이 책에서 소개되는 모든 사람들은 나의 많은 환자들과 그들의 삶에서 중요한 상호작용을 하는 사람들로 이루어져 있다. 확인 가능한 모든 사실과 관계된 세부 사항은 익명성을 보장하기 위해서 상당히 그리고 충분히 변경되었다. 만약 이 책에 등장하는 사람이 당신의 환자이거나 지인, 심지어 당신 자신을 가리킨다고 생각된다면 각각의 인물보다는 정신병리에 집중하면 될 것이다.

이 책에서는 다음의 성격장애에 대한 임상 경과, 치료, 유전학 · 생물학 · 심리학적 연구, 그리고 사례에서 나타난 파국적인 결과가 제시될 것이다.

- 히스테리성(연극성) 성격장애
- 자기애성 성격장애
- 반사회적 성격장애
- 강박성 성격장애
- 편집성 성격장애
- 경계성 성격장애
- 분열형 성격장애
- 중독성 성격장애

이 책은 야심 차고 독창적인 책이다. 다른 책들과는 달리 폭넓은 독자를 위해 쓰였다는 점에서 야심 차다. 이 책은 일차적으로 성격장애와 인격적 결함이 있는 사람의 임상 양상, 생물학적 · 심리학적 특성, 그들에 대한 평가 및 치료에 대해 더 배우기를 원하는 모든 정신건강 관련 학생들과 수련생들을 대상으로 한다. 정신과 전공의, 심리학 수련생, 사회복지학과 학생은 흔히 성격장애를 가진 환자나 의뢰인을 치료함으로써 정신과적 치료에 관한 수련을 시작한다. 그들은 이러한 교육적 경험을 헤엄치는 법을 배우기 위해서 수영장의 깊은 구석으로 던져지는 것에 비유한다. 일단 임상 상황에서는 매우 많은 우발적인 사건이 벌어지고 이러한 장애의 본질과 치료에 대해 많은 것을 알게 되는데, 심지어 경험 많은 정신건강 전문가들에게도 성격장애 치료법을 찾는 것은 큰 도전이다. 이 책은 특히 성격장애나 인격장애를 가진 환자나 의뢰인을 치료하는 정신건강 분야의 초심자들에게 정보를 알려 주고, 치료 방향을 잡으며, 지원하는 것을 돕기 위한 필수적인 지식과 임상 경험의 감각을 제공하기 위해 쓰였다.

이 책은 또한 정신건강 전문가들이 성격이나 인격의 결함을 가진 사람, 그리고 그들과 현재 중요하고 긴밀한 관계를 맺고 있는 의뢰인들을 치료할 때 참조할 수 있도록 만들어졌다. 이 책은 파괴적인 관계 또는 성격이나 인격의 결함으로부터 벗어나려는 환자와 의뢰인에게 적절하고 유용한 정보를 제공하는 보조자료이기도 하다. 인터넷 시대에 이러한 환자와 의뢰인들은 그들의 상태에 대한 많은 양의 정보에 접근할 수 있다. 이들은 특히 유전학, 신경생물학, 심리학 그리고 치료법의 부가적인 정보를 얻는 데 관심이 있다. 그러나 그들이 인터넷상에서 찾은 많은 정보는 잘못되거나, 부정확하거나, 심지어 그들에게 잠재적으로 위험할 수도 있다. 이 책은 그들의 상황과 치료의 핵심에 대한 적합하고 신뢰할 수 있으며, 위험에 대비할 수 있고, 근거에 바탕을 둔 정보를 제공함으로써 성격장애를 가진 사람을 대상으로 한 전문적 치료를 보완하기 위해 집필되었다. 마지막으로, 이 책은 사랑하는 이가 성격장애를 갖고 있는지에 대해 확신하지 못하는 사람이 전문가의 도움을 받기 전에 이러한 장애의 상태와 그 치료법에 대해 이해할 수 있도록 집필되었다.

이 책은 두 가지 이유에서 독창적이다. 첫째, 이 책은 혼합된 형태를 취하고 있다. 부분적으로는 정신과 교과서이면서 또한 성격장애를 가진 환자와 의뢰인을 위한 자조self-help 매뉴얼이기도 하다. 둘째, 나는 이 책에서 1인칭 시점을 채택했다. 특히 성격장애를 갖고 있는 사람들, 그리고 그들과 중요한 관계에 있는 사람에 대해 기술하는 데 1인칭 시점이 유용하다고 생각했다. 나는 이런 집필 방식을 통해서 나와 그 밖의 경험 있는 임상의들이 이러한 문제에 대해서 숙고하고 있는지, 그리고 우리가 성격장애나 인격적 결함을 가진 사람들 또는 그런 사람과 관계를 맺고 있는 사람들을 치료하는 일에 얼마나 보람을 느끼는지를 상기시키고자 했다.

의과대학 교육과정 및 정신과 수련기간 동안 탁월한 임상의들과 교육자들이 정신과 환자와 면담하고 치료하는 것을 옆에서 관찰하고 들을 수 있었던 것은 나의 특권이었다. 나는 독자들이 이러한 경험을 공유할 수 있도록 최선을 다했다. 나의 멘터가 된 분들의 가르침, 그리고 내가 치료했던 환자들과의 교감의 결과를 이 책에서 확인할 수 있다.

- 힐데 브루흐Hilde Bruch 박사는 의미심장한 웃음을 지으며 신경성 식욕부진 환자의 언니에게 이렇게 말했다. “당신은 여동생이 가족들의 모든 관심을 먹어 치우려 한다고 말하려는 것처럼 보이는군요.”
- 셔버트 프레이저Shervert Frazier 박사는 고도로 보안이 유지된 감옥에서 연쇄 살인범과의 면담을 시작하면서 이렇게 말했다. “당신은 유도프스키 박사와 나를 두려워할 필요가 없습니다. 우리는 당신을 해치지 않을 겁니다.”
- 해럴드 셜즈Harold Searles 박사는 반어적이며 경의를 표하는 칭찬과 함께 정신분열병으로 위축된 환자의 마음에 웃음을 가져다주었다. “당신은 나에게 나의 열아홉 살 된 아들에 대한 많은 것을 떠올리게 하는군요. 물론 그 아이는 정신분열병을 가지고 있지 않지만요.”
- 오토 컨버그Otto Kernberg 박사는 팔을 자해한 경계성 성격장애 환자를 찬찬히 바라보고는 물었다. “이 행동이 당신이 지금 멈춰 서 있고 내가 치료를

시작하려는 상황에서 문제를 해결하는 데 도움이 될 거라고 봅니까?"

- 로저 매키넌Roger MacKinnon 박사는 강박성 성격장애를 가진 한 의대생에게 다음과 같이 이야기했는데 그 말을 들은 의대생은 흐느껴 울 수밖에 없었다. "내가 오늘 아침 자네와 이야기하기 전에 인사하면서 'How are you doing?'이라고 하지 않고 'How are you?'라고 했던 것 기억나나? 내 생각엔 자네 부친께선 자네가 '어떻게 느끼는지'보다는 '어떻게 행동하고 노력하는지'에 더 관심을 기울이셨던 것 같다네."
- 로버트 마이클스Robert Michels 박사는 반사회적 성격장애를 가진 낙제한 의대생에게 이렇게 물었다. "너는 교수에게 수업이 체계화되지 않은 것에 대해 비난했다. 너는 시험 문제가 결코 수업에서 다루어지지 않았다고 주장했다. 그리고 조교가 너에 대해서 인종적인 편견을 가지고 있다고 지적했다. 이제 말해 보아라. 너 자신은 낙제에 대해서 어떠한 책임도 없다고 믿느냐?"
- 에델 퍼슨Ethel Person 박사는 최근 심각한 자살 시도를 한 젊은 여자를 면담하면서 이야기했다. "당신은 당신이 살든지 죽든지 이제 유일하게 남아 있던 힘이 소진되었다고 말합니다. 나는 당신이 힘의 올바른 방향을 혼동하고 있다고 생각합니다. 당신이 말하고 행동화하는 것은 당신의 무관심한 모친과 학대적인 부친에 대한 왜곡된 살인적인 분노라고 생각합니다."

내가 이러한 멘터들에게 입은 은혜는 말로 표현하기에는 너무나 크다. 환자를 보살피고 가르치고 이런 책을 씀으로써 그들의 영감과 가르침을 다른 사람에게 전달하는 것이 내가 그들에게 보답할 수 있는 최선의 방법일 것이다.

> 그리고 그는 기쁘게 배우고, 기쁘게 가르쳤다.
>
> –제프리 초서의 『캔터베리 이야기』에 등장하는 한 점원이 한 말

| 차례 |

Part 2 성격장애

Chapter 4

Chapter 5

Chapter 6
자기애성 성격장애 II: 치료받은 자기애 181

Chapter 7
반사회적 성격장애 207

Chapter 8
강박성 성격장애 287

Chapter 9
편집성 성격장애 351

Chapter 10
경계성 성격장애 405

Chapter 11
분열형 성격장애 473

프롤로그

꿈에 그리던 셸터 코브의 집

조앤 로렌스와 그녀의 남편 마틴 로렌스는 그들이 꿈에 그리던 집을 북 캘리포니아 훔볼트 카운티에 있는 셸터 코브의 작은 마을에서 발견했다.

안개가 없는 날에는 집의 서쪽 벽에 나 있는 창문을 통하여 광활한 보라색 바다가 파도치는 것을 볼 수 있었다. 그리고 비가 충분히 내리면 집의 동쪽에는 억센 소나무와 참나무 사이를 뚫고 연중 내내 무성한 초록색 잔디가 자랐다. 로렌스 부부는 새크라멘토 교외의 그 작은 마을에 있는 보잘것없는 집이 바다와 숲이 어우러진 풍경만으로도 구입할 가치가 있는 것임을 깨닫고 벅찬 기쁨을 느꼈다.

그러나 거기에는 미묘하고 쉽게 알기 어려운 문제가 숨어 있었다. 그 지역 어부가 마틴에게 그림 같은 셸터 코브가 움직이고 있다는 것을 알려 주었다. 매년 바다 쪽으로 약 14밀리미터씩 움직인다는 것이다. 이 말은 그들이 발견한 꿈의 집이 있는 절벽이 바다에 점점 가까워지고 있다는 것을 의미했다.

"우리는 은퇴 후에 이런 곳에서 살기 위해 지금까지 노력해 왔어요. 우리의 꿈 같은 침실, 아침마다 호박색의 일출로 물드는 풍경을 생각해 봐요." 조앤은 이렇게 주장했다.

마틴은 조앤에게 셸터 코브는 샌 안드레아스 단층의 북쪽 끝에 있으며 그것이 서쪽으로 미끄러지면 바닷속으로 들어가게 된다는 것을 지적했다.

"일년에 14밀리미터라면 집이 바닷속에 잠기는 데는 백 년은 걸려요." 조앤은 이야기했다. "부엌에서 우리는 당신이 블랙 샌드 해변에서 잡은 신선한 바다송어를 먹으면서 파도가 갯바위를 치는 것을 볼 수 있어요."

"그러나 전반적으로 지반이 약해요. 작은 지진만으로도 모든 게 바뀌고, 심지어 바다가 꿈의 집과 그 안에 살고 있는 우리를 삼켜 버릴 수도 있어요."라고 마틴은 탄식했다.

"아름다운 거실을 생각해 봐요. 그것은 우리 손자들에게 더없이 좋을 거예요. 우리는 항상 그런 거실을 꿈꿔 왔잖아요." 조앤이 대답했다.

독자는 이 우화의 두 가지 결말을 선택할 수 있다. 각각의 대단원은 성격적 · 인격적으로 지속적인 결합이 있는 누군가와 관계를 맺는 두 가지 방식에 대응될 수 있다. 두 가지 길은 우리를 전혀 다른 방향으로 이끈다.

결말 1 : '모래성'

독특한 환경의 아름다움에 매혹되어서 조앤과 마틴은 셸터 코브에 있는 꿈의 집을 구입했다. 햇살은 그들의 영혼을 따뜻하게 해 주었고 소금기를 머금은 산들바람은 그들의 꿈을 보존해 주었다. 처음에는 모든 것이 완벽해 보였다.

하지만 매일같이 미세한 지진이 일어난 후에는 벽장문과 부엌 창문이 열린 채로 끽끽거리는 소리를 냈고 거미줄 같은 흠집이 회벽과 시멘트 토대 위에 생겼다. 그리고 하루도 빠짐없이 폭풍이 몰아친 후에는 차갑고 축축한 바람이 문틈을 통하여 침실로 들어와 부부의 꿈자리를 사납게 만들곤 했다.

설계 전문가가 방문하여 그들의 집이 바닷속에 잠길 가능성에 대해 조사했고, 상당한 위험이 있는 것으로 확인되었다.

설계 전문가의 측정 결과에 따르면, 땅을 깊숙이 판 후 기둥을 박고 말뚝을 설치하면 그들의 꿈의 집을 구할 수 있는 것으로 평가되었다. 하지만 그렇게 하는 데 상당한 지출이 필요할 것으로 예상되었다. 두 사람은 '지출을 줄여라. 나쁜 선택에 돈을 허비하지 마라.'라는 신조를 갖고 있었다. 그리고 집의 구조를 보완하는 데 드는 비용이 너무 크고 현재의 집과 주위 환경의 조화가 거의 완벽하다고 생각했다. 그래서 그들은 꿈속에 그대로 남아 있기로 결정했고 운이 좋기를 바랐다.

그러던 어느 날 번개가 치더니 홍수가 났고, 땅은 미끄러운 진흙이 되어 버렸다. 그리고 지진이 더욱 빈번하게 일어났다. 마침내 조앤과 마틴은 그들의 집이 허물어지는 절벽과 함께 자신들의 꿈을 버려 두고 바닷속으로 잠겨 버리는 것을 보았다.

많은 시간을 함께 보내면서 감정을 공유하는 사람이 갖고 있는 성격상의 결함을 애써 외면하거나 회피하는 것은 어찌 보면 당연하다. 그러지 않는다면, 그런 결함 외에는 많은 장점을 가진 사람과 관련된 불편한 진실에 직면해야 한다. 그리고 상대에게 결함이 있음을 인정하면 관계상의 여러 가지 변화가 불가피하게 된다. 단기적으로는 이러한 문제들을 무시하고 사는 것이 쉬울 것이다. 그러나 성격적 결함으로부터 기인한 파괴적인 문제는 저절로 교정되지 않는다. 오히려 시간이 지남에 따라 문제들은 점점 더 커지고 자존감을 손상시키면서 관계를 더욱더 악화시킬 것이다.

이 책은 결코 쉬운 내용은 아니다. 과거의 지혜와 새로운 근거 중심의 개념이 풍부하게 담겨 있기 때문이다. 성격과 인격에 심한 결함을 가진 사람을 찾아내고 이해하는 것은 쉬운 작업은 아니다. 이러한 결함을 가진 사람들이 스스로를 개선하도록 이끌거나, 누군가가 이런 사람들과의 관계에서 피해를 입지 않도록 돕는 방법을 찾기는 더욱 어렵다. 이 책은 바로 그런 방법을 찾는 데 필요한 지식을 제공한다. 자유와 평화는 값을 매길 수 없을 만큼 소중하며, 행동의 변화를 위해서는 대가를 치르고 위험을 감수해야 한다. 자유와 평화를 얻기 위해서는 시간, 노력, 때로는 일시적인 감정적 손상과 같은 값비싼 대가를 치러야 한다. 그러나 이러한 문제를 직시하지 않고, 배우지 않고, 변화하지 않고, 행동하지 않는다면 나중에 훨씬 더 큰 대가를 치르게 될 것이다.

결말 2: '요금을 지불하다'

조앤의 분노를 뒤로한 채 마틴은 설계 전문가의 경험과 지혜를 따르기로 했다. 그는 그들의 꿈의 집을 덜 낭만적이고 다소 삭막한 곳으로 만들었다. 굴착기로 푸른 잔디는 깊게 파고 흙과 자갈, 바위를 깔았다. 즐거운 감정, 햇살과 그림자는 길이와 높이, 무게와 숫자로 이루어진 청사진으로 대치되었다.

불규칙한 단층에 의해 재조정된 결정이 '꿈의 집을 바다로부터 더욱 멀어지게' 했다. 황금의 꿈이 시멘트의 회색빛으로 바뀌었다. 그 대가는 무엇이었을까? 잔디의 초록색과 바다의 자주색은 눈에 덜 띄게 된 반면, 많은 노동력과 돈이 들었다. 꿈은 값을 매길 수 없는 반면에 현실은 비용이 들었다.

마틴과 조앤은 여가를 희생함으로써 그들의 꿈을 지켜 냈다. 마틴은 은퇴하지 않았다. 그리고 조앤은 직장으로 돌아왔다. 사무실에서 세월이 지나가고 수많은 시간이 컴퓨터 화면 앞에서 흘러갔다. 그러나 많은 비용을 들인 기둥과 말뚝이 그들의 꿈의 집을 지켜 줄 것이다.

그들의 이른 아침엔 호박빛 일출이 자유롭게 빛나고 춤출 것이다. 그리고 늦은 밤에 그들은 더 이상 흔들리지 않는 침대에 누워서 파도가 바위를 치며 만들어 내는 음악 소리를 들을 것이다. 부드럽고 친근한 물보라가 그들의 꿈의 집에 더 이상의 비용을 들이지 않아도 된다고 말할 것이다.

성격장애를 가진 사람에 대해 생각해 보면, 그들이 자신을 개선하고 남들과의 관계를 변화시키는 것은 오로지 많은 노력과 높은 비용, 고통스러운 포기를 통해서만 가능함을 알 수 있다. 이 책을 읽음으로써 그리고 책에 담긴 핵심 원칙과 정보, 이해, 기술을 이해하고 통합함으로써 더 큰 자유와 의미 있는 변화를 이끌어 낼 수 있을 것이다. 해야 할 일이 아주 많으니 이제 시작해 보자.

PART 1
서론

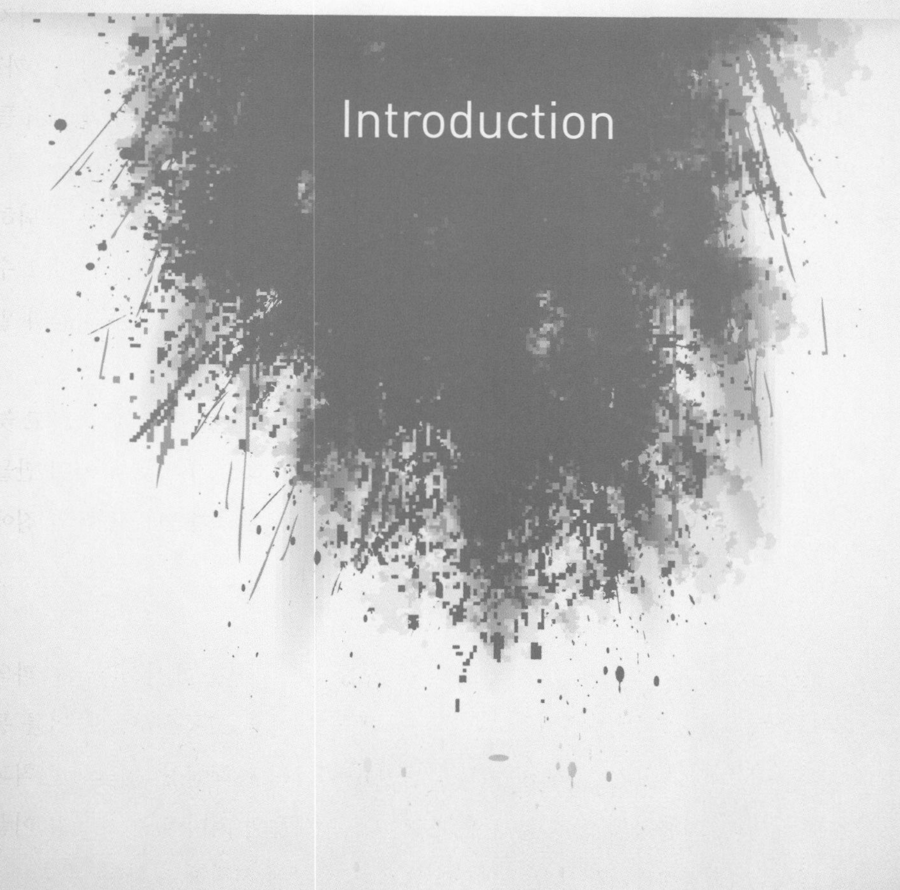

Chapter 01

치명적 결함이란 무엇인가

샌 안드레아스는 서로 반대 방향으로 움직이는 지각의 두 거대한 조각이 접촉하는 단층fault이다. 이것은 갈라져 화산이 되고, 바닷길로 열리고, 산으로 분할된다. 하지만 캘리포니아 25번 고속도로상에서 파이신 남쪽으로 운전하면서, 나는 그것이 어디에 있는지 확신할 수 없었다.

–마이클 콜리어, 『움직이는 대륙: 캘리포니아 샌 안드레아스 단층』

치명적 결함의 정의

치명적 결함fatal flaws이란 타인의 신뢰를 저버리게 만들고 관계의 파국을 초래하는 성격과 행동 패턴이 지속적으로 나타나는 것을 말하며, 이러한 성격과 행동 패턴은 뇌의 문제와 관련이 있다고 생각된다. 이 책에서 치명적 결함을 설명하기 위해 동원된 각각의 명사, 형용사, 동사는 하나하나가 중대하며 그것들을 이해하는 데는 본문의 여러 곳에 제시된 설명과 부연이 필요하다. 1장에서는 신뢰와 약속을 저버리게 만들고, 위험한 행동이나 파국적 관계를 초래하는 여덟 가지 성격장애에 대해 설명한다. 그 여덟 가지는 연극성, 자기애성, 반사회적, 강박성, 편집성, 경계성, 분열형 그리고 중독성 성격장애이다.

그 원인과 양상이 감추어져 있고 혼란스럽기는 해도 결함 있는 인격과 성격 구조는 결코 사소하지 않은 악영향을 일으킨다. 그리고 관련된 사람들의 생활을 위협할 만한 고통을 낳으며, 이와 관련된 물질적 손해는 계산하기 어려울 정도이다. 예를 들어 당신의 약혼녀가 부정을 저지르거나, 남편이 아이들의 대학 등록금을 위한 예금을 도박으로 탕진하거나, 당신의 종업원이 공금을 횡령하거나, 당신의 부모가 요양원 간호사로부터 가혹행위를 당하거나, 회사 대표의 탐욕과 부정으로 회사가 파산하거나, 당신의 아이가 학교에서 마약에 취해 있거나, 당신의 부인이 술에 취한 채 운전하여 자신과 타인에게 해를 끼칠 수도 있다.

그러한 결과들은 내가 치명적 결함이라 이름 붙인 것의 결과일 수도 있다. 이 책의 목적은 변할 여지가 있는 인격과 성격상의 결함을 가진 사람들과 결코 변하지 않을 결함을 가진 사람을 구별하는 데 도움을 주기 위해서이다. 인격과 성격상의 특정한 결함을 '치명적 결함'이라고 명명한 것은 ① 그러한 결함이 지속적이며 ② 심각한 위해나 법규 위반의 가능성을 내포하고 있기 때문이다. 치명적 결함은 〈표 1-1〉에 제시된 것 중 하나 이상의 특징을 갖는다.

표 1-1 무엇이 결함을 치명적으로 만드는가

다음 중 하나 이상에 해당한다면 치명적 결함이 존재한다고 볼 수 있다.

1. 결함을 가진 사람이 자신에게 문제가 있다는 것을 인식하지 못한다.
2. 결함을 가진 사람이 변화하기를 원하지 않는다.
3. 결함의 양상이 쉽게 교정될 성질의 것이 아니다.
4. 그 결함이 당신, 자녀, 또는 타인에게 신체적 해를 입힐 만한 것이다.
5. 그 결함을 가진 사람이 법규를 위반한 가능성이 있다.
6. 그 결함을 가진 사람이 타인으로 하여금 법규를 위반하게 만들 가능성이 있다.

성격, 기질, 인격의 정의

성격

성격personality은 여러 다른 방식으로 정의될 수 있다. 독자들 대부분은 사전에서 찾아볼 수 있는 다양한 정의를 보고 놀랄 수도 있다. 예를 들어 널리 보급되어 있는 메리엄-웹스터 대학 사전Merriam-Webster's Collegiate Dictionary 11판(2003)에 수록된 정의 중 한 가지는 "한 사람의 자질 또는 상태"라는 다소 애매한 것이다. 이 사전에는 "개인적 존재personal existence"라는 정의도 실려 있는데, 이것은 전자보다 더욱 모호하고 도움이 되지 않는 것 같다. 웹스터 뉴 대학 사전Webster's New Collegiate에서는 "개인을 구별짓는 특성의 복합체"와 "개인의 행동적 특성과 감정적 특성의 총체"라는 두 개의 정의를 제시한다.

성격장애의 권위자인 정신과 의사 로버트 클로닝거C. Robert Cloninger 박사는 성격, 기질과 인격을 명확하게 구분했다(Cloninger and Svrakic 2000). 그는 성격의 기원은 천부적 요인(예: 유전자)과 환경적 영향(예: 삶의 경험)이라고 믿었다(Heath et al. 1999). 클로닝거 박사의 성격 정의의 핵심은 한 개인이 스스로를 표현하고 환경에 적응하는 독특한 방식에 있다. 성격을 이루는 요소들에 대한 클로닝거 박사의 개념을 제대로 이해하기 위해서는 개인이 지속적으로 자기 자신, 주변 환경, 타인을 지각하고 그것들과 상호작용하는 양식, 즉 성격 특성personality traits을 관찰할 필요가 있다는 것이 나의 신념이다. 그러한 특성들로는 ① 민감성, ② 성실함, ③ 감정이입, ④ 양심, ⑤ 책임감, ⑥ 신뢰도, ⑦ 합목적성, ⑧ 정직함, ⑨ 관대함, ⑩ 친절함, ⑪ 공손함, 그리고 ⑫ 겸손함 등이 있다. 각각의 성격 특성들 뒤에 결핍이라는 용어를 놓게 되면 성격과 인격의 치명적 결함을 가진 사람들과 연관된 문제들이 과연 무엇 때문인지 이해하는 데 도움이 된다. 성격과 인격의 치명적 결함을 가진 사람에게는 앞에 나열된 성격 특성 중 몇 가지 심각한 문제점이 있음을 주목해야 한다.

기질

클로닝거 박사는 기질temperament이라는 용어가 감정적 · 욕구적 · 적응적 특성을 포괄하는 개념이라고 믿었다. 그는 그러한 특성으로 위험 회피, 자극 추구, 보상 의존, 지속성과 같은 특성을 포함시켰다. 그의 관점에 따르면 기질은 "성격에 있어서 감정적 핵심"을 의미한다고 볼 수 있다(Cloninger and Svrakic 2000). 위에 나타난 네 가지 측면에 있어서의 역기능은 클로닝거에 의해 개념화된 연속선을 따라 발생하는 문제점으로 설명할 수 있다([그림 1-1]).

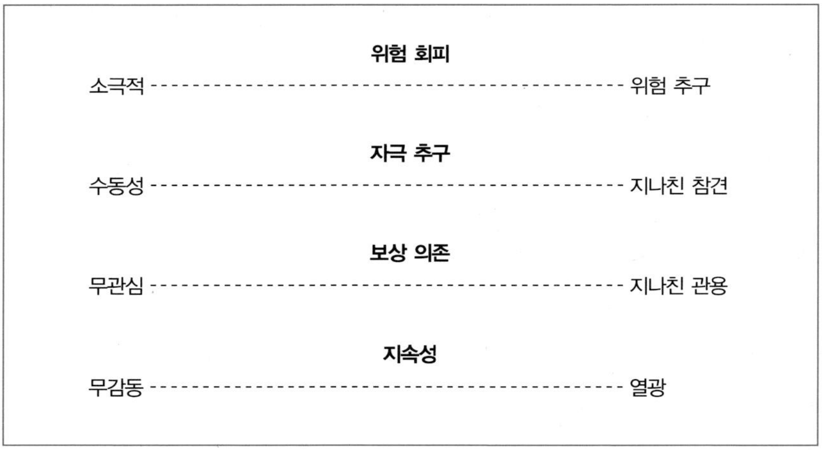

	위험 회피	
소극적	--	위험 추구
	자극 추구	
수동성	--	지나친 참견
	보상 의존	
무관심	--	지나친 관용
	지속성	
무감동	--	열광

[그림 1-1] 기질의 연속선

출처: Cloninger and Svrakic 2000, pp. 1724-1730.

성격과 인격의 결함을 가진 사람은 이 기질 연속선의 우측에 해당하는 심각한 문제점을 갖는다. 우울증이 있는 사람이 연속선의 좌측의 어려움을 겪는 것과 비교한다면 흥미로울 것이다. 나와 그 밖의 신경정신의학자들은 기질이 주로 유전적 경향과 알코올과 마약류에 노출된 환경에서의 생물학적 요소들에 의해 큰 영향을 받는 인격의 구성 요소라고 보고 있다.

성격과 기질에 관한 이들 정의는 특정 개인의 독특한 행동, 감정, 사고 형태의 복합적 총체라고 간주할 수 있다. 이러한 배열을 통해 한 사람의 내적 경험과 외적 행동이 그 사람이 속한 문화로부터 심각하게 괴리되어 있거나 그 양식이 지속적이며 심각한 고통과 관계의 문제를 유발하고 있다면, 이 사람은 성격장애를 갖고 있다고 할 수 있다. 가장 무력하고 파괴적인 형태의 성격장애들은 이 책의 다음 장들에서 포괄적으로 언급할 것이다. 성격장애에 대한 유명한 정신분석가이자 권위자인 글렌 가바드Glen O. Gabbard 박사는 성격장애를 가진 사람들이 자신의 사고와 행동의 결함 양상 때문에 혼란스러운 것이 아니라, 많은 문제를 야기하는 부적응적인 행동의 결과에 의해 혼란스러워할 수 있음을 주목했다. 가바드 박사는 이러한 양상이 질병 자체 혹은 질병의 결과로부터 고통이 야기되는 대부분의 다른 정신질환과는 대조적이라고 보았다.

인격

메리엄-웹스터 대학 사전(2003)에 수록되어 있는 인격character에 대한 여덟 가지 정의 중에 이 책에서 고려할 만한 것은 거의 없다. 그러나 이들 정의들 중에 두 번째 것은 이 책에서 우리가 살펴보고자 하는 인격의 정의와 매우 유사하다. "개인을 구성하거나 타인과 구별되게 만드는 속성이나 특징." 하지만 인격의 치명적 결함을 이해하는 데 있어 가장 적절한 것은 마지막에 기술된 정의, 즉 "도덕적 가치에 대한 존중과 견고함"이다. 인격적 결함을 가진 사람은 비양심적이며 도덕적 행동을 위반한다.

행동과학자들은 인격을 적개심, 배고픔과 탐욕, 성적 쾌락과 같은 기본적 욕구와 충동을 조절할 수 있는 개인의 능력으로 보는 관점을 가지고 있다. 클로닝거 박사는 세 가지 주요 차원이 인격의 개념에 포함된다고 믿는다. 클로닝거 박사는 〈표 1-2〉에 요약된 이들 차원들이 성숙한 사람인지 아닌지 판단할 수 있는 주요한 요소라고 보았다(Cloninger and Svrakic 2000).

〈표 1-2〉의 각 항목 중 대부분에서 '아니요'에 해당한다면 성격과 인격상의

표 1-2 클로닝거의 성숙한 인격의 차원

자기지향성 훈육된, 책임감 있는, 과단성 있는, 현명한, 자기수용적인
협동성 공감하는, 친절한, 동정심 있는, 도움이 되는, 도덕적인
자기초월성 이상적인, 영적인, 직관적인, 상상력이 풍부한, 묵묵히 따르는

출처: Cloninger and Svrakic 2000.

결함이 있다고 볼 수 있다.

성격과 기질의 측면에서 볼때 인격적 결함을 가진 사람은 앞에서 기술된 인격적 차원에서의 문제점을 가지고 있을 것이라고 볼 수 있다.

심각한 인격적 결함을 가진 많은 사람들은 어떠한 수단(거짓말, 속임수, 절도, 상해)을 동원하든 자신의 필요를 만족시키기 위해 타인을 착취할 필요가 있는 것처럼 행동한다. 이 사람들에게 부족한 것은 양심이나 가치, 공감 같은 내적 감각, 그리고 타인의 권리를 존중하는 삶의 태도이다. 달리 말해 그들이 자신의 필요를 충족시키기 위해 누군가에게 심각한 위해를 입혔다 해도 그들은 그에 대해 크게 염려하지 않는다. 그들의 관심은 기본적으로 자기중심적이다. 즉, 자기만족, 자기자랑, 그리고 자기보존(나쁜 행동을 해도 발각되지 않는 것)이 이들의 특성이다. 당신과 현재 관계를 맺고 있는 사람이 이 세 가지 특성을 보인다면, 2장에 설명된 치명적 결함 척도를 숙지하고 적용해 보는 것도 가치가 있을 것이다.

DSM-IV-TR에 따른 성격장애의 정의

미국 정신과 의사들과 심리학자들은 성격장애가 정신질환의 범주에 해당한다고 본다. 미국정신의학회American Psychiatric Association: APA의 『정신질환의 진단 및 통계 편람 제4판DSM-IV-TR』(American Psychiatric Association 2000)은 지속적으로 개정되어 왔으며, 정신장애의 정의와 진단을 표준화해 왔다. DSM-IV-TR을 사용하여 정신질환을 진단할 때 보통 원인에 대한 고려는 이루어지지 않는다. 그보다는 징후와 증상에 의거한 진단 기준에 따라 특정한 정신장애로 진단하게 된다. 의학적으로 징후signs란 발열, 맥박 불규칙, 적개심과 같이 객관적으로 측정할 수 있는 질환의 표식이다. 증상symptoms이란 통증, 불안, 분노와 같이 주관적으로 경험된 질환의 표식을 의미한다. 학자와 전문가 집단은 정신장애에 대한 DSM 진단 기준을 얻기 위한 작업을 하며, 이때 연구 방법론과 역학 정보를 이용한다. 지식이 축적됨에 따라 진단 기준은 다듬어지고 개선되어 개정판으로 출판된다.

DSM-IV-TR에서는 성격 특성과 성격장애를 구별한다. 성격 특성이란 광범위한 사회적 · 개인적 생활 속에서 특정 개인이 주변 환경과 자기 자신에 대

표 1-3 성격장애의 일반적 진단 기준(DSM-IV-TR에서 약간 수정됨)

A. 개인이 속한 사회의 문화적 기대에서 심하게 벗어난, 지속적인 감정, 사고, 행동 양식이다. 이 양식은 다음 중 2개 이상의 영역에서 나타난다.

1. 인지(자신과 타인, 그리고 사건을 지각하고 해석하는 방식)
2. 정동(정서 반응의 범위, 강도, 불안정성, 그리고 적절성)
3. 대인관계 기능
4. 충동 조절

B. 감정, 사고, 행동 양식이 융통성이 없고 개인생활과 사회생활 전반에 넓게 퍼져 있다.
C. 감정, 사고, 행동 양식이 사회적 · 직업적, 그리고 다른 중요한 영역에서 임상적으로 심각한 고통이나 기능 장해를 초래한다.
D. 양식이 변하지 않고 오랜 기간 지속되어 왔으며, 발병 시기는 적어도 청소년기나 성인기 초기로 거슬러 올라갈 수 있다.
E. 감정, 사고, 행동의 역기능적인 양식이 다른 정신장애의 증상이나 결과로 설명되지 않거나 혹은 뇌손상과 같은 의학적 상태의 결과가 아니어야 한다.

출처: American Psychiatric Association: *Diagnostic and Statistical Manual of Mental Disorders*, 4th Edition, Text Revision. Washington, DC, American Psychiatric Association, 2000, p. 689. 허락하에 사용함.

해 지각하고 관계를 맺고 생각하고 그것들과 상호작용하는 지속적인 방식이다 (American Psychiatric Association 2000, p. 686). 반면에 성격장애란 관계 형성, 충동 조절, 사회, 학업, 직업적 상황에서 기능에 문제를 일으키는 지속적인 감정, 사고, 행동 양식이다. 성격장애를 가진 사람은 일반적으로 고통을 경험하고 관련된 사람들에게도 고통을 유발한다. 비정상적인 성격 양식은 대부분 청소년기나 성인기 초기에 나타난다. 성격장애에 관한 DSM-IV-TR의 일반적 진단 기준은 〈표 1-3〉에 요약되어 있다.

참고문헌과 추천도서

American Psychiatric Association: Diagnostic and Statistical Manual of Mental Disorders, 4th Edition, Text Revision. Washington, DC, American Psychiatric Association, 2000

Cloninger CR, Svrakic DM: Personality disorders, in Kaplan & Sadock's Comprehensive Textbook of Psychiatry, 7th Edition. Edited by Sadock BJ, Sadock VA. Philadelphia, PA, Lippincott Williams & Wilkins, 2000, pp 1723-1764

Heath AC, Madden PA, Cloninge CR, et al: Genetic and environmental structure of personality, in Personality and Psychopathology. Edited by Cloninger CR. Washington, DC, American Psychiatric Press, 1999, pp 343-368

Iversen S, Kupfermann I, Kandel ER: Emotional states and feeling, in Principles of Neural Science, 4th Edition. Edited by Kandel ER, Schwartz JH, Jessel TM. New York, McGraw-Hill, 2000, pp 982-996

Merriam-Webster's Collegiate Dictionary, 11th Edition. Springfield, MA, Merriam-Webster, 2003

Phillips KA Yen S, Gunderson JG: Personality disorder, in American Psychiatric Publishing Textbook of Clinical Psychiatry, 4th Edition. Edited by Hales RE, Yudofsky SC. Washington, DC, American Psychiatric Publishing, 2003, pp 803-832

Silk KR: Biology of Personality Disorders. Washington, DC, American Psychiatric Press, 1998

Chapter 02

그 사람에게 치명적 결함이 있는가

지진은 지구 깊숙한 곳에서의 엄청난 힘에서 야기되는데 이것은 인간의 육안으로는 볼 수 없으며 오로지 지성에 의해서만 겨우 알 수 있다.

－필립 L. 프래드킨, 『진도 8: 샌 안드레아스 단층에서의 지진과 삶』

치명적 결함 척도

치명적 결함 척도Fatal Flaw Scale는 이 장의 부록에 제시되어 있다. 이 척도는 당신과 중요한 관계에 있는 사람에게 성격 및 인격상의 치명적 결함이 있는지의 여부를 판단하는 데 도움을 줄 수 있는 질문들로 구성되어 있다. 만약 어떤 사람이 치료를 받고 있다면 치료자 역시 이 척도를 주기적으로 활용하여 그 사람의 변화와 진전 상태를 측정할 수 있다.

치명적 결함 척도와 평가에 대한 논의

치명적 결함 척도의 구조

심리학적 평가 척도는 다음과 같이 나누어질 수 있다.

- 주관적 평가 척도: 개인이 자신의 행동, 사고, 감정에 대하여 스스로 등급을 매긴다. 자기보고식 척도라고도 불리는 이러한 형태의 척도는 (심리학적 평가에) 협조적이고 정직하고 통찰력 있게 응답하는 사람이 자신의 불안, 분노, 슬픔과 같은 주관적 경험을 스스로 평가하는 데 유용하다.
- 객관적 평가 척도: 관찰자가 평가 대상자의 행동 및 표현된 감정에 대하여 등급을 매긴다.
- 혼합적 평가 척도: 객관적 측면에서는 관찰자가 평가 대상자의 행동, 감정, 사고 등을 평가하며, 주관적 측면에서는 자기보고식 척도와 마찬가지로 대상자가 스스로 평가한다.

치명적 결함 척도의 임상적 사용

현실을 살펴보면 성격이나 인격에 결함이 있는 사람들은 흔히 그들의 문제를 인식하지 못하거나 그들을 교정해 줄 전문가를 찾지 않는다. 나는 평가 대상자에 대해 잘 알고 있으며 대체로 그들로부터 직접적으로 영향을 받고 있는 사람들이 완성할 수 있도록 치명적 결함 척도를 고안했다. 이러한 방식으로 사용할 때 치명적 결함 척도는 객관적 평가 척도에 해당한다. 간혹 성격과 인격에 결함이 있는 사람이 진단과 치료에 대한 나의 전문적인 도움을 찾을 때, 나는 그들과 중요한 관계에 있는 다른 사람이 이 척도를 완성하도록 제안하고 정기적으로 이 과정을 반복함으로써 치료에서의 진전을 검토하는 데 도움이 되도록 한다. 나는 성격장애나 인격장애를 가진 사람들 및 그들과 중요한 관계가 있는 사람들에게 가족면담을 추천하고 치명적 결함 척도로 평가한다. 이런 경우에 각 문항의 답변들에 대해 논의가 이루어진다.

성격적 · 인격적인 결함이 있는 사람과 중요한 관계를 맺고 있는 개인이 환자로서 병원에 오는 경우도 많다. 이 책 전반을 통해서 논의되고 있듯이, 심각하고 지속적인 성격장애나 인격장애를 가진 많은 사람들은 그들의 문제점을 인식하지 못하거나 전문가의 도움을 받아들이지 않는다. 따라서 나의 바람과는 달리 임상적 상황에서 치명적 결함 척도로 평가받은 사람을 치료하는 것은 일반적으로 흔한 일이 아니다. 그럼에도 불구하고 나는 여러 가지 이유에서 척도 사용을 고려해야 한다고 추천한다. 좀 더 부연하자면, 첫 번째로 척도의 질문이 자신과 중요한 관계를 맺고 있는 사람에게 얼마나 해당되는지를 단지 생각해 보는 것만으로도 유용하다. 예를 들어 한 여성 환자는 치명적 결함 척도의 파트 A의 문항 8번과 파트 B의 문항 1번과 3번에 응답하기 전까지는 그녀가 자신의 남편을 두려워하고 있음을 부정했을 뿐 아니라 남편이 그녀의 딸(그의 의붓딸)을 학대할 가능성을 애써 외면해 왔다고 말했다. 두 번째로 치명적 결함 척도는 당신의 대인관계 상황의 심각성을 평가하기 위한 대략적인 지침을 제공한다. 이러한 상황에서 이 척도는 당신이 심각한 결함이 있는 사람과의 관계의 본질을 변화시켜만 한다는 것을 알려 주는 역할을 할 수 있다. 세 번째로 위에서 언급되었듯이 이 척도는 자신의 성격적 · 인격적 결함을 변화시키고자 치료받고 있으며 당신과 중요한 관계를 맺고 있는 사람에 대한 치료의 진척 상황을 평가하는 데 사용될 수 있다. 마지막으로 나의 환자들 중 몇몇은 성격의 결함이 있는 사람과의 파괴적인 관계로부터 성공적으로 벗어나게 된 후에 만나게 되는 새로운 사람을 평가하기 위해서 척도를 사용할 수 있었다. 그들은 자신들을 이전의 역기능적인 관계로 이끄는 정신역동과 맹점에 대해 또 다른 관점에서 생각해 봄으로써 새로운 관계에서는 개선된 모습을 보일 수 있게 된다. 한 번 실수를 했다면 그다음에는 경각심을 가져야 한다.

치명적 결함 척도가 사용되어서는 '안 되는' 경우

치명적 결함 척도는 변화에 대한 평가와 측정을 위한 건설적이고 유용한 도구로서 고안되었다. 이 척도는 평가 대상자에 대한 비난이 아니라 옹호를 위해 사용되어야 한다. 그러므로 어떤 사람에게 결함이 있음을 입증함으로써 그들이 악인이거나 정신질환자임을 밝히려 하거나, 그들이 당신에게 얼마나 큰 해악을 끼치는지를 나타내려는 목적으로 이 척도를 사용해서는 안 된다. 왜냐하면 치명적 결함 척도로 측정되는 장애를 가진 사람은 일반적으로 자신의 성격이나 인격에 문제가 있다는 것이 다른 사람에게 알려지는 것을 달가워하지 않기 때문이다. 나의 경험에 의하면, 이러한 결함을 개선하려는 동기가 있어서 전문가의 도움을 요청하는 사람에게는 치명적 결함 척도의 결과가 특히 유용했다.

척도를 지금 당장 사용하려고 시도해야 하는가

만약 당신과 중대한 관계를 맺고 있는 사람에게 성격적으로나 인격적으로 심각한 결함이 있다고 믿어진다면, 이러한 우려를 확인하기 위한 초기수단으로 척도를 사용하지 말아야 할 이유는 없다. 척도를 완수했을 때 만약 결과가 '가능성이 있음' '가능성이 높음' 또는 '가능성이 매우 높음'으로 나온다면 이 사람은 결함이 있는 것이고, 나는 당신이 이러한 상태에 대해서 알기 위해서 이 책을 읽을 가치가 있다고 믿는다. 이 책은 당신의 중요한 관계에 영향을 미치는 사람에게 성격적 · 인격적 결함이 있는지에 대한 의문을 감소시키는 데 충분한 정보와 대표적인 예시를 제시하기 위해 만들어졌다. 만약 당신이 처음 시도에서 치명적 결함 척도를 완성하는 데 어떤 어려움을 겪었다면 당신은 척도가 어떻게 유익하게 사용되는지를 알기 위해 다음 장들에서 제시되는 사례를 살펴보아야 한다.

부록:

치명적 결함 척도

파트 A

그 사람은 성격적으로 그리고/또는 인격적으로 결함이 있는가?

당신과 중요한 관계를 맺고 있는 사람과 관련된 다음 질문을 읽고 '예' 또는 '아니요' 중 적합한 대답에 표시하시오. 만약 확실하지 않으면, '아니요'에 표기하시오.

1. 나는 그 사람을 신뢰하는가? (예) (아니요)
2. 그 사람은 중요한 약속을 지키는가? (예) (아니요)
3. 나는 그 사람과의 관계가 결과적으로 나 자신에게 괜찮다고 느끼는가? (예) (아니요)
4. 그 사람은 나의 요구를 자신의 요구와 동등하게 고려하는가? (예) (아니요)
5. 그 사람은 나를 이해해 주고 지지해 주는가? (예) (아니요)
6. 그 사람은 우리의 관계에 영향을 주는 중요한 문제에 대해 나와 함께 진솔한 대화를 할 것인가? (예) (아니요)

7. 그 사람은 다른 사람들에게 정직하고 대인관계에서 신뢰할 수 있는가? (예) (아니요)
8. 나는 그리고 (만약 해당된다면) 나의 아이들은 그 사람과 함께 있을 때 항상 신체적으로 안전하다고 느끼는가? (예) (아니요)
9. 그 사람은 규칙을 존중하고 법을 지키는가? (예) (아니요)
10. 내가 사랑하고 신뢰하는 사람들 대부분은 그 사람이 나에게 이롭다고 믿는가? (예) (아니요)

지침: '아니요'라고 대답한 문항의 총수를 확인하시오.

점수:

A. '아니요' 0개 – 그 사람은 성격과 인격에 결함이 있을 가능성이 매우 낮다(highly unlikely).
B. '아니요' 1~3개 – 그 사람은 성격과 인격에 결함이 있을 가능성이 있다(possible).
C. '아니요' 4~5개 – 그 사람은 성격과 인격에 결함이 있을 가능성이 높다(probable).
D. '아니요' 6~10개 – 그 사람은 성격과 인격에 결함이 있을 가능성이 매우 높다(highly likely).

파트 B

그 사람은 치명적 결함이라고 볼 수 있는 성격적 · 인격적 특질을 갖고 있는가?

(파트 A에서 4점 이상일 경우에만 실행하시오.)

당신과 중요한 관계를 맺고 있는 사람과 관련된 다음 질문을 읽고 '예' 또는 '아니요' 중 적합한 대답에 표시하시오. 문항 1, 2와 3에서 확실하지 않은 경우에는 '예'에 표기하시오. 문항 4, 5와 6에서 확실하지 않은 경우에는 질문에 대답하지 마시오.

1. 그 사람은 충동적이거나 불필요하게 위험하거나 또는 자기파괴적인 활동을 지속적으로 하는가? (예) (아니요)
2. 그 사람은 자신이 문제가 있다는 것을 부정하는가? (예) (아니요)
3. 그 사람은 자신의 문제에 대해서 전문가의 도움을 거부하는가? (예) (아니요)
4. 그 사람의 문제는 전문가의 여러 가지 도움에도 불구하고 변하지 않은 채로 남아 있는가? (예) (아니요)
5. 그 사람이 나 또는 나의 아이들에게 신체적인 부상을 입힐 가능성이 있는가? (예) (아니요)
6. 그 사람은 지속적으로 불법적인 일에 관여하는가? (예) (아니요)

지침: '예'라고 대답한 문항의 총수를 체크하시오.

A. '예' 0개 – 그 사람은 치명적 결함을 가질 가능성이 매우 낮다(highly unlikely).
B. '예' 1~2개 – 그 사람은 치명적 결함을 가질 가능성이 있다(possible).
C. '예' 3~4개 – 그 사람은 치명적 결함을 가질 가능성이 높다(probable).
D. '예' 5~6개 – 그 사람은 치명적 결함을 가질 가능성이 매우 높다(highly likely).

* 이 척도는 유도프스키(Stuart C. Yudofsky) 박사가 2003년에 고안한 것이며 복제 또는 전재할 수 없다.

Chapter 03

치명적 결함을 가진 사람들을 다루는 아홉 가지 원칙

이 장에서는 성격장애나 인격장애를 가진 사람들을 이해하고 돌보고 도와주고 그들과 관계를 맺는 데 유용하며 무엇보다도 중요한 아홉 가지 원칙을 소개한다. 각각의 원칙은 이 책의 뒷부분에 제시된 여덟 가지 성격장애에 대한 예시에서 입증된다.

원칙 1

성격장애나 인격장애를 가진 사람과의 관계가 비록 어렵고 실망스러우며 때때로 파국적이더라도 이 사람들에 대해서 존중과 친절, 동정심을 가지고 대해야 한다.

최근의 과학적 증거에 의하면 다른 모든 정신장애와 마찬가지로 성격장애도 유전적 소인, 뇌의 구조적 · 화학적 변화, 삶의 경험과 스트레스 등과 같은 다양한 요인들에 의한 결과이다. '경계성' '연극적' '자기애적' '사회병질적' '편집적' '중독적' 이라고 낙인찍는 것은 정신분열병, 양극성 장애, 학습장애를 가진 사람들을 평가절하하고 박해했던 역사적 사례들과 유사한 것이다. 이 책에서는 어떤 사람들이 질환을 갖고 있다는 이유로 평가절하되어서는 안 된다는 입장을 견지하고 있음을 독자들이 주지하기를 바란다. 예를 들어 이 책에서는 불가피한 경우 외에는 '성격장애 환자'라는 표현 대신에 '성격장애를 가진 사람' 또는 '성격장애가 있는 사람'과 같은 표현을 사용하는데, 이는 그러한 장애가 한 사람의 수많은 특성 중 일부일 뿐임을 강조하기 위해서이다. 낙인, 평가절하, 선입견은 오해와 불신을 증가시키는 반면에 해결과 치유, 회복을 불확실하게 한다. 성격장애를 가진 사람을 위축시키는 것은 그들의 분노와 소외감을 증가시키고 그들로 하여금 보복과 자기합리화에 치중하게 만든다.

원칙 2

성격장애나 인격장애를 가진 사람의 행동에서 나타나는 파괴적 암시에 대해서 현실적인 태도를 취해야 한다. 안전을 확보하고 유지하며 이러한 사람들과의 관계에 있어 윤리적 경계를 설정하되, 만약 그 경계가 침해되더라도 그들에게 불친절하고 무관심한 태도를 취하거나 보복적인 행동을 하기보다는 끝까지 노력하여 좋은 결실을 맺도록 해야 한다.

당신은 스스로를 보호하면서 성격과 인격에 결함이 있는 사람을 도와야 하며 당신 자신이 착취 또는 학대의 대상이 되어서는 안 된다. 당신의 신뢰에 대한 그들의 배신을 간과하거나 이러한 사람들에 대한 치료를 위해 스스로를 희생하면 혼돈과 분노가 필연적으로 일어난다.

원칙 3

성격장애나 인격장애는 심각하고 지속적인 관계 문제의 원인이 되는 경우가 많다.

나는 정신과 임상 경험에서 성격장애나 인격장애가 있는 사람과 관계를 맺은 환자들로부터 종종 이런 이야기를 듣는다. "저는 그런 사람과 엮이기 전에 이러한 문제에 대해서 미리 알았어야 했어요." 성격장애는 관계에 총체적인 문제를 가져오는 특정한 징후와 증상의 집합체로 이루어져 있다. 이러한 장애를 가진 사람들의 상태와 그들의 인격적 특성, 그리고 이러한 특성이 관계에서 어떻게 발현되는지 앎으로써 그들과의 관계에서 빚어지는 문제의 전체적인 영향을 검토할 수 있다. 이 책에서는 여러 가지 사례의 내력, 공식적인 진단 기준, 성격장애의 각 유형과 관련된 특수한 문제를 정리한 표 등의 다양한 방법을 사용했다. 따라서 독자들이 실생활의 환경과 상황에 비추어 특정한 성격장애를 확인하는 데 도움이 될 것이다. 문제에 대하여 알아차리고 인정하는 것이 예방과 중재, 개선으로 가는 첫 번째의 필수적인 단계이다.

원칙 4

성격장애나 인격장애를 가진 사람들은 여러 가지 매력적인 면과 긍정적인 속성을 갖고 있으며 어떤 분야에서 상당한 성취를 이루기도 한다.

사람들이 성격장애나 인격장애를 가진 사람들과 만나게 되는 이유는 그들이 긍정적인 특성 또한 갖고 있기 때문이다. 이러한 조건을 가진 사람 중 상당수는 다른 사람들을 흥분시키고 끌어당기는 강력하고 매력적인 속성을 지니고 있다.

이러한 사람들과의 관계는 특징적으로 빛나는 출발로 시작하지만 시간이 지나면서 나타나는 그들의 성격적 · 인격적 결함의 파괴적인 영향으로 인해 나빠지게 된다. 프롤로그에서 묘사되었듯이 많은 사람들이 성격장애나 인격적 결함을 가진 사람들과의 관계를 끊기 힘들어하는 데는 몇 가지 이유가 있다. ① 그들은 결함이 있는 사람들의 매력적인 면에 초점을 맞추고 이러한 사람들과의 관계에서의 부정적인 문제에 대해서 간과한다. ② 그들은 상대방의 결함 때문에 관계가 실패로 끝날 것이라는 자신의 판단을 신뢰하지 않는다. 그들은 자신의 인식을 의심하고 결함이 있는 사람의 혹독한 평가절하와 비판을 감내한다. ③ 그들은 성격장애와 인격적인 결함이 있는 사람에게 착취당하고 비하당하는 상황을 초래하는 그들 자신의 어떠한 심리학적인 문제와 경향을 가지고 있다.

이러한 장애를 가진 사람들은 결함뿐만 아니라 긍정적인 측면도 갖고 있다. 그러나 성격적 · 인격적 결함이 있는 사람이 학문적으로나 직업적으로 또는 경제적으로 성공을 거둔다고 해도, 그들의 역기능적인 관계 때문에 예외 없이 그들의 성취수준과 만족감은 결국 저하된다. 이 책의 몇 가지 사례에서 인용되듯이 한 가지 좋은 소식은 이러한 사람들이 만약 치료에 대한 동기를 가지고 있다면, 그들의 삶의 모든 영역에서 결과는 상당히 개선될 것이라는 점이다. 그들의 성격장애나 인격장애로부터 야기되는 분란과 불화, 혼란이 감소된다면 그들의 성취와 만족감은 증대될 것이다.

원칙 5

성격장애나 인격장애가 있는 사람은 극도로 자기중심적이다.

모든 사람은 다른 성격을 가지고 있으며, 이 책에 제시되어 있는 여덟 가지 성격장애의 구체적 진단 기준도 서로 판이하게 다르다. 그럼에도 불구하고 이러한 다양한 상태의 사람들은 어떤 공통적인 특징을 가지고 있다. 성격장애를 가진 사람들이 공유하는 특징 중 한 가지는 강한 자기중심성이다. 특히, 그들은 타인의 관점을 이해하고 받아들이는 데 어려움을 보인다. 성격장애를 가진 사람들은 흔히 그들과 가까운 사람들이나 그들이 의지하고 있는 사람들에게 자신의 말과 행동이 어떤 영향을 끼칠 것인지에 대해서 고민하지 않는다. 이러한 자기중심성의 예는 성격장애의 유형과 상관없이 무수히 많다. 반사회적 성격장애를 가진 사람은 자신의 이익이나 목적을 달성하기 위해서는 다른 사람에게 심각한 심리적인 또는 신체적인 손상을 가할 것이다. 더군다나 그들은 자신이 다른 사람에게 야기했던 손상에 대해 어떠한 양심의 가책도 느끼지 않을 것이다. 경계성 성격장애를 가진 사람은 흔히 자신의 사소한 목적을 위해서 타인과의 의사소통에서 거짓된 진술을 한다. 다른 사람과의 관계에서 의견의 차이가 발생해도 그들은 타인의 관점을 고려하려 하지 않을 것이다. 오히려 이런 의견의 불일치가 있을 때 그들은 상대방에게 격분하게 되고 공격을 가할 것이다. 편집성 성격장애나 분열형 성격장애를 가진 사람들은 극도로 자신에게 침잠한 채 현실을 왜곡하게 된다. 그들은 자주 무의식적으로 타인에게 투사된 그들 자신의 분노와 성적 감정에 대해 갈등을 겪게 된다. 결과적으로 그들은 스스로가 부당하게 위협받거나 박해받는다고 느낀다. 만약 이 사람들이 자신의 두려움과 걱정에 대해서 다른 사람들과 대화한다면 그들은 다른 사람의 설명이나 논증을 받아들이려 하지 않을 것이다. 자기애성 성격장애를 가진 사람은 타인으로부터 자신의 업적에 대한 칭찬을 듣기를 원하고 자신의 성취를 과장하며, 다른 사람이 자신보다 앞서지 못한다고 믿으면서 무시한다. 이러한 상태의 사람은 일반적으로 자신의 이미지나 자존감을 증진시키기 위해 타인을 착취한다.

원칙 6

성격장애나 인격장애의 기저에 있는 원인은 복합적이다.

정신장애의 원인을 개념화하고 서술하는 데 있어 이론과 설명은 가능한 한 단순해야 한다고 생각되고 있다. 그러나 실제로는 원인이 단순하지는 않다. 다른 정신과적 상태와 마찬가지로 성격장애도 생물학적 · 심리학적 · 사회적, 그리고 영적 요인들의 복합적 작용의 결과이다. 생물학적 요인 중에서 가장 중요한 것은 이러한 상태에 대한 유전적인 요인이다. 각각의 성격장애의 유전적인 특성에 대해 앞으로도 많은 연구가 필요하다. 유전적인 요인은 알코올중독에 대한 개인의 취약성이나 그 밖의 중독장애, 경계성 성격장애, 편집성 성격장애, 강박성 성격장애, 분열형 성격장애, 반사회적 성격장애 등과 관련되어 있다. 하지만 유전적 요인이 이러한 장애에 미치는 영향에 대한 분명한 증거는 아직까지는 없다. (나는 이에 대한 연구의 노정이 의학과 과학의 모든 발견에서 가장 중요한 영역 중 하나라고 믿는다.) 이러한 장애 중 몇 가지의 경우에는 어린 시절에 겪은 양육자의 학대와 유전적 요인이 상호작용하여 성인기에 특징적인 징후와 증상을 일으킨다. 예를 들어 경계성 성격장애를 가진 사람은 어린 시절에 성적 학대를 당한 과거력을 가지고 있는 경우가 많으며, 반사회적 성격장애를 가진 사람은 어린 시절에 신체적 학대를 겪은 과거력을 가지고 있는 경우가 흔하다. 많은 이론가들에 의하면, 유아기나 아동기에 부모와의 관계에서 있었던 문제는 성인기 이후의 연극성 성격장애 발생에 핵심적인 역할을 한다. 이에 해당하는 유형의 사람들은 피암시성이 강하며, 주관적 인상을 중시하고 논리가 부족한 사고방식과 같은 인격적 특성을 갖고 있다. 이러한 정신 상태는 대뇌에서 기인하는 것으로 보이며 유전적으로 결정되는 것 같다. 따라서 연극성 성격장애는, 다른 성격장애와 마찬가지로, 대뇌와 관련된 유전적 소인이 삶에서 겪은 사건 및 특정한 스트레스로 인해 촉발되어 일어난다. 성격장애의 원인이 복합적이고 다면적이라는 사실은 그에 대한 치료를 위해서는 근거 중심 의학과 함께 다양한 기법을 통합해야 한다는 것을 시사한다.

원칙 7

성격장애나 인격적 결함이 있는 사람들 중 상당수는 자신에게 문제가 있다는 것을 인정하지 않을 것이며, 치료를 거부할 것이고, 따라서 변화하지 않을 것이다.

역기능적 관계에 사로잡힌 사람들은 그들의 파트너가 성격장애를 가지고 있다는 것을 인지하지 못할 때가 많다. 이러한 인지적 결핍이 나타나는 이유 중 하나는 이러한 관계의 파트너, 즉 성격장애를 가진 사람은 자신이 어떠한 감정적 · 행동적인 문제를 가지고 있다는 것을 부정하는 경우가 많기 때문이다. 성격장애를 가진 사람들 중 상당수는 그들의 관계 문제의 책임을 전적으로 상대방에게 전가한다. 상황을 더욱더 복잡하게 만드는 것은 성격장애를 가진 사람들이 매우 친절하고 싹싹하며 이타적으로 보이는 사람들과 관계를 맺을 때가 많다는 사실이다. 나는 이것이 우연이 아니며, 친절하고 이타적인 사람들은 착취에 취약하기 때문에 성격장애를 가진 사람들에 의해 선택되는 것이라고 본다. 성격장애가 있는 사람의 파트너가 상대의 끊임없는 비판과 평가절하에 대한 반응으로 스스로를 변화시키려고 노력하는 경우가 많지만 이러한 노력은 대부분 결실을 맺지 못한다. 따라서 파트너는 자신의 목표(그들이 비판받고 평가절하되는 이유)가 항상 변한다고 느끼게 되고, 스스로를 개선하려 노력해도 항상 실패하게 된다.

만약 성격장애를 가진 사람이 자신에게 문제가 있음을 인정하지 않는다면, 그들은 도움을 받을 수 없고 대부분은 변화하지 않을 것이다. 이 책을 통하여 분명하게 지적되었듯이 성격장애를 가진 사람들 중 상당수는 자신에게 문제가 있음을 인정하고 전문적인 치료를 받는다면 상당한 도움을 받을 수 있다. 그러나 자신에게 문제가 있다는 것을 받아들이지 않고 치료를 거부한다면 그들의 역기능적 행동은 지속될 뿐만 아니라 일반적으로 점점 더 나빠질 것이다. 나는 이러한 사람들이 '치명적 결함'을 가지고 있다고 생각한다. 이러한 결함을 가진 사람들의 관계 개선 및 행동 변화를 위해서는 상대방의 역할이 매우 중요하다.

원칙 8

성격장애나 인격적 결함을 가진 사람에게 치료에 대한 의지가 있을 경우, 이들에 대한 치료는 근거 중심적이고 다면적일 때 효과적이다.

주요 우울증이 있는 사람들의 치료에 대한 최근의 과학적 연구는 성격장애를 가진 사람에 대한 치료를 이해하는 데 도움이 될 수 있다. 신경학자인 헬렌 메이버그Helen Mayberg 박사와 동료들에 의해 시행된 뛰어난 연구에서는 주요 우울증 환자의 치료에서 항우울제와 정신치료*의 병합요법을 통해 최선의 결과를 얻을 수 있는 이유를 밝혔다(Goldapple et al. 2004). 그녀의 연구와 다른 연구에서는 다음과 같은 사실을 보여 주었다. ① 주요 우울증은 뇌의 각기 다른 영역, 즉 뇌간과 대뇌피질의 특정 영역의 역기능과 연관되어 있다. ② 우울증 환자의 치료에서 항우울제의 사용은 뇌간에 작용하여 효과를 나타내고 인지치료는 뇌의 피질 영역에 작용하여 효과를 나타낸다. ③ 주요 우울증 환자에 대한 효과적인 치료를 달성하고 유지하기 위해서는 두 가지 치료기법이 모두 필요하다. 나는 대부분의 성격장애 사례에서 이러한 복합적인 치료기법을 사용할 필요가 있다고 본다. 가능하다면 이러한 치료들은 그것들의 안정성과 효과 면에서 과학적인 근거를 가지고 선택되어야만 할 것이다. 통찰 지향 정신치료insight-oriented psychotherapy와 인지행동치료가 대부분의 성격장애 사례에서 첫 번째 단계의 치료기법이 된다. 불안장애와 기분장애가 흔히 성격장애에 동반되기 때문에 이때 약물치료는

---

* 이 책에서는 정신의학 분야에서 이루어지는 치료 전반을 의미하는 psychiatric treatment는 '정신과 치료'로 번역했고, 정신과 치료에서 활용되는 여러 가지 치료 방법 중에서 심리적 기법을 활용하여 환자의 정신적 문제나 행동상의 부적응 문제를 해소하는 것을 목적으로 하는 psychotherapy는 '정신치료'로 번역했다(역자 주).

치료 계획의 한 부분이 될 것이다. 덧붙여서, 약물치료는 때때로 일부의 성격장애와 연관되는 심각한 정신과적 증상(예를 들면 충동성, 흥분 또는 초조, 현실 검증력의 장애)의 개선에 도움이 될 것이다. 이 책의 많은 사례들에서 묘사되었듯이 성격장애나 인격장애를 가진 사람이 그들의 문제를 인정하고 스스로를 변화시키려 할 때 효과적인 치료가 가능할 것이다.

원칙 9

유능하고 전문적인 접근 및 전략은 성격장애나 인격장애를 가진 사람과 관계를 맺고 있거나 그러한 관계를 끊기를 원하는 사람들에게 매우 도움이 될 것이다.

경험 많고 의욕적이며 유능한 전문가에 의한 정신과적 · 심리학적 관리는 성격장애를 가진 사람과의 파괴적인 관계로 고통받는 사람들에게 거의 항상 (그러한 관계를 유지하든 그렇지 않든) 도움이 된다. 즉, 그들은 성격장애를 가진 사람과의 관계로 인한 스트레스가 자신에게 어떤 영향을 미치는지를 알게 되고 그러한 관계의 힘겨루기와 결론 없는 논쟁을 감소시키는 상호작용의 기술을 배울 수 있을 것이다. 치료는 그들이 성격장애나 인격적 결함이 있는 사람과의 관계에서 겪게 되는 평가절하, 왜곡, 착취로부터 자신을 보호하는 방법을 아는 데 도움을 줄 것이다. 이러한 관계에서 어떻게 대응할지 결정하기 위해서는 그들(성격장애 및 인격적 결함이 있는 사람의 파트너)의 정신과적 상태가 그들 자신의 생각과 감정, 행동에 어떤 영향을 끼치는지에 대한 명확하고 구체적인 정보가 필요하다. 만약 성격장애가 있는 사람과 관계를 끊기로 결정했다면 지식과 경험이 있는 정신과 의사는 그의 환자나 의뢰인이 관계의 단절에 의해 야기될 수 있는 어떠한 위험이나 손상을 최소화하도록 도움을 줄 것이다. 전문적인 관리는 또한 그들 자신을 더 잘 이해하는 데, 특히 왜 그들이 특별히 이러한 성격장애를 가진 사람들에게 취약한지를 깨닫는 데 도움을 줄 것이다. 이러한 자기인식은 미래에 이러한 성가신 장애를 가진 다른 사람들로부터 주의를 끌고, 관계를 맺고, 희생자가 될 가능성을 감소시키게 될 것이다.

참고문헌

Goldapple K, Segal Z, Garson C, et al: Modulation of cortical-limbic pathways in major depression: treatment-specific effects of cognitive behavior therapy. Arch Gen Psychiatry 61:34-41, 2004

PART 2
성격장애

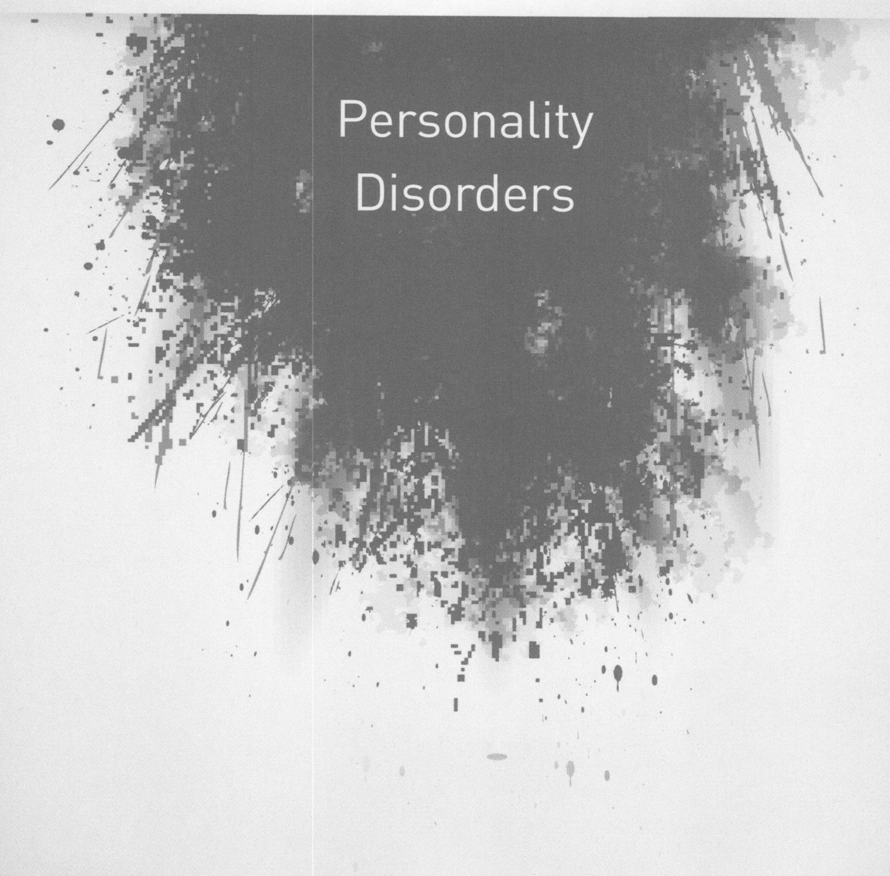

Personality Disorders

Chapter 04

히스테리성(연극성) 성격장애

항상 당신 옆에서 걷고 있는 제삼자는 누구인가요?
세어 보면 당신과 나 둘뿐이었어요.
하지만 이 하얀 길을 내려다보면 당신 옆엔 언제나 또 한 사람이 걷고 있었죠.

– T. S. 엘리엇, 〈황무지〉

그리고 그는 날 가질 수 없고, 앞으로도 그러리라는 걸 알아요.
그는 내 마음속의 공허함을 채워 줄 뿐이죠.
난 두 연인 사이에서 갈등하면서 스스로가 바보 같다고 느껴요.
두 사람 모두를 사랑하는 건 허락되지 않을 테니까요.

– 필립 자렐과 피터 야로우 작사 · 작곡, 〈Torn Between Two Lovers〉

핵심

당신은 누군가가 매우 활기 넘치고 매력적이어서 다가가고 싶었던 적이 있었는가? 그녀가 생동감 넘치고 매력적이어서 당신은 호기심을 억누를 수 없었는가? 그녀는 유혹적인 발레로 당신을 가까이 잡아끌었다가 동시에 밀어냈는가? 당신의 사소한 호의에도 더없이 밝게 웃으며 감사를 표현하는 그녀에게 유혹을 느꼈는가? 그녀의 빛나는 개성으로 인해 당신은 평상시와는 달리 조심성을 잃고 조금씩 매혹되었는가? 마침내 그녀가 마음을 열고 당신을 받아들였을 때 당신의 마음속은 환희로 넘쳤는가? 많은 사람들로부터 숭배받는 사람에게 선택받은 자의 눈부시게 타오르는 기쁨? 당신은 물오른 장미 주위의 벌들처럼 그녀 주위를 우글거리며 열중한 수많은 경쟁자들에게 승리하여 우쭐한가? 그런 다음 그녀와 당신의 공통점을 찾아 단단한 그녀의 마음을 답사했는가? 그러나 백악질 암맥이 점판암으로 이루어진 차갑고 어두운 동굴을 향해 흘러 들어가는 것을 발견했는가? 그녀의 내면에서 텅 빈 공간이나 얼음 호수를 발견했는가? 그녀의 정열(타인에게 어떻게 보이고 생각되는지에 관한 격렬한 관심)이 당신을 냉담한 어둠으로 내던졌는가? 특정한 사람들과 함께 있을 때 그녀가 갑자기 당신을 차갑게 대했는가? 그녀가 당신은 무시하면서 그들을 갈망하여 당신을 분노로 몸서리치게 했는가? 당신은 만개한 심홍색의 향기로운 꽃이 실은 꽃가루가 없는 창백한 정열의 불모지라는 것을 받아들일 수 있는가? 당신이 '종이 장미'에 대한 헌신을 단념할 수 있게 될까?

셸비 페어몬트의 사례 I: 귀공녀

아버지에 대한 고찰

위대한 인생: 로이 페어몬트에 관하여

셸비 페어몬트가 어렸을 때 많은 사람들이 그녀가 휴스턴에서 가장 매력적인 여성으로 꼽히는 그녀의 어머니 컬린처럼 아름답게 자랄지 궁금해했다. 셸비의 아버지 로이 페어몬트를 아는 사람들 대부분은 그가 그의 두 번째 부인인 컬린과 결혼한 것은 대체로 그녀의 대단한 미모 때문일 것이라고 추측했다. 그 부부는 아내의 무절제한 쇼핑을 로이 씨가 기꺼이 지불할 능력도 마음도 있다는 것을 제외하면 그다지 공통점이 없어 보였다. 휴스턴의 창립 가문 중 하나의 계보를 잇는 로이 페어몬트는 명석한 법률가이자 빈틈없는 사업가로 자신의 명성을 쌓았다. 로이는 그의 가족이 창설한 은행업에 참여하지 않고 텍사스와 루이지애나의 토지 소유자들로부터 석유와 가스 개발권을 인수하는 사업을 전문적으로 하는 로펌을 휴스턴을 기반으로 창립했다. 그의 경력 초반에, 페어몬트 씨는 광산 투기꾼인 그의 의뢰인들과 함께 거액을 천연가스 매장지에 투자했고 결과적으로 그는 엄청난 부자가 되었다. 그가 가족 은행에서 경력을 쌓지 않기로 결정한 이유를 언급하자면, 로이는 "나는 빌려 주는 사람(특히 내게 돈을 갚아야 할 때면 날 몹시 미워할 낯선 사람들)보다는 투자자가 되고 싶다."고 말한 적이 있었다. 그리고 로이 페어몬트가 석유 계약으로부터 소득이 쏟아져 들어올 때 매달 했던 예금만큼 할 수 있는 미국인은 거의 없었다. 휴스턴이 대도시가 되고 에너지 사업의 국제적인 중심이 되어 감에 따라, 페어몬트 씨의 로펌 역시 성장하고 번창했다. 로이 페어몬트는 텍사스의 정치와 경제에서 없어선 안 될 사람이 되었다. 그는 국제적인 수준의 주요 사업거래 및 투자(특히 근해의 석유 개발)에 참여했으며 수많은 주요 법인 및 중요한 자선단체에 가입했다. 그는 주지사, 상원의원 심지어 대통령까지 포함된 텍사스 정치인들의 주요 후원자였으며 지도적인 실력자로 알려지게 되었다.

완벽한 사람은 없다: 로이 페어몬트의 가족사

그의 인생의 직업적 측면과는 대조적으로, 로이 페어몬트는 개인사에서는 성공적이지 못했다. 그는 로스쿨에 다닐 때 저명한 포트워스 가문의 마사라는 여인과 결혼했는데 이상적인 결합은 아니었다. 로이는 출장이 잦았고 그렇지 않을 때는 그의 로펌에서 밤늦게까지 일하곤 했다. 로이와 마사는 홀컴과 모린이라는 두 아이를 두었다. 아이들은 아버지를 거의 볼 수 없었다. 아들인 홀컴은 끊임없이 그의 아버지인 로이를 실망시켰고 로이는 "그 애가 똑똑하지 못한 것이 그 애 잘못이라고는 생각지 않지만 그렇게나 게으르고 무책임한 것은 용서할 수 없다."고 공공연하게 말했다. 학창 시절 내내 열등생 홀컴은 교실 안팎에서 끊임없이 문제를 일으켰다. 그는 16세에 이미 술고래였으며 18세 생일을 맞기 전까지 음주 운전으로 네 번이나 고발당했다. 아버지의 강력한 정치적 연줄만이 그의 교도소행을 막을 수 있었다. 홀컴은 사립 고등학교를 밑바닥 성적으로 졸업했지만, 역시 그의 아버지의 영향력으로 명문 대학에 입학했다. 그러나 그는 대학의 첫 학기 동안 단 하나의 강의도 수강하지 않았고 학교 측으로부터 나가 달라는 말을 듣게 되었다. 그 시점에 로이 페어몬트는 홀컴을 육군에 입대시키려고 설득했으나 아내와 홀컴은 그 제안에 화를 내며 저항했다. 대신에 홀컴은 그의 외조부의 건설회사에서 일하기 시작했지만 늘 술을 마셨으며 온갖 문제에 휘말렸다. 어느 이른 아침에 그는 취한 상태에서 운전을 했고 차가 뒤집히면서 빠른 속도로 튕겨져 나와 즉사했다. "나는 수년 전에 그 애를 죽은 셈쳤다."고 말하며 페어몬트 씨는 아들의 장례식에 참석하지 않았다. 로이 페어몬트가 마음속으로는 아들의 죽음을 애도했을지도 모르지만 적어도 다른 사람들 앞에서는 그러지 않았다. 그는 아들의 죽음에도 불구하고 일을 쉬지 않았고, 그 어떤 동정의 표현도 받아들이거나 그에 대해 반응하지 않았다. 그의 아내는 남편이 아들을 평생 인정하지 않은 것이 문제의 핵심이었다고 믿었기 때문에 남편을 결코 용서하지 않았다. 로이 페어몬트는 그의 아내가 홀컴에게는 지나치게 관대했다며 비난했고 아들을 군에 입대시키려던 그의 노력을 막았었던 것을 비난했다. 그는 "나는 홀컴과 관련된 문제의 핵심이 규율과 동기의 부재였으며, 군 입대가 그에게 도움이 되었을 거라고 생각한다."고 말했다. 가끔이지만 로이와 마사가 아들의 비극적인 운명에 관해 의견을 나눴을 때, 로이는 "내 생각엔 당신이 과잉보호로 우리 아들을 죽인 거나 마찬가지야. 티파니의 총알*로 그 애의 머리를 쏜 것과 다름없어."라고 말했다. 몇 년 후 마사는 로이에게 이혼을 요구했고 그는 단 한마디로 대답했다. "좋아, 그것이 당신이 원하는 것이라면." 이혼에 관한 세부 사항들은 그의 로펌에서 일하는 유능한 변호사에게 전부 맡겨버린 후 페어몬트 씨는 그의 첫 번째 부인에게 한 마디도 하지 않았다. 많은 친구들은 그들의 이혼이 큰 규모의 사업 또는 가치 있는 자산을 무감각하고 이성적으로 해체하는 것과 같다고 생각했다. 딸인 모린은 부모가 이혼할 당시 21세였다. 오빠처럼 문제아는 아니었으나 그녀 역시 아버지의 기대에 미치지 못했다. 그녀는 어머니와 함께 포트워스로 가기로 했고 페어몬트 씨와는 더 이상의 연락 없이 지냈다. 그녀는 외조부 회사의 회계사와 결혼했고 양가의 풍부한 신탁기금으로 여유롭고 편안하게 살았다. 페어몬트 씨는 포트워스에서 치른 딸의 결혼식에 참석했으나 딸이 낳은 두 아이들의 세례식에는 가지 않았다. 그 후 그는 그들의 삶에 더는 관심을 갖지 않았다.

두 번째 충격: 로이 페어몬트 재혼하다

버펄로바이유의 은행가와 리버 오크스 컨트리 클럽의 골프장에 인접한 고급 주택가에서 자란 동료들과 마찬가지로, 로이 페어몬트는 동부의 기숙학교와 아

---

* 미국의 보석류 제조사인 Tiffany & Co에서 출시한 총알 모양의 목걸이에 빗대어 표현한 것 (역자 주).

이비리그 대학을 다녔다. 텍사스 출신의 다른 특권계층 친구들과는 달리 로이는 재학 시절에 사교클럽, 비밀단체, 스포츠에 지나치게 몰두하는 것을 피했다. 그는 머리가 좋고 경쟁적이었다. 훗날 로이가 한 유대인을 사업 개척의 파트너로 참여시키고 싶어 하자 대학 동창이기도 한 사업상의 동료가 로이를 심하게 비난했다.

사업 동료: 이봐, 로이. 자네는 내가 유대인들을 좋아하지도 믿지도 않는다는 걸 매우 잘 알고 있지. 우리가 그 시카고 유대인들을 이 협상에 초대하지 않아도 투자자들은 얼마든지 있네.

로이: 왜 안 되는데? 그들은 많은 협상에 날 참여시켰고 난 그들이 영리하고 정직하다는 것을 알았네. 그들의 금전관리가 자네나 나와 다를 바가 없고 오히려 우리보다 돈은 더 많아.

사업 동료: 로이, 자네는 대학 때부터 유대인들에게 관심이 있었지. 브롱스의 유대인 녀석이 자네 대신 졸업생 대표를 맡았을 때부터였던가?

로이: 나는 대학교 1학년 때 데이비드 슈가먼과 함께 수업을 들은 후 곧바로 그 녀석이 나보다 똑똑하다는 걸 알았다네. 자네가 그들이 유대인이라는 이유만으로 시카고 지역의 협상에서 제외시킨다면 나 역시 빠지겠네.

로이의 많은 친구들은 그와 마사와의 관계가 실패로 끝난 것은 그녀가 로이의 깊고 다양한 지적 호기심 혹은 그의 경쟁적 욕구를 공유하지 않았기 때문이었다고 생각했다. 이 49세 이혼남에게 어떤 여자가 어울릴지에 대해 추측해 보자면 총명함, 활력, 세속적인 면이 특히 중요해 보였다. 자선무도회, 사회적 모임, 정치적 행사에서 페어몬트 씨는 미국에서 가장 교양 있고 흥미로운 여성들과 함께 있는 모습을 보이곤 했다. 그래서 휴스턴의 명사들은 로이가 신부와 판사만이 참석한 자리에서 컬린 킬린이라는 그 누구도 들어 본 적이 없는 여성과 결혼했을 때 매우 놀라워했다. 로이 페어몬트의 친구들이 보기에 컬린은 똑똑하거나 야망이 있거나 세속적인 여성 같지는 않았다. 텍사스 사람들은 "이 여자는 누구인가?"라며 수근거렸다. 감히 로이 페어몬트에게 대놓고 그녀의 배경에 관하여 물어보지는 못했으나 결국에 그의 친구들은 그녀가 로이의 사업과 관련된 출판업자임을 알아내었다. 그들은 후에 그녀가 텍사스 출신이 아니고 29세이며 이전에 두 번 결혼한 적이 있지만 아이는 없고 아마도 대학에 간 적이 없을 것임을 알게 되었다.

로이 페어몬트가 새로운 가족을 만나다

결혼식 후 6개월 만에 아기 셸비가 태어났다는 사실은 컬린과의 흥미로운 결합에 의문의 시선을 보내는 로이 페어몬트의 친구들에게는 그러한 의문을 재확인시켜 주는 것이었다. 그러나 아무도 이후에 로이에게 나타난 현저한 변화는 예상하지 못했다. 지난 50년 가까운 세월 동안 로이 페어몬트라는 인물을 설명해 온 '격렬한' '야망이 있는' '독단적인' '강제적인' '경쟁적인' '단호한' '빈틈없는' '위험한' 등의 수식어는 대부분 그에게 금전적 성공과 정치적 권력을 가져다준 개인적 성향을 묘사하는 것이었다. 그러나 그와 셸비의 관계에 대해서는 '애정 어린' '사로잡힌' '관대한' 같은 수식어가 더욱 어울려 보였다. 그의 친구들 중 '자칭 심리학자들'은 그와 딸의 관계가 "소속감과 삶의 의미를 찾기 위한 것"이라고 해석했다. 그들은 로이의 부모와 유일한 아들의 죽음, 첫 번째 부인이나 딸과의 소원한 관계, 두 번째 부인과 거의 공통점이 없는 것 등을 고려할 때 셸비는 로이 페어몬트가 새로운 가족 내에서 친밀한 관계를 형성할 기회가 될 것이라고 생각했다. 그들은 셸비가 페어몬트 씨의 수많은 사업적 업적과 물질적 성공에 목적을 가져왔다고 덧붙였다. 그들은 "로이가 번 돈을 자선단체에 기부하는 것 외에 다른 쓸 데가 있을까?"라고 묻곤 했다. 그러나 주의 깊은 관찰자들은 다른 것을 발견했을 것이다. 딸에 대한 로이 페어몬트의 애정은 '획득된' 감정이었다. 전처가 낳은 다른 아이들에게 그랬던 것처럼, 그는 셸비가 갓난아기였을 때는 관심이 없었으며 딸이 3세가 될 때까지 많은 시간을 함께 보내지도 않았다. 컬린 역시 어린 딸과 시간을 보내기보다는 개인 트레이너와 함께 매일매일 에어로빅, 웨이트트레이닝과 같은 운동을 하거나 교외의 가장 호화로운 스파에서 시간을 보내며 자신의 나긋나긋한 몸매를 유지하는 데 몰두했다. (그녀는 출산으로 인해 몸매가 망가졌다고 한탄하곤 했다.) 셸비는 4세 때까지 유모, 개인교사, 그 밖의 집안의 일꾼들에게 맡겨졌다. 그 시절에 셸비가 부모와 함께 있는 모습은 모녀가 우아한 금발을 빛내며(붉은색과 금색의 드레스를 조화롭게 차려입고) 포즈를 취한 크리스마스 카드 사진에서만 볼 수 있었다.

주의 깊은 관찰자라면 이러한 아버지 역할극의 1막에서 중요한 캐릭터는 귀공녀였음을 알아챘을 것이다. 셸비는 매력적인 외모와 사교적인 성격뿐 아니라 아버지에 대한 그녀의 구속받지 않는 헌신을 통해 아버지의 눈과 마음을 사로잡는 데 성공했다. 로이 페어몬트가 장기간의 출장에서 돌아올 때면 언제나(심지어 그가 밤늦게 집에 도착했을 때에도) 셸비는 아버지를 맞이하러 나와 있곤 했다. 그녀가 아버지의 얼굴을 향해 두 팔을 뻗으면 그녀의 길고 세심하게 관리된 금발머리가 나이트가운 위로 흘러내렸다. 아버지의 목을 강하게 껴안고 기쁨의 눈물을 흘리며 셸비는 “아빠, 너무 보고 싶었어요. 아빠가 떠나 있는 동안 언제나 아빠 생각을 했어요. 외로워서 죽는 줄 알았어요. 다시는, 다시는, 다시는 날 두고 가지 않겠다고 약속해 줘요!”라고 소리쳤다. 셸비는 아버지가 집에 오면 아버지의 방(컬린의 방 옆)에서 밤새 함께 있게 해 달라고 조르곤 했고 종종 그는 마음이 약해지곤 했다. 셸비는 “아빠, 나는 이 엄청나게 크고 오래된 집에서 안심이 안 돼요. 아빠와 함께 잘 수 없는 밤이면 무서워요.”라고 말하곤 했다. 로이가 습관적으로 일어나는 이른 아침에도 셸비는 어김없이 일어나 아버지가 식사를 하고 조간신문을 읽을 때 흠모하는 눈길로 쳐다보며 옆에 앉아 있곤 했다. 로이는 경청하는 딸에게 신문의 중요한 기사에 대해 설명해 주었고 셸비는 아버지의 일, 여행, 정치적 활동 등에 대해 끝없이 질문했다. 그녀는 아버지의 주요 관심사가 되었다. 만약 트레이닝복 차림의 컬린이 운동을 하러 가던 도중에 이러한 행복이 넘치는 부녀 옆을 지나쳤다고 해도 아버지나 딸이나 그녀가 지나가는 것에는 눈도 깜박이지 않았을 것이다. 셸비에게 아버지와 그의 일은 중요했지만 어머니는 리버 오크스 저택의 잘 꾸며진 인테리어처럼 장식품에 불과했다.

셸비의 성장기

아버지를 위한 춤

어린 시절 셸비는 원하는 바를 얻기 위해서 노력하고 유혹하면서 이와 관련된 권력의 한 형태를 경험했다. 그리고 이러한 '승리'의 부산물들은 그녀의 나머지 인생에서 갈등이자 도전이 되었다. 초기에 있었던 어머니와 딸 사이의 무관심은 지독한 경쟁으로 변했다. 비록 그 전쟁의 근본적인 원인은 아니었지만, 그것을 처음으로 인식할 수 있었던 전조는 사람들이 무심하게 호의를 가장하여 반복하는 다음과 같은 찬사였다. "어느 쪽이 더 예쁜지 우열을 가릴 수 없군. 둘 모두 너무 아름다워!" 컬린은 엄청난 운동과 식이요법, 쇼핑을 통해 감탄할 만한 공격을 행했으나 셸비는 어머니로부터 물려받은 아름다운 외모와 아버지로부터 물려받은 경쟁에 대한 불굴의 의지, 그리고 젊음과 세월이라는 불가항력의 무기를 통해 훌륭히 반격했다.

딸의 지적 · 문화적 발달에 대한 아버지의 커 가는 관심 역시 딸에게 유리하게 작용했다. 휴스턴의 수많은 훌륭한 박물관과 공연예술 관련 인사들 중 대표적 인물인 로이는 셸비가 흥미를 느끼는 문화, 체육 방면의 모든 종류의 개막식 및 공연에 참석할 수 있도록 주선했고 그 분야에서 뛰어난 전문가들에게 배울 수 있도록 해 주었다. 그녀는 특히 발레에 매혹되었으며 재능이 있었는데, 매일매일 열성적으로 온 힘을 다해 연습한 결과 또래 중에선 비교할 만한 사람이 없게 되었다. 13세에 셸비는 그녀를 가르쳤던 전문 무용수들만큼 늘씬하고 유연하며 안정되고 기품이 있는 발레리나가 되었다. 그 유명한 휴스턴 발레단에서조차 이 어린 소녀의 대단한 미모에 필적할 만한 무용수는 없었다. 공연을 하는 동안 셸비는 거의 모든 청중의 시선을 빼앗았으나 그녀에게 중요한 건 아버지의 인정(실은 그의 추종)이었다. 로이 페어몬트는 그녀의 공연을 하나도 놓치지 않았고 종종 무용 선생들과 발레 전문가들 옆에 앉아 딸의 실수를 지적해 달라고 물으며 셸비가 더욱 발전할 수 있는 기회로 삼았다. 매 공연이 끝나면 페어몬트 씨는 노란 텍사스 장미 한 다발을 딸에게 안겨 주며 말없이 칭찬했다. 그러고 난 후에는 초대된 전문가들로부터 얻은 비평과 충고를 나열하면서 딸과 소통했다.

그리고 이와 같은 아버지와 딸 사이의 왈츠는 장기간에 걸쳐 지속되었다. 셸비에게 중요했던 유일한 칭찬은 아버지에게 인정받는 것이었는데, 아버지는 그 자신이 대단한 성취를 이루었기 때문에 쉽게 감동받지도 결코 만족하지도 못하는 사람이었다. 셸비가 느끼기에 로이는 가게에 수시로 드나들지만 물건은 사지 않는 손님과도 같았다. 그럼에도 불구하고, 셸비의 인생에서 아버지의 존재 자체와 그가 딸의 발전을 위해 헌신했다는 사실은 어머니인 컬린, 로이의 친구들, 그리고 아버지의 전처가 낳은 딸 모린이 얻지 못한 의미 있는 승리였다.

'다른 여자'

말괄량이 셸비는 어린 시절부터 남자아이들과 더 잘 어울렸다. 만약 누군가가 외모로 판단되어야 한다면 그녀의 섬세한 이목구비와 월등한 아름다움, 마치 영양과도 같은 기품 있는 움직임, 그리고 남자들과 함께 있을 때면 드러나는 사교적이고 매혹적이며 세련된 성품 등을 고려할 때 그녀는 여자다움의 전형이라고 할 수 있었을 것이다. 그러나 셸비는 다른 어린 여자아이들이나 성인 여성들과 교제하는 것에는 가치를 두지도 관심을 갖지도 않았다. 어렸을 적 셸비는 여자아이들이 그녀의 관심을 사기에는 너무 예민하고 시시하며 재미없다고 여겼다. 인형놀이를 하거나 가족놀이를 할 때 특히 요리를 하거나 아이를 돌보는 것과 같은 전통적인 여성 역할에 셸비는 거의 흥미를 느끼지 못했다. 수년 후 그런 놀이에 대해 언급하며 그녀는 "내가 인형 기저귀를 갈거나 우습지도 않은 어린이용 티 세트로 차를 끓이거나 하기보다는 남자아이들과 팔씨름을 하는 걸 다른 여자아이들이 보았다면 그 애들은 겁먹었을 거예요."라고 말했다.

비록 학교에서 많은 또래 여자아이들이 간절히 그녀의 친구가 되고 싶어 했으나(또는 단지 좋아했으나) 그녀는 그들과 시간을 보내는 것에 전혀 흥미가 없었다. 그녀의 단짝 친구들은 남자아이들이었고, 그들은 그녀의 관심을 얻기 위해 미친 듯이 경쟁했다. 그녀 또래의 남자아이들은 그럴 기회가 없었는데, 셸비는 자신보다 나이가 많은 이웃의 남자아이들과 함께 미식축구나 야구 같은 거친 운동을 하는 것을 선호했으며, 그 남자아이들도 그녀를 운동에 끌어들이기 위해 갖은 노력을 다했다. 그녀는 운동을 아주 잘했기 때문에 좀 더 나이 든 남자아이들과도 모든 종목에서 경쟁할 수 있었다. 그러나 고등학생 무렵엔 반에서 한두 명을 제외하고는 대부분의 남자아이들은 육상, 수영 대회에서 그녀를 이길 수 있었다. 그녀는 말을 좋아하고 또한 겁이 없는 것에 자부심을 느낀 나머지 승마보다는 로데오 경기를 선택했다. 그녀는 승마를 '케케묵고 얌전하며 지루한 가짜 스포츠'라고 규정했다. 셸비는 근본적으로 여성에 대한 불신이 있었다. 그녀는 여자들은 그녀에게 경쟁심과 질투를 느끼고 결국엔 그녀를 깎아내리려 할 것이라고 믿었다. 또한 그녀는 여자들은 본질적으로 믿지 못할 존재이며 부정직하고 험담하길 좋아한다고 생각했다. 그녀는 전부는 아니더라도 그녀가 아는 여자들 대부분은 그녀 앞에선 아양을 떨지만 뒤에서는 악의적으로 험담을 할 것이라고 확신했다. 성인이 된 셸비는 그때를 회상하며 다음과 같이 말했다. "나는 남자들이 적들의 가슴에 총을 쏠 때 여자들은 우아하고 세련된 몸가짐으로 독이 든 복숭아 파이를 대접한다는 것을 깨달았다."

"사랑하는 딸아" 4학년 때까지 셸비는 어머니를 공공연히 경멸하곤 했는데, 단적인 예로 어머니를 이름first name으로 불렀다. 컬린이 셸비에게 무언가를 시키려고 할 때마다 일종의 권력 싸움이 일어났다.

컬린: 사랑하는 셸비야, 클럽에서 예능 장기대회를 한다는구나. 나는 네가 춤을 춘다면 최고일 거라고 생각한단다. 나는 네가 우승할 거라는 걸 알지.

셸비: (빈정거리는 어조로) 사랑하는 컬린, 나는 그 굉장한 초대를 거절하는 게 최선일 거라고 생각해요.

컬린: 메릴린 오스터가 그러는데 네 또래의 모든 여자아이들이 참여할 거라고 하더구나. 그녀의 딸인 커비는 노래를 할 거라는데, 그 애와 공연을 함께

한다면 재밌지 않겠니?

셸비: 커비와 함께 한다면 뭘 하든 정말 싫을 거예요. 그 애는 완전히 얼간이라서 나는 그 애를 경멸해요. 그 애는 언제나 그 역겨운 'Feelings'라는 노래를 부르는데 마치 자기 자신과 사랑에 빠진 것처럼 보이거든요. 마치 아픈 개구리처럼 노래를 부르지 뭐에요. 정말 토할 것 같아요.

컬린: 이번 한 번만, 셸비야. 이 엄마가 부탁을 하는데, 작은 일 한 가지쯤 하렴.

셸비: 내 인생이 달렸다 해도 그 멍청한 쇼에서 춤추지는 않을 거예요. 그리고 왜 그렇게 신경을 쓰는 건데요? 내 발레 공연엔 한 번도 오지 않은 당신답지 않네요. 리허설 때 태워다 줄 것도 아니잖아요.

컬린: 네 뜻대로 늘 쓸 수 있는 운전사가 있잖니. 내가 네 운전기사가 될 필요가 없지. 네 학교 친구들 모두 참여할 거야. 한 번만 다른 아이들처럼 굴 수 없니?

셸비: 다른 아이들처럼 하고 싶은 맘 없어요. 만약 그렇게 한다면 당신처럼 되겠지요. 날 내버려 두세요.

컬린: 이런 말을 한 사람이 네 아버지였다면 너는 기꺼이 이 쇼에서 춤을 추었겠지.

셸비: 아빠라면 그렇게 멍청한 짓은 시키지 않을 거예요. 시간낭비 하지 마세요. 자, 컬린, 어서 가서 당신한테 중요한 일을 하세요. 손톱 관리 같은.

셸비의 자존심 열두 살 때 셸비는 키가 170센티미터에 달했으며 길고 숱 많은 사자갈기 같은 금발에 성숙한 외모를 가져서 인상적인 존재감이 있었다. 또래들 사이에 서 있을 때면 아이들 사이에 있는 성숙한 여인 같아 보였다. 그녀는 인기에 상관없이 리더였다. 비록 그녀의 또래 아이들 대부분이 셸비처럼 되고 싶어 했고 그녀와 가까워지려 했으나 그 두 가지 다 어려운 일이었다. 상처 입기 쉬운 새끼들처럼 그들은 이 아름답고 세속적이며 극도의 자신감을 가진 암사자의 기분과 행동에 주의를 기울였으며, 그녀를 흉내 내고 추종하면서도 두려워했다. 종종 자신감이 넘치는 급우나 새로 온 풋내기 학생이 학교사회위계의 정점에 있는 셸비에게 도전하기도 했지만 모두 그들 자신의 계산 착오와 지나친 자신감의 대가를 톡톡히 치러야 했다. 9학년 때 반에서 가장 높은 성적 평점을 받은 로렌 베어링이 반장선거에서 셸비에게 도전을 했는데 셸비는 유치원 때부터 늘 반장을 맡아 왔었다. 이전의 대부분의 선거에서 셸비는 만장일치로 당선되었다. 선거 2주 전 셸비의 생일 축하 파티가 열렸다. 로이 페어몬트는 이 경사스러운 날을 위한 공연을 위해 휴스턴 센터를 빌렸다. 비용은 전혀 개의치 않고 이 10대 손님들에게 모든 환대와 호의가 제공되었다. 한창 잘나가는 록그룹이 로스엔젤레스로부터 날아와 본격적인 콘서트를 열었는데 그것은 대도시의 매진된 공연에서나 볼 수 있는 것이었다. 셸비의 학급 전체가 초대되었는데 로렌 베어링과 그녀의 선거 참모만 초대를 받지 못했다. 셸비는 선거에서 압도적으로 승리했다. 다음 해 셸비의 16세 생일을 축하하기 위해 페어몬트 씨가 반 학생들을 개인 전용기에 태워 런던으로 보내 줄 거라는 소문이 돌았다. 셸비의 학우들은 로렌 베어링과 너무 가깝게 지내거나 파티에 초대하지 않도록 조심스럽게 행동했고, 여지없이 셸비는 '달콤한 열여섯 살' 생일 파티의 초대 리스트에서 로렌 베어링을 빼 버렸다.

남자, 섹스 그리고 비밀

순결한 여신. 중학교와 고등학교 시절 동안, 셸비가 또래 남자아이들과 맺는 관계는 오로지 플라토닉한 것이었다. 비록 그녀가 유혹적으로 옷을 입고 춤을 추긴 했어도 그녀를 댄스파티나 그 밖의 다른 행사에 에스코트할 정도로 운 좋았던 남자아이들은 본능적으로 다른 걸 시도하면 안 된다는 것을 알았다. 그녀의 독단적인 성격을 고려할 때, 그녀가 신체적 접촉을 원했다면 남자아이들에게 어떻게든 알렸을 것이다. 하지만 그녀는 결코 이를 허락하지 않았다. 고등학교 때 그녀는 번듯하고 자신감에 찬 대부분의 휴스턴의 대학생들에게 데이트 신청을 받았다. 젊은 남자들이 셸비와 성적인 진도를 나가게끔 용기를 북돋는 데는 술이나 다른 여자와의 성 경험도 충분치 않았다. 여하튼 그들은 그녀의 이지적인 매력과 위협이 그들을 나약하게 만든다고 생각했다. 셸비의 성적 기질은 수

수께끼로 남았으며 사람들 사이에서 끝없는 추측을 낳았다. 여성에 대한 그녀의 적대감으로 미루어 보아 동성애적 성향은 없을 거라는 데는 모두가 동의했다. 많은 이들은 그녀가 무성無性을 선택했다는 이론을 세웠다. 성적 욕구와 인간의 흥미에 불과한 것들을 초월해 버린 여신. 결국 그녀가 남자를 사귀기 위해서는 본질적으로 자신을 낮추는 타협이 필요했을 것이고, 그렇게 했다면 그녀에게 집중된 많은 남자들의 관심이 어느 정도는 줄어들었을 것이다.

비밀. 셸비는 아기였을 적부터 매해 여름과 대부분의 휴일을 아버지가 조상으로부터 물려받은 와이오밍의 목장에서 보냈는데 그 목장의 면적은 10만 에이커에 달했다. 그 사유지의 오염되지 않은 자연 속에서 셸비는 말을 사랑하게 되었고 등산, 스키, 사냥, 제물낚시를 배웠다. 인접한 목장은 1세기 이상 메리트 가문의 소유였는데, 북동부의 부유하고 정치적 영향력이 두드러진 가문이었다. 두 가문은 두 세대에 걸쳐 깊은 친분을 쌓았다. 사실, 윌리스 메리트는 그의 가문의 거대한 재무, 광산 그리고 부동산 왕국의 대표이자 최고 경영자였고 로이의 가장 가까운 친구이기도 했다. 어린 시절에 로이와 윌리스는 야생 사슴을 사냥하고 그들의 목장 사이를 오가는 자연산 송어를 낚았다. 이 두 친구는 같은 대학에 갔고 거기서 룸메이트가 되었으며 라크로스lacrosse 팀의 공동 주장을 맡았고 같은 식도락 모임과 비밀 사교클럽의 멤버가 되었다. 성인이 되어서 그들은 많은 중요한 사업을 함께 했고 여러 명의 유력한 정치인들을 함께 지원할 만큼 '가까운' 사이였다. 그러나 마지막 한 가지 영역에서 로이와 윌리스는 달랐다. 그들은 같은 직업윤리를 공유하지 않았다. 로이가 대학에서 들은 모든 과정에서 남보다 뛰어난 학생이 되기 위해 부지런히 공부한 반면 윌리스는 사회로 나가기 전 단계인 아이비리그 대학에서 출석만 해도 받을 수 있는 '대다수의 C학점'도 감사히 받아들였다. 이러한 차이점은 그들의 평생 동안 줄어들지 않았다. 윌리스는 야외 스포츠를 매우 좋아하여 여름 내내 목장에서 즐기는 데 시간을 보냈으나 로이는 여름 내내 지칠 줄 모르고 일을 했으며 가끔씩 여가를 사용해 주말에만 방문하곤 했다.

윌리스 메리트는 셸비가 목장에서 보낸 많은 휴일과 여름 방학 동안 그녀를 돌봐 주었다. 그녀가 걷기 시작한 지 얼마 지나지 않아, '윌리 삼촌'은 산꼭대기로부터 목장까지 이어지며 결국엔 청자주색 호수에 맞닿는 길을 따라 스키 타는 법을 가르쳐 주었다. 셸비가 열 살이 될 무렵 그는 그녀에게 엽총 쏘는 법을 가르쳐 명사수로 만들었다. 그녀는 계절에 따라 미끼로 쓸 벌레를 골라 낚싯대에 매다는 법을 배웠고, 거품이 이는 안개 자욱한 골짜기에서 조심성 많은 송어를 낚기 위해 낚싯대를 능숙하게 던질 수도 있게 되었다. 12세 때 셸비가 처음으로 성적인 동요를 느꼈을 적에, 그녀는 그녀의 믿음직한 스승이 이러한 자연의 근본적인 면을 가르쳐 주는 것이 매우 타당하고 조화로우며 자연스러운 일이라고 생각했다. 윌리 삼촌은 겨울 사슴을 쫓거나 송어가 숨어 있는 그늘진 구멍을 찾는 데 도움이 되었던 날카로운 관찰력을 갖고 있었는데, 셸비는 부풀기 시작한 가슴과 날씬하면서도 근육질의 허벅지로 윌리 삼촌의 음험한 시선을 사로잡았다. 선생과 학생은 그들의 망아지를 잡아먹었던 포악한 곰을 조심스럽고도 교묘하게 추적하여 잡게 되었고, 셸비는 그 순간을 자신의 젊고 싱싱한 나체와 숨겨진 욕망을 스승에게 드러내는 기회로 삼기로 선택했다. 거의 본능적으로, 셸비는 자신의 먹잇감이 스스로를 포식자라고 믿도록 내버려 둘 경우 자신이 갖게 될 힘에 대해 이해했다. 그리고 배신당한 아버지가 평생지기를 죽여 버리거나 윌리 삼촌이 남은 인생을 미성년자 강간으로 감옥에서 보내게 될 수 있다는 것도 알고 있었다. 평범함과 게으른 자기만족에서 오는 불안정감 뒤에 숨어 무기력하고 절망적으로 셸비를 갈망했던 그녀의 사립학교 친구들보다도, 윌리스 메리트는 그녀의 교활한 책략을 알아채거나 저항할 기회가 없었다. 열 세 살부터 스무 살까지 셸비는 아버지의 가장 가까운 친구와 완전하고도 잦으며 특별한 그리고 (그녀 생각에) 잘 맞는 섹스에 빠져 있었다.

대학 생활

진짜 경쟁

아버지의 마음을 얻기 위해 노력했던 셸비는 다른 모든 이들로부터도 인정받고자 했다. 많은 대학에서 셸비에게 러브콜을 보내 왔다. 크게 노력하지 않아도 셸비는 좋은 점수를 얻을 수 있었고 그녀의 반에서 가장 우수한 성적으로 졸업을 했으며 전국 장학생 프로그램 최종 우승자이자 유망한 어린 발레 무용수로서의 명성을 획득했다. 잠깐 동안 줄리아드에 입학하는 것도 고려해 보았으나, 결국에 그녀는 그녀의 아버지와 윌리 삼촌이 다녔던 아이비리그 대학의 강력한 초청 노력에 응하게 되었다. 아버지와 윌리 삼촌은 그 대학에 많은 기부를 했으며 이사회 임원이기도 했다. "하루에 몇 시간을 발레에 투자한다는 것은 생각 없는 짓이며 시간 낭비예요."라며 셸비는 많은 사람들의 놀라움 속에 대학교 1학년 때 발레를 그만두었다. 수영에 능했던 그녀는 여성 수구 팀에 합류했으며 곧 팀에서 가장 강한 선수가 되었다. 흥미가 바뀐 것에 대하여 그녀는 아버지에게 "나는 열린 마음으로 많은 여성들과 경쟁을 하고 싶어요. 수구를 하면 그게 가능해져요. 그게 매주 내가 살이 찌기를 바라며 내 몸을 염탐하는 머리가 텅 빈 발레리나들과 경쟁하는 것보다 나아요. 수구의 또 다른 장점은 남성 팀과도 주기적으로 운동할 수 있다는 점이에요. 믿어 주세요, 아빠. 수구팀에 있는 남자들은 발레 클래스에 있던 남자들과는 완전히 다르더라고요."라고 말했다. 셸비는 곧 남자 급우들과 더불어 수구팀의 남자들과도 거리낌 없는 가까운 사이가 되었으나 단 한 명의 남학생도 그녀와 깊은 관계가 되지는 못했다.

그녀의 아버지처럼 법조인이 되기를 바라며 셸비는 정치학을 전공했다. 그녀는 높은 점수와 교직원 추천을 통해 정치학 명예 프로그램에 들어가는 것을 우선적인 목표로 정했다. 그녀의 다른 급우들이 이 2년짜리 프로그램에 들어가기 위해 노력했으나 반에서 오직 다섯 명만이 들어갈 수 있었다. 말콤 블루스틴 교수는 이 프로그램을 담당하는 교직원 총괄자였는데 그가 개인적으로 선택한 사람들만이 이 프로그램에 들어갈 수 있다는 소문이 있었다. 셸비가 2학년 때 들었던 블루스틴 교수의 여론 조사 초급 과정인 '정치과학'은 프로그램에 들어가는 데 필수적인 과정이라는 것을 누구나 알고 있었다. 놀랍게도 그녀는 첫 중간고사에서 87점을 받았으며 첫 리포트에서는 B+를 받았다. 놀라움과 불쾌함을 느끼며 그녀는 블루스틴 교수에게 상담을 요청했다.

셸비: 저는 교수님의 이 수업에 더없이 즐겁게 참여했으나 제 인생에서 가장 나쁜 점수를 받은 것에 대해 놀라움을 금할 수 없습니다. 저는 교수님이 내려 주신 지침에 따라 틀린 부분들을 전부 체크해 보았으나 하나도 동의할 수 없었습니다. 저는 오늘 이 자리에 혹시 제 점수를 바꿔 주실 수는 있지 않을까 하는 생각으로 왔습니다.

블루스틴 교수: 페어몬트 양, 첫 번째로는 내게 당신이 내 수업을 즐겼는지 아닌지의 여부는 중요하지 않습니다. 두 번째로는 이번 상담에 앞서 당신의 시험결과와 리포트를 다시 한번 검토해 보았습니다. 당신이 훌륭하게 두 가지를 완수했다는 것은 알 수 있고 그것은 당신이 받은 점수에 그대로 반영되어 있습니다.

셸비: 제 점수는 한마디로 재앙이었고 저는 전혀 이것을 받아들일 수 없습니다. 제가 낸 리포트의 문제점은 무엇인지, 그리고 어떻게 해야 점수를 바꿀 수 있을지 알려 주세요.

블루스틴 교수: 물론 리포트와 다음 기말고사에서 좀 더 좋은 결과를 얻어 점수를 높이는 것은 가능하지만 나는 당신이 지금까지 받은 점수가 전부 타당하다고 생각합니다. 당신은 사실적인 부분은 정확했으나 독창적인 주장과 가설의 정당화 부분에서는 부족했습니다.

셸비: 제가 지금까지 이해한 바로는 주관적인 의견을 제외한 부분은 좋았다는 말씀이시네요.

블루스틴 교수: 아마도 그렇겠지요. 허나 이 수업에서 가장 중요한 부분은 자신의 의견입니다. 당신이 제출한 리포트의 가장 큰 문제점은 지나친 과장과 정확

도의 부재입니다. 당신은 모든 것을 너무 성급하게 판단하고, 주의 깊은 사고를 배제한 채 감성에 치우친 주장을 하는 경향이 있습니다. 나는 모세가 영향력이나 권위를 앞세워 십계명을 널리 전파했다고 생각하지 않습니다.

셸비: 그러면 무엇을 제안하시겠습니까?

블루스틴 교수: 난 당신이 이 수업에서 A를 받을 만한 자격이 없다고 생각합니다. 베리 교수의 초급 작문 수업을 들어 보면 큰 도움이 될 겁니다. 베리 교수는 당신이 생각을 정리하고 가설을 발전시켜 정립하는 데 도움을 줄 것입니다. 페어몬트 양, 당신이 알아야 하는 것은 이러한 기술에 있어서는 당신의 급우들이 더 뛰어나다는 점입니다.

평생 처음으로 그녀는 자신의 힘으로 얻을 수 있을지 확신할 수 없는 무언가를 절박하게 원했다. 그것은 그녀가 어린 소녀였을 때는 느끼지 못했던 감정이었기에 아버지에게 전화를 걸어 블루스틴 교수의 정치과학 수업의 문제점에 관해 이야기했다. 그녀의 아버지는 달콤한 말로 안심을 시켜 주는 성격이 아니었기에 우선 좀 더 알아본 후 다시 이야기하자고 말했다.

로이: 대학 총장을 비롯한 몇몇 사람들에게 전화를 걸어 블루스틴 교수에 대해 알아봤다. 모두들 그가 완고하다고 했다. 하지만 훌륭한 스승이라고도 하더라. 물론 그 점이 제일 중요하지.

셸비: 그건 좋아요, 아빠. 근데 제 점수 좀 어떻게 해 보시죠. 아버지가 직접 블루스틴 교수에게 전화를 안 거신 게 놀라운데요. 교수님은 아버지가 어떤 분인지 모르시는 것 같아요.

로이: 내 생각엔 블루스틴 교수에게 내가 직접 전화하는 것은 현명하지도 않고 바른 처사라고 생각하지도 않는다. 그는 내가 대학 감독위원이자 많은 돈을 기부했고 또한 많은 임원을 배치했단 걸 알고 있을 거다. 그러나 교수에게는 교육의 자유가 있으며 그렇게 하는 것이 당연하다. 내가 뒤에서 부담감을 주는 것은 옳지 않다. 그저 그의 충고를 따르고 더 열심히 노력하거라.

셸비: 아버지가 딸 편을 안 들고 남의 편을 드는 것을 믿을 수가 없네요. 항상 저에게 어느 분야에서건 일인자가 되어야 한다고 말씀하셨던 분이 아버지 아니었던가요. 저는 그동안 아버지가 저를 자랑스러워하실 수 있도록 노력했어요. 그런데 이제 막상 제게 도움이 필요할 때 아버지는 아무것도 하시지 않는군요!

로이 페어몬트는 승부욕이 매우 강한 사람이었고 공평함과 실전에서의 경쟁도 중시했다. 쉽사리 물려받은 재산과 가족의 연줄에 의지할 수도 있었지만, 그는 대학과 로스쿨에서 공부하고 사업을 하는 동안 자신의 지능과 노력으로 그것들을 뛰어넘었다. 그는 자신이 받은 교육에 대한 보답으로 대학을 후원해 왔다. 그리고 대학이 교육, 연구 그리고 지역사회에 기여한 바에 대해 진심으로 존중하고 있었다. 딸의 비위를 맞추기 위해 영향력을 행사하는 것은 그가 할 만한 일이 아니었다. 그러나 셸비는 그녀의 요청에 대한 아버지의 거절을 배신과 나약함으로 보았다. 결국 그녀는 블루스틴 교수의 강좌에서 탈락했고 전공을 미술사로 바꾸었으며 변호사가 되고자 했던 야망을 포기하게 되었다.

시야 넓히기

윌리스 메리트의 만류에도 불구하고 셸비는 대학 측에서 3학년 학생들을 위해 제공하는 런던 해외 프로그램에 참여하기로 결정했다. 그녀는 빅토리아 알버트 박물관에서 20세기 장식미술 객원교수인 제이미 파르디스의 견습생으로 일했다. 셸비는 그곳에서 각종 연구에 몰두했으며 존 녹스, 영국의 윌리엄 모리스, 스코틀랜드의 찰스 뤼니 맥킨토시, 오스트리아의 조셉 호프만으로 대변되는 유럽의 미술공예 운동에 대한 전문적 지식을 습득하게 되었다. 이 시대에 대한 관심이 다시 커지고 있었기 때문에 파르디스 교수는 많은 부유층 고객을 상대하게 되었으며 그중의 다수는 영국과 미국의 영화 및 엔터테인먼트 계열의 주주였다. 덕분에 파르디스 교수의 젊고 발랄한 여학생인 셸비 또한 영국의 유명한 록 가수인 넬슨을 비롯한 많은 고객들의 관심 대상이 되었다. 어느 날 넬슨은 셸비를 런던의 한 사교클럽으로 초대했다. 그곳에서 키가 크고 매력적인 셸비는 멋진 댄스 실력으로 넬슨을 놀라게 했으며 파파라치들의 관심을 끌게 되었다. 이후에도 넬슨은 각종 고급 사교 모임과 콘서트에 셸비와 함께 참석했다. 그녀가 미처 알아차리기도 전에 이미 그녀는 사교계에서 많은 이들의 관심과 동경의 대상이 되어 있었다. 난생 처음으로 셸비는 술을 자주 마시게 되었으며 가끔은 과음을 하게 되는 경우도 있었다. 하지만 다른 이들과는 다르게 그녀는 쾌락을 위한 약, 즉 코카인과 그 외의 중독성 있는 약물은 가까이하지 않았다. 셸비가 다른 유명인사들과 함께 자주 등장하게 되면서 그녀도 유명인이 되었다.

셸비는 대학교 3학년 한 해를 모두 런던에서 지냈다. 그 후 미국으로 돌아와서는 지난 7년간 지속되어 온 윌리스 메리트와의 성적 관계를 끝냈다. 그녀는 윌리스의 끊임없는 요구를 아버지에게 그의 친구가 저지른 일에 대해 폭로하겠다는 말로 묵살했다. 그 해 여름 동안 셸비는 뉴욕에 있는 아버지의 집에서 지내며 국제 예술품 및 골동품 경매 회사에서 인턴으로 활동했다. 새로운 가을학기가 시작되었고 셸비는 예전에 런던에서 만난 이들과 뉴욕에서 파티를 하며 지냈다. 또한 그녀는 그들과 함께 그들의 전용기를 타고 아스펜, 칸쿤, 파리 등지에서 열리는 초호화 행사에 참여했다. 난생 처음으로 그녀는 밀린 숙제를 하느라 밤을 지새워야 했고 심지어 제대로 준비하지 못한 채 시험을 치르기도 했다. 하지만 그녀는 다행히도 졸업 무렵, 1990년대 초반 예술과 미술공예에 있어 장인정신을 강조한 로이크로프터 사에 대한 논문을 완성했으며 그로 인해 우등생이자 대표 졸업생으로 명예롭게 졸업할 수 있었다.

현실 세계

직업

당연히 셸비에게는 졸업과 동시에 많은 취업 기회가 찾아왔다. 한 모델 에이전시에서는 단지 계약만 체결하는 조건으로 수백만 달러를 제시했다. 많은 화장품 회사와 패션 디자이너들은 그녀를 전속 모델로 삼기 위해 접촉을 시도했다. 그중에서도 연예 뉴스 프로그램의 앵커 자리를 주겠다는 방송국의 제안이 그녀의 관심을 끌었다. 하지만 그녀는 결국 가장 보수가 적은 20세기 공예미술 경매 회사에 보조 책임자로 입사했는데 그곳은 그녀가 예전에 여름방학을 이용하여 일한 경험이 있는 곳이었다. 그녀가 이 회사를 선택한 것은 그곳이 비교적 자유로울 뿐 아니라 여행을 하거나 친구들과 파티를 즐길 시간을 내기도 수월할 것이라고 생각했기 때문이었다. 그리고 한편으로는 한 유명 운동선수와의 연애 때문이기도 했다. 그는 두 아이가 있는 유부남이었는데, 그 사실이 이 아름다운 커플로 하여금 그의 경기 후의 행사 혹은 여행과 같은 대외적 이벤트에 함께 참석하지 못하도록 막는 요인은 아니었다.

집으로의 귀환

졸업 후 8개월 후에 셸비는 그녀의 아버지로부터 중요한 이야기가 있으니 휴스턴으로 돌아오라는 연락을 받았다. 막연한 두려움을 안고 그녀는 아버지에게 갔다.

셸비: 도대체 전화로 할 수 없는 중요한 이야기가 뭐죠 아빠? 전 요즘 많이 바빠요.

로이: 이 아빠도 신문은 보고 있단다, 셸비. 신문을 보니 네가 바쁘게 지내고 있다는 것 정도는 알 수 있더구나. 하지만 난 너의 인생이 어디로 흘러가고 있는지 알 것 같다는 생각이 든다.

셸비: 그게 무슨 말씀인지 잘 모르겠지만 화가 나신 건 알겠네요. 아빠가 저에게 이런 말씀을 하시는 게 처음인 것 같아요.

로이: 난 네가 네 인생을 제대로 계획하고 있는지 의문이 든단다. 난 항상 너만큼은 신중한 아이이기를 바랐어. 자신의 인생에 도움이 될 만한 일을 하

는 사람 말이다.

셸비: 무슨 말씀을 하시는 거예요, 아빠? 전 예술 직종에 종사하는 사람이에요. 예술은 법과 관련된 직종 못지않게 중요하며 단순히 돈을 버는 비즈니스보다 더 가치 있는 일이라고 생각하는 사람들도 있어요.

로이: 넌 사치스럽고 부모의 명성에 기대는 허황되고 바람직하지 못한 사람들과 어울려 다니는 것 같더구나. 난 내 딸이 재능을 허비하는 것 같아서 아쉽단다.

셸비: 제 친구들 대부분은 자신의 힘으로 살아가는 사람들이에요. 난 아버지가 그들보다 유명하지 않기 때문에 질투하는 걸로밖엔 보이지 않네요.

로이: 난 한 번도 유명해지길 원했던 적이 없어. 오히려 그런 유명세가 나 자신에게 좋지 않을 거라고 생각했단다.

셸비: 어쨌든 아빠, 부유하고 영향력 있는 사람들 곁에 있는 것이 제 직업의 일부이기도 해요. 예술에 대한 그들의 관심 덕분에 경매 회사에서 판매도 많이 할 수 있었어요.

로이: 만약 그게 사실이라면 아마도 다른 직업을 찾아보는 것이 좋을 듯하구나. 더 이상 옥신각신하고 싶지는 않아. 사실 내가 하려던 얘기는 따로 있단다. 난 죽어 가고 있어. 전립선암이라고 하더구나. 악성이란다. 이미 내 폐와 뇌에까지 퍼져 버렸어. 의사가 방사선 치료를 하더라도 완치는 거의 불가능하다고 하더구나.

셸비: (흐느끼며) 아…… 아빠. 정말 미안해요. 그리고 정말 사랑해요. 제가 진정으로 사랑했던 사람은 아빠밖에 없어요. 의사가 다른 방법은 없다고 하던가요?

로이: 의사가 말하길 장담은 못하지만 한 일 년 정도 버티게 할 수는 있을 거 같다고 하더구나. 그래도 일 년이면 말기 암 환자치고는 괜찮은 편이지. 아빠 네가 휴스턴에서 좀 더 지냈으면 좋겠구나. 앞으로 몇 달 동안 처리할 일들이 많이 있어. 재정적인 상황도 복잡하단다. 네가 무슨 일이 일어나고 있는지 확실히 알 필요가 있어. 내가 떠나고 나면 너에게는 막대한 재산이

남게 될 거야. 나에겐 좋은 조언자들이 있지만 네가 중심이 되어 맡았으면 좋겠구나. 시간을 내서 가르쳐 줄게. 난 네가 충분히 할 수 있다는 걸 알지만 솔직히 너의 마음 상태가 걱정이란다. 왠지 네 길과 네 자신을 잃어 가고 있다는 느낌이 들어.

복잡한 감정을 느끼며 셸비는 아버지의 의견을 따랐다. 그녀는 뉴욕의 직장을 휴직하고 아버지 곁에 있기 위해 어릴 적 그녀가 살던 리버 오크스의 집으로 돌아왔다. 누군가를 돌본다는 것은 그녀에게 처음이었다. 그녀를 가장 괴롭게 한 것은 믿음직한 누군가가 서서히 사라진다는 사실이었다. 그녀는 불안하고 슬퍼지기 시작했다. 밤에 잠들기가 어려웠으며 평소에도 기운이 없었다. 그녀는 그러한 증세가 전립선암으로 면역력이 약해진 아버지에게 좋지 않은 영향을 미칠 만한 감기나 그 밖의 전염성 질환은 아닐지 걱정되었다. 그녀는 집안의 주치의에게 찾아갔으며 의사는 그녀를 진찰했다. 건강진단 결과는 정상으로 나왔으며 의사는 그녀가 심리적으로 우울해서 생긴 증상으로 진단하고 항우울제를 처방해 주었다. 그로부터 삼 일 후, 그녀는 아버지를 간호하다가 갑자기 심한 발작 증세를 일으키게 되었다. (그리고 이 증세는 나중에 '대발작grand mal seizure'으로 판명되었다.) 발작이 일어나면서 그녀는 바닥에 넘어지게 되었고 그로 인해 머리에 심한 열상을 입었다. 그녀는 곧 앰뷸런스에 실려 메서디스트 병원의 신경과로 옮겨졌으며 그곳에서 뇌의 구조나 생리적 이상이 발견되지 않았기 때문에 그녀의 신경과 전문의인 커티스 박사는 나에게 조언을 구했다.

나는 셸비가 심리적으로 다소 불안정하며 몇몇 두통 증상으로 인해 괴로워하고 있지만 정신 상태는 양호하고 기민하다는 것을 알게 되었다. 그녀가 발작을 일으키게 된 원인을 밝혀내는 데는 그리 오래 걸리지 않았다. 발작이 일어나기 3주 전, 주치의는 그녀에게 항우울제인 부프로피온bupropion(웰부트린Wellbutrin)을 처방해 주면서 복용하는 양이 증가함에 따라 알코올을 섭취하지 않을 것을 당부했다. 그러나 의사는 중요한 몇 가지 질문을 하지 않음으로써 진단 및 치료에 중요한 정보를 놓치게 되었다. 그는 셸비의 음주 습관에 대해 묻지 않았고 그로 인해 그녀가 과거에 한 병 정도의 샴페인과 그 밖의 독한 술을 섞어서 마셨다는 것을 알지 못했다. 또한 그녀가 중학생 때부터 다이어트와 초콜릿과 같은 군것질로 인해 식이장애를 겪고 있었다는 것을 알지 못했다. 부프로피온과 마찬가지로 갑작스러운 금주는 뇌 발작의 역치threshold를 낮출 수 있다. 그리고 부프로피온은 폭식 및 구토와 연관된 식이장애의 한 형태인 신경성 대식증(폭식증)의 과거력이 있는 여성의 발작률 증가와 관련이 있다고 보고된 바 있다. 주치의가 셸비에 대해 우울증과 불안증 진단을 내린 것이 옳았기 때문에 나는 부프로피온의 복용을 중단시키고 발작을 일으키지 않는 다른 종류의 항우울제를 처방했다. 그녀의 발작 증상이 항우울제의 부작용 및 갑작스러운 금주 때문에 발생했던 만큼 나는 그녀에게 경련 예방제의 복용을 중단하고 퇴원하는 대신 나에게 외래 치료를 받으라고 권했다. 그녀는 나의 제안을 수락했다.

치료의 시작

첫 진료

퇴원 다음 날, 셸비 페어몬트는 약속된 시간에 나의 클리닉을 방문했다. 잡지와 각종 매체에 소개된 그녀를 알아보는 직원들이 있었으나 그녀는 그것을 특별히 의식하지는 않았다. 나는 셸비와 2시간에 걸쳐 인터뷰를 했다. 인터뷰를 통해 나는 그녀가 영리하고 협조적이며 정직한 사람이지만 한편으로는 정신적 사고방식의 역설적 부재를 가진 사람이라는 것을 알게 되었다. 그녀는 자신이 우울증에 시달리고 있으며 알코올중독과 불안증, 식이장애를 가지고 있다는 것을 인지하면서도, 이러한 증상들이 현재의 스트레스 혹은 과거의 경험과 어떠한 연관성이 있다는 것을 알지 못했다. 이러한 불균형은 결국 통찰력의 부족(그녀의 정신과적 문제와 이러한 문제의 호전에 필요한 치료의 특성과 정도에 대한 비현실적 이해)으로 이어졌다.

셸비: 제가 폭식증, 불안증, 우울증과 같은 문제를 갖고 있다는 것은 저도 알고 있어요. 선생님은 약이 저의 모든 증상을 치료하는 데 도움이 될 거라고 말씀하셨어요. 전 제가 원하면 언제든지 술을 끊을 수 있어요. 어차피 술을 많이 마시면 살만 찌니까요. 그래서 전 왜 저에게 정신치료가 필요한지 모르겠어요.

유도프스키 박사(저자): 당신은 당신의 증상이 그냥 아무런 이유 없이 외부에서 발생한 것이라고 생각하고 있군요. 어떤 면에서는 당신 역시 현재의 상태에 대한 책임이 있다는 사실에는 관심이 없으신가요?

셸비: 별로 없어요. 전 어떻게 해야 제가 좋아질 수 있을지 궁금할 뿐이에요. 지금 혹시 제가 정신치료 없이는 좋아질 수 없다고 말씀하시는 건가요?

유도프스키 박사: 전 당신이 정신치료 없이는 좋아질 수 없다고 이야기하는 것이 아닙니다. 다만 적어도 앞으로 몇 개월만이라도 정신치료가 당신에게 도움이 되는지 안 되는지 판단할 수 있는 기회를 갖길 바라는 거예요.

치료 전략에 대한 셸비와의 의논

모든 사람은 각자 독특한 생물학적 특성, 성격 그리고 경험을 가지고 있다. 마찬가지로 어떠한 정신적 문제가 발생했을 때 그 양상 또한 각기 다르고 독특하다. 그러므로 증상이 어떠하든 모든 환자에게 똑같은 치료 방법을 권할 수는 없다. 한 가지 방법이 언제나 통하는 것이 아니기 때문이다. 페어몬트 양을 처음 진단한 결과 나는 그녀가 자신의 감정을 그전의 경험 혹은 일생의 중요한 결정들과 연결하길 어려워한다는 것을 명확히 알 수 있었다. 결과적으로, 그녀는 본인의 심리적 증상과 인생의 다른 문제들에 있어 그녀의 역할과 책임에 대해 전혀 인식하지 못했다. 특정한 방어기제와 성격(그리고 성격장애)이 통찰력의 부족, 그리고 심리적 결핍과 관계가 있다는 것을 알기에 나는 내 치료 방안에 대해 페어몬트 양에게 세심하게 이야기했다. 물론 그녀가 영리하다는 것과 때로는 본인의 삶을 당당하고 활기차게 영위할 수 있다는 것을 부인할 수는 없었지만, 그녀는 자기 자신을 이해하거나 자신의 심리적 문제를 변화시킬 책임에 대한 준비가 되어 있지 않았다. 그녀는 그러한 선택과 결정을 다른 권위적 대상에게 전가하고 있었다. 이러한 임상 상황은 실은 무의식적 갈등에서 비롯되며 그녀가 치료에 적극적으로 협조하지 않게 만들 수 있다. 그러므로 그녀가 스스로의 문제에 대한 주도권을 갖고 치료에 참여하게 하기 위해서는 먼저 이를 치료하기 위한 방안을 마련해야 한다는 생각이 들었다. 이러한 이유로 향후 예상되는 많은 난관(예를 들면 그녀가 정신치료와 관련된 모든 책임을 나에게 전가한다든지)에도 불구하고 나는 그녀에게 일주일에 두 번 6개월 동안의 정신치료라는 명확한 제안을 하게 되었다. 그녀는 동의했다. 이러한 직접적인 접근방식은 만약 환자가 강박성 성격장애를 앓고 있었다면 서로에 대한 불신과 주도권을 잡기 위한 갈등에서 비롯되는 스트레스로 인해 효과적이지 못했을 것이다. 후자의 경우, 나는 환자에게 정신치료 기간 동안 최대한 많은 질문을 하도록 유도했을 것이며 가능한 한 자세히 그리고 사실적으로 설명하려 했을 것이다. 이러한 증상을 가진 환자의 경우에는 환자 자신이 정신치료에 어떠한 방식으로 참여할지에 대해 스스로 주도권을 갖고 결정하는 것이 중요하기 때문이다.

나는 그녀의 삶의 경험에 대해 자세히 듣는 것으로부터 페어몬트 양의 치료를 시작했다. 그녀가 아버지의 병환과 관련하여 두려움을 갖고 있었고 그로 인해 많은 스트레스를 받고 있었기 때문에 나는 처음 몇 번의 치료에서 그녀를 도와주고 안내해 주는 일을 병행했다. 그녀가 좀 더 편안해지고 나를 믿을 수 있게 되면 정신치료에 대해서도 좀 더 적극적으로 임할 거라는 믿음에 기반한 행동이었다. 그러나 전이 현상은 나에게 의지하는 것보다는 그녀 자신의 갈등을 중심으로 진행될 거라고 예상했다. 이러한 강렬한 감정을 탐색해 보는 것은 그녀로 하여금 어린 시절 부모와의 관계에서 그녀의 성격이 형성되고 정신적 장애를 갖게 되는 과정에 있어 그녀 자신이 어떤 역할을 했는지에 관한 통찰력을 얻을 수 있는 기회가 될 것이었다. 나는 그녀의 기분, 식습관, 그리고 약물사용장애와 더불어 셸비의 성격장애에 대해 걱정하고 있었다. 나의 초기 평가 결과, 그녀는 『정신질환의 진단 및 통계 편람 제4판DSM-IV-TR』 진단 기준의 연극성 성격장애(American Psychiatric Association, 2000, pp. 711-714)를 갖고 있음이 분명해 보였다. 그러나 그녀의 정신과적 이력과 각종 증상, 무의식적 갈등은 정신분석계의 많은 지도적 이론가나 임상의들이 과거부터 현재까지 개념화해 온 히스테리성 성격장애에 더욱 부합하는 것 같았다. 히스테리성 성격장애는 DSM에 의하여 연극성 성격장애로 대체되었다.

히스테리성 (그리고 연극성) 성격장애에 관하여

히스테리성 성격장애 대 연극성 성격장애

제1장에서 논의되었던 바와 같이, DSM은 정신질환을 분류하기 위해 비이론적인 접근을 통하여 전 세계적으로 표준화된 정신 진단을 가능하게 했다. 징후와 증상들의 집합은 무엇이 그 장애로 이끄는지 혹은 이끌지 않는지와 관련 없이 특정 진단 기준을 구성하기 위해 함께 묶이게 되었다. 이러한 접근은 장단점이 있다. 첫 번째 장점은 이러한 접근이 일반적이며 공통적인 언어를 제공하여 임상의들과 과학자들이 서로 의사소통을 하는 동시에 여러 곳에서 연구를 진행할 수 있게 했다는 것이다. 두 번째 장점은 부정확한 이론(예: '어머니의 잘못된 양육이 정신분열병을 일으킨다.')으로 인해 병의 원인에 관해 잘못된 판단을 하거나 치료에 부당한 영향을 미치는 것을 방지할 수 있다는 것이다. 물론 이러한 체계에는 두드러진 단점도 있다. 대부분의 의학 분야에서 진단 기준은 가능한 한 기본적인 생물학적 병리에 기초를 두고 있다. 예를 들어 심장에 혈액을 공급하는 동맥의 폐색에서 기인하는 심장의 통증(협심증)은 관상동맥 질환이라고 불리며, 성상세포종과 같은 뇌종양은 특정 유형의 세포군의 이상으로 정의된다. 정신적 상태에 대해서는 아직까지 이 정도로 구체적 정의를 하는 것이 불가능하기 때문에 특정 진단을 내릴 때 이론적인 고려가 차선책이 되는 경우가 간혹 있다. 나와 다른 정신과 의사들은 이 사례가 DSM이나 미국정신의학회American Psychiatric

Association: APA에서는 더 이상 공식 진단이 아닌 히스테리성 성격장애와 그 외의 몇 가지 정신과적 상태에 대한 예시가 될 것으로 생각한다.

미국정신의학회의 첫 번째 진단 매뉴얼인 DSM-I은 1952년에 출판되었는데 히스테리아에 관한 진단 범주가 없었다. DSM-II(American Psychiatric Association 1968)는 히스테리아hysteria를 두 개의 범주로 구분했다. 첫 번째 범주인 히스테리성 신경증hysterical neurosis은 감각이나 운동의 상실로 인해 무의식적으로 나타나는 증상으로 간주된다. 또한 이 범주에 포함되는 해리는 기억 상실, 둔주, 다중인격과 같은 증상을 일으키는 환자의 의식 상태나 주체성의 변화로 정의된다. 두 번째는 히스테리성 성격hysterical personality인데, 주로 여성에게 영향을 미치며 자기연극화, 미성숙, 허영심, 타인에 대한 의존감, 흥분성, 지나치게 감상적인 경향, 과민 반응, 주목받으려는 행동들로 특징지어진다. 25년 전 DSM-III(American Psychiatric Association 1980)가 처음 출판되었을 때, DSM-II의 히스테리성 성격은 연극성 성격장애histrionic personality disorder로 대체되었고, 이러한 상태는 여성에게만 나타난다는 기존의 통념이 수정되었다. 히스테리아hysteria와 히스테리성hysterical이란 단어는 '자궁'을 뜻하는 그리스어에서 기원했고, 이러한 용어를 사용함으로써 여성을 하찮게 여기고 평가절하하며 그들의 고통을 무시하는 결과를 초래한 길고 불운한 역사가 있었다. DSM-III는 이 성격장애의 이름을 바꿨을 뿐만 아니라, 정신역동에 대한 고려를 배제함으로써 진단을 하는 데 있어 기본적인 기준을 바꾸었다. 최종 결과로 이 성격장애는 더욱 심각한 정신병리를 의미하는 증상과 징후의 집단이 되었으며, 많은 전문가들이 생각하는 장애의 근본과는 멀어졌다. 정신분석학자인 글렌 가바드는 이러한 변화에 관하여 심각한 우려를 나타냈다.

DSM-IV(American Psychiatric Association 1994)의 성격장애 진단 기준의 완고한 비논리적 성향은 환자의 상태를 히스테리성 또는 연극적인histrionic 경향으로 간주할 때 특히 문제가 될 수 있다. 이러한 다양한 집단의 환자들에 대한 적절한 치료법을 결정할 때, 조심스러운 정신역동적 평가가 겉으로 보이는 행동에 대한 기술적인 분류보다 훨씬 더 중요하다. 그러나 정신역동에 대한 이해보다 행동적 특징에 의존하는 것이 오늘날의 경향이 되었다(Gabbard 2000, p. 518).

나는 히스테리성 성격장애에 대한 정신분석 이론의 토대(이 장의 뒷부분에 있는 '히스테리성 성격장애에 대한 심리학적 이해'에서 다시 검토됨)에서 기인한 이전 진단이 임상 상황에서는 개념적이며 실제적인 유리함이 있고, 적어도 〈표 4-1〉(American Psychiatric Association 2000, p. 714)에서 설명되는 연극성 성격장애에 대한 최근의 DSM-IV-TR 분류를 보완할 수 있다는 가바드 박사의 견해에 동의한다.

표 4-1 연극성 성격장애의 진단 기준(DSM-IV-TR에서 약간 수정됨)

과도한 감정 표현 및 관심 끌기의 패턴이 전반적으로 나타나며, 이는 성인기 초기에 시작되고 여러 가지 상황에서 다음 중 다섯 가지 이상의 양상으로 나타난다.

1. 자신이 관심의 중심에 있지 않은 상황을 불편해한다.
2. 종종 부적절한 성적 유혹, 도발적인 행동 등이 특징인 대인관계를 맺는다.
3. 감정이 급작스럽게 변하고 피상적으로 표현된다.
4. 관심을 끌기 위해서 항상 자신의 신체적 매력을 사용한다.
5. 지나치게 인상적인 표현을 하면서도 내용은 없는 대화 양식을 갖고 있다.
6. 지나치게 극적이고 연극조이며 감정적인 표현을 한다.
7. 피암시성이 높으며 타인 또는 환경에 쉽게 영향을 받는다.
8. 대인관계를 실제보다 더 친밀한 것으로 생각한다.

출처: American Psychiatric Association: *Diagnostic and Statistical Manual of Mental Disorders*, 4th Edition, Text Revision. Washington, DC, American Psychiatric Association, 2000, p. 714. 허락하에 사용함.

히스테리성 성격장애의 원인에 관한 생물심리사회적 이론에 기초하여, 나는 이 성격장애의 진단 기준에 대하여 제안할 수 있게 되었다(〈표 4-2〉). 이러한 진단에 대한 두 가지 접근법 모두 장점과 제한점을 갖고 있다.

히스테리성 성격장애와 연극성 성격장애에 대한 가바드 박사의 구분(Gabbard 2000, p. 521)은 〈표 4-3〉에 제시되어 있다.

표 4-2 히스테리성 성격장애에 대한 비공식적인 진단 기준(정신역동 및 원인에 대한 기타 이론적 모델에 근거함)

이러한 성격장애를 가진 사람은 어린 시절에 동성의 양육자로부터 제대로 양육받거나 보살핌을 받지 못한 반면, 이성의 양육자와는 강렬하고 지나친 관계를 맺었던 과거력이 있다. 인지 방식과 기질의 성향에 따라, 이러한 증상의 무의식적 표현과 스트레스가 대인관계, 행동 및 정서적인 문제로 이어진다는 가설을 세울 수 있다. 이 진단을 내리기 위해서는 다음 중 다섯 가지 이상의 항목을 충족시켜야 한다.

1. 동성의 동료 혹은 동성의 다른 사람들과의 적대적이고 경쟁적인 관계
2. 이성의 부모상과의 강렬하고 이상화되어 있으며 부적절하고 비적응적인 관계
3. 이상화된 부모상에 대한 어린아이 같으며 과도하게 의존적인 관계
4. 관심을 갈구하고 과시적이며 성적인 암시를 주고 농담을 잘하며 유혹적인 행동을 이성의 사람들에게 보인다. 동성애자라면 동성의 사람들에게 그러한 행동을 보인다.
5. 성숙하고 나이에 맞는 파트너들과의 미성숙하고 불만족스러운 관계
6. 감정적인 미성숙, 변덕스러움, 과도한 열의
7. 세부적인 내용보다 인상을 중시하는(산만하고 비특정적이며 세부 사항이 결여되어 있고 과장되어 있는) 인지 방식
8. 과도한 피암시성으로 인해 권위자나 현재의 유행과 경향에 과도하게 영향을 받음

표 4-3 히스테리성 성격장애와 연극성 성격장애에 관한 가바드 박사의 구분(약간 수정됨)

히스테리성 성격장애	연극성 성격장애
1. 고조된 감정성을 보이지만 절제 가능함	1. 현란하며 억누를 수 없는 감정성
2. 주목받고 사랑받고 싶은 과도한 욕구	2. 우선순위는 '끝없는 갈망'이며 주목받고 싶은 욕구를 보임
3. 성적 과시욕이 강함	3. 성적으로 도발적이며 요구적이고 부적절함
4. 충동 조절 능력 우수	4. 충동 조절이 어려움
5. 인간관계에서 매력적이며 사회적으로 적절함	5. 노골적이고 불쾌한 유혹
6. 경쟁적이고 야망이 있음	6. 인생에 목적이 없고 자립할 수 없음
7. 비록 제3자에 의해 복잡해지는 경우가 있지만 대체로 대인관계는 성숙되고 충만함	7. 원시적이고 남에게 들러붙으며 의존적이고 가학피학적인 관계
8. 사랑하는 사람과의 분리를 견딜 수 있음	8. 사랑하는 사람과 분리될 경우 버려졌다고 느끼며 불안해하고 압도당함

9. 의식의 성숙한 감각이 행동, 결정, 선택들을 이끔	9. 원시적이고 자기중심적인 욕구와 두려움이 행동, 결정, 선택들을 이끔
10. 정신치료자에게 느끼는 성적인 감정이 점진적으로 발달하며, 그것이 비현실적이고 부적절하다고 느낌	10. 정신치료자에게 느끼는 성적인 감정이 급속하고 강렬하게 발달하며, 환자 스스로 그러한 감정이 현실적이고 적절한 기대라고 생각함

출처: Gabbard GO: "Cluster B Personality Disorders: Hysterical and Histrionic", in *Psychodynamic Psychiatry in Clinical Practice*, 3rd Edition. Washington, DC, American Psychiatric Press, 2000, pp. 517-545. 허락하에 사용함.

연극성 성격장애

진단적 특징(DSM-IV-TR, pp. 711-712 에서 약간 수정됨)

연극성 성격장애histrionic personality disorder의 주요한 특징은 광범위하고 과장된 감정 표현과 관심을 끌기 위한 행동이라고 볼 수 있다. 이러한 패턴은 성인기 초기에 시작되며 다양한 상황에서 나타난다. 연극성 성격장애를 갖고 있는 사람들은 관심의 중심에 있지 못하면 불편함을 느끼고 진가를 인정받지 못한다고 느낀다. 이런 사람들은 활기차고 극적이며 자신에게 관심을 유도하고, 열정적이며 개방적이고 농담을 잘하는 경우가 많아서 새로이 만나는 사람에게도 처음부터 매력적으로 보인다. 그러나 끊임없이 관심의 중심에 서고자 하며 착취적인 경향을 보임에 따라 이러한 매력은 점차로 줄어들게 된다. 만약 관심의 초점이 되지 못하면 관심을 끌기 위해 극적인 행동을 한다(예: 이야기를 지어내거나 장면을 만들어 냄). 이러한 요구는 의사를 대할 때의 행동에서도 종종 명백하게 나타난다(예: 아부하기, 선물 가져오기, 방문 시마다 새로운 신체적 또는 정신적 증상을 극적으로 묘사하기).

이러한 상태의 사람들은 외모와 행동이 종종 부적절하게 성적으로 도발적이고 유혹적이다. 이런 행동은 성적 대상이나 낭만적인 관심의 대상을 대할 때만 보이는 것이 아니고, 그 외의 여러 가지 다양한 사회적 · 직업적 · 전문적인 관계에서 상식적으로 적절한 정도 이상으로 나타난다. 감정 표현은 깊이가 얕고 빠르게 변한다. 이들은 다른 이들의 관심을 끄는 데 끊임없이 신체적 외모를 이용하며 과도하게 외모로 상대방에게 호감을 사려고 한다. 그들은 옷차림과 용모를 꾸미는 데 과도한 시간, 정력, 돈을 쓴다. 이들은 자신의 외모에 대한 칭찬에 집착하며, 자신이 어떻게 보이는지에 대한 비판적인 언급이나 자기의 실제 모습이 지나치게 사실적으로 찍힌 사진에 대해 쉽사리 과도하게 흥분한다.

연극성 성격장애를 가진 이들은 지나치게 인상적인 표현을 하면서도 말과 그 논리에 있어 세부 내용이 결여되어 있는 경우가 많다. 연극적인 재주를 이용하여 강한 의견을 주장하지만 그 아래 깔려 있는 이유들은 대개 모호하고 산만하며 근거가 될 만한 사실이나 세부 내용이 없다. 예를 들어 이들은 어떤 사람을 '내가 여태 만나 본 사람 중에 가장 훌륭한 사람'이라고 평하지만 이 의견을 뒷받침할 구체적인 근거를 제공하지는 못한다. 이들은 지나치게 극적이고 연극조이며 감정적인 표현을 하는 것이 특징이다. 이들은 남 앞에서 감정을 과장하기 때문에 친구나 친지를 당황하게 한다. (예를 들어 조금 아는 사람을 과도하게 열정적으로 끌어안는다, 별로 슬프지 않은 일에 주체할 수 없을 정도로 흐느낀다, 심한 분노 발작을 나타낸다.) 그러나 이들의 감정은 상대방이 미처 깊이 느낄 틈이 없이 너무나 빠르게 나타났다 사라지기 때문에, 상대방은 이들이 이러한 감정에 충실하지 않다고 느끼게 된다. 이들은 또한 피암시성이 강하기 때문에 그들의 의견이나 감정은 다른 사람들이나 현재의 일시적인 유행에 쉽게 영향을 받는다. 이들은 자신들의 문제를 마술적으로 해결해 줄 것으로 생각되는 강력한 권위상을 지나치게 신뢰한다. 예감을 믿으며 이를 쉽게 확신하는 경향이 있다. 이들은 대인관계에서 종종 실제 관계보다 더 친밀하다고 여긴다. 예를 들면 거의 모든 지인들에게 말할 때마다 '나의 친애하고, 또 친애하는 친구'라고 부르거나 단지 한두 번 진찰해 준 의사를 이름으로 부르거나 하는 식이다. 이들은 종종 합리성보다는 감정에 근거하여 결정을 내리고 사실과 세부 사항에는 지루해한다. 그리고 낭만적인 환상에 빠지는 일이 흔하다.

역학

DSM-IV-TR에 따르면, 일반 인구 중에서 연극성 성격장애의 유병률은 2~3%이며 입원 및 외래 정신과 환자들 사이에선 15~20%가량이다. 오랫동안 히스테리아는 자궁의 기능 이상으로 생긴 여성 질환이라고 알려졌기 때문에 임상 실제에서 히스테리성 성격장애와 연극성 성격장애가 남성보다 여성에게 더 많이 진단된다는 것이 놀라운 일은 아니다. 그러나 이러한 경향도 변화되고 있다. 비록 과거에는 이러한 상태를 진단받는 사람들의 85%가 여성(Millon 1986)이었으나 최근에는 진단을 내리기 위해 구조화된 면담을 이용한 결과 남녀 모두 비슷한 유병률을 보이고 있다(Nestadt et al. 1990). 비록 연구자들이 지금은 남자에게도 연극성 성격장애를 진단할 수 있지만, 임상 실제에서는 여전히 문화적 · 성적 편견이 있을 것으로 염려된다. 연극성 성격장애에 대한 DSM 진단 기준 중에서 '성적으로 유혹적이거나 도발적인 행동' '지나치게 극적이고 연극조이며 감정적인 표현' '관심을 끌기 위해 자신의 신체적 외모를 사용'과 같은 기준들은 여전히 남성보다는 여성에게 더 많이 적용되는 것으로 보인다.

히스테리성 성격장애에 대한 심리학적 이해

히스테리성 성격장애의 정신역동

불안정한 가족 삼각관계

요제프 브로이어Josef Breuer와 지그문트 프로이트Sigmund Freud의 초창기 임상적 고찰과 추론 및 수년에 걸친 정신분석학계 권위자들의 연구에 의하면 히스테리성 성격장애hysterical personality disorder는 어린 시절 경험했던 대인관계 문제에서 비롯되는 것으로 생각되어 왔다(Blacker and Tupin 1977). 이러한 증상을 가진 여성들의 어머니는 대체로 딸들과 감정적으로 충분히 교류하지 못할 뿐 아니라 딸들에게 무관심한 것으로 생각된다. 어린 딸들은 아버지의 관심을 추구함으로써 이를 보상받으려 하게 된다. 이러한 상태는 어머니와의 경쟁관계를 초래하고, 어머니로부터 보복을 당하지 않을까 하는 두려움을 낳게 되는 것이다. 프로이트 및 그 외의 몇몇 전문가는 결국 이러한 구도가 딸들로 하여금 어머니의 자리를 차지하고 자신들이 아버지의 성적 상대가 되기를 바라게 만든다고 생각했다. 이러한 받아들일 수 없는 바람과 감정이 어린 딸들의 무의식에 영향을 끼쳐서 이후에 그들의 삶에서 각종 징후 및 증상을 보이게 되고 히스테리성 성격장애에 해당하는 성격 특징들을 보이게 된다고 보았던 것이다. 예를 들면 자기연극화, 과도한 감정 표현, 어릴 적 자신의 어머니로부터 아버지의 관심을 돌리기 위해 했던 노력에서 기반한 성적 도발 등을 나타내게 된다. 마찬가지로 다른 여성에 대한 경쟁심리 및 평가절하도 자신의 아버지를 얻기 위하여 어머니에게 가졌던 경쟁심리에 기반한 것이다. 과잉의존성, 학습부진 및 유아적 행동과 같은 증상 모두 어릴 적에 어머니와 함께 성숙되고 강한 여성으로서의 자아정체감을 획득하는 데 실패한 결과물이라 할 수 있겠다. 게다가 '어린 여자아이'로 남고자 하는 행동 또한 어머니로부터 아버지를 빼앗고자 했던 것에 대한 적대적 응징을 피하기 위한 무의식적 행동인 것이다. "어떻게 순수하고 어린 여자아이가 성인 여성으로부터 그녀의 성인 남성 파트너를 빼앗을 것이라고 생각할 수 있겠는가?"

성적 증상과 증후군 히스테리성 성격장애를 지닌 성인 여성이 성적인 측면에서 나타내는 증상은 어릴 적 아버지에 대한 성적 갈망과 어머니로부터 쟁취하기를 원했던 것에 대한 결과물이라 하겠다. 그런 어린아이가 자라면서, 그들은 위험적 요소와 부계에 대한 갈망, 즉 근친상간을 포함한 결혼한 남성(아버지와 같은)에 대한 금지된 관계에 호감을 갖게 된다. 또한 아버지처럼 모든 것에 능통하며 재력이 있는 인물의 보살핌을 받기를 원하게 되며, 이러한 관계에서 그녀는 순수하고 연약하며 보호받아야 하는 인물로 남게 되는 것이다. 다른 한편으로는, 그들은 또래 남성과의 성숙하고 적절한 관계를 맺는 것을 어려워하게 된다. 이러한 증상을 지닌 여성은 종종 또래 남성들로부터 관심과 사랑을 얻기 위해 유혹적이고 매혹적인 행동을 하는데 상대 남성으로부터 확답을 얻기 전까지의 교제기간 동안 그를 통제하는 위치에 있는 것을 즐긴다. 하지만 관계가 발전되고 나면 그녀의 관심은 줄어들게 되고, 구혼자가 너무 익숙해지고 현실적인 인물이 되어 감에 따라 더 이상 그녀의 이상적인 남성인 아버지의 경쟁상대가 되지 못한다. 그리하여 다음의 몇 가지 이유로 그녀는 자기 또래의 남성과 깊은 성적 교감을 이루지 못하게 되는 것이다. 먼저 그녀는 진지한 관계 속에서는 더 이상 어리고 보호받아야 할 어린 소녀로 남아 있을 수가 없다. 둘째, 어른스러운 성적 즐거움과 성취는 그녀에게 있어 어린 시절에 억눌려 있던, 아버지를 향한 성적 감정에 대한 책임감과 죄책감을 떠올리게 하기 때문에 커다란 정신적 스트레스로 작용한다. 셋째, 만약 남성이 적합한 상대일 경우, 실제로 그들의 관계는 지속적이며 성숙하고 결혼으로 연결될 수도 있다. 그럴 경우 그녀는 무의식적으로 자신의 아버지를 배신하고 버렸다는 죄책감을 가질 수 있으며, 상대 남성과의 관계에서 실패할 경우 이러한 죄책감도 다소 누그러지는 것이다. 결국에 히스테리성 성격장애를 지닌 많은 여성이 남성에게 분노와 깊은 원한을 갖게 되는 것이다. 이런 강렬한 감정은 아버지로부터 유발된 무의식적 감정의 결과물인 것이다. 그들은 아버지가 자신을 상냥하게 대할 때조차 어머니를 떠나 자신의 성욕을 만족시켜 주지는 않을 거라 믿는다. 이후 자신의 쾌락을 숨기는 방식으로 남자들에게 이러한 분노를 나타내게 된다.

히스테리성 성격장애를 지닌 남성의 정신역동 연극성(또는 히스테리성) 성격장애를 지닌 남성의 정신역동은 여성의 그것과 비슷하다. 하지만 이러한 경우, 어린 남자아이는 그가 동일시하는 어머니와 강한 성적 관계를 형성하게 된다. 아버지의 부재, 학대, 무관심, 강한 경쟁심 등의 여러 가지 이유로 아들은 아버지로부터 지지를 받거나 보호받거나 친밀하다는 느낌을 못 받을 수 있다. 프로이트를 비롯한 많은 정신분석학자들은 이러한 어린 시절을 경험한 남자아이는 성적으로 불완전하게 발달될 수 있다고 이야기한다. 성인이 되었을 때의 결과는 매우 다양하다. 일부는 여성성이 강한 정체감을 갖게 될 수 있으며 반대로 아주 남성적일 수도 있다. 예를 들어 이러한 배경을 지닌 남성은 아버지가 없을 때 자신의 어머니를 아주 강한 책임감으로 돌볼 수 있다. 성인이 되어서도 결혼을 하지 않고 어머니와 함께 살면서 명절에 같이 여행을 다니고 평생을 희생하며 지극정성으로 돌보는 것이다. 게다가 그는 여성에게건 남성에게건 성적 관심을 보이지 않을 수 있고, 평생에 걸쳐 몇몇 가벼운 관계만을 가질 수도 있다. 다른 경우에는 어린 시절에 유사한 가족 역동을 겪었던 남성이 위와 반대로 과도하게 남성적인 정체성을 가지는 것처럼 보일 수도 있다. 그러한 남성은 보디빌더가 되거나 무술에 빠지게 된다든지, 암벽 등반과 같이 위험한 일을 함으로써 그의 힘과 용기를 보여 주고자 할 수도 있다. 여성 편력이 있어 많은 상대와 관계를 맺을 수도 있다. 여러 번 결혼할 수도 있는데, 이러한 경우 결혼 상대자를 고를 때도 상대 여성이 사회적으로 과시할 만큼 젊고 매력적이냐에 치중한다. 그러나 어떤 여성과도 충만하고 지속적인 관계를 갖지는 못한다. 그들은 성적 즐거움을 얻거나 주기보다는 여성 그리고 남성들의 관심을 받는 것에 더욱 관심이 있어 보인다. 그러한 남성을 사귀고 더욱 깊이 알게 되는 여성들은 이들이 믿음직스럽지 못하고, 안정적이지 못하며, 관계에 그다지 흥미를 가지고 있지 않다는 것을 알게 될 것이다. 그리고 그들이 특히 남성성 측면에서 불안정한 경향이 있기 때문에 오히려 경쟁적이고 전시적이며 자기중심적이고 이기적인 행동을 한다는 것을 알게 될 것이다. 비슷한 증상을 가진 여성과 마찬가지로, 히스테리성 성격장애를 가진 남성은 어려서부터 이성의 부모와 지나치게 깊은 관계를 맺으며, 동성의 부모를 동일시할 수 없었고 오히려 보복에 대한 두려움을 느끼는 것이다.

히스테리성 성격장애가 있는 사람들의 인지 방식 히스테리성 성격장애를 가진 사람은 사고방식이나 의사소통 방식에 있어 명확해야 할 세부 사항이나 사실적 정보에 관해서도 인상적인 표현에 치중하고, 산만하며, 모호하고, 명확성이 결여되는 경향이 있다. 이러한 인지 방식은 구체적 사례를 통해 가장 잘 설명될 수 있다. 다음은 미국 중서부의 부유층 인사인 헤더 몬트로스 부인과 전문 연회

주선 담당자이자 레스토랑을 운영하고 있는 루이스 밀러의 대화이며, 시카고에 있는 병원 단체를 후원하기 위한 자선행사 준비에 대한 내용이다.

헤더 몬트로스 부인: 만나서 반갑습니다, 루이스. 제 친구들이 모두 루이스 씨가 전 세계에서 가장 훌륭한 연회주선 담당자라고 얘기하더군요. 이번 자선행사에 당신의 도움이 꼭 필요해요.

루이스: 이렇게 중요한 행사에 불러 주시니 영광입니다, 몬트로스 부인.

몬트로스 부인: 오! 부디 그냥 헤더라고 부르세요! 당신에 대해 그동안 많은 것을 들어 와서 마치 원래부터 알고 지냈던 것 같아요. 벌써 우린 멋진 팀이 될 것 같다는 느낌이 드네요. 어디부터 시작하면 좋을까요?

루이스: 음, 먼저 제가 이번 행사에 대해 많이 알고 있지 않다는 것부터 말씀드려야 할 것 같군요. 6월 5일 토요일에 하얏트 레거시 호텔에 있는 대연회장에서 열릴 거라는 것은 알고 있어요. 이 정보가 정확한가요?

몬트로스 부인: 루이스, 하얏트에서 하는 것은 맞지만 아직 다른 것은 정확하지 않아요.

루이스: 물론 아직 정확한 참석 인원을 모르시겠지만 그래도 예상 인원만이라도 알려 주실 수 있으신지요?

몬트로스 부인: 다른 건 몰라도 시카고에 있는 모든 사람들이 참석했으면 좋겠다는 게 제 바람이에요.

루이스: 그럼 몇 명이나 될까요?

몬트로스 부인: 글쎄요……. 대략 몇 천 명 이상 되지 않을까요?

루이스: 그럼 일단 저는 작년에 참석했던 인원 및 호텔 대연회장에 수용 가능한 인원을 확인해서 대략적인 인원을 계산해 보기로 하지요. 몬트로스 부인, 이제 재미있는 부분에 대해 이야기할까요? 어떤 음식을 대접하고 싶으시지요?

몬트로스 부인: 루이스, 제 성 말고 이름을 불러 주세요. 헤더라고요. 전 이번 행사가 특별했으면 좋겠어요. 사람들의 머리와 마음은 물론 뱃속에까지 황

훌한 기억으로 남을 수 있도록이요. 좋은 것보다 제가 싫어하는 것을 말씀 드릴게요. 전 이런 행사에서 이미 접했을 법한 흔하고 지루한 음식을 대접하길 원하지 않아요.

루이스: 특별히 어떤 음식을 생각하시는 건지 예를 들어 주실 수 있을까요?

몬트로스 부인: 글쎄요. 잘 모르겠네요. 추천 음식을 알려 주시겠어요?

루이스: 음. 먼저 6월에는 농어가 좋겠어요. 보통 행사 메뉴로는 흔하지 않지요. 또한 건강한 음식이라는 병원 측의 콘셉트와도 잘 맞을 것 같군요.

몬트로스 부인: 안 돼요, 안 돼요. 루이스, 그건 너무 흔해요. 저에겐 모든 생선은 맛이 똑같답니다. 백색 도자기처럼 너무 창백하고요. 하지만 당신 말이 맞을지도 모르겠군요. 바다 콘셉트로 가는 거예요. 시카고에서 거대한 바다와 만나는 거지요. 바닷가재와 알래스카산 킹크랩은 어떨까요?

루이스: 물론 그렇게 할 수는 있지만 그럴 경우 가격이 많이 비싸질 거고 한꺼번에 많은 사람들에게 음식을 대접하기에도 무리가 있을 겁니다. 그렇게 되면 자선행사에서 너무 많은 금액을 여기에 투자해야 할 것 같아 염려스럽군요. 식사와 관련된 예산은 어느 정도로 생각하고 계시나요?

몬트로스 부인: 어머 예산이라니요, 루이스. 전 단 한순간도 예산에 대해 생각해 본 적이 없답니다. 전 단지 이번 행사가 한 해 최고의 이벤트로 남길 바랄 뿐이에요. 예산을 약간 초과해도 상관없어요. 어차피 아주 큰 예산이 잡혀 있답니다. 우리는 지금 모든 게 순조롭게 진행되고 있어요. 루이스 씨는 이제 돌아가셔서 계획을 세우시면 돼요. 한 달 후 쯤 다시 뵙는 걸로 하죠.

대화를 통해 알 수 있듯이, 몬트로스 부인은 예산을 무시하고 열성적이며 비현실적인 기대에 대해서만 이야기함으로써 밀러 씨에게 정확한 정보를 주지 않았고 일의 진행을 돕지 못했다. 그녀의 인지 방식은 정신역동으로 설명될 수 있다. 예를 들어 그녀의 야단스러우며 과장되고, 사무적 관계에 있어 지나치게 사적인 태도를 취하는 경향은 어릴 적 자신의 이상형인 아버지의 관심을 사로잡았을 때의 행동양식에서 기인한 것일 수 있다. 그녀의 부정확한 사고방식과 의사소통 방식은 어머니와 적대적이고 경쟁적 관계인 것과 연관된 것일 수 있다. 특히, 몬트로스 부인의 순진한 아이와 같은 행동은 어머니로부터 아버지를 차지했을 때의 질타와 책임감을 회피하고자 하는 동기에서 비롯된 것이다. 또한 그녀의 생각과 성격을 결정하는 이러한 인지 방식은 생물학적 요인의 영향을 받아 형성된 것일 수도 있다. 이와 같은 현상들에 대해 현재 밝혀진 원인들에 대해서는 다음 장에서 더 자세히 이야기하도록 하겠다.

히스테리성(연극성) 성격장애의 생물학적 요인

앞에서 논의된 바와 같이('히스테리성 성격장애 대 연극성 성격장애' 부분을 보라), 히스테리성(연극성) 성격장애에 대한 공식적인 명칭과 진단 기준에 대한 논란으로 인해 이 장애의 유전학적 그리고 생물학적 측면과 관련된 신뢰할 만한 연구는 다른 흔하게 진단되는 성격장애보다 극도로 부족하게 되었다. 특히, 유전적 요인이 이 장애의 핵심적인 원인이거나 적어도 어느 정도의 관련이 있는지를 판단할 유효한 입양아 연구나 역학 연구가 수행되지 못했다. 게다가, 기저의 중요한 내분비적 또는 중추신경계의 이상 요소가 있는지를 알아볼 실험실적 · 기능적 뇌영상 연구도 수행되지 않았다. 자세한 연구가 없기에, 이 성격장애의 생물학적 측면에 관한 어떠한 토론도 내가 선호하는 연구 방식인 증거에 기반한 것이 아니라 추론과 추측에 의한 것일 수밖에 없다. 그럼에도 불구하고, 다른 정신질환(정신분열병, 양극성 장애, 우울증, 강박성 성격장애 그리고 공황장애를 포함하여)에 대한 연구의 역사를 살펴보면 심리학적 측면은 처음엔 생물학적 측면에 비해 지나치게 강조되었다. 보다 최근의 연구에서는 생물학적 요인이 이러한 정신질환들의 발생에 중요한 역할을 한다는 것이 밝혀졌고, 이와 같은 발견은 새롭게 도입된 생물학적 치료 방법이 효과를 거두고 있는 것과 무관하지 않다. 그러므로 나는 미래에는 히스테리성(연극성) 성격장애의 중요 측면이 생물학적인 것으로 밝혀질 것이라 믿는다. 내 견해로는, 생물학적 원인에 의한 것이라고 생각되는 기능장애들은 인지 방식, 피암시성 그리고 외향성과 관련된 것들이다.

인지 방식

앞에서 논의된 바와 같이('히스테리성 성격장애가 있는 사람들의 인지 방식'을 보라), 이 성격장애를 가진 사람들은 사고가 부정확하고 그들의 주장과 의견을 세부 사항과 사실로 입증하는 것에 별 관심이 없는 경향이 있다. 수학, 물리학, 공학 등에 적합한 두뇌를 선천적으로 타고난 사람이 있듯이, 정확하고 사실에 기반한 사고를 좋아하고 잘하는 것은 생물학적 요인과 관련이 있다고 볼 수도 있다. 지각, 주의, 집중 그리고 회상은 인지 기능에 결정적 요소이며, 이러한 기능들은 알츠하이머병, 외상성 뇌손상 그리고 우울증과 같은 뇌질환이 있는 경우 무력화되는 것을 볼 수 있다. 뇌는 인지 기능을 매개하는 기관임이 분명하며 히스테리성 성격장애가 있는 사람들의 산만한 인지 방식은 뇌 기능의 이상이나 차이로 인한 것일 수 있다. 그리고 이러한 뇌의 차이나 기능 이상이 부분적으로는 유전적 요인에서 기인한다고 보는 것도 무리가 아니다.

피암시성

암시에 걸리기 쉬운 사람들은 다른 사람의 영향을 너무 쉽게 받으며, 충분한 비판적 시험 없이 조언을 받아들이므로 너무 고분고분하다. 피암시성이 강한 사람들은 그들 고유의 것과 남으로부터 생긴 생각이나 지시를 구분하는 데 어려움을 겪는다. 생생한 상상과 잘 믿는 본성 때문에 아이들은 암시를 매우 잘 받을 수 있다. 최면에 잘 걸리는 사람들은 다른 사람들보다 암시에 잘 걸리며, 특히 최면에 걸린 상태에서는 더욱 암시에 잘 걸릴 수 있다. 흥미롭게도 진-마틴 샤콧Jean-Martin Charcot은 히스테리아를 가진 것으로 생각되는 여성을 이해하고 치료하는 새로운 연구에 최면을 이용했다(Veith 1970, 1977). 현대의 많은 전문가들은 피암시성과 최면감수성이 뇌 및 그와 관련된 성향에서 기인한다고 믿는다(Barabasz et al. 1999; Maldonado and Spiegel 2003). 내가 콜럼비아 대학교에서 정신과 전공의로 근무했을 때, 최면에 잘 걸리는 사람들이 피암시성이 높다고 확신하는 허버트 스피겔Herbert Spiegel 박사와 함께 의학적 최면에 관하여 연구할 기회가 있었다. 그는 재능 있는 예술가의 경우와 마찬가지로, 피암시성과 최면감수성 또한 개인 간에 다양하게 타고난 신경학적 능력이라고 믿었다. 그리고 그는 정신과 의사들이 피암시성이 강한 환자들에게 의도치 않게 '생각이나 믿음을 주입'함으로써 통찰과 치료적 변화에 대한 환자들의 순응도를 잘못 해석하게 될 수 있다고 지적했다(Spiegel and Spiegel 1987). 그러므로 피암시성이 사람마다 다양하게 다른 정도로 존재하는 뇌의 성향이라면, 특정한 사람들이 히스테리성 성격장애에 쉽게 걸리게 하는 유전적 성향이 있다고 볼 수 있다.

외향성

히스테리성 성격장애나 연극성 성격장애의 기준에 맞는 사람들은 수줍음이 많거나 사교성이 없는 태도를 보이지는 않는다. '다채로운' '열정적인' '충동적인' '과시적인' '극적인' '현란한' '사치스러운' 그리고 '감정적인' 같은 수식어가 이러한 두 가지 상태에 해당하는 사람들을 묘사하는 데 자주 사용된다. 이들의 기질은 '내향적' 또는 '내면적'인 것과는 반대로, '외향적' 또는 '표면적'이라고 여겨진다. 많은 전문가들은 그러한 기질이 강한 유전적 성향을 갖는다고 생각한다(Yager and Gitlin 2000). 그럼에도 불구하고, (증명되지는 않았지만) 이러한 성격장애는 유전적 성향, 인생 경험, 문화적 요소의 복합적인 결과일 것이다. 예를 들어 유전적으로 외향적인 기질을 지닌 아이가 운 좋게도 잘 양육하고 보호하며 성숙하고 존중하며 자신의 의사를 분명히 표현하는 부모를 만났다면 성인이 되어 히스테리성 또는 연극성 성격장애가 발생되는 것 같지는 않다. 이런 경우에는 아이가 자신감 있고 사교적이며 방송 저널리즘, 정치, 연극과 같은 전문직이나 리더십을 요구하는 직업에 어울리는 인격을 갖게 될 수도 있다. 히스테리성 성격장애를 가진 사람들 또한 그러한 종류의 전문 직업에서 성취를 이룰 수 있는 재능이나 기질을 갖고 있지만, 그들의 정서적 문제와 인간관계에서의 어려움이 종종 성공을 방해한다.

셸비 페어몬트의 사례에서 살펴본 히스테리성 성격장애 진단의 주요 원칙이 〈표 4-4〉에 요약되어 있다.

표 4-4 셸비 페어몬트의 사례를 통해 살펴본 히스테리성 성격장애 진단의 주요 원칙

병력적 사실	주요 원칙	해석
셸비는 그녀의 어머니와 적대적이고 경쟁적인 관계를 맺었다.	히스테리성 성격장애가 있는 여성들은 흔히 어머니와 거리가 멀고 어머니를 불신하며 때로는 적대적인 관계를 갖는다.	어머니로서 사랑을 베풀고 보살피며 양육하는 역할모델을 보지 못했기에, 셸비는 성장하면서 다른 사람들에게 이러한 자질을 보이는 데 어려움을 겪게 된다.
셸비는 아버지를 숭배했고, 아버지는 부인보다 딸을 가깝게 느꼈다.	오이디푸스 투쟁에서의 승리는 히스테리성 성격장애의 발달에 기여하는 흔한 역동이다.	셸비가 여성에 대해 경쟁적인 태도를 취하고 신뢰를 느끼지 못하는 반면, 연상의 남자에게는 유혹적인 행동을 하는 것은 그녀의 가족 역동에서 유래된 것이다.
셸비는 말괄량이였다.	히스테리성 성격장애가 있는 여성들은 전통적으로 여성적인 역할이라고 생각되는 것을 종종 가치절하하며 회피하려고 한다.	셸비는 어머니를 평가절하하는 반면에 아버지는 이상화하면서 자신과 동일시함으로써, 전통적인 남성성을 가치 있는 것으로 여기고 타인과 경쟁하는 성향을 갖게 되었다.
셸비는 외향적이며 자신감이 넘치고 위험을 감수하는 것을 즐겼다.	히스테리성 성격장애가 있는 사람들은 종종 외향적인 기질을 갖는다.	셸비의 유전적 요인(외향적 기질)과 인생 경험(부모와의 관계)의 결합이 히스테리성 성격장애의 발생을 야기했다.
셸비는 우수한 학생이자 재능 있는 발레리나 그리고 훌륭한 운동선수였다.	히스테리성 성격장애가 있는 사람들은 삶의 주요 영역에서 유능하고 성공적일 수 있다.	그녀의 외향적 기질에 더하여 셸비는 부모로부터 다른 많은 장점을 물려받았고, 열심히 노력하여 굳건한 성취를 이루었다.
셸비는 또래 아이들 사이에서 주목받기 위해 경쟁했고 유혹적인 옷을 입었으며 과장된 표현을 써서 말했다.	히스테리성 성격장애가 있는 사람들은 종종 연극적이며 관심의 중심에 서는 것을 즐긴다.	일과 여행에 몰두하는 부모로부터 관심을 얻기 위해 셸비는 열심히 노력해야만 했다.

셸비의 첫 번째 지속적인 성적 관계의 대상은 기혼이며 나이가 훨씬 많은, 아버지의 친구였다.	히스테리성 성격장애가 있는 사람들은 성인이 되어 성적 관계를 맺을 때 종종 어린 시절의 오이디푸스 역동을 되풀이하곤 한다.	아버지의 가장 가까운 친구를 첫 번째 성적 파트너로 선택함으로써, 셸비는 근친상간을 저지르지 않으면서도 그와 유사한 흥분과 위험을 경험했다.
셸비의 두 번째 지속적 성적 관계의 대상은 영국 록 가수였다.	히스테리성 성격장애가 있는 사람들은 종종 정서적으로 친밀해질 수 없는 사람 또는 꾸준히 친밀한 감정을 쌓을 수 없는 사람을 성적 파트너로 선택하곤 한다.	성숙하고 적절하며 정서적으로 친밀해질 수 있는 성적 파트너와 관계를 맺는 것이 셸비에게는 자극적이지 않으며 안전하지 않고 편안하지 못한 것으로 느껴졌다.
열심히 노력했고 명석했음에도 불구하고 셸비는 대학에서나 직장 생활에서 그녀의 잠재력을 전부 발휘하지 못했다.	장기적으로 히스테리성 성격장애가 있는 사람들은 종종 학교나 일터에서 목표를 달성하지 못하곤 한다.	셸비의 사회적 동기나 야망은 성숙한 관심과 참여보다는 경쟁적 욕구나 관심을 받고자 하는 행동에 의해 촉진되었다.
셸비는 주요 우울증, 범불안장애 그리고 신경성 대식증이 있었다.	히스테리성 성격장애가 있는 사람들은 또한 심각한 정신과 질환에 취약하다.	셸비를 히스테리성 성격장애로 이끈 인생 경험, 정신역동 그리고 스트레스들이 셸비의 다른 정신과적 질환에도 영향을 미쳤다.

셸비 페어몬트의 사례 II: 상담 및 치료

셸비 페어몬트에 대한 치료

초기 치료 계획

격주의 통찰 지향 정신치료 셸비 페어몬트가 24세에 정신과 치료를 시작했을 때, 그녀는 더 이상 어린 시절 및 학창 시절의 건강하고 자신감 넘치던 사람이 아니었다. 그보다는 수척하고 우울하며 눈에 띄게 불안해 보였다. 앞에서 논의된 바와 같이('치료의 시작'을 볼 것), 페어몬트 양은 명백하게 DSM-IV-TR의 세 가지 진단 기준(주요 우울증, 신경성 대식증과 알코올의존)을 만족한다. 비록 그녀는 연극성 성격장애의 진단 기준을 전부 만족시키지는 않았지만, 그녀의 가족사, 정신역동 프로파일 그리고 대인관계 패턴은 〈표 4-2〉에 정의된 바와 같이 히스테리성 성격장애와 일치한다. 그러므로 그녀에 대한 치료 계획에서는 각각의 장애를 되돌리는 데 초점을 맞추었다. 나는 페어몬트 양에게 이러한 나의 생각을 밝혔고, 치료 계획에 많은 요소가 있겠지만 핵심은 정신치료가 될 것이며 주 2회로 최소한 6개월 정도 진행할 생각이라고 말했다. 나는 그녀의 초기 반응이 항우울제 때문에 생긴 것이라고 믿었고, 그 항우울제가 우울감과 불안감 그리고 식이장애의 강박적 요소를 감소시킬 것이라고 생각했다. 나의 초기 평가에서는 이러한 증상들이 자기파괴적 대인관계나 산만한 인지 방식 같은 문제보다 더욱 명확하고 성가신 증상들이었다.

그러므로 나는 그녀가 항우울제에 의해 치료 초기에 다 나았다고 여긴 나머지 통찰 지향 정신치료에서 가장 중요시하는, 자신을 찾고 이해하며 심리적 문제를 변화시키는 과정을 거치지 못한 채 면담 치료를 그만둘까 봐 염려했다. 그러므로 셸비 페어몬트에 대한 치료 계획에서 첫 번째 요소는 정신치료를 최소 6개월간 받기로 한 약속을 확실히 지키게 하는 것이었고, 그 기간은 내가 생각하기에는 그녀의 역기능적인 대인관계와 다른 자기파괴적인 행동의 무의식적 갈등에서 그녀의 역할을 처음으로 이해하는 데 필요한 기간이었다. 심리학이나 정신의학에 무지한 많은 비평가들은 이러한 장기간의 집중치료가 의사들이 치료비를 올리기 위해 자기 잇속만 챙기기 때문에 행해진다고 여긴다. 그러나 실제로는, 항우울제가 효과를 내기 위해서 어느 정도의 용량과 기간이 필요한 것과 마찬가지로, 히스테리성 성격장애를 가진 사람이 정신치료 시 기본적인 문제들을 인지하고 치료에 대해 이해하기 위해서는 치료적 만남의 적당한 횟수와 기간이 필요하다. 나는 성격장애가 있는 사람들이 치료를 부족하게 받는 것은 잘못 받는 것이나 마찬가지라고 생각한다.

정신과 약물 페어몬트 양의 두 번째 치료 요소로, 나는 장기작용성 벤조다이아제핀 계열의 클로나제팜clonazepam(콜로노핀Klonopin)뿐만 아니라 선택적 세로토닌 재흡수 억제제, 즉 SSRI 항우울제를 처방했다. 나는 페어몬트 양에게 클로나제팜이 잠재적으로는 금주로 인한 금단증상의 위험을 예방해 줄 것이며 몇 주 후 SSRI 항우울제가 작용하기 전까지는 우울 증상을 즉각적으로 완화해 줄 것이라고 설명했다. 페어몬트 양의 알코올의존 과거력과 일부 사람들에게 나타나는 벤조다이아제핀 계열 약물에 대한 의존과 우울증의 악화를 고려하여 나는 이 약물을 점차 감량할 것이고 치료 시작 후 최대 6주 전까지는 끊을 것임을 분명히 했다. 알코올의존과 그 밖의 의존성 질환을 치료하는 전문가들은 이러한 상태의 사람들에게 어떠한 정신과적 약물도 처방되어서는 안 된다고 믿는다. 그들은 의사들이 환자들에게 금주의 기본인 자기규율과는 반대 의미인 '마법의 약'에 대한 환상을 심어 준다고 생각한다. 이와 같은 생각은 비록 옳을 때도 있긴 하지만, 약물에 대한 약간의 지식이 환자에게 위험하고 심지어 치명적일 수도 있음을 나타내는 또 다른 예라고 할 수 있다. 폐렴구균성 폐렴과 마찬가지로 주요 우울증도 적절한 약물치료 없이는 생명을 위협할 수 있는 생물학적 질환이다. 주요 우울증의 사망률과 이환율은 항우울제가 처방되기 시작한 후부터 극적으로 감소했다. 반면에 알코올의존이 있는 많은 사람들이 처방된 진통제나 항불안제에 의존한다는 것도 사실이다. 그러나 대다수의 환자들은 정신과 의사들에 의하여 집중적으로 관리되지 않고, 그보다는 대개 내과의들에게 처방약을 탈 때 짧은 시간 동안 가끔씩 진료받게 된다. 약물을 처방하기 전에, 나는 페어몬트 양에게 클로나제팜의 잠재적 이득뿐 아니라 의존적 성향과 위험성을 전부 설명했다. 이러한 논의를 통해 내가 그녀의 음주 습관을 심각하게 여기고 있음을 알릴 수 있었다. (그녀는 이에 대해 놀라워했고 동의하지 않았다.) 그녀는 항불안제 사용의 목적과 6주 안에 중단할 계획에 대해 이해했다.

식사, 운동 그리고 정신치료의 과정 내가 책임지고 있는 환자들의 경우에, 치료 계획의 중요한 부분은 영양, 식사 그리고 운동이었다. 정신질환과 정신과적 약물은 대개 식욕과 음식 섭취 패턴에 영향을 미친다. 예를 들어 주요 우울증을 가진 환자들 중 상당수는 먹는 것과 관련된 즐거움을 상실한다. 대부분의 사람들이 맛있고 칼로리가 높은 음식들을 자제하지만, 우울한 사람들은 그러한 자제가 필요하지 않다. 식욕과 입맛은 우울증이 회복됨에 따라 돌아오는데 이때 체중 증가를 피할 수 없다. 종종 그들은 체중이 증가한 것이 항우울제 때문이라고 보는데, 예를 들어 약물이 허기를 불러와 음식(특히 달콤한 것)에 저항할 수 없었다고 말한다. 이는 사실이기도 하고 아니기도 한데 일부 정신과 약물들, 예를 들어 기분 안정제나 항정신병약물은 실제로 배고픔의 두드러진 증가나 체중 증가를 초래하기도 한다. 그러나 대부분의 새로운 항우울제 사용 시 나타나는 체중 증가는 환자의 우울증이 회복됨에 따라 식욕이 돌아오는 징후였다. 치료 초기, 즉 정신과 약물을 처방하기 전에 나는 매우 주의 깊게 환자들에게 영향을 끼친 질환, 약물, 식욕 그리고 체중의 회복에 대해 검토한다. 나는 매우 철저히 그들의 운동 처방뿐 아니라 식사 습관까지 검토한다. 건강한 운동 처방과 식사는 정신과적 상태의 회복을 촉진하는 중요한 요소이기 때문에, 환자들과 나는 식사 메뉴와 운동 스케줄에 대해 면밀히 의논한다. 치료가 진행됨에 따라 환자들의 몸무게를 모니터링하며, 체중 증가나 감소의 문제가 있다면 이것을 중요한 화제 또는 치료 목표로 설정한다. 이 분야의 다른 전문가들은 환자의 식사와 운동에 대한 나의 집중을 지나친 열정이라 여길 것이다. 그러나 수년간 면담을 하면서 정신과 증상이 재발한 많은 환자들이 다음과 같이 말하는 것을 들어왔다. "저는 약물을 끊었어요, 약물이 저를 뚱뚱해지게 만든다고 생각했죠. 뚱뚱해질 바에는 차라리 우울하거나 미치는 게 낫겠어요."

대개 정신과 질환의 치료와 과도한 체중 증가 중 하나를 선택할 필요는 없다. 치료 초기부터 문제를 인식하여 식사와 운동 계획을 짜고 체중을 면밀히 모니터링한다면, 치료 동안이나 회복 이후의 어쩔 수 없는 선택을 방지할 수 있다. 식사 패턴, 체중과 신체상body image에 대한 관념은 문화, 사회, 가족 그리고 개인마다 다양하다. 이러한 관념들은 한 사람의 심리적 발달과 기능 이상에 대한 이해에 있어 여러 가지 의미와 중요성을 갖는다. 셸비 페어몬트의 인생에서 식사 조절과 신체상은 매우 중요한 것이었다. 그녀가 기억할 수 있는 가장 어린 시절에도 그녀는 뚱뚱해질까 봐 두려워하는 동시에 음식에 집착했다. 두 번째 회기에서 그녀는 이러한 걱정에 대하여 다음과 같이 이야기했다.

셸비: 제가 몸무게에 집착한다는 것은 의심할 여지가 없지요. 엄마가 신경 쓴 유일한 것은 그녀가 어떻게 보일지였거든요. 그리고 그녀의 외모에서 가장 중요한 부분은 얼마나 날씬한가였어요. 그녀는 끊임없이 다이어트를 했고 하루에 수 시간씩 개인 트레이너와 함께 매일 운동을 했지요.

유도프스키 박사: 어머니가 당신의 체중이나 식사 습관에 관여했나요?

셸비: 그녀는 제 입에 들어가는 모든 것을 감시하려고 했어요. 세 살 때부터 더 이상 그렇게 못할 때까지 매일 제 체중을 재고 차트에 기록을 했어요. 엄마는 단것을 못 먹게 했어요. 사탕, 아이스크림, 도넛 그리고 어떠한 군것질거리도 우리 집엔 없었지요. 우리가 밖에서 식사할 때면, 과일 외에는 디저트도 먹지 못하게 했어요. 당연히 저는 어머니를 속이게 되었지요. 친구 집에 놀러 갈 때면 부엌에 몰래 들어가 쿠키 한 봉지를 몽땅 훔치고는 했어요. 그리고는 과자 한 봉지를 꿀꺽할 장소를 위해 밖에 나갈 구실을 만들고는 했지요. 제가 열한 살 때까지는 운동과 무용으로 굉장히 활동이 많아서 살이 찌지 않았던 것 같아요. 하지만 그때부터는 자판기나 학교 식당, 친구들을 통해 정크푸드를 사 먹을 수 있었지요. 비록 저는 그것을 숨기고 엄마가 더 이상 몸무게를 재지 못하도록 했지만, 엄마는 제가 통통해지고 있는 것을 알아챘어요.

유도프스키 박사: 그녀가 어떻게 반응했지요?

셸비: 완전히 폭발했죠. 제 침실과 물건을 뒤지고 음식 흔적을 찾으려고 했어요. 한 번은 제 청바지 주머니에서 빈 초콜릿 봉지를 발견했지요. 그날 엄마는 저녁을 못 먹게 했고, 다음 날도 한 끼도 못 먹게 했어요. 저를 위해서 엄마가 칼로리를 줄여 주는 거라고 했어요. 하지만 전 차라리 뚱뚱해져서 무용을 그만두고 싶을 지경이었어요. 당시에 전 열두 살이었는데 키는 168센티미터였고 체중은 40킬로그램도 되지 않았거든요.

셸비는 어머니에 대한 분노감의 주인이 바로 자신임을 깨닫기 위해 치료를 받아야 했지만 이를 원치 않았다. 그녀는 반항적이고 비밀스러우며 쿠키를 폭식하고 토하는 것과 같은 자기파괴적인 행동이 심리적으로 중요하고 복잡한 원인과 관련되어 있음을 이해하고 받아들이기 어려워했다. 다음의 간단한 대화 내용은 정신치료를 시작했을 때 셸비가 갖고 있던 얕은 수준의 심리학적 이해를 보여 주고 있다.

셸비: 제 식습관에 심리학적으로 깊은 의미가 있다고 생각하지 않아요. 제가 단 것을 폭식하는 것은 그 맛을 좋아하기 때문이에요. 저는 뚱뚱해지고 싶지 않기 때문에 토하는 거예요. 말 그대로 그뿐이에요.

유도프스키 박사: 먹고 토할 때 어떤 느낌이 드나요?

셸비: 배가 고프고 그리고 나면 메스꺼워요.

유도프스키 박사: 그럴 때 자신에 대해 어떻게 느끼나요?

셸비: 몇 분간 생각해 봐야겠는데…… 저는 폭식할 때 자신이 싫고 토할 때는 죄책감이 들어요.

유도프스키 박사: 그 밖에 또 느끼는 것은 없나요?

셸비: 아니요, 단지 강한 죄책감과 자기혐오뿐이에요.

이후 6개월의 치료 기간 동안, 어머니가 셸비의 몸무게에 대해 가졌던 염려에서 파생된 문제들을 이해하는 데 약간의 진척이 있었다. 우리의 토론에서 두 가지 중요한 논쟁점이 대두되었다.

논쟁 1: 컬린 페어몬트는 셸비의 몸무게에 집착하고 있었지만, 제대로 양육하지 못했고 딸의 감정에 무감각했다.

부차적 영향 어린 시절에도 셸비 페어몬트는 어머니가 몸무게와 신체적 외모에 관심을 기울이는 주된 이유는 다른 사람의 관심을 끌고 감탄을 얻기 위해서라는 것을 알고 있었다. 컬린 페어몬트는 딸의 감정이나 높은 지능, 대단한 에너지, 그리고 리더십과 같은 많은 재능에는 관심이 없었다. 그 결과로 셸비의 신체적 외모는 과대평가되고 다른 자질은 평가절하되었다. 어린 셸비는 매우 말랐을 때, 유행에 맞게 잘 차려입었을 때, 그녀가 중요하다고 생각하는 사람들에게 찬사를 받을 때만 안전하다고 느꼈다. 대학 시절과 졸업 이후, 그녀는 외모와 대중의 관심을 중요시하며 표면적인 가치를 떠받드는 사람들과 어울리게 되었다. 셸비는 친구들로부터 진가를 인정받지 못하거나 그들에게 실망했을 때(어머니로부터 학대당하거나 오해받았을 때의 감정과 닮은 느낌을 가졌을 때) 폭식과 구토가 종종 나타났다는 것을 깨닫게 되었다. 그녀는 자신의 외모에 과도하게 초점을 맞추고 자기중심적인 사람들을 친구로 선택함으로써 무의식적으로 자신을 어머니와 동일시했다는 것을 발견하게 되었다. 이러한 놀라운 깨달음은 셸비가 스스로를 더 깊이 이해하고 변화해야 한다는 동기를 갖게 만들었다. "이 세상에서 제가 결코 닮고 싶지 않은 사람이 있다면 바로 괴물 같은 저의 엄마입니다."

논쟁 2: 컬린 페어몬트는 딸이 단 음식이나 간식을 먹지 못하도록 금지했다.

부차적 영향 페어몬트 부인은 셸비의 외모에는 집착하는 반면 내면에는 관심이 없는 모순된 태도를 보였다. 컬린 페어몬트는 딸의 매우 마르고 모델 같은 몸매에 집착했고, 그녀의 음식 섭취를 군인처럼 감시함으로써 셸비의 수많은 개인적 경계선을 침범했다. 페어몬트 부인은 셸비가 쿠키, 아이스크림 그리고 햄버거와 같은 높은 칼로리의 음식을 먹지 못하게 했다. 그녀는 그런 음식들을 집 안에 들이지 않았고 딸이 밖에서도 그런 것들을 먹지 못하게 했던 것이다. 예를 들어 페어몬트 부인은 셸비 친구들의 어머니들이나 학교 식당 직원들에게 셸비가 설탕, 밀가루 그리고 지방 함량이 높은 음식에 알러지가 있거나 잘 견디지 못한다고 거짓말을 했다. 셸비는 반대로 속임수를 쓰고 부정직해졌으며 음식, 체중 그리고 신체상에 대해 집착하게 되었다. 그녀는 금지된 음식을 폭식함으로써 비밀스럽게 어머니의 의지에 도전했고, 그렇게 함으로써 어머니로부터 '가상적인 개별화pseudoindividuation'를 획득하게 되었다. "내가 음식을 훔친다는 것을 어머니는 모르기 때문에, 그리고 내가 그것들을 먹는 것을 그녀는 막을 수가 없기 때문에 나는 존재한다."

치료가 진행되면서 그녀는 진정한 개별화를 위해서는 정서적인 자기만족이 필요하다는 것을 천천히 이해하기 시작했다. 자기이해, 지적 자산의 응용, 개인적 잠재력의 실현 그리고 성숙한 인간관계는 비밀스럽거나 자기파괴적인 행동을 넘어 자신을 정의하는 데 도움이 될 것이다.

셸비 페어몬트의 식이장애 치료에 관한 이 긴 토론은 독자에게 정신과 치료, 특히 통찰 지향 정신치료의 초기 접근에 관해 알리기 위한 목적으로 제공되었다. 분명히 페어몬트 양은 다른 많은 무력한 증상과 역기능적인 행동 패턴을 가진 채 치료받기 시작했다.

셸비 페어몬트에 대한 2년간의 치료

"잘 지내렴." 셸비에 대한 치료가 7개월째 되던 시기에 그녀의 아버지 로이 페어몬트는 내 진료실에 연락하여 딸이 없는 자리에서 그의 자산 계획에 관하여 나와 이야기하기를 요청했다. 나는 이 요청을 셸비에게 이야기했고, 우리 셋이 함께 만나는 것이 좋겠다고 제안했다. 페어몬트 양은 나에게 자신이 빠진 자리에서 아버지를 만나도 좋다고 허락했고 나 역시 동의했다.

로이: 제 딸을 돌봐 주신 데 대해 감사드립니다. 저는 그 아이가 어렸을 때부터 긴 시간 동안 정신과적 도움이 필요했다고 믿었습니다. 긴 과정인 것을 알지만, 이미 몇 가지 진척되는 모습을 보고 있습니다.

유도프스키 박사: 따님에게 도움이 되었다니 오히려 제가 기쁘군요.

로이: 바쁘실 테니 바로 본론으로 들어가겠습니다. 의사들이 제가 살 날이 얼마 안 남았다고 하더군요. 그래서 재산을 정리하고 있습니다. 실질적인 제 재산의 대부분은 셸비에게 갈 겁니다. 이 시점에서 저는 그녀가 그런 일들

을 관리할 안정성을 갖추지 못했다는 것을 알고 있습니다. 저는 그녀가 많은 사람들, 탐욕스러운 가족들이나 경솔한 친구들에게 이용당할까 봐 두렵습니다. 선생님께 질문이 있는데, 선생님께서는 셸비가 자신의 재정을 스스로 책임질 수 있게 될 때를 예견하실 수 있습니까? 그렇다면, 언제쯤이 되겠습니까?

유도프스키 박사: 페어몬트 씨, 당신의 건강이 좋지 않으시다니 유감스럽습니다. 아시다시피, 셸비는 매우 지능이 높고 그 밖에도 다른 많은 재능이 있습니다. 그러나 현재는 대인관계에서 판단을 잘 하지 못하고 다른 사람들에게 쉽게 영향을 받으며 책임감 없는 행동을 합니다. 이렇게 되면 경제적인 착취를 당하거나 돈을 낭비하게 되겠지요. 그녀가 만약 치료를 계속하여 인생에서 필요한 변화 과정을 거친다면 아마도 30세쯤에는 스스로 올바른 재정적 결정을 내릴 수 있을 거라고 생각합니다. 많은 불확실성과 우연성이 있겠지만 그 정도 예상을 할 수 있겠군요.

로이: 선생님의 의견이 전혀 놀랍지 않습니다. 저는 셸비의 유산을 가족 은행에서 경영할 신탁에 맡기고 싶습니다. 또한 신탁에서 셸비에게 펀드를 배분할 권한을 가진 두 명의 피신탁인 중 한 명으로 선생님을 임명하고 싶습니다. 그녀가 올바른 재정적 결정을 내릴 정신적 능력이 있는지 제일 잘 알 수 있는 분이 선생님이십니다. 그리고 또한 그녀의 인생에서 무슨 일이 벌어지고 있는지도 알고 계시겠지요. 이 일을 해 주시는 것에 대해서는 충분히 보상받으실 겁니다.

유도프스키 박사: 저는 당신이 훌륭한 비전을 갖고 있고 정직한 사람인 것을 알고 있습니다. 당신이 국가에 봉사한 것과 우리 사회에 보여 준 관대함에 경의를 표합니다. 그러나 지금 이 계획이 따님에게 최선은 아니라고 생각합니다. 정신과 의사가 재정적인 권한을 갖게 된다면 오히려 셸비가 적절한 정신과 치료를 받기는 어려워질 것입니다. 그녀의 주치의가 아닌 사람 중에서 필요한 관리를 할 수 있는 사람을 찾아보도록 하십시오.

로이: 그렇게 할 수 있습니다. 그렇게 말하시니 솔직히 실망스럽긴 합니다만,

선생님께서 이쪽 분야에서는 저보다 잘 판단하리라 믿습니다. 선생님, 언제 또 얘기할 기회가 있을지 모르겠군요. 제 딸을 잘 돌봐 주시길 부탁드립니다.

이 대화를 하고 나서 2개월 후 로이 페어몬트 씨는 사망했고 그의 광대한 자산의 많은 부분을 그의 딸 셸비를 위한 신탁에 남겨 두었다. 그의 재산 관리 집행자이자 신탁의 유일한 피신탁인은 그의 가까운 친구이자 사업 동료 중 한 사람이었다. 나는 그가 피신탁인이자 집행자로 그의 평생 친구였던 윌리스 메리트를 지정하지 않아서 안심했다.

전이

치료 초기에, 히스테리성 또는 연극성 성격장애가 있는 사람들을 치료하는 의사는 치료적 경계를 넘나들어야 한다. 치료자는 환자의 인생을 계획하고 결정하며 찬사를 받거나 전지전능한 개인 관리자가 되지 않으면서도, 충분히 지지적이어야 하고 기꺼이 도와주려고 해야 하며 때로는 지시적일 수도 있어야 한다. 그렇게 함으로써 환자가 좌절감을 느끼거나 버려졌다거나 길을 잃었다는 느낌을 받지 않게 할 수 있다. 지지와 자기주도 사이의 적절한 균형이 유지되는 한, 각각의 전환 시 통찰에 대한 중대한 기회를 얻을 수 있다. 이러한 상태의 환자들(일반적으로 통찰력이 부족하고 표면적인 것에만 관심을 보이며 특히 원인과 결과에 흥미가 있는)의 치료 초기에는 일반적으로 치료자가 더욱 지지적이고 적극적인 편이 낫다. 치료 초반에 자기주도를 강조하면 환자들은 역설적으로 통제불능과 극도의 불안감을 느끼게 된다. 대개는 치료 초기에 치료자는 더욱 적극적이기 마련인데, 예를 들어 구체적인 충고와 격려를 하려 하고 특별한 문제와 표적 증상을 확인하고 다루려 할 것이다. 이러한 초기의 지지적 기간은, 환자에게 정신치료에서 개념화와 문제 해결 그리고 효과적인 변화가 어떻게 이루어지는지를 교육할 충분한 기회를 제공함으로써 환자가 치료를 계속 받도록 할 것이다. 비록 이러한 치료적 방침은 환자가 너무 불안해하거나 좌절하여 치료를 그만두는 것을 방지하지만, 중요한 전이transference를 초래한다. (전이의 개념을 익히기 위해서는, 6장의 '정신치료적 기법' 부분을 살펴보라.) 정신과 의사가 지나치게 적극적이고 지시적인 태도를 취할 경우 환자는 퇴행하게 될 것이고, 치료자는 부모의 역할을 하게 될 것이다. 실제 부모에 대한 환자의 강렬한 감정이 무의식적으로 치료자에게 전이될 것이고, 이는 해석과 분석의 기회가 될 것이다.

셸비 페어몬트는 아버지의 죽음으로 망연자실했다. 그녀와 가까웠던 가족이 아버지만은 아니었지만, 그는 그녀의 인생에서 가장 중요한 버팀목이었다. 그녀는 인생에서 중요한 결정을 하기 전에 스스로에게 이렇게 묻곤 했다. '아빠는 내가 어떻게 하기를 원하셨을까, 내가 그걸 했을 때 아빠라면 뭐라고 하셨을까?' 치료가 진행되면서, 그녀는 자신의 동기와 야망의 많은 부분이 이상화된 아버지에게 인정받는 것과 관련이 있었다는 것을 깨닫게 되었다. 또한 자기파괴적인 행동이 부분적으로 아버지에 대한 갈등과 연관이 있다는 것도 이해하게 되었다. 아버지에게 인정받는 것이 그녀에게 필수적이었음에도 불구하고 그것은 너무나 어려운 것이었기에, 그녀는 아버지한테 강요받는다고 느꼈으며 그로 인해 아버지에게 화가 났던 것이다. 또한 그녀는 그러한 관계가 불공평하다고 느꼈다. 아버지가 자신을 매우 사랑했음을 알고 있었지만, 아버지는 매우 독립적인 사람이었다. "내가 아버지를 중심으로 인생이 돌아간 것과는 다르게 아버지는 나 또는 내 요구와는 상관없는 인생을 살았어요. 실은 아버지는 나를 포함해 누구도 필요로 하지 않았지요." 그러므로 아버지의 부재로 자유로움을 느낀 것과 모순되게 그녀는 세상에 혼자 남겨지고 길을 잃은 느낌을 받게 되었다. 이러한 상황에서 페어몬트 양은 지지와 통찰 둘 다를 위해서 점점 더 나에게 의존하게 되었다. 당연하게도 그녀는 나에게 강렬하고 다양하며 상충되는 감정을 느꼈고, 나는 그러한 감정을 치료적으로 활용하고자 했다. 그녀의 아버지가 사망하고 나서 약 2개월 후에 있었던 치료 회기에서 일어났던 일을 예로 들겠다.

셸비: 선생님, 제 인생에서 주된 문제가 뭔지 아세요?

유도프스키 박사: 안다고 확신하지는 못하겠군요. 당신은 그게 뭐라고 생각하세요?

셸비: 그게 문제예요. 선생님은 이 세상 누구보다도 저를 잘 아시잖아요. 선생님은 유명한 정신과 의사 아닌가요. 하지만 나에게 도움이 되는 것은 아무것도 얘기해 주지 않아요. 그건 정말 좌절스러운 일이에요!

유도프스키 박사: 무엇 때문에 제가 당신에게 도움이 된다고 생각하는 것을 일부러 얘기하지 않는다고 생각하게 되었지요?

셸비: 제 스스로 알아내는 편이 저에게 더 유익하다고 생각하신다는 것은 알아요. 하지만 그건 정말 잘못된 생각이에요. 전 정말 어떻게 해야 할지 모르겠다고요. 선생님이 너무 실망스러워요. 저의 가장 큰 문제는 앞으로 어떻게 살아야 할지 감조차 못 잡겠다는 것이고, 선생님께 몇 가지 생각들을 묻고 싶었어요. 저는 선생님이 어떠한 충고도 해 주지 않을 것을 알고 있고, 그게 너무 화가 나요!

유도프스키 박사: 당신이 필요한 도움을 제가 주지 않기 때문에 화가 났다고 말하고 있는 건가요?

셸비: 내 말이 그 말이에요. 이 모든 과정이 가학적이고 잘못됐어요. 당신은 가학적이고 외고집이에요!

유도프스키 박사: 그럴지도 모르지요. 하지만 당신의 전제에는 동의할 수가 없군요. 당신은 무엇이 당신에게 최선인지, 그리고 무엇이 기쁨과 만족을 줄지에 대해 당신보다 내가 더 잘 알 거라고 하지만, 나는 그렇게 똑똑하지도 뻔뻔하지도 않습니다. 당신의 가장 큰 관심사가 무엇인지, 무엇이 당신을 제일 행복하게 할지 세상에서 제일 잘 아는 사람은 당신 자신입니다.

셸비: 그게 날 얼마나 화나게 하는 건지 선생님은 모르시는군요. 전 더 이상 여기에 올 필요가 없다는 생각이 들 지경이에요.

다음 해에 페어몬트 양은 다양하고 강렬한 감정을 경험했고 그것을 나에게 표현했다. 우리는 그러한 감정의 근원과 잠재적인 느낌의 의미를 이해하기 위해 노력했고 그에 대해서는 다음 내용에 개략적으로 요약되어 있다.

이상화 셸비 페어몬트가 치료를 시작했을 때, 그녀는 심각한 우울증과 신경성 대식증(폭식증) 그리고 알코올의존을 앓고 있었다. 그녀의 임상 상태는 적극적이고 직접적인 치료를 요하는 것이었으므로 약을 처방하고 알코올 금단증상을 모니터링했다. 두 달 내에 우울과 불안이 눈에 띄게 감소했고 금주할 수 있었으며, 수면 주기가 호전되고 운동과 식이 처방의 결과로 신체적으로 좋은 상태가 되었다. 곧 그녀는 내가 그녀의 마음을 이해하고 욕망을 채워 줄 수 있는 비범하고 초인적이며 유일한 사람이라고 믿어 왔다고 털어놓았다. 페어몬트 양은 나를 전지전능하고 사랑하는 아버지로 인식했지만, 나는 그녀가 지지적인 치료에 퇴행적인 반응을 보인다는 것을 알게 되었고, 그녀의 지나친 찬사를 최소화하려고 노력했다.

셸비: 저는 새로운 사람이 된 것 같아요. 선생님이 제 정신과 의사라니 전 행운아예요. 뉴욕에 있는 제 친구들은 모두 주치의에 대해 불평해요, 분석가 선생님들 말이에요. 그들은 한 마디도 안 해 주고 어떻게 하라고도 안 한대요.

유도프스키 박사: 지나친 칭찬입니다. 당신의 치료 과정은 거의 전적으로 당신의 노력에 따른 겁니다. 이 안에서든 밖에서든 말이에요. 제가 한 치료는 표준적인 정신과 치료일 뿐이에요.

셸비: 선생님 너무 겸손하세요. 저를 꿰뚫어 보시잖아요. 제 마음을 읽으실 수 있는 것 같아요.

유도프스키 박사: 전 결코 당신의 마음을 읽을 수 없어요. 그리고 '당신을 꿰뚫어 본다'는 게 어떤 의미인지 모르겠군요. 제게 그런 능력이 없다는 것은 분명해요. 당신이 느끼는 것을 표현하고, 스스로에 대해 이해하고 변화되고자 노력해야만 제가 당신에게 도움을 줄 수 있습니다.

신참 의사들은 환자들의 이상화를 종종 받아들이고 싶어 한다. 불행하게도,

그렇게 되면 환자들은 완벽한 결과와 특별 대우에 대한 비현실적인 기대를 갖게 된다. 이와 관련된 중요한 원칙들은 다음과 같다.

- 정신과 의사는 높은 곳에 있을수록, 더 심하게 떨어진다.
- 환자의 인정과 찬사를 받아들이면, 일이 잘못되었을 때 비난받을 각오도 해야 한다. 그리고 일은 항상 잘못된다.

셸비 페어몬트의 경우, 내가 강력한 아버지가 되어 주길 바랐던 것은 분명했다. 그러한 기대를 만나지 않을 방법은 없다. 그러므로 나는 그녀의 이상화와 함께 수반되는 비현실적인 기대를 줄이기 위해 열심히 노력했다.

경쟁 페어몬트 양의 퇴행과 나에 대한 이상화를 막으려는 노력에도 불구하고, 이러한 왜곡된 상태에 다양한 감정과 행동이 동반되었다. 비록 아버지의 첫 번째 결혼으로 인해 생긴 배다른 오빠와 언니가 있었지만 그녀는 그들과 거의 왕래가 없었다. 셸비는 실제적으로 아버지가 맹목적으로 사랑한 유일한 아이였다. 치료를 받기 시작한 지 6개월 후, 그녀는 나와 다른 사람들과의 관계에 큰 관심을 보였고, 그녀가 나에게 특별한지 그렇지 않은지를 궁금해했다.

셸비: 어제 제 고등학교 때 친구들을 만났어요. 그중 한 명은 신시아 알콘이었죠. 우리는 이런저런 얘기를 했는데 그녀가 선생님 환자 중 한 명이더라고요. 그녀는 임신하게 된 후에 우울하다고 했어요. 그녀는 어떤가요?

유도프스키 박사: 제가 환자들에 관해서 아무것도 이야기하지 않는다는 것을 잘 알고 계시잖아요.

셸비: 환자와 의사 간의 비밀에 관해서 전 이해가 안 가요. 다른 정신과 의사로부터 듣는 것보다 잡지를 통해 사람들에 관해 더 많은 걸 알게 되잖아요. 그녀가 말하기로, 선생님은 결혼하셨고 우리가 다녔던 사립학교에 다니는 세 딸이 있다고 했어요. 또한 선생님 부인도 의사이고 매우 예쁘시다고 하

던데요. 어떻게 이런 걸 저한테는 하나도 얘기해 주지 않은 거죠?

유도프스키 박사: 이 질문에 답하기 전에, 당신이 이러한 정보를 알고 나서 무엇을 느꼈는지 그리고 무엇을 깨달았는지 듣고 싶군요.

셸비: 아무것도 느끼는 거 없어요. 그것에 대해 말하는 건 시간 낭비인 것 같군요. 당신이 좋아하는 환자들에게만 개인적인 얘기를 하는 것은 옳다고 생각하지 않아요. 화가 나는군요.

유도프스키 박사: 제가 당신보다 다른 환자들을 더 아낀다고 말하는 건가요?

셸비: 아마 그럴 것 같군요. 선생님은 저한테 너무 격식을 차리세요. 저를 친구로 생각하지 않는다고 확신해요. 전 단지 환자일 뿐이죠. 완전히 업무적인 관계지요. 명백히 몇몇 다른 환자들을 더 가깝게 느끼신다고요.

유도프스키 박사: 어떻게 그게 명백한가요?

셸비: 다른 환자들에겐 사생활을 얘기하시잖아요. 하지만 분명히 저하고는 아니죠.

유도프스키 박사: 당신 친구가 어떻게 그런 정보를 알게 됐는지 얘기하던가요?

셸비: 그녀가 그 점을 언급했는지 확실하진 않아요. 선생님이 얘기하지 않았다면 그녀가 어떻게 그런 것들을 알았겠어요? 제가 신시아에 관해 선생님이 모르시는 걸 얘기해 드릴게요. 그녀는 언제나 끔찍한 고집불통이었어요. 고등학교 시절에 그녀는 학교에 유대인과 아시아인 학생들이 유입되는 것에 대해 끊임없이 불평했고, 소수민족 학생들이 신경 쓰는 것은 더 높은 학점을 받는 것뿐이라고 믿었어요. 그녀는 정말 그들을 싫어했죠.

어린 시절부터, 셸비는 어머니와 여자 친구들에게 경쟁심을 느꼈다. 나에게 자신의 아버지상을 전이함으로써, 셸비는 내 인생에서 가장 중요한 여성이 되고 싶은 욕구와 이에 방해가 된다고 생각되는 여자들에 대한 경쟁심을 갖게 되었다. 앞의 대화에서 나타난 바와 같이, 그녀는 나의 다른 환자들과 내 가족 중의 여성들을 잠재적인 위협으로 간주했다. 그녀는 어머니에 대한 아버지의 애정을 자신이 빼앗았다고 믿었고, 이 때문에 자신을 향한 나의 관심 역시 다른 여성이 가로

챌 수 있다고 우려하게 되었다. 나를 믿고 의존할수록 이러한 염려는 심해졌다. 이러한 갈등은 남자들과의 관계에 반영되어 이루어지지 않을 남자(예를 들면 나이가 많거나 결혼을 한 남자) 혹은 친밀함이나 헌신을 기대할 수 없는 남자들과 엮이게 만들었다. 이런 남자들이 더 안전하게 느껴진 것이다. "내가 갖고 있지 않은 것은 누구도 가져갈 수 없어."

나는 페어몬트 양이 나에게 느끼는 모든 감정을 표현하도록 격려했으며, 섬세하고 존중하는 태도로 이러한 느낌의 무의식적 근원과 삶의 함축된 의미에 관하여 해석했다.

실망과 분노 셸비 페어몬트가 나에게 아버지상을 전이한 것은, 그녀가 아버지에 대해 갖는 강렬한 관련성이 좌절되면서 느낀 무의식적 실망 때문이었다. 어린 시절 그녀는 로이 페어몬트의 인정과 관심을 얻는 것에 열중했다. 그는 그녀의 인생에서 완전한 중심이었다. 비록 그는 딸을 방치하지는 않았으나 다른 중요한 일들, 예를 들어 수많은 법률 문제나 사업 문제로 오랫동안 집에서 멀리 떠나 있곤 했다. 치료 중에 페어몬트 양은 자신을 다른 환자들이나 가족보다 우선시하지 않는다며 격노했다. 몇 달에 걸쳐 우리는 그 감정들의 근원을 찾아 나갔는데, 그녀는 나에게 관심을 받지 못하면 스스로를 무가치하게 느낀다는 것을 알게 되었다. 궁극적으로, 페어몬트 양은 오랫동안 자신이 선천적으로 무언가 부족하거나 결함이 있다(그렇지 않다면 아버지에 대한 그녀의 강렬한 사랑이 왜 보답받지 못했겠는가?)고 생각해 왔다는 것을 깨닫게 되었다. 결과적으로, 그녀는 남성들을 매혹시킬 수 없다는 불안감을 가지게 되었고, 대다수 남성들의 마음을 사로잡는 '팜므파탈'이 됨으로써 이를 보상하려 노력하게 되었다. 또한 아버지에게 느꼈던 감정을 보답받지 못한 것에 대해 거대한 분노(그녀에게 로맨틱한 관심을 가지는 모든 남성에게 일반화하는)가 있음을 깨닫게 되었다. 그녀에게 관심을 보이며 성숙하고 친밀한 관계를 맺고자 하는 젊은 남성에 대한 일반적인 패턴은 희망을 준 후 거절을 하여 그들의 마음을 상하게 하는 것이었다. 나에 대한 분노를 표현하며 그러한 감정들의 미묘하고도 드러나지 않은 근원을 탐구하면서, 그녀는 나를 더욱 믿고 감정을 내맡길 수 있게 되었다.

욕망과 사랑 치료 시작 후 페어몬트 양이 과거의 성적 경험과 현재의 성적 느낌에 대하여 털어놓기까지는 18개월이나 걸렸다. 자극적으로 옷을 입고 유혹적으로 행동하며 10대 때부터 규칙적인 성생활을 한 여성이 그럴 것이라고 예상되지는 않았었다. 그녀의 정신역동을 이해하면 이러한 모순을 명확히 이해할 수 있다. 어린 시절에 셸비는 어머니와 공개적이고도 지독하게 싸웠으며, 반면에 아버지를 이상화하고 숭배했다. 로이 페어몬트는 부인 컬린과는 공통점이 거의 없었는데, 그러한 차이를 감내하긴 했지만 그녀를 존중하지는 않았다. 아버지를 두고 일어난 경쟁에서 어머니에게 승리한 점은, 셸비가 다른 여성을 믿지 못하고 경멸하게 되는 데 장기간 영향을 끼쳤다. 어린 셸비는 아버지가 다른 어떤 사람보다도 자신을 사랑한다는 사실에 기뻐했으며, 특히 주요한 개인적인 문제에 있어 그녀를 신뢰하거나 중요한 공적 이벤트에 동반할 사람으로 그녀를 선택했을 때 매우 기뻐했다. 대부분의 사람들이 로이 페어몬트를 강하게 신봉했기에 이러한 경향은 더욱 강화되었고, 셸비는 아버지가 거의 모든 부분에서 완벽한 사람이라고 생각하게 되었다.

그러나 사춘기가 오면서 아버지를 향한 광적인 숭배와 열정적 관계는 불안정해졌고 새로운 국면을 맞이하게 되었다. 아버지는 그녀에게 가장 열정적인 갈망의 유일한 대상이었다. 그렇다면 사춘기에 싹트는 성적 욕구는 어떻게 처리되었을까? 페어몬트 양은 무의식적으로 자신의 성욕과 잠재력을 부정해 왔음을 깨닫게 되었다. 첫째, 그녀는 비록 육감적으로 보였으나 자신의 성적 만족보다는 타인에게 매력적으로 보이거나 남자들을 홀리는 데 더 관심을 가졌다. 그녀는 성교를 즐기지 않았음을 인정했고 오르가슴을 느끼는 것에도 관심이 없었다. 그녀에게 섹스란 안정감을 주는 수단(남자들을 유혹하고 조정할 수 있는 능력과 관련된 자신과 타인에 대한 시험)이었다. 둘째, 셸비 페어몬트는 뛰어난 지성과 에너지를 모든 잠재력을 발휘하는 데 사용하지 않았다. 왜일까? 그녀처럼 뛰어난 여성은 무엇이든 얻을 수 있었을 텐데. 그녀는 아버지와 동등한 위치의 남자를 얻을 수 있는 수단도 있었고, 자신에게 잠재된 성욕을 받아들이고 행동할 수 있는 자신감도 가질 수 있었을 터였다.

어린 시절과 사춘기에 가졌던 아버지에 대한 성적 갈망은 도덕적으로, 사회적으로 용납될 수 없었으며 어머니에 대한 적대감이 더욱 커졌기 때문에 이러한 강렬한 감정은 억압되었다. 프로이트 학파에 따르면, 억압된 갈등은 무의식적으로 불안이나 역기능적인 사고 패턴, 감정, 행동 등의 증상으로 표현된다. 셸비 페어몬트와 아버지 친구인 윌리스 메리트와의 성관계는 아버지에 대한 무의식적 성적 갈망의 행동화로 이해될 수 있다. 이후의 부적절한 남성들(의지할 수 없고 성숙한 친밀감을 형성할 수 없는 록 가수나 결혼한 운동선수)과의 관계는 근친상간적 감정의 위험하고도 금기시되는 측면의 반영이다. 치료 과정 속에서, 페어몬트 양은 남자들과의 반복적이고 충만하지 못한 관계 양상(그녀가 가장 흥미를 느꼈던 구애 과정, 즉 그녀의 표현을 빌자면 '남자 사냥')을 깨닫게 되었고, 점차적으로 이러한 것들에 흥미를 잃었으며 대신에 친밀함을 쌓는 쪽으로 기울어져 갔다. "저는 늘 가장 잡기 어려운 남자에게 흥미가 있었어요."

정신치료적 관계에서는 인생 경험과 심리를 다루기 때문에 환자로부터 성적 느낌을 이끌어 내는 다음의 많은 요소들을 포함할 수밖에 없다. ① 부모와 자식 사이 정도의 나이 차이, ② 권위자와 초심자 간의 권력 구분, ③ 치료자에 대한 환자의 개인적 접근 차단, ④ 성적 접촉에 대한 엄격한 금지 등이다. 그러나 셸비 페어몬트와의 치료적 관계는 다음의 두 가지 항목에서 이전의 치료들과 매우 달랐다. 첫째, 그녀는 치료 과정 중에 항상 치료자에 대하여 현재 무엇을 생각하고 느끼고 경험하는지에 관하여 정확하게 표현하도록 격려받았다. 둘째, 나를 대하는 그녀의 생각과 감정에 대해 어떤 조치를 취하기보다는 논의하고 해석하고자 했다.

2년의 치료 기간 동안 페어몬트 양은 나에 관해 다양한 감정을 나타내고 토론했는데 대부분은 부정적인 것이었다. 나는 나의 제한된 능력과 힘에 관하여 분명하고도 단호하게 밝힘으로써 그녀가 나를 이상화하는 것을 막기 위해 노력했다. 나는 조언하는 것을 피했는데, 그녀가 퇴행하면서 나에게 의존하게 될까 봐 염려했기 때문이다. 나는 치료적 경계를 주도면밀하게 모니터링했고, 나를 독점하며 개인적 관계를 맺고 싶어 하는 그녀의 기대와 간청에 저항했다. 이러한 반응들은 나의 환자에게 버려짐, 좌절 그리고 분노감을 일으키고는 했다. 나는 그녀가 이러한 감정을 표현하도록 격려했다.

페어몬트 양은 증거와 합리성에 근거하여 논리적인 결론을 내리도록 하는 훈련을 받았고, 이러한 새로운 기술을 정신적 증상과 비적응적인 행동을 야기한 어린 시절의 원인을 추적하는 데 사용했다. 이러한 과정을 통하여 그녀는 점차로 남들을 기쁘게 하기 위해 노력하거나 아버지상에 해당하는 남성들의 기대에 부응하려고 하기보다는 스스로 결정하고 선택하는 것을 편안하게 느끼게 되었다. 또한 나를 좀 더 실제적이며 개별적인 사람으로 보게 되었다. 그녀의 자기확신이 커져 감에 따라 나에 대한 믿음도 커져 갔다.

그녀는 나를 자신의 개인적 필요성과 무의식적 투사의 대상이 아닌 한 명의 개인으로 경험함에 따라 스스로를 더욱 깊이 이해하게 되었고, 자신의 가능성을 채우는 긍정적인 방향으로 행동하게 되었다. 그 시점에는 내가 그녀의 가치에 대해 어떻게 생각하는지보다, 그녀 자신을 알아 가는 데 내가 어떤 도움을 줄 수 있는지에 관해 더 관심을 갖게 되었다. 치료 3년째에는 그녀가 당황스럽고 부끄러워 말하기 어려웠던 내용들에 대하여서도 자신의 생각과 감정을 말하기 시작했다.

셸비: 이것은 말하기 매우 어렵고 인정하기도 어렵습니다. 선생님도 아시다시피, 저는 사람들이 절 쫓아다니길 원합니다. 치료를 시작하고 한 달이 지나면서, 저는 선생님을 맹렬히 사랑하게 되었습니다.

유도프스키 박사: 왜 그렇다고 생각했습니까?

셸비: 이것을 말하기가 너무 어려웠어요. 하지만 얘기해 보겠습니다. 저는 선생님을 항상 생각하게 되었습니다. 처음엔 저에 관하여 어떻게 생각하실까에 집착했습니다. 내가 예쁘다고 생각하실지, 내가 똑똑하다고 생각하실지, 다음 날 치료 때 무얼 입고 갈지에 관하여 생각하느라 밤이면 몇 시간씩 시간을 보내곤 했습니다. 제가 치료 회기 때 어떻게 보이는지에 관하여 알고

싶어 죽는 줄 알았지만, 감히 선생님께 물어볼 수는 없었습니다. 각 회기 때 선생님은 제가 어떻게 보이는지에 대해 관심이 없어 보여 좌절하기도 하고 화가 나기도 했습니다. 그 후엔 제가 얼마나 똑똑한지를 보여 줌으로써 선생님을 감명시키고 싶어서, 무엇을 말할지 미리 연습을 하기도 했습니다. 제가 선생님의 비웃음을 살 만한 말을 한 적이 없다는 걸 알고 계실 겁니다. 그 후엔 선생님의 개인적인 삶에 집착했습니다. 어디에 사시는지, 집은 어떤 모습일지, 부인과 아이들은 어떻게 생겼을지, 휴가 때는 어디에 가시는지, 그리고 그 밖의 모든 것에 관해서요.

유도프스키 박사: '모든 것'은 무얼 의미합니까?

셸비: 전문적인 역할 밖에서는 정말 어떤 사람인지, 자유 시간은 어떻게 쓰시는지, 그리고 제가 어떻게 선생님의 삶에 비집고 들어갈지……. 저는 선생님과 함께하는 상상을 하곤 했습니다. 선생님이 부인과 아이들을 버리고 저와 함께 프랑스로 떠나는 상상을 했습니다. 정말 미쳤던 거지요. 제 환상은 실제 같았습니다. 그러고 나면 치료 회기에서 선생님은 제게 어머니, 아버지와 그 밖의 주제에 대하여 말을 시키시곤 했는데, 저에겐 오히려 그게 비현실적이었습니다. 제가 제일 신경 썼던 것은 선생님이 저를 예쁘다고 생각하시면 좋겠다는 거였죠. 전 선생님이 저에게 매혹되기를 바랐습니다.

유도프스키 박사: 매혹된다구요?

셸비: 그게 가장 중요한 부분입니다. 제가 선생님을 얻는 유일한 방법은 섹스라고 확신했습니다. 그게 저에게는 항상 해 오던 방식이었습니다. 오해하지는 마세요. 저는 대개 섹스를 즐깁니다. 그리고 선생님과 섹스를 하면 어떨지 많이 생각해 봤습니다. 하지만 그게 그렇게 큰 문제는 아닙니다. 선생님과의 섹스는 끝으로 가는 수단이었겠지요. 그리고 그 끝은 선생님을 제가 온전히 소유하는 것이었어요.

페어몬트 양이 나에 대해 갖고 있는 성적 느낌을 면밀히 조사하고 토론하게 되면서 치료에 획기적 약진이 있었다. 그녀는 치료 초기에 보인 나에 대한 성적 집착이 섹스 자체보다는 자신의 낮은 자존감과 통제하고 싶은 욕구에 관한 것임을 이해하게 되었다. 아버지와의 관계, 나를 비롯한 다른 남성들과의 관계가 명확해졌다. 나와의 관계에서도 근본적인 변화가 일어났는데, 즉 그녀는 자신이 무엇을 생각하고 느끼고 경험했는지에 관하여 개방적으로 의사소통하기 시작했다. 그전에는 결코 누구와도 해 보지 않았던 것들이다. 이러한 개방성으로 인해 그녀는 난생 처음으로 자신을 깊이 이해해 주며 객관적인 관점을 유지하는 친구를 갖게 되었고, 이는 스스로의 변화를 이끌어 내는 데 도움이 되었다.

장기간의 치료

치료 3년째에는, 그녀를 무기력하고 산만하게 만드는 정신과적 증상들이 대부분 해소되었다. 그녀는 더 이상 우울하지 않았으며 만성불안에 시달리지 않았고 술을 남용하지 않게 되었으며 식욕부진과 폭식을 반복하지 않게 되었다. 나는 그녀에게 다음의 몇 가지 목적을 위해 정신분석을 받을 것을 제안했다. ① 남성과 여성 모두와 신뢰감 있는 우정을 쌓고, 비경쟁적인 업무적 관계를 맺는 능력을 계발하기, ② 적절한 남성과 성숙하고 안정된 관계를 형성하여 더 큰 친밀감과 성적 만족을 얻을 수 있는 능력을 계발하기, ③ 어머니 역할에서 만족을 얻으며, 양육적이고 지지적인 엄마가 될 능력을 계발하기. 제일 마지막 것은 치료 3년째에 예상치 못하게 페어몬트 양의 장기적인 목표가 되었다. 그것은 나의 치료 목표는 아니었다. 정신분석의 과정과 합리성에 대하여 오랜 기간 많은 토론을 한 후, 그녀는 자신을 뉴욕에 있는 여성 정신분석가에게 의뢰하는 것에 동의했다. 뉴욕으로 돌아간 이유 중 하나는 콜롬비아 대학교에서 의대 진학 전의 2년 과정에 들어가기 위해서였다. 셸비는 전문 발레리나가 되고 싶었던 꿈을 포기한 후 처음으로 인생에서 방향과 목적을 갖게 되었다. 셸비 페어몬트와 같이 히스테리성 성격장애를 가진 사람에 대한 치료의 주요 원칙은 〈표 4-5〉에 요약되어 있다.

표 4-5 셸비 페어몬트의 사례를 통해 살펴본 히스테리성 성격장애 치료의 주요 원칙

병력적 사실	주요 원칙	해석
페어몬트 양의 치료 초기에 유도프스키 박사는 SSRI 항우울제를 처방했다.	히스테리성 성격장애를 가진 사람에 대한 치료는 동반질환에 대한 약물치료로 시작되는 경우가 많다.	셸비의 주요 우울증, 신경성 대식증과 알코올의존이 해결될 때까지는 정신과 치료로부터 성과를 얻을 수 없었다.
페어몬트 양의 치료 초기에 유도프스키 박사는 적극적이고 직접적이며 지지적인 방침을 취했다.	치료 초반에 이러한 환자들은 독립적으로 생각하거나 합리적으로 생각하는 것을 어려워한다. 그 이유를 밝혀내는 것이 치료의 근본적인 부분이다.	셸비 페어몬트의 치료 초기에 유도프스키 박사의 직접적인 치료는, 그녀가 정신치료 과정에서 혼란스러워하거나 좌절하거나 버려졌다는 느낌을 받는 것을 막아 주었다.
유도프스키 박사는 페어몬트 양에게 엄격한 운동과 식사 조절을 처방했다.	이러한 환자들에 대한 치료가 통찰 지향 정신치료로 제한되어서는 안 된다.	셸비 페어몬트가 우울증과 식욕부진에서 회복된 부작용으로 체중이 늘었다면 치료를 중단했을 것이다.
유도프스키 박사는 딸의 피신탁인/집행자가 되어 달라는 로이 페어몬트의 요청을 거절했다.	치료자는 성공적인 치료를 위하여 모든 면에서 치료적 경계를 잘 설정하고 유지해야 한다.	유도프스키 박사가 페어몬트 양의 재정 문제에 관여했다면, 그녀의 의존감이 증가되고 퇴행했을 것이며 이상화된 아버지 전이가 강화되었을 것이다.
유도프스키 박사는 페어몬트 양의 이상화에 저항했다.	히스테리성 성격장애를 가진 사람의 치료에서 핵심은 치료자에게 부모상을 전이하는 것을 해석하는 것이다.	페어몬트 양의 이상화를 유도프스키 박사가 받아들였다면 모든 문제를 해결하고 필요성을 채워 달라는 비현실적인 기대를 받았을 것이다.
페어몬트 양은 유도프스키 박사의 환자 중 한 명에 대해 비난하는 투로 말했다.	히스테리성 성격장애를 가진 사람들이 많이 보이는 경쟁적 감정이나 행동의 뿌리는, 부모상으로부터 특별하다는 느낌을 받지 못하여 생긴 낮은 자존감에 있다.	페어몬트 양은 유도프스키 박사가 다른 사람들을 돌보면서 동시에 그녀도 신경 쓸 수 있다는 것을 믿지 않았다.
페어몬트 양은 유도프스키 박사에 대한 큰 분노를 경험했고 이를 표현했다.	치료자에 대한 부정적인 감정을 표현할 자유와 안전은, 히스테리성 성격장애를 가진 사람에 대한 치료에서 핵심적이다.	페어몬트 양은 부모를 향한 분노와 적개심을 무의식 중에 유도프스키 박사에게 전이했다.

치료 초기에 페어몬트 양은 유도프스키 박사에게 성적으로 강하게 끌렸다.	히스테리성 성격장애를 가진 사람들은 강렬하고 상충되는 성적 느낌을 치료자에게 전이한다.	페어몬트 양이 아버지에 대해 느낀 강렬하고도 상충되는 감정들이 사춘기와 그 이후 남자들과의 무책임하고 만족스럽지 못한 성관계로 나타나게 되었다.
페어몬트 양이 성적인 느낌을 표현하고 의논하기까지 18개월의 시간이 걸렸다.	히스테리성 성격장애를 가진 사람들은 성적 표현과 만족에 어려움을 갖고 있다.	아버지에 대한 페어몬트 양의 무의식적이고 에로틱한 갈망은 억압되고 억제된 성적 감정과 비밀스러운 행동들을 통해 나타났다.
치료를 시작한 지 3년이 경과한 시점에 유도프스키 박사는 그녀를 정신분석가에게 의뢰했다.	히스테리성 성격장애를 가진 사람들이 개인적 삶과 일에서 모든 잠재력을 이끌어 내는 데 정신분석이 필요한 경우가 종종 있다.	정신분석 치료는 셸비 페어몬트가 숙달된 내과 의사가 되고 아내이자 엄마로서 충만감을 느끼고자 하는 그녀의 목표에 도달하는 데 도움이 되었다.

셸비 페어몬트의 장기적 경과

뉴욕에서 의대에 들어가기 위한 과정을 밟으면서 정신분석을 받기 위하여 휴스턴을 떠난 후, 페어몬트 양은 정기적으로 편지와 이메일을 통해 나와 연락했다. 다음의 편지는 그녀가 뉴욕으로 이사를 간 지 8년 후에 받은 것이다.

유도프스키 박사님께,

우선, 오랫동안 편지를 보내지 못해 죄송합니다. 잘 지내시고 있기를 바랍니다. 마지막 편지 후에 제 인생에 많은 일이 있었습니다. 제일 중요한 것은, 로이가 이제 두 살이고 잘 자라고 있다는 겁니다. 그 애는 할아버지처럼 명석하고 고집이 세면서도, 아버지의 놀라운 예술적 기질도 갖고 있습니다. 선생님께 말씀드리지 않았던, 로이와 관련된 두 가지 일이 있습니다. 첫 번째는, 치료 중 제가 절대로 아이를 원하지 않는다고 했을 때조차 저에 대한 믿음을 버리지 않아 주신 것입니다. 당시 제 변명은 아이들은 시끄럽고 성가시며 지루하다는 것이었습니다. 박사님은 시간을 두고 천천히 생각해 보자고 하셨고, 저는 제가 엄마와 똑같이 끔찍한 부모가 될까 봐 두려워했었다는 걸 깨닫게 되었습니다. 어떤 종류의 엄마가 될 것인지 스스로 가늠해 보라는 박사님의 말씀에서 새로운 가능성의 세계를 엿보았습니다. 어떻게 그런 단순한 질문이 많은 것을 바꿔 놓을 수 있는지……. 치료 과정은 경이로웠습니다. 처음으로 나의 가족, 나의 자식을 가질 '운명'이란 것과 마주했습니다. 지금은 사랑하는 남편과 제 세계의 중심인 아들이 있습니다. 이것도 전에 말씀드리지 않았는데, 아들 이름을 박사님 이름에서 따올까 생각해 보았습니다. 제가 만약 그랬다면 박사님은 저를 다시 치료해야 한다며 불같이 화를 내셨겠죠. 다행히도 제가 사랑하는 아빠의 이름을 따라 붙였습니다. 아이러니하게도 덜 근친상간적이며 적절한 이름이었다고 생각합니다.

이제 제 경력에 대해 말씀드리겠습니다. 지금은 신경과학 박사 논문을 마무리하고 있는 상태이고, 이번 6월에 의학박사 학위를 얻게 됩니다. 끝이 없는 것처럼 보였던 과정이었지만, 정말 모든 순간을 사랑했습니다. 진심으로 행복했던 기간이었고, 미래에 대한 희망으로 부푼 시절이었습니다. 코넬 의대, 슬론케터링 암센터, 록커펠러 의료연구소가 공동으로 제안한 일자리를 이미 받아들였습니다. 저에겐 완벽한 직장입니다. 암 환자를 치료하며, 학생들을 가르치고, 신경 종양에 관한 연구를 계속 하게 될 것입니다. 비록 야심만만한 계획이지만, 야간호출이나 응급호출 근무는 하지 않으려 합니다. 저녁 이후, 그리고 주말의 모든 시간은 내 가족에게 온전히 바치고 싶습니다. ('내 가족'이라는 말이 정말 사랑스럽군요.) 단호히 말하건대 제 아들 로이에겐 제 부모가 저질렀던 실수를 되풀이하지 않을 겁니다.

박사님의 신상에 대해선 여쭙지 않는 게 나을 것 같습니다. 박사님의 사생활에 관해선 한 마디도 안 하셨죠. 정말 고지식한 분이십니다. 하지만 상관없습니다. 박사님에 관해서라면 박사님의 오랜 뉴욕 친구들과 구글에서 필요한 건 무엇이든 알 수 있으니까요. 제가 아직도 박사님께 추근대고 있나요?

마지막 한마디, 친애하는 박사님, 몸 건강하세요.

– (준)의학박사 셸비 페어몬트 올림

후기

만약 당신이 22세의 셸비를 뉴욕의 나이트클럽에서 목격했다면, 그녀에게서 눈을 떼기가 힘들었을 것이다. 키가 크고 유연하며 도발적인 옷을 입은 그녀는 너무나 아름답고, 매혹적인 춤을 춘다. 그녀가 미국에서 가장 부유하고 정치적 영향력이 있는 집안의 딸이며, 최근에 아이비리그 대학을 졸업한 수재라는 것을 들었다면 더욱 강한 흥미를 느낄 것이다. 하지만 당신이 그녀를 더욱 깊이 알게 된다면, 그녀의 화려함이 점차 윤기를 잃어 감을 목격하게 될 것이다. 결국 셸비의 아름다움은 내면이 아닌 겉모습의 화려함뿐이라는 것을 알아차릴 것이다. 비록 그 외모는 유혹적이지만 다가설 수 없는 장벽이며, 그녀가 당신에게 어떠한 감정도 표출하지 않는다는 것도 알게 될 것이다. 만일 그녀가 당신에게 관심을 보이는 것처럼 느껴진다 해도 그것은 당신에 관한 것이 아니라 그녀 자신에 대한 관심일 뿐이다. 만일 10년 후 그녀가 코넬 의대에서 학생들에게 생물학에 대해 열정적으로 강의하는 모습을 목격한다면, 당신은 또다시 그녀에게 사로잡힐 것이다. 화장기 없는 얼굴로 실험용 가운을 걸치고 과학자답게 단호한 말투를 사용하는 그녀의 겉모습은 아직도 대단히 아름답고 유혹적이다. 그럼에도 불구하고 당신을 사로잡는 것은 더 이상 그녀의 외향이 아니다. 즉각적으로 당신의 주의를 끄는 것은 그녀가 이야기하고 있는 환자의 사례나 수업의 주제일 것이다. 그녀가 뇌종양에 대해 정직하고도 열정적으로 토의하는 모습을 본다면, 당신도 의학에 빠져 버릴지 모른다. 셸비 페어몬트의 페르소나는 더 이상 아름다움, 재산, 무시무시한 경쟁심 등으로 정의되지 않는다. 과학자로서의 지식, 환자를 돌볼 때의 헌신 등 셸비 개인이 아닌 과학적 사고나 전문가의 가치에 당신은 주목할 것이다. 그녀와 많은 시간을 보낼 수 있는 기회가 있다면, 그녀를 이해하고 존경하며 좋아하게 될 것이다. 그녀가 헌신적인 아내, 엄마, 과학자, 의사 그리고 친구라는 것도 알게 될 것이다. 그녀가 인생을 즐기고 있으며 자신감 넘치는 사람이라는 것도 알게 될 것이다. 당신은 셸비 양의 사례가 바로 당신의 이야기일 수도 있음을 깨달았을 것이다. 비록 그녀의 변신은 그녀 자신의 지성, 의지, 용기의 결과이지만, 치료 과정이 없었더라면 절대로 일어날 수 없는 일이기도 하다.

참고문헌과 추천도서

American Psychiatric Association: Diagnostic and Statistical Manual: Mental Disorders. Washington, DC, American Psychiatric Association, 1952

American Psychiatric Association: Diagnostic and Statistical Manual of Mental Disorders, 2nd Edition. Washington, DC, American Psychiatric Association, 1968

American Psychiatric Association: Diagnostic and Statistical Manual of Mental Disorders, 3rd Edition. Washington, DC, American Psychiatric Association, 1980

American Psychiatric Association: Diagnostic and Statistical Manual of Mental Disorders, 4th Edition. Washington, DC, American Psychiatric Association, 1994

American Psychiatric Association: Diagnostic and Statistical Manual of Mental Disorders, 4th Edition, Text Revision. Washington, DC, American Psychiatric Association, 2000

Barabasz A, Barabasz M, Jensen S, et al: Cortical event-related potentials show the structure of hypnotic suggestion is crucial. Int J Clin Exp Hypn 47:5-22, 1999

Blacker KH, Tupin JP: Hysteria and hysterical structures: developmental and social theories, in Hysterical Personality. Edited by Horowitz MJ. New York, Jason Aronson, 1977, pp 97-141

Gabbard GO: Cluster B personality disorders: hysterical and histrionic, in Psychodynamic Psychiatry in Clinical Practice, 3rd Edition. Washington, DC, American Psychiatric Press, 2000, pp 517-545

Maldonado JR, Spiegel D: Hypnosis, in American Psychiatric Publishing Textbook of Clinical Psychiatry, 4th Edition. Edited by Hales RE, Yudofsky SC. Arlington, VA, American Psychiatric Publishing, 2003, pp 1285-1331

Millon T: A theoretical derivation of pathological personalities, in Contemporary Directions in Psychopathology: Toward the DSM-IV. Edited by Millon T, Klerman G. New York, Guilford, 1986, pp 639-669

Nestadt G, Romanoski AJ, Chahal R, et al: An epidemiological study of histrionic personality disorder. Psychol Med 20:413-422, 1990

Spiegel H, Spiegel D: Trance and Treatment: Clinical Uses of Hypnosis. Washington, DC, American Psychiatric Press, 1987

Veith I: Hysteria: The History of a Disease. Chicago, IL, University of Chicago Press, 1970

Veith I: Four thousand years of hysteria, in Hysterical Personality. Edited by Horowitz MJ. New York, Jason Aronson, 1977, pp 9-93

Yager J, Gitlin MH: Clinical manifestations of psychiatric disorders, in Comprehensive Textbook of Psychiatry, 7th Edition. Edited by Sadock BJ, Sadock VA. Philadelphia, PA, Lippincott Williams & Wilkins, 2000, pp 789-823

Chapter 05

자기애성 성격장애 I: 치료받지 않은 자기애

당신이 가보트 춤을 추는 자신을 바라보는 동안
거울에는 한쪽 눈만 보이는 당신이 있네요.
그리고 모든 여자들은 당신의 파트너가 되기를 꿈꾸겠죠?
당신은 허영덩어리예요.
당신은 이 노래가 당신만을 위한 것이라고 생각하겠죠?

– 칼리 사이먼 작사 · 작곡, 〈You're So Vain〉

핵심

당신은 처음 만났을 때 뛰어난 재능과 놀랄 만한 성취를 보여 주며 성숙한 인격까지 가진 것처럼 보이는 사람과 중요한 관계를 맺거나 함께 일해 본 적이 있는가? 그런 경험이 있다면 그들의 매력과 탁월한 능력을 전적으로 믿은 나머지 당신의 삶에 있어 매우 중요한 일을 그들이 결정하게 한 적도 있을 것이다. 하지만 당신은 시간이 지남에 따라 점차로 그들이 단순히 이기적인 사람일 뿐이고 그들의 성공 역시 부풀려진 것임을 알게 되어 깊은 좌절을 겪었을 수도 있다. 또한 그들이 자신의 사회적 성공에 도움이 되지 않는 사람은 차갑게 무시하고 그들에게 중요해 보이는 사람에게만 집중하는 것을 보았을 것이다. 그들이 당신을 착취하고 있으며 자신의 미래를 위해 다른 사람을 이용한다는 것을 이미 눈치챘을 수도 있다. 시간이 지날수록 그들이 당신을 비롯한 주변의 사람들에게 끊임없이 존경 어린 관심을 요구하고, 자신이 이룬 성취를 과장하며, 대단한 척하는 것에 질리지는 않았는가? 또한 매번 특별한 척하며 대단한 특권을 가진 양 행동하는 것을 보게 되지 않았는가? 그들은 자신의 실수나 부족한 면에 대한 지적을 받으면 견딜 수 없어하지 않는가? 그들이 실제로 자신의 실수나 약점을 덮으려고 당신에게 거짓말을 하지는 않는가? 마침내 그들을 위해 헌신해 왔던 당신이나 다른 사람의 수고를 모른 척하고 혼자 돋보이려고 하지는 않는가? 그들은 비록 타인에게 관심 있는 척하지만 실제로는 진정한 희생이나 공감이 불가능한 사람은 아닌가? 당신이 그들의 숨겨진 이면을 찾아냈을 때 당신을 외면하지는 않는가? 당신이 그들의 정직하지 않은 모습과 약속을 손쉽게 어기는 모습에 대해서 이야기할 때 당신을 무시하고 저주하며 협박하고 어떤 피해를 주거나 괴롭히려고 하지 않는가? 만약 이 많은 질문들에 대해서 '예'라고 말할 수 있다면 그 사람은 자기애성 성격장애narcissistic personality disorder를 갖고 있을 것이다. 만약 그렇다면 이 책을 통해 그들을 실제적으로 이해하는 방법과 그들과의 관계를 어떻게 개선해 갈 수 있는지에 관한 조언을 얻을 수 있을 것이다.

하원의원 데니스 스미드의 사례

그에 대한 정보 습득 과정

나는 하원의원인 데니스 스미드를 단지 네 번 만났다. 그는 6장에 자세하게 소개된 마틴 스미드 목사의 아버지이다. 나는 아들인 마틴을 치료하던 중에 그의 부모와 가족이 참석하는 가족치료 회기를 세 번 가졌다. 또한 마틴의 부인도 이 모임에 참석했다. 또한 각 가족을 대상으로 90분 정도의 시간을 할애해서 따로 심도 있게 면담을 했다. 마틴을 치료하던 중에 지속적인 치료를 위해 그를 정신분석가에게 의뢰했는데 마틴은 그 후 수년 후에 그의 어머니인 준 스미드의 우울증 치료를 나에게 의뢰했다. 그녀는 뇌졸중이 발병한 후에 심각한 우울증을 앓게 되었다. 나의 부전공이 뇌병변이 있는 정신과 환자를 치료하는 것이었기 때문에 그의 요청을 받아들였고 그의 어머니를 진료하게 되었다. 그녀는 우울증이 회복된 이후에도 수년간 그녀의 삶에 대한 문제들을 다루기 위해 나에게 치료를 받았다. 하원의원 데니스 스미드와 관련하여 내가 가진 정보들은 다음과 같은 경로를 통해 얻어진 것이었다. 첫 번째는 그와의 네 번에 걸친 직접적인 면담이었고, 두 번째는 그의 전 부인과 아들에 대한 치료 과정이었다. 그리고 두 사람은 데니스 스미드에 관한 추가적인 보고를 통해 그의 성장배경에서 가족과의 관계에 이르는 다양한 자료를 제공해 주었다. 데니스 스미드의 가족들이 제공해 준 자료는 대부분 그에 대한 나의 임상적인 평가와도 일치했다.

하원의원 데니스 스미드에 관한 이야기

어린 시절: 농장 생활에서 대학까지

데니스 스미드는 가난한 대가족의 장남으로 태어났다. 그의 가족은 일리노이주의 대초원에 있는, 바람이 심하게 불고 풀과 잡초로 둘러싸인 작은 농장에 살고 있었다. 뜨거운 8월의 태양 아래의 척박한 땅에서 농사를 짓던 그의 아버지는 일곱 살밖에 되지 않은 아들(데니스 스미드)이 자신의 밥벌이를 할 수 있기를 바랐다. 그 무렵 동생이 생겼고 그로 인해 데니스 스미드는 농장 일을 더 많이 해야만 했다. 그의 어머니는 그를 돌봐 줄 시간이 거의 없었다. 그녀는 갓 태어난 둘째를 돌보느라 정신이 없었기 때문에 데니스는 매년 9월에 익은 옥수수를 추수할 때만 어머니를 잠깐씩 볼 수 있을 정도였다. 어린 데니스는 농장을 책임지는 아이로 자라났고, 방학이나 수업 후에도 돈을 벌기 위해 다른 농장에서 일해야 하는 처지가 되었다.

하루는 그가 부유한 사업가인 마틴 그리어 씨의 농장에서 일하게 되었다. 시간이 지나자 키가 크고 훤칠하게 생긴 데니스는 주인의 눈을 사로잡게 되었다. 더구나 그가 고등학교에서도 육상, 야구, 농구 등에서 두각을 나타내는 선수였다는 점이 그리어 씨의 관심을 끌었다. 데니스는 학교 성적과 운동 실력에 있어서 모두의 주목을 받을 정도로 뛰어나지는 못했지만 그리어 씨는 자신이 가진 연줄을 통해 그가 전액 장학금을 받고 중서부 지역의 유명한 대학에 진학하게 만들었다. 데니스는 그의 가족 중에 유일하게 대학에 들어간 사람이었다. 그의 아버지는 그가 대학에 진학하는 것을 원치 않았다. 데니스는 그가 대학에 입학하기 위해 떠나기 전에 아버지가 했던 말을 여전히 기억하고 있었다. "너에게는 더 이상 가족이 필요 없어졌구나. 잘사는 아이들이랑 맥주나 퍼마시면서 놀고 한가하게 야구나 하려고 집을 갑자기 떠나 버리다니." 아버지의 말 중에 상당수가 사실로 드러나게 되었다. 가족 중 어떤 누구도 대학에 입학한 그를 만나러 가지 않았으며, 그의 동생만이 그가 대학에서 야구를 얼마나 잘하는지 궁금해할 뿐이었다. 데니스도 마찬가지로 대학 시절 동안 그의 가족에게 전화를 하지 않았으며, 휴일에는 그의 친구 집에서 지냈으며 여름에는 그의 후원자였던 그리어 씨가 일하는 시카고에서 지내게 되었다.

성공 가도를 달리기 시작하다: 결혼과 사업

대학교 4학년이 되기 전 여름에 데니스는 준 갤러거를 만나게 되었다. 시카고에 있는 미시간 호 근처에서 벌어지는 근사한 파티에서였다. 그 파티는 다름이 아니라 그리어 씨의 사업체와 스펜서 갤러거 씨의 거대한 사업체가 합병되는 것을 축하하기 위해 벌어진 파티였던 것이다. 당시 준은 스미스 대학교 2학년을 막 마친 열아홉 살의 학생이었다. 그녀는 위넷카에서 자라났으며 그곳에서 고등학교를 졸업했다. 그녀는 여러 파티에서 많은 사람들을 만나고 알게 되었다. 하지만 그녀는 대부분의 사회적인 만남에 있어서 불편함을 느꼈고 파티도 예외는 아니었다. 준은 항상 수줍음이 많은 편이었고 공부에 열심인 학생이었다. 또한 과도한 체중 문제로 인해 항상 고민 중인 소녀이기도 했다. 그녀는 파티에서 처음 본 잘생기고 능력 있는 남자가 자신에게 관심을 보이는 것에 놀라기는 했지만, 데니스에게 처음 본 순간부터 호감을 가진 것은 아니었다. 데니스는 그리어 씨를 통해 준의 주소를 알아내어 그녀에게 편지를 썼다. 데니스는 그녀를 4학년 때 열리는 공식적인 사교 파티의 파트너로 선택하고 초대를 했던 것이다. 그녀의 마음속에서는 이것을 거절해야 한다는 생각이 계속해서 들었다. 대학생들의 사교 파티에 공식적으로 초대를 받아 본 적이 한 번도 없었기 때문이었다. 그러나 그녀의 부모는 그녀가 그 파티에 참석하도록 격려해 주었다. 그녀가 다른 사람들과 어울릴 수 있는 좋은 기회가 될 수 있을 것이라고 생각했던 것이다. 거기다가 사업의 파트너였던 그리어 씨도 데니스를 높이 평가하면서 그의 초대를 받아들이도록 설득했다.

준은 데니스의 겨울 파티에 참석하기 위해 방문했을 때 기대 이상의 만족감을 느끼게 되었다. 비록 부유한 가정에서 태어나고 자랐지만 그녀는 사람들을 대할 때 느끼는 불편함이나 불안함에 대해서 그녀에게 세심하게 배려해 주는 손길을 한 번도 느껴 보지 못했다. 그러나 이번에는 달랐다. 그녀가 공항에 도착했을 때 1940년대 대학생으로서는 구경조차 하기 힘들었던 큰 리무진이 그녀를 위해 대기하고 있었다. 데니스는 위넷카에 살고 있는 그녀의 고향 친구들이 누구인지 알아냈고 그녀가 그들 중에서 가장 친한 친구 한 명과 시간을 보낼 수 있도록 배려했다. 그녀는 주말 내내 매우 사려 깊은 대접을 받았으며 이는 그녀 스스로도 놀라울 지경이었다. 데니스는 완벽한 신사였으며 그녀를 진정으로 알고 싶어 하는 남자였다. 또한 그녀의 마음속에 있는 불안감과 두려움을 극복하고 삶의 즐거움을 알게 해 줄 수 있는 사람처럼 보였다. 그녀는 여자들만 다니는 사립 고등학교에 다녔으며 그곳에 있는 대부분의 직원들도 여자였다. 반면 그녀의 아버지였던 갤러거 씨는 적극적이고 성공적인 사업가였으며, 준의 남동생인 알렉스와 운동을 같이 하는 것을 준과 시간을 보내는 것보다 더 좋아했다.

그녀는 이 시기를 돌이켜 보며 다음과 같이 이야기했다.

> 준: 나는 남자들과 사귀거나 데이트를 하는 것에 대해서 전혀 몰랐어요. 책에 빠져 있고 수줍음이 많던 나는 데니스가 나에게 관심을 주었을 때 쉽게 넘어가 버린 것 같아요. 데니스는 그 이후 일주일에 한 번 편지를 써 보내곤 했죠. 어떤 주에는 거의 매일 그에게 편지를 받았어요. 그는 내가 하는 모든 일에 엄청난 관심을 보여 주었어요. 예를 들어 내가 에밀리 디킨슨Emily Dickinson에 관한 주제로 논문을 준비할 때에 데니스는 그녀의 시를 연구하고 전기까지 구해서 읽었죠. 그리고 내가 쓴 논문의 도입부를 읽고 난 이후에 매우 창의적이면서도 건설적인 질문을 해서 훨씬 훌륭한 논문이 나오게 도와주었어요. 그는 내가 그의 인생에 있어서 가장 중요한 사람이라고 느끼게 해 주었고, 나 자신이 꽤나 괜찮은 사람이라는 생각이 들게 했으니까요.

데니스는 준을 그의 대학 졸업식에 초대했고 또다시 그 완벽한 주말을 보낼 수 있게 해 주었다. 그 여행에서 준이 알게 된 것은 그의 남자 친구가 대단한 사람이라는 것이었다. 데니스는 그의 졸업식에서 졸업생 대표로 연설을 할 정도였다. 하지만 그녀는 또한 그의 졸업식에 그의 가족 중 아무도 오지 않았다는 사실도 알게 되었다. 졸업식 날 데니스는 그녀에게 다가가 키스를 했으며 그것은 그녀가 살아오면서 젊은 남자에게 받은 첫 키스였다.

대학교를 졸업하자마자 데니스는 그리어 씨와 준의 아버지인 갤러거 씨가 공동으로 운영하고 있는 회사의 재정 담당 부서에서 일하게 되었다. 뛰어난 머리와 열정 그리고 주변의 신뢰를 바탕으로 데니스는 탄탄대로를 달리기 시작했다. 그 사업은 급속하게 성장하기 시작했고 특히 국제적인 무역을 담당하는 부분에서 두드러졌다. 데니스는 재정 담당 부서에서 일했으며 이러한 거래들이 어떻게 이루어지며 이윤을 남기게 되는지 배울 수 있는 위치에 있었다. 그는 여유 시간이 거의 없었으며 그 시간의 대부분은 준에게 할애되었다. 데니스는 그녀에게 청혼을 했고 그녀는 기쁜 마음으로 그의 청혼을 받아들였다. 오랜 시간이 지난 후에 준은 데니스와 결혼하기로 결정한 그 시점에 대해 다음과 같이 말했다.

> 준: 내가 결혼을 결정할 당시에는 좋은 학생이 되어야 한다는 것 이외에는 깊이 생각해 본 것이 없었던 것 같아요. 가족들은 영문학과를 졸업하는 것을 반대했어요. 그 당시에는 남편이 있는 여자는 대학을 졸업하지 않는 게 일반적이었거든요. 내가 다니던 스미스 대학교의 학생 대부분은 졸업할 때쯤에 결혼을 하거나 약혼을 한 상태였죠. 나는 다른 사람과 데이트를 해 본 적도 없었고 다른 남자는 생각해 볼 여유가 없었어요. 그래서 아마도 그의 제안을 망설임 없이 받아들였던 것 같아요.

준은 결혼한 후 5년 동안 거의 남편의 얼굴을 보지 못했다. 데니스는 하루 종일 일했으며 전 세계를 누비면서 일에 몰두했다. 그녀는 그가 그녀의 환심을 사려고 했던 때 이후로는 그녀를 향한 그의 관심이 줄어들었다는 것을 알게 되었다. 그녀는 외로웠다. 결혼 3년 차 때 데니스는 브라질에서 인수한 큰 철강 공장을 경영하는 책임자가 되었다. 이때 그는 몇 달 동안 집을 떠나 있기도 했다. 그때에도 그는 편지나 전화를 거의 하지 않았다. 이와 달리 그는 사업적인 목적을 위해서 그리어 씨와 갤러거 씨와는 거의 매일 긴밀한 연락을 주고받았다. 준은 필사적으로 아이를 가지려고 했지만 성관계를 가질 기회가 거의 없었다. 데니스는 일이 너무 많았고 사교 모임에 참석하느라 바빴다. 혹시 시간이 난다고 해도 그는 너무 피곤하다는 말만 반복할 뿐이었다. 준은 거절을 당하고 상처를 받을까 봐 두려워했으며, 자신이 성관계를 요구해야만 하는 상황에 수치심을 느꼈지만 항상 아이를 가지려고 했다. 3년간의 결혼 생활에서 그들이 가졌던 성관계는 단지 여섯 번뿐이었다. 그녀를 더욱 낙담시킨 것은 그 여섯 번 중 네 번은 데니스가 술에 취해 있었다는 것이었다. 그녀는 자신에게 무언가 큰 문제가 있다고 생각했고 더 이상 이성적인 매력이 없어 보이는 자신에 대해 걱정하기 시작했다. 남편이 그녀를 공격적인 어조로 대할 때 그녀의 두려움은 점점 고조되었다. 데니스는 점점 그녀의 옷 입는 방식을 비롯해서 눈에 보이는 외모에 대해

지적하기 시작했다. 그들이 부유하고 성공한 사람을 대상으로 하는 파티에 초대되어 갔을 때 준에 대한 그의 비판은 날이 서 있었다. 그는 그녀가 뚱뚱하다고 조소했고 옷 입는 스타일이 마치 '예순다섯 살은 되어 보이는 도서관 사서'를 닮았다고 비아냥거렸다. 더 나쁜 것은 그녀를 마치 바보인 양 취급했다는 것이다. 치료 중에 준이 나에게 했던 말은 다음과 같다.

준: 데니스가 사업적으로 성공하면 할수록, 그는 나에게 점점 더 낯선 사람이 되어 갔어요. 아이를 가지기 이전에 나는 몇몇의 친한 친구를 만나고 책을 읽는 것 이외에는 할 수 있는 게 없었어요. 사업상 중요한 사람들을 만나는 모임이 있을 때, 사실 나는 무슨 말을 해야 할지 몰랐죠. 말실수도 간간히 했고요. 내가 실수를 할 때마다 데니스는 증오심이 가득 찬 눈길로 나를 째려보았죠. 그리고 분노가 섞인 차가운 목소리로 잘못을 지적했어요. 그때에는 너무 수치스러워 상기된 얼굴로 테이블 밑에 숨고 싶은 생각밖에 안 들었어요. 내 자존감은 고등학교 시절 혼자 지낼 때보다 더 낮아져 있었어요.

결혼한 지 4년이 지나도록 아기가 생기지 않자 갤러거 씨는 딸인 준에게 아이를 가지는 데 문제가 있는지 물어보게 되었다. 그녀는 용기를 내어 아버지에게 임신을 할 수 있을 정도의 실제적인 성관계를 가져 본 적이 없다고 말했다. 또한 데니스는 그녀와 어떠한 관계를 유지하는 것을 싫어하는 것 같다고 했다. 갤러거 씨는 딸에게 아마도 데니스가 회사 일로 너무 바빠서 그럴 것이라고 했고, 앞으로는 맡은 일의 양을 줄여서 가족끼리의 시간을 갖게 하는 데 도움을 주겠다는 말로 그의 딸을 위로했다. 그날 저녁 데니스는 격분하여 그녀를 몰아세웠고 그 내용은 다음과 같다.

데니스: 어떻게 우리 둘 사이의 문제를 아버지에게 일러바쳐서 내 뒤통수를 칠 수가 있지? 도대체 뭐라고 말했는지 정확히 말해 보라고.

준: 아버지가 나에게 왜 아이가 없는지 물어보았고 난 그냥 우리 사이에 그 어

떤 관계도 없기 때문이라고 말했을 뿐이에요.

데니스: 당신은 날 배신했어. 당신의 아버지는 내가 무슨 중대한 결격 사유가 있는 사람인지 의심하고 있소. 그는 내가 무슨 성불구자라도 되는 것처럼 생각하고 있단 말이오. 당신이 뚱뚱해서가 아니라 내가 문제가 있는 것처럼 말한다고 글쎄. 이제 내 등 뒤에다 칼을 꽂는 당신을 다시는 믿지 않겠소.

놀랍게도 그날 데니스는 그녀와 성관계를 가졌다. 또한 그 후 2달 동안의 성관계 횟수가 지난 4년간의 성관계 횟수보다 더 많았다. 준은 데니스가 성관계를 가지는 동안 어떤 감정이나 친밀감도 표현하지 않았다는 것을 알았다. 지속적인 무시와 경멸에도 불구하고 그녀는 그와의 관계를 포기하지 않았다. 임신을 하기 위해서라면 그 이상의 고통도 감내해야 할 상황이었기 때문이었다. 그녀가 마침내 임신했을 때 그녀는 탄성을 질렀고 그날 이후 그와의 성관계는 더 이상 가지지 않게 되었다. 그럼에도 불구하고 그녀는 그 아이가 남편과의 친밀감을 회복하는 데 도움을 줄 거라는 기대를 포기하지 않았다. 하지만 데니스가 임신 사실에 대해서 그리고 새로운 아기에 대해서 관심을 보였던 때는 이름을 지을 때뿐이었다. 그는 아이의 이름을 그리어 씨의 이름을 따서 마틴으로 하기를 원했다. 마틴이 태어났을 때 데니스는 뉴욕 출장 중이었다. 그는 3주 동안 집으로 오지 않았다. 그는 병원에 있는 부인에게 큰 꽃바구니를 보내긴 했지만 그 안에는 어떠한 쪽지나 글도 들어 있지 않았다. 심지어는 준에게 전화를 걸어 그녀와 아이의 상태에 대해서 묻지도 않았다. 데니스는 육아 문제에 전혀 관여하지 않았다. 그는 기저귀를 단 한 번도 갈지 않았으며, 아이를 먹이는 일도 없었고, 밤에 아이가 울 때에도 단 한 번도 깨어서 달래 주지 않았다.

사업에서 성공하다

데니스는 가족과의 관계에서 문제가 있었지만 사업적인 면에서는 엄청난 성공을 거두게 되었다. 그는 깨어 있는 시간의 대부분을 사업에 쏟아부었다. 한없이 친절해 보이고 뛰어난 말솜씨를 가졌으며 잘생긴 데다가 운동(특히 골프)에서도 두각을 나타내는 데니스는 거대한 주식회사의 마케팅과 홍보에 있어서 대표적인 인물로 빠르게 자리 잡았다. 그리어와 갤러거 이 두 사람은 하나의 제국에 가까운 거대한 기업을 만들고 키우는 데 있어서 막대한 책임을 가지고 있었다. 하지만 점차로 데니스는 새로운 사업에 대한 마케팅과 생산을 조절하는 권한을 확대해 갔다. 그리어와 갤러거는 내부적인 문제를 처리하는 업무를 담당하게 되었고 데니스는 외부적인 문제를 처리하는 형태로 업무 분담이 자연스럽게 이루어지게 되었다. 그는 자선단체와 공익사업에 있어서 리더십을 보여 주었으며, 이를 통해 미국 전역에 설립된 회사를 대표하는 인물로 자리를 잡았다. 데니스는 특히 고위 선출직 정부 관료들과 친밀한 관계를 형성하는 데 특별한 능력이 있었고, 이를 통해 사업을 할 때 문제가 되는 환경 관련 문제와 노동 문제들에 대한 비용을 절감할 수 있게 되었다. 15년간의 사업을 통해 그는 회사의 총자산을 다섯 배나 늘렸다. 이 성공의 대부분은 데니스의 개인적인 능력과 사업 수완 때문이라고 사람들은 생각하게 되었다. 30대 초반에 데니스는 미국 내에서 가장 영향력 있는 젊은 사업가로 널리 알려지게 되었다.

데니스의 사업 성공은 준에게도 영향을 미쳤지만 그녀의 남동생인 알렉스와의 관계에도 영향을 미쳤다. 그의 아버지와 같이 알렉스도 수학과 과학에 있어서 탁월한 재능을 보여 주었는데, 경쟁심이 강하고 성적을 중요시하며 부유한 자녀들이 많이 다니던 뉴트리어 고등학교에서 수석 졸업을 할 정도였다. MIT 공대에서 그는 화학과 물리학에 있어서 두각을 나타내게 되었다. 가족 사업이 고도의 기술적인 지식을 요구하게 되었다는 점에서 그는 회사의 중요한 자산 중의 하나임에 틀림없었다. 그러나 데니스는 알렉스가 가족 사업에서 그 어떤 위치도 차지하지 못하도록 하기 위해 방해했다.

데니스: (알렉스에게) 걱정이 되어서 하는 소리인데, 내가 했던 실수를 반복하지 않기를 바라는 마음에서 말하는 것뿐이네. 내가 그랬던 것처럼 사회생활을 시작하는 출발점에서 가족 사업에 너무 깊이 관여하게 되는 것은 좋지

않다네. 사람들의 질투와 시샘을 한 몸에 받게 되지. 자네의 아버지와 특별한 관계에 있다는 사실 하나 때문에 중간 관리자와 임원들이 나에게 질투를 했고 그 때문에 정말 어려운 시간을 보내게 되었지. 사람들은 내가 단지 사장의 사위이기 때문에 모든 것을 얻었다고 평가절하하면서 나를 공격한다네. 아마 자네에게도 견디기 힘든 일이 될 걸세. 자네가 물리학에서 박사학위를 따고 학문적인 성취를 거둔다면 그게 더 멋진 성공이 될 것이라는 게 내 개인적인 생각이네. 돈 문제는 걱정하지 말게.

데니스는 그리어 씨와 갤러거 씨에게는 다른 조언을 했다.

데니스: 내가 알렉스와 이야기를 해 봤는데 사업에 별 뜻이 없어 보이는 것 같습니다. 우리가 여기에서 하는 현실적인 일들이 그에게는 별 감흥을 주지 못하는 것 같습니다. 사업에 대해서 관심이 없는데도 알렉스에게 억지로 사업을 하도록 강요하는 실수를 하지 않을까 걱정됩니다. 그런 그가 사업에 참여하는 것은 회사의 경영 원칙에도 맞지 않고, 경영권을 행사하는 데도 어려움이 있을 것으로 생각됩니다. 직원들이 저를 따르는 것은 제가 그동안 많은 노력을 해 왔기 때문입니다. 본인의 의사와 상관없이 억지로 사업을 하게 한다면 과연 직원들이 그를 잘 따를 수 있을까요? 알렉스가 회사에 계속 있게 되면 직원들은 가족끼리 다 해먹는다고 생각하고 열심히 해도 소용없다는 분위기가 될까 봐 걱정됩니다.

알렉스에게는 가족 사업에 있어서 그 어떤 위치도 주어지지 않았다. 아버지와 매형의 조언에 따라 알렉스는 이론물리학을 전공하게 되었고, 뛰어난 업적을 쌓게 되었다. 그리고 수년 후에 교수직을 얻어 학생들을 가르치는 일을 하게 되었다. 준은 자기의 아버지와 동생 사이에서 일어난 대화의 내용을 알게 되었고, 남편이 손을 써서 뛰어난 머리와 능력을 가진 강력한 경쟁자인 동생을 가족 사업에서 제외시키려 했다는 사실을 깨닫게 되었다. 그녀는 비록 대놓고 남편과 아버지에게 자신이 알고 있는 사실을 말하지는 않았지만 남편의 부도덕한 면에 대해서 새롭게 눈을 뜨게 되었다.

진실을 알아내다

준은 점차로 남편의 문제에 대해서 있는 그대로 직시하기로 했으며 그와 계속해서 함께 산다면 자신의 삶이 어떻게 될지 생각해 보게 되었다. 이 와중에 그녀는 남편이 장인과 처남을 뒤에서 조종해서 자신의 사업적 야망을 성취하는 데 이용해 오고 있었다는 것을 알게 되었다. 다른 한편으로는 엄마로서의 역할을 하게 되면서 그녀의 자존감과 자신감이 회복되는 경험을 하게 되었다. 마틴이 태어난 이후 3년 만에 그녀는 밀리라는 딸을 낳게 되었고 이것은 그녀에게 축복이었다. 데니스 스미드는 첫째 아들에게 그랬던 것처럼 둘째인 딸에게도 아무런 관심을 기울이지 않았다. 이와 달리 준은 그녀의 두 자녀들에게 최선을 다했으며 그리고 자신의 아이들과 마찬가지로 축복을 받지 못한 다른 아이들을 돕는 데에도 헌신했다. 그녀는 자신의 개인적인 관심을 쏟을 뿐만 아니라 가족 명의의 자선 재단을 만들어 적극적으로 다양한 공익사업(학교 위원회 참여, 도서관 건립, 읽기 프로그램 지원, 문화 사업 지원, 저소득 가정의 출산과 양육 지원 등)을 추진하게 되었다. 역설적으로 그녀가 순수한 동기로, 효율적이고 적절한 방식을 통해 시카고에서 공익사업에 성공하게 되자 그녀에게 돌아오는 찬사와 인정이 그녀의 진정한 자존감을 찾는 데 도움을 주게 되었다. 그녀는 자기 자녀들의 재산을 지키고 공익사업을 지속적으로 해 나가기 위해 처음으로 그녀가 속한 가문의 재정 상태를 확인해 보게 되었다. 데니스가 절대로 사업에 관한 일을 그녀와 상의하지 않았기 때문에 그녀는 아버지와 함께 집안의 전담 변호사와 회계사를 만나 논의했다. 그녀는 남편이 회사 경영권을 점차로 잠식해 간 것뿐 아니라 가문의 재산에도 손을 대고 있었다는 사실을 알고는 놀라지 않을 수 없었다. 데니스는 장인이 사망하자마자 아내가 운영하는 자선단체는 물론이고 그녀의 신탁 재산까지도 좌지우지할 수 있는 권한을 손에 넣을 생각이었던 것이다. 회사에서 남편이 차지하는 위치가 너무나 커져 버려서 명확한 근거 없이는 이 모든 사실을 알릴 방법이 없어지자, 준은 이에 대한 증거를 수집하기 시작했다. 다음의 내용들은 준이 데니스와 16년간을 살면서 모아 왔던, 그의 삶에 대한 진실을 정리해 놓은 것이다.

자신의 성취를 과장한 데니스 스미드

과장된 그의 학력. 준은 남편이 그의 배경이나 학업적인 성취에 대해 속여 왔다는 사실을 오래전부터 알고 있었다. 예를 들어 그는 그녀를 처음 만났을 때 자신이 대학 시절 야구팀의 주장이었으며 거의 매 경기에 주전으로 출전했다고 말했다. 또한 올해의 대학 선수에게 주는 상을 자신이 받았다고 말했다. 그 당시에 준으로서는 데니스의 말을 의심할 수 없었는데, 4학년 학생회장을 맡았다는 것과 같이 그가 밝혔던 내용 중 상당수가 사실로 밝혀졌기 때문이었다. 그러나 돌이켜 보면 데니스의 말과 객관적인 사실 사이에는 많은 불일치가 있기도 했다. 그녀는 대학교 3학년 때 자신이 대학 우등생의 친목단체인 '파이 베타 카파' 회의 회원으로 선출되었다는 내용의 편지를 보냈다. 데니스는 답장에서 자신도 '파이 베타 카파' 회의 회원이고 그중에서도 최우수 졸업자가 될 것 같다는 말을 했다. 그러나 정작 데니스의 졸업장에는 '파이 베타 카파'회의 회원이었고 그 중에서도 최고의 성적을 받았다는 내용이 기재되어 있지 않았다. 그 당시에 그녀는 기재할 때 착오가 생긴 것으로 믿었고 그 문제를 데니스에게 말하지도 않았으며 더 이상 그 문제에 대해 생각하지 않았다. 그녀는 데니스가 회사에 제출했던 이력서의 사본을 가지고 있었다. 그 사본은 데니스가 그녀의 가족들이 설립했던 재단의 신탁관리자 중의 일원이 될 때 제출했던 것이기도 했고, 또한 청년경영인협회Young Presidents' Organization의 시카고의 지부장으로 출마할 때 제출한 것이기도 했다. 그의 이력서에는 최고의 성적으로 졸업했다는 내용은 있었지만 '파이 베타 카파'회의 회원이었다는 내용은 빠져 있었다. 그녀는 데니스가 그렇게 이력서를 제출한 이유를 알 수 있을 것 같았다. '파이 베타 카파'회의 구성원 대부분은 지역사회에 잘 알려져 있기 때문에 그 단체의 일원이 아니었음을 숨기는 일은 졸업 성적을 위조하는 것보다 훨씬 더 힘들었기 때문이었다. 또한 남편이 대학 시절 야구 선수였으며 주장으로 뛰었다는 것과 올해의 선수였다는 사실 또한 검증할 필요가 있었다. 준은 평소 알고 있는 도서관 사람들을 통해 그가 졸업한 해의 연보를 가질 수 있게 되었다. 그것을 통해 데니스가 했던 말과 일치하지 않는 이력서의 내용들을 확인할 수 있었다. 물론 준이 그동안 들어 왔던 그의 모든 성취에 관한 내용들도 마찬가지였다. '파이 베타 카파'회의 회원 사진에 그는 없었다. 물론 명부에서도 그의 이름을 찾을 수는 없었다. 그의 사진을 야구부에서 찾을 수 있었지만 주장과 부주장은 다른 사람이었다.

과장된 사업적 성취. 수년 동안 데니스는 자신이 가족의 사업에 얼마나 기여했는가에 대해서 준에게 심하게 부풀려서 이야기해 왔다. 그녀는 그가 만나는 사람에 따라서 자신의 직함을 바꾸어 왔다는 사실을 알게 되었다. 재무 관련 부서에서 처음 일을 시작할 때 그는 직급이 없었다. 하지만 자신의 능력을 과시할 필요가 있을 때에는 자신이 '재정 담당 부회장의 특별 보좌관'이라고 소개하곤 했다. 당시 데니스의 나이는 22세였다. 시간이 지남에 따라 데니스는 자신의 위치를 다져 가고 있었고, 회사 내에서 성공에 대한 전적인 신뢰를 얻어 가고 있었다. 하지만 그는 은연중에 갤러거 씨를 무시하기 시작했고, 동업자이며 그를 지지해 주었던 그리어 씨도 마찬가지로 깎아내렸다. 준은 이 모든 것을 그냥 지켜보아야만 했다. 데니스는 두 명의 사업 설립자 앞에서는 그들에 대한 존경과 충성을 맹세하는 듯한 태도를 보였지만, 자신과 동년배인 사업가들의 모임에서는 그 두 명을 '골동품'이나 '박물관에 보관 중인 공룡'이라고 불렀다. 또한 때때로 준의 가족 사업을 '나의 사업'이라고 말하기도 했다.

비록 준의 아버지와 그리어 씨 모두 별 관심을 가지고 있지는 않았지만, 데니스는 개인 전용 비행기, 프로 스포츠 경기장의 귀빈용 지정석, 최고급 콘도미니엄에 있는 가장 비싼 객실 등 가장 사치스러운 부분에 투자하도록 두 설립자들을 설득했다. 그는 유명한 운동선수들과 잘나가는 연예인들 그리고 영향력 있는 정치인들을 초대해서 주인 노릇을 하는 것을 좋아했다. 하지만 그는 결코 그의 아내나 아이들을 야구 경기나 유명한 콘서트에 초청하지는 않았다. 사소한 여행이나 휴가에서도 가족들을 동반하는 법이 없었다. 그와 동시에 그는 절대 어떤 자선 활동도 하지 않았다. 더구나 그는 준이 거액을 도시 안의 빈민 학생들을 위한 장학금과 암이나 정신분열병을 앓고 있는 아이들을 위한 연구와 치료를 위해 기부했다는 사실을 알고는 격분하기까지 했다.

겸손함을 가장한 데니스 스미드 준이 데니스를 처음 만났을 때 겸손하고 온화한 사람이라는 느낌을 받았다. 그는 최선을 다해서 그녀를 배려하는 와중에도 (가령 그녀를 위해 리무진을 예약하는 것이나 그녀의 입맛에 맞는 음식을 알고 예약하는 것 등), 자신이 준비한 모든 것들에 대해 대수롭지 않게 말했다. 데니스는 "그건 아무것도 아니에요." "더 잘 할 수 있었는데 아쉽네요."라는 말을 자주 했다. 또한 자신을 특별히 배려해 준 것에 대해 준이 감사하는 마음을 표현하면 언제나 별것 아니라는 식으로 자신을 낮추곤 했다. 대학교 4학년 때 학생회장 선거에 출마해서 당선된 이야기를 할 때, "시골에서 온 촌놈이 불쌍해서 찍어 준 거겠죠." "운이 좋았을 뿐이죠." 혹은 "내 생각엔 투표할 때 다른 사람을 잘못 찍은 게 아닌가 싶은데요."와 같은 말들을 자주 했다. 다른 사람들이 엄청난 노력이 필요한 일들을 끝낸 그에게 수고했다고 말할 때 그는 "당연히 해야 할 일을 한 건데요." 혹은 "칭찬받을 사람을 잘못 고른 건 아닌가요?"라는 말로 자신을 칭찬하는 사람들을 당황하게 만들었다. 이런 일련의 사건들로 인해 그는 아주 매력적이고 강렬한 첫인상을 남기게 되었다. 그러나 그녀는 수년간 그를 알게 되면서 그가 보이는 '겸손한 척하는' 행동들이 그의 실제 모습과는 거리가 멀다는 것을 조금씩 확신하게 되었다. 그는 아내와 자녀들을 단 한 번도 칭찬한 적이 없었지만, 자신을 돋보이게 하는 말은 쉴 새 없이 하곤 했다. 예를 들어 데니스가 중요한 모임이 있어서 옷을 차려입을 때 그는 "나 어때? 늙고 배가 나와 보이는 거 아니지?"라고 물었다. 데니스는 확실히 키가 크고 잘생겼으며 몸매 또한 완벽했다. 또한 시카고 최고의 재단사가 만든 옷을 입었기 때문에 그 질문을 받은 준과 아이들은 이렇게 답할 수밖에 없었다. "정말 멋져요, 영화 주인공을 해도 될 것 같아요." 데니스는 사업적으로 성공을 함에 따라 매년 제출하는 사업보고서에 자신의 사진을 싣게 되었고, 그 사진을 고르기 위해 심사숙고하는 모습을 보였다. 그는 유명인들과 찍은 사진을 싣는 데 신경을 많이 썼다. 게다가 단순히 사진이 실리는 것을 넘어서서 창업자인 갤러거 씨와 그리어 씨 두 사람과 같은 비중으로 보고서에 실리도록 심혈을 기울였다. 그는 경영 관련 잡지와 신문에 자신이 실리는 것을 너무나 좋아했다. 그는 이런 식으로 자신을 홍보하는 일에 과도한 열정을 보여 회사 내부에서는 회사 홍보용이 아니라 '개인 홍보용'이라고 비아냥거리는 말이 떠돌게 만들었다.

의존적이지만 자립성이 강한 척한 데니스 스미드 비록 집안의 모든 일들을 준이 처리했지만(육아, 집수리, 계산서 처리, 휴가계획 등), 데니스는 자신이 가정에 헌신적이며 모든 일들을 잘 처리해 주고 있다고 생각했다. "나는 괜찮아." "당신 자신이나 잘 챙겨, 난 좋다고."라는 말들을 의미 없이 쏟아 내긴 했지만 그는 자신이 필요한 것이 항상 그 무엇보다 먼저 채워지기를 바라고 있었다. 그는 정해진 저녁 식사 시간까지 귀가하는 일이 거의 없으면서도(그리고 종종 아무 말도 없이 밖에서 식사를 하면서도) 자신이 집에 왔을 때 바로 식사가 준비되지 않으면 화를 내곤 했다. 준은 데니스를 위해 식사를 준비하게 되면서 급히 데워도 맛이 거의 유명 레스토랑 정도로 유지되는 수준의 음식을 준비하는 데 전문가가 되어 갔다. 하지만 그는 그가 맛있게 먹은 음식을 준비하느라 애쓴 그녀에게 단 한 번도 감사의 말을 하지 않았다. 그리고 때로는 냉혹한 말들을 그녀에게 쏟아 내었다. "나는 하루 종일 녹초가 될 정도로 일을 하지 않소? 그런데도 집에 와서 괜찮은 밥 한 끼 먹을 수도 없다는 거요? 당신은 집에서 일하지도 않고 세상에 모든 도움을 다 받고 음식을 만들 수 있는데, 고작 해 줄 수 있는 밥이 이 정도란 말이오?"

결혼 초기부터 생활에 필요한 모든 비용은 준의 신탁기금에서 나왔다. 외식비나 주유비 등의 소소한 비용은 물론이고 집을 사거나 자동차를 사는 비용까지도 마찬가지였다. 아이들의 결혼 비용이나 대학 등록금, 미래를 위해 저축하는 돈도 바로 준의 계좌에서 처리되었다. 데니스는 그의 월급은 물론이고 투자해서 얻은 모든 수익금을 개인 계좌에서 관리했다. 그녀는 이 돈에 접근조차 할 수 없었다. 그는 높은 연봉을 받았지만 한 푼도 쓰지 않았으며 가족과 관련된 모든 비용은 준이 내게 되었는데, 데니스가 내는 것은 오직 소득세뿐이었다. 이 세금마저도 준이 내게 하려고 시도했으나 회계사가 이를 막아서 성사되지는 못했다. 그는 아내인 준에 대한 질투와 강한 반감을 자주 이렇게 표현하곤 했다. "돈 많은 부모 밑에서 태어난 것 이외에 당신이 지금 누리는 이 모든 것들을 가질 자격이 뭐가 있지? 나는 한 푼이라도 벌기 위해 굽신거려야 하는데 당신은 돈 쓸 생각 이외에 무엇을 하느냔 말이오?"

뛰어난 재능의 소유자로 존경받고 싶었지만 평범했으며 양심조차 없었던 데니스 스미드 준이 처음에 책을 읽기 시작한 때부터 그녀가 가장 열정적으로 몰두했던 일은 위대한 문학 작품을 읽는 것이었다. 데니스는 대학 재학 중이던 준과 데이트를 할 때 그녀가 멋진 글들을 얼마나 좋아하는지 잘 알았기 때문에 자신이 열광적이면서도 헌신적인 문학 애호가처럼 보이도록 애썼다. 그는 에밀리 디킨슨에 몰두했는데 사실 그 작가는 준의 전공학위 논문과 관련된 사람이었다. 그녀가 기억하건대 그때 그는 디킨슨이라는 작가의 작품에 조예가 있었으며 그녀의 논문에 대한 그의 지적은 정확했고 창의적이기도 한 것이었다. 하지만 결혼을 하고 난 이후에 그는 다시는 시나 문학 작품을 읽지 않았다. 실제로 데니스는 지역 신문이나 경제 신문에서 스포츠나 사업과 관련된 소식 이외에는 쳐다보지도 않으려고 했다. 그는 현재 산업계에서 이름을 떨치고 있는 사람들의 전기를 조금씩 읽었지만 결코 끝까지 읽지는 못했다. 그는 영화를 좋아했고 주로 텔레비전을 보면서 시간을 보냈다. 그중에서도 연예인들이 나오는 쇼와 오락 프로그램을 좋아했다. 아니러니하게도 그는 '부자와 저명인사의 생활'이라는 프로그램을 단 한 차례도 놓치지 않고 시청했다. 준은 그의 남편이 무엇이든지 읽은 척하는 것을 알고는 깜짝 놀라게 되었다. 그녀는 사람들이 그에게 어떤 희곡이나 책을 읽었는지 물어보았을 때 한 번도 아니라고 대답하는 것을 본 적이 없었다. 그는 책에 관한 질문을 받았을 때 그의 생각이나 의견을 표현하기 전에 항상 상대방에게 몇 가지 질문을 했다. 결혼한 첫 해에 준이 그에게 "내가 읽은 책을 당신도 좋아해요?" 혹은 "당신이 그 책을 다 읽고 나면 내가 그 책을 봐도 되죠?"와 같은 질문을 했을 때 그는 항상 확신 있게 답을 했다. 하지만 시간이 지나자 그녀는 그가 단지 유식한 척하기 위해 모든 것을 다 읽은 것처럼 질문에 얼버무려 대답한다는 것을 알게 되었다. 준이 남편인 데니스에게 문제가 있다고 생각하게 만든 그의 성격적 · 인격적 · 행동적인 특징들이 〈표 5-1〉에 요약되어 있다.

표 5-1 아내인 준에 의해 지속적으로 인지된 데니스 스미드의 성격적 · 인격적 · 행동적 특징들

1. 데니스는 지속적으로 외모에 신경을 과도하게 쓰고 사람들에게 좋게 보이려고 몸부림을 쳤다.
2. 데니스는 사실을 왜곡하고 지적으로 보이기 위해 그리고 사람들의 존경을 얻기 위해 거짓말을 했다.
3. 데니스는 거짓말과 사실을 왜곡하는 것을 통해 사람들을 선동하고 원하는 대로 움직일 수 있는 뛰어난 연설가였다. 그는 마치 거의 모든 주제에 대해서 실제로 자신이 아는 것보다 훨씬 더 많이 아는 척할 수 있는 능력이 있었다.
4. 데니스는 그 자신이 문화적 소양이 있는 교양인으로 보이기를 원했으나 그는 시카고의 많은 미술관이나 과학박물관에 한 번도 가지 않았으며 유명한 오페라나 교향악단의 공연이나 연주회를 관람해 본 적도 없었다.
5. 대중적으로 노출될 때 데니스는 주변에 어려운 사람들을 돕거나 차별로 힘들어하는 사람들을 도와주려 하는 척했다. 그러나 정작 친한 사람들 사이에서는 사회적 약자들을 '사회의 쓰레기' '세금을 축내는 기생충'이라고 비하했다.
6. 사업적 연설을 할 때나 대중 연설을 할 때 데니스는 항상 가치, 정직성, 영성과 신뢰적 관계, 가정에 대한 충실성, 공익에 대한 봉사 등이 가장 중요하다고 강조했다. 하지만 데니스의 사업이나 개인생활에서는 이런 모습을 찾아보기 힘들었다. 그는 교회에 출석한 적이 없으며 집에서 기도를 한 적도 없다. 또한 가족 명의의 모든 기부는 준의 개인 재단에서 나오는 돈으로 충당되었다.

자기중심적이고 공감 능력이 부족한 데니스 스미드 둘째 아이를 임신 중이던 어느 날, 준은 복통을 느끼면서 갑자기 심한 하혈을 일으켰다. 데니스가 청년경

영인협회의 첫 번째 모임에 참석하기 위해 집에서 나갈 때 바로 그 심각한 출혈이 시작되었다. 그들의 집은 교외에 있었고 모임 장소는 시카고 시내에 위치하고 있었다. 준이 출혈을 해서 바로 병원으로 가야 하는 긴박한 상황에서 데니스를 모임이 있는 곳으로 데려가 줄 회사 리무진이 대기하고 있었다. 이때 두 사람이 나누었던 대화는 아래와 같다.

데니스: 그럼 지금 내가 당신을 데리고 병원에 가야 한다고 말하는 거야? 내 인생의 가장 중요한 모임에서 나보고 늦으라고?

준: 내가 부탁하고 싶은 것은 다만 에반스톤 병원에 데려다 달라는 것뿐이에요. 나는 출혈을 하고 있고 우리는 이 아이를 잃을지 몰라요.

데니스: 당신을 병원에 데려다 주면 운이 좋아 차가 안 막힌다고 해도 20분 정도는 늦을 거란 말이야. 당신은 또 과장하고 있어. 아마 임신을 해서 너무 예민해진 것 같아. 내 생각엔 내가 모임에 늦어야 할 정도로 심각한 상황은 아닌 것 같아. 당신은 운전을 하든지 아니면 택시를 타고 가면 되잖아. 난 당신의 그 신경질적인 반응에 휘둘릴 시간이 없어. 이 모임이 우리에게 얼마나 중요한지 모를 정도로 당신이 멍청하지는 않잖아?

데니스는 회사 리무진을 타고 떠나 버렸고, 그녀는 이웃에게 전화를 해서 사정을 말하고 에반스톤 병원에 데려가 달라고 부탁했다. 병원으로 가는 도중 아주 잠깐 동안 만약 자신에게 무언가 심각한 일이 생긴다면 남편이 잠시라도 미안해하고 그녀의 아픔을 이해해 주지 않을까라는 생각을 했다. 하지만 그러한 생각이 태어날 아이에게 좋지 않다는 생각이 떠올라 모두 지워 버렸다. (중요한 것은 그녀가 정신과 치료를 받으면서 40년 전에 있었던 일을 이야기할 때 비로소 자신이 얼마나 위험한 상황이었는지 이해하게 되었다는 것이다.) 이 사건은 준의 인생에서 중요한 전환점이 되었다. 왜냐하면 처음으로 그녀는 남편에게 더 이상 정상적인 공감과 배려를 기대할 수 없음을 알게 되었기 때문이었다. 냉혹하고 자기중심적이며 이기적인 남편 때문에 자신의 아이에게 안 좋은 일이 생기길 바랐다는 생각이 머리를 스치자 헛구역질을 멈출 수가 없었다. 그 순간 그녀는 만약 이 상황에서 자신이 살아남는다면 남편과의 관계를 끊고 떠나야 한다고 결심했다.

당시 의학적으로 위험한 상황이기는 했지만 준과 뱃속의 아이에게 치명적이지는 않았다. 응급실에서 검사를 한 이후에 그녀는 2주간 절대적인 안정을 하도록 권유받았다. 남편인 데니스가 그날 밤 늦게 모임에서 돌아왔을 때 준에게 아무 일도 일어나지 않았다는 것을 확인하고 다음과 같이 말했다. "거봐, 내가 말했지? 당신은 항상 과장하는 게 문제라고. 걱정할 게 없는 상황이었잖아. 처음에 내 말만 들었어도 아침에 난리 법석은 없었을 텐데 말이야." 데니스는 그녀가 얼마나 힘들었는지 혹은 태아에게 문제가 생겼는지에 대해선 단 한마디도 물어보지 않았다.

준이 데니스와의 관계 개선을 위해 노력해 온 것들

외모 바꾸기

10년이 넘는 기간 동안 준은 남편을 만족시키기 위해 최선을 다해 살았다. 그녀는 그와의 관계가 회복된다면 자신에 대한 비난이 줄어들지 않을까 내심 기대했다. 그가 그녀의 체중에 대해서 지나치게 공격했기 때문에 심할 정도의 다이어트와 격렬한 운동 프로그램을 시작하게 되었다. 그녀는 고등학교 졸업 이후 가장 낮은 체중에 도달하는 데 성공했지만 그는 결코 그녀가 한 수고에 대해서 또한 더 나아진 외모에 대해서 단 한마디도 칭찬을 하지 않았다. 오히려 이후에는 머리 모양이나 그녀가 입는 옷에 대해서 흠을 잡기 시작했다. 그녀는 머리 모양과 옷 입는 스타일과 화장법에 대해서 전문가들에게 조언을 구하기 시작했다. 그녀는 달라진 자신의 외모에 대해서 만족스럽게 생각했지만 그는 그런 그녀에게 눈길 한 번 주지 않았다.

취미 공유하기

준은 자신이 관심을 가지고 있는 독서, 음악, 미술 작품 감상, 자선 활동 등에 대해 남편은 전혀 흥미를 느끼지 못한다는 것을 알게 되었다. 남편은 주정부나 연방정부와 관련된 정치적인 활동에는 엄청난 관심을 보였다. 그러나 그가 가진 정치적인 철학이나 관점은 그녀와 정반대였다. 그래서 결혼 생활에서 그와 공유할 수 있는 것으로 운동을 비롯한 여가 활동을 선택했다. 그녀는 그와 같이 여가 시간을 보낼 수 있다면 더욱 친밀해지게 될 거라고 생각했다. 데니스는 아프리카에서 사냥을 하거나 스포츠카를 모는 것을 좋아했고 운동 중에는 골프와 테니스를 좋아했다. 비록 그녀는 운동신경이 좋지 않았지만 골프와 테니스를 시작해 보기로 했다. 그녀는 우선 골프 같은 스포츠에 관한 책을 구해서 읽었고, 전문적인 코치를 고용해 매일 레슨을 받고 연습을 하고 또 했다. 수년에 걸쳐서 연습을 한 이후 그녀 스스로 놀랄 정도로 어느새 운동을 즐기기 시작했고, 실제로 뛰어난 선수가 되어 있었다. 처음에 데니스는 그녀를 무시했고 그녀가 하는 모든 연습들은 시간 낭비일 뿐이라고 비난했다. 그러나 시간이 지나자 그녀는 데니스와 함께 골프를 치는 모든 파트너의 부인 중에서 가장 잘 치는 사람이 되어 있었다. 경쟁심이 많고 뛰어난 운동선수였던 데니스는 부부 동반 골프에서 상대 부부를 이기는 재미에 푹 빠지게 되었다. 그러나 그녀가 작은 실수라도 하는 날에는 그녀에게 화를 냈고 공개적으로 망신을 주기도 했다. 테니스에서는 그녀가 오히려 그를 앞서기 시작했다. 한번은 3세트 테니스 경기를 하던 중에 준이 데니스를 이기게 되었다. 데니스는 이런 그녀의 발전을 기뻐하기보다는 라켓을 집어던지고 화를 내며 경기장을 벗어났고 다시는 그녀와 테니스 경기를 하지 않았다.

소통하기

둘째 딸이 태어난 이후에 준은 자신이 결혼 생활에서 행복감을 느끼지 못하고 있다는 사실을 남편에게 고백했다.

준: 우리의 결혼 생활을 점검해 볼 겸 해서 부부치료를 받아 보았으면 하는데 당신의 생각은 어때요?

데니스: 정말 웃기는 말을 하고 있군. 내가 아는 정신과 의사들은 모두 머저리가 아니면 반쯤 미친 작자들이야. 그들 대부분은 유대인이나 공산주의자라고. 도대체 나한테 무슨 문제가 있다는 거야? 나를 미친 사람 취급하다니 정말 웃기는군.

준: 내가 말하고 싶은 것은 우리의 관계에서 어떤 문제가 있는가 하는 점이에요. 그리고 어떤 문제 때문에 내가 행복하지 않은지 알고 싶기도 하고요. 우리의 문제를 어떻게 고쳐 나갈지 이야기해 보는 것도 좋을 것 같아요.

데니스: 우리 사이에는 아무 문제가 없다고. 당신이 불행하다면 당신에게 문제가 있는 거야. 당신이 문제가 무엇인지 나에게 묻는다면 대답해 줄 수 있어. 당신에겐 시간이 너무 많이 남아돈다는 거야. 당신은 할 일이 없지. 그게 당신의 진정한 문제야.

준은 남편이 육아에 대한 그녀의 헌신이나 가정을 돌보는 일에 대해 무시하는 말을 할 때에도 더 이상 방어적으로 회피하지 않고 다시 그에게 되물었다.

준: 우리 결혼에 대해서 내가 어떻게 생각하는지 당신은 아무 관심이 없죠?

데니스: 그건 사실이 아니야. 당신의 쓸데없는 잔소리를 듣느라고 낭비할 시간이 나에게는 없어. 난 사업을 하는 것만 해도 너무 바빠. 당신에게 문제가 있으면 당신이 해결하라고. 당신이 행복하지 않으면 당신을 행복하게 만들 무언가를 찾아보라고. 내가 전에 말한 것처럼 우리에게 문제는 없어. 이것에 대해서는 더 이상 말하고 싶지 않아.

준이 드디어 현실을 직면하다

결혼한 지 15년이 지난 시점에서 준은 마침내 결혼 생활과 남편 데니스에 관한 다음과 같은 진실을 받아들이기로 했다.

- 데니스는 아내나 아이들과 의미 있는 감정적인 교류를 거의 하지 않았다.
- 준의 결혼 생활은 불행했다.
- 남편과의 관계를 회복시키려는 준의 모든 노력은 결국 수포로 돌아갔다.
- 데니스는 결혼 생활에서 생기는 문제들을 풀어 나가고 개선하려는 그 어떤 노력도 하지 않았다.
- 준은 이제 데니스를 더 이상 사랑하지도, 신뢰하지도, 존경하지도 않는다.

결혼 후 두 번째로 그녀는 그녀의 결혼 생활에 대한 문제를 자신의 아버지에게 털어놓았다. 그것은 주로 결혼 생활을 통해 알게 된 남편의 성격과 인격에 관한 것이었다. 그녀는 자신이 말을 했을 때 아버지가 그 문제를 받아들이는 방식에 대해서 깜짝 놀라게 되었다.

갤러거: 얘야, 네가 말한 것을 들었을 때 속이 뒤집힐 정도로 화가 나긴 했지만, 놀랄 만한 일은 아니란다. 실제로 나는 네 남편에 대한 진실을 말할 수 있는 기회를 기다리고 있었다. 그리어 씨와 나도 데니스에게 결려들었고, 그가 우리 사업에 끼친 손해들을 바로잡는 일을 지금 하고 있단다.

준: 그게 무슨 말이에요? 그가 사업에서 많은 돈을 벌고 있는 게 아닌가요?

갤러거: 처음에는 그가 성실하게 일하고 믿을 만한 사람인 줄 알았단다. 특히 그가 회사에 들어온 초기에는 비슷한 규모의 회사들을 합병하면서 사업을 확장시킬 많은 기회들을 잘 살렸던 것이 사실이야. 데니스는 빠르게 성장했던 이 시기에 마케팅 전략을 짜고, 매매를 결정하고, 회사를 외부에 홍보하는 데 뛰어난 재능을 보였지. 그러나 점점 더 책임이 커지고 권한이 생기면서 그는 회사의 재정을 다루는 데 있어 무모해져 갔단다. 지금 우리가 알게 된 것은 그가 자신의 책임하에 있는 많은 회사들의 수익과 생산성을 과장해서 보고해 왔다는 거야. 더 나쁜 것은 그가 '더 혁신적이고 진보적'

> 이라고 말하는 회계 방식을 사용해 왔는데, 우리가 볼 때는 명백한 불법이라는 점이지. 우리는 먼저 대형 회계법인에 의뢰해서 회사 전체에 대한 회계 감사를 실시했단다. 그리고 데니스가 책임지고 있는 회사들에 대해 회계사들이 제기한 의문점을 밝혀내기 위해서 또 다른 전문가들과 접촉해서 그 회사들에 관해 더욱 집중적으로 살펴보도록 했단다.

준이 기억하는 첫 번째 회계 감사의 중요한 결과들은 아래와 같다.

- 갤러거 씨 소유의 회사들 중에서 데니스의 영향력이 미치는 회사가 모두 14개인데, 과거 10년 동안의 수익을 5억 달러 이상 과장해서 보고한 것으로 나타났다.
- 다양한 편법적 회계 방식을 통해 수익을 과장하고, 손실은 감춘 것으로 나타났다.
- 갤러거 씨와 그리어 씨에게 보고되지 않는 데니스 소유의 유령회사들이 운영되어 왔다. 이런 회사들은 기껏해야 불법적이고 사적인 금융 거래를 하는 수단에 불과했으며 건설 계약 시나 다양한 형태의 거래가 이루어질 때 뇌물을 받는 통로로 이용되었다.

갤러거 씨는 자신이 소유한 회사 중에서 데니스에게 운영권이 위임된 회사 위주로 두 번째 회계 감사가 이루어지게 했는데 이때 데니스가 불같이 화를 냈다는 이야기를 그녀에게 전해 주었다. 그는 두 명의 변호사를 고용했으며 '마녀사냥 식으로 자신의 평판을 더럽히는 행동을 한다면' 갤러거 씨 소유의 회사 측에 소송을 하겠다고 협박을 했다. 두 번째 감사를 담당한 사람들은 회사에서 근무하는 사람들을 통해 데니스가 무능력한 직장 상사였으며 나쁜 리더라는 의견을 들을 수 있었다. 자기애성 성격장애를 가진 리더나 직장 상사의 인격적 특성들이 〈표 5-2〉에 요약되어 있다. 이런 특징들의 대부분이 데니스의 경우에도 볼 수 있는 것이었다.

표 5-2 직장 상사에게서 볼 수 있는 20가지 자기애적 특징들

1. 그들은 직원을 생산성이나 능력보다는 직장 상사인 자신에게 얼마나 충성하는가로 평가한다.
2. 그들은 사업을 비롯한 거의 모든 분야에 대한 자신의 지식을 과장해서 이야기한다.
3. 그들은 자신을 도와준 다른 사람에 대해서 절대 감사를 표현하지 않는다.
4. 그들은 다른 사람의 성취를 가로챈다.
5. 그들은 주변의 동료나 능력 있는 직원에게 경쟁심을 느끼고 위협을 받는다.
6. 그들은 자신들이 전혀 알지 못하는 분야의 전문가인 부하직원들을 세세하게 관리한다.
7. 그들은 현재 자료가 부족하고 적절한 이해도가 떨어지는 경우에도 작은 문제를 포함해서 무조건 자신이 결정하려고 한다.
8. 그들은 조직 내에서 자신들이 거둔 성공에 대해서 과도하게 자랑한다.
9. 그들은 자신의 실수를 절대로 받아들이지 않는다.
10. 그들은 자신들이 실수를 했을 때에도 다른 사람을 비난한다.
11. 그들은 자신과는 상관없는 독자적인 결정을 하거나 자신들이 내린 사업적 판단에 대해서 의문을 표하는 부하직원들을 믿지 않고 비난하다가 결국은 해고하게 된다.
12. 그들은 자신들을 항상 칭찬하고 절대 싫은 소리를 하지 않는 '내부자'들을 가지게 된다.
13. 그들은 부하직원이나 자신을 뛰어넘을 수 있는 가능성이 있는 사람들의 멘터 역할을 하지 않으려고 한다.
14. 그들은 장기적이고 안정적인 기반 위에서 일을 추진하지 않고 빠른 효과가 나타나는 방식으로만 움직인다.
15. 그들은 개인적인 이익을 위해 공적인 재산을 유용한다.
16. 그들은 같은 분야나 비슷한 업종에 종사하는 경쟁자들의 성취를 비난하고 과소평가한다.
17. 그들은 어떤 분야에 대한 자신들의 한계를 알지 못하고 중요한 기회를 날려 버린다.
18. 그들은 눈앞에서는 자신의 상관을 칭찬하고 존경하는 듯한 모습을 보여 주지만, 뒤에서는 상관을 공격하고 비난하며 경시한다.
19. 그들은 자신들을 향한 건설적인 비판을 받아들이지 못하고, 방어적인 태도를 취하며 분노를 표출한다.
20. 그들은 조직에서 중요한 점이나 필요성에 따라서 움직이는 것이 아니라 자신의 야망에 따라 움직인다.

갤러거 씨는 준에게 그와 그리어 씨가 데니스에게 해고 통보를 했다는 것을 알려 주었다. 데니스는 해고 통보를 받은 직후에 경쟁사에게 가서 자신을 중역으로 고용해 준다면 중요하고 큰 계약 건을 빼돌리겠다고 제안했다. 그러나 그가 정작 알지 못했던 것은 경쟁사의 경영자들과 갤러거 씨와 그리어 씨가 서로 오랫동안 존경하고 신뢰하는 관계였다는 것이다. 그들은 데니스 스미드를 믿지 않았으며 또한 오랫동안 그의 무능력한 회사 경영으로 인해 이익을 보고 있었던 것이다. 마침내 데니스는 적절한 보상금을 받고 계약을 종료하는 데 동의했다. 갤러거 씨와 그리어 씨는 데니스의 요구를 받아들여 그가 근무하는 동안 불법행위로 얻은 재산에 대해 기소하거나 환수하지 않기로 했다.

준은 그녀의 아버지에게 데니스가 더 이상 신뢰할 만할 사람이 아니며, 의존적이고, 가정생활에 있어서도 어떤 일도 하지 않는 사람임을 고백했다. 그녀는 자신의 남편을 기쁘게 하려는 모든 시도들을 중단했고, 그들의 결혼 생활의 문제 때문에 자책하는 것을 오래전에 멈추었다고 말했다. 갤러거 씨는 그녀의 입장을 이해할 수 있으며 이혼을 결정하더라도 이를 지지하겠다는 말을 했다. 그는 또한 믿을 수 없고 탐욕스러운 데니스로부터 그녀가 가진 막대한 자산을 지킬 수 있도록 변호사를 선임하라고 조언해 주었다.

이혼

데니스의 요구사항

준이 변호사를 고용하기도 전에, 데니스 스미드는 이혼 서류를 준비하고 있었고 그들이 사는 집에서 바로 짐을 싸서 나오게 되었다. 그는 자신이 그러한 조치를 취할 것임을 알리기 위해 그 어떤 사전 경고도 하지 않았고, 그녀가 이혼 소송을 준비함에 따라 그녀와는 단 한마디도 하지 않고 오직 변호사를 통해서만 자신의 의사를 전했다. 준은 데니스가 시카고에서 의뢰인의 이익을 위해서라면 어떤 것도 마다하지 않기로 악명이 높은 변호사를 선임했다는 사실을 알게 되었다. 데니스는 그녀를 고소했는데 그 내용은 그녀가 그를 감정적으로 지지해 주지 않았고 성적인 관계마저도 회피하는 '정신적 잔혹함'으로 자신을 괴롭혔다는 것이었다. 그는 소송에서 준이 갤러거 씨, 그리어 씨와 자기 사이에 끼어들어 관계를 악화시켰다고 주장했으며, 회사 내에서 자신의 평판을 나쁘게 만들어 사직하게 만들었다는 이유로 수백만 달러의 보상금을 요구했다. 그는 또한 결혼한

지 일 년 만에 준의 부동산 자산에서 수익이 급증했다고 주장하면서 이것도 자신의 재정적인 조언과 특별한 기여가 있었기 때문이라고 말하고 이에 대한 비용을 지불해 줄 것을 요구했다. 그러나 실제로 준의 부동산은 대형 투자 신탁 회사에 의해서 운용되고 있었고, 그녀의 신탁이나 개인적인 펀드 관리에 그는 그 어떤 기여도 한 적이 없었다. 데니스가 주장했던 내용 중에서 그녀를 가장 당황하게 만든 것은 '그녀가 아이를 방치하며 양육자로서 자격이 없는 사람'이라는 말이었다. 이를 근거로 그는 자신이 단독으로 아이들의 양육을 책임지겠다고 했다. 그는 부인이 청소년기에 지나친 수줍음과 남들 앞에 잘 나서지 못하는 문제를 치료하기 위해 소아정신과에서 치료받은 것을 근거로 준에게 '뿌리 깊은 심리적 문제'가 있다고 주장했다. 준은 이혼 소송을 진행하면서 자신의 아이를 데니스에게 빼앗길지도 모른다는 생각이 들면서 공황 상태에 빠졌다. 그 순간 그녀가 깨닫게 된 것은 자신이 남편을 아주 오랫동안 두려워하고 있었고, 그가 앞으로 무슨 짓을 할지 알 수 없다는 것이었다.

준이 주도권을 가지다

이혼 소장을 본 이후 준은 아버지가 추천한 변호사인 프레더릭 루미스를 만났다.

준: 나는 당신이 데니스가 이혼 소송을 할 때 요구한 돈을 주지 않고 끝까지 싸우도록 설득하고 싶어 한다는 것을 알아요. 하지만 난 양육권을 얻기 위해 그 돈을 주려고 해요.

루미스: 부인, 그건 그렇게 간단한 문제가 아니에요. 나는 당신이 남편이 고용한 변호사가 어떻게 일 처리를 하는지 잘 알고 있어요. 그는 위험한 사람입니다. 먼저 질문 하나만 해 볼게요. 당신은 정말 데니스가 당신이 키우고 있는 자녀들의 양육권을 획득하는 데 관심이 있을 거라고 생각을 하나요? 아니면 당신에게서 돈을 더 많이 받아 내기 위한 전략이라고 생각하나요?

준: 데니스는 아이들과 시간을 보낸 적이 거의 없어요. 전혀 관심도 없었어요. 그는 학교에서 아이들이 발표를 할 때나 선생님과 상담을 할 때, 혹은 아이들의 생일 파티 때에도 단 한 번도 선물을 준 적이 없었어요. 심지어 몇 달 동안 출장을 다녀와서도 아이들에 대해서는 단 한마디도 물어보지 않았으니까요. 그는 아이들을 돌보기 위해 어떤 수고도 한 적이 없어요. 그는 휴가를 같이 간 적도 없고, 집에서도 가족을 위해 시간을 낸 적이 없어요.

루미스: 내 질문에 좋은 답이 되었네요. 그는 당신의 돈을 노리기 위해 아이들을 이용하고 있는 거군요. 당신이 양육권을 얻기 위해 모든 것을 내놓을 것 같다는 생각이 들면 그 변호사는 기꺼이 그렇게 만들 겁니다. 그들의 요구에는 끝이 없죠.

준: 나에게 중요한 것은 돈이 아니라 아이들이라고요. 그 사람으로부터 아이들을 지켜 내야 해요.

루미스: 당신이 만약에 아이와 당신 자신을 지키고 싶다면 내 말을 들어야 해요. 내가 먼저 알고 싶은 것은 데니스의 사생활과 집 밖에서의 행동들입니다. 내 경험상 그와 같은 사람들은 자신에게 문제가 있다고 생각하지 않는 이상 제 발로 걸어 나가지 않거든요.

아버지의 강권에 못 이겨 준은 루미스의 제안에 동의했다. 루미스의 제안은 사설탐정을 고용해서 데니스에 대한 뒷조사를 하자는 것이었다. 루미스는 15년간의 신용카드 내역과 10년간 그가 사용했던 전화의 내역(모든 것은 갤러거 회사 소유였으며, 전화비도 회사에서 지불되었다), 은행 계좌, 개인적 투자 내역, 부동산 소유 내역 등 모든 관련 자료를 확보했다. 그 결과는 충격적인 것이었다. 데니스는 결혼한 후 첫해에 이미 외도를 하고 있었다. 또한 그는 회사의 내규를 깨면서까지 자신의 권한 아래에 있는 여직원들과 성적인 관계를 가졌다. 그들 중 한 명은 워싱턴에서 일하는 로비스트였는데 데니스와의 외도로 생긴 2명의 자녀까지 있었다. 하지만 이후에도 그는 계속해서 외도를 했다. 그는 또한 엄청난 돈을 착복했는데 그 액수는 그의 높은 연봉을 감안하더라도 도저히 모을 수 없는 수준이었다. 루미스 팀은 그가 갤러거 씨 소유의 회사 내부에서 전부터 의심을 받았던 부분도 조사했다. 그들은 데니스가 회사에서 일어나는 거래 중에 불법적인 방법을 통해 뇌물을 받았으며 온갖 부정을 저질러 왔음을 밝혀냈다.

루미스가 외도, 불법적인 거래 내역, 부당한 사유재산의 축적에 대한 증거들을 데니스에게 들이밀자 그는 격분했다. 그는 준에게 바로 기습적으로 찾아가서 협박을 했다. 루미스는 준에게 자신을 통해서만 데니스와 연락하라고 당부했지만 그녀는 데니스와 직접 만나 대화했다. 내용은 아래에 나와 있다.

데니스: 당신은 무슨 짓을 하는 거요? 당신 아이들의 아버지인 나를 파멸시켜서 얻고자 하는 게 뭐요? 나를 고소하면 내가 그 애들에게 무슨 짓을 할지 알기나 해? 어차피 나는 상관이 없지만 당신의 아이들을 이 난장판에 끌어들이게 되는 것을 내 두 눈으로 똑똑히 보겠군. 자기들이 알지도 못하는 형제들을 만나면 그 애들이 기분이 어떨지 상상이나 할 수 있겠어? 당신은 이렇게 되면 어떨지 알 나이 정도는 이미 된 것 같은데. 어차피 당신이 심약한 것은 잘 알고 있으니까 마음을 돌이키지 않는다면 끝까지 가 볼 생각이야. 잘 생각해 보라고.

준: 데니스, 나와 아이들은 당신이 생각하는 것처럼 약하지 않아요. 내가 알게 된 당신의 진실을 가지고 끝까지 싸우겠어요. 알아보니 그 모든 증거들이 상당하더라고요. 내가 가진 것들을 이혼 소송 중에 공개하게 되면 당신은 탈세와 협박으로 처벌받을 것이 뻔한데, 그건 두렵지 않은가 보죠? 내 집에서 당장 나가요. 그렇지 않으면 경찰과 아버지를 부르겠어요.

수 주 후에 데니스는 이혼 소송에 대한 그의 입장을 바꾸었으며, 6개월 후에 그녀는 자신의 아이들에 대한 완전한 양육권을 가지게 되었다. 더 이상의 금전적인 거래는 없었다.

데니스 스미드 국회로 진출하다

선거운동

데니스 스미드는 오래전부터 주정부 및 연방정부의 정책에 관여해 왔었다. 회사를 떠날 무렵, 그는 자신이 속한 정당 관계자들로부터 상대 정당에 속해 있는 현 하원의원의 경쟁 후보로서 선거에 출마하라는 제안을 받았다. 데니스는 능력 있고 뛰어난 선거 전략가로서 곧바로 인정을 받았다. 그는 잘생긴 외모를 가졌을 뿐 아니라 연설에도 능했다. 그리고 연설 중에 청중들을 이해하고 이를 통해 그들을 자신의 편으로 끌어들이는 데 천부적인 재능을 보였다. 그는 오랫동안 회사 재정에서 지출된 기부금으로 많은 정치 단체들에 대한 영향력을 쌓아왔다. 그는 사람들에게 자신이 이루어 온 사업적 성취에 대해 자랑하는 것을 좋아했으며, 무엇보다 자신이 국회의원이 되면 무엇을 할 수 있는가에 대해서 사람들로 하여금 큰 기대를 가지게 하는 것 또한 즐기게 되었다. 선거운동을 치르는 동안 그가 했던 연설은 다음과 같다.

데니스: 우선 나는 여러분들이 살기 힘들다는 말을 할 때 그것이 어떤 의미를 가지고 있는지 알고 있습니다. 일자리를 얻지 못하고, 당신의 자녀들을 먹일 음식이 식탁에 없다는 것이죠. 나는 가난한 대가족에서 자랐으며 척박하고 오래된 농장을 일구면서 살아왔습니다. 그래서 여러분들이 원하는 것을 얻기 위해 얼마나 열심히 일해야 하는지 알고 있습니다. 나는 고등학교 때 우리 가족이 먹을 음식을 구하기 위해 세 군데의 직장에서 일을 해야만 했습니다. 부유한 집에서 태어나 명문 사립학교를 다닌 현 의원과는 달리 내 손에는 아무것도 쥐어져 있지 않았습니다. 나는 돈의 소중함을 너무나 잘 알고 있습니다. 야구 선수로서 주립학교에서 장학금을 받았고, 그것을 통해 가족 중에서 처음으로 대학에 진학하게 되었습니다. 강력하고 든든한 재정지원을 통해 장학금을 늘려 열심히 일하고 공부하는 학생들에게 혜택을

주는 것, 이것이야말로 진정으로 세금을 제대로 쓰는 방법 아닌가요? 하지만 나는 노력하지 않고 빈둥거리며 지내는 아이들에게는 세금을 써서 지원할 생각이 없습니다. 나는 거대한 회사에서 무슨 일들이 일어나는지 너무나 잘 알고 있습니다. 나는 제조업 회사를 경영하는 데 잔뼈가 굵은 사람으로서 수많은 이익을 창출한 바가 있으며, 바로 이 지역에서 수천 명의 고용을 창출했습니다. 나는 회사에서 일하며 돈을 버는 데 전문가이지만 나의 적수는 도대체 의회에서 일하는 것 이외에 도대체 할 수 있는 것이 무엇일까요? 그가 정부에서 받은 돈이 바로 여러분의 세금이란 말입니다. 그는 진짜 세상이 어떤지 잘 모릅니다. 그는 직장에서 일한 적이 없고 해고당한다는 얼마나 고통스러운 것인지 잘 모릅니다. 나는 평생을 일해 왔지만 해고도 당해 봤습니다. 나는 배고픔도 알고 있으며 돈 한 푼 나올 데가 없어 막막한 기분을 너무나 잘 이해합니다. 나는 여러분이 이 배고픔과 해고의 두려움에서 벗어나서 더 나은 삶을 살도록 더욱 열심히 일할 것입니다.

상대방을 부당하게 다루면서도 이를 두려워하지 않는 사람들이 그러하듯이, 데니스는 어떻게 하면 사람들이 그를 좋아하고 믿게 만들 수 있는지, 그리고 그의 정책을 지지하게 할 수 있는지 너무나 잘 알고 있는 사람이었다. 그는 현 하원의원을 큰 표 차이로 누르고 승리했다.

데니스 스미드, 하원의원이 되다

데니스는 당선되기 전부터 이미 워싱턴의 많은 정치인들과 관계를 맺고 있었다. 그가 있었던 회사에서는 큰 정부 계약을 따내기 위해 상원의원들을 비롯한 여러 정치인들에게 많은 로비를 했었다. 그중에서도 정책 결정을 하는 사람들에게 회사 비용을 후하게 쓰면서 접대를 했다. 20년 전에 준을 대했던 것처럼, 그는 원하는 것을 얻기 위해 국회의원들에게 최상의 접대를 했다. 결국 데니스는 모든 방면에서 가장 인정받는 정치인이 되었다. 이를 바탕으로 그는 자신에게 더 큰 힘과 영향력을 줄 수 있는 위원회의 일원으로 지명될 수 있었다. 그는 선거구 지역민들의 인심을 얻는 데 성공했고 출마 지역의 정치적 지도자들과도 돈독한 관계를 유지했다. 그는 그의 이미지를 돋보이게 하기 위해 언론을 이용하는 능력에 있어서는 타의 추종을 불허했다. 평소에도 선거운동을 하는 것을 잊지 않았으며, 매 2년마다 치러지는 선거에서 큰 표 차이로 승리를 했다.

그의 영향력과 힘은 점점 더 커져 갔다. 그는 사람들이 자신을 '타인에게 봉사하기 위해 재정적 · 개인적인 헌신을 한 인물'로 여기게 만들었다. 그는 그의 아들인 마틴에게 이렇게 말한 적이 있었다. "나는 기업의 최고 경영자로서 엄청난 돈을 아주 쉽게 벌 수 있었지. 그러나 나는 그 모든 것을 포기하고 더 많은 사람들을 돕기 위해 정치인이 되었단다." 그러나 실제로 그 어떤 경영자도 그만큼 돈을 많이 모은 사람은 없었다. 하원의원이 되고 나서 오랜 시간이 지난 후에, 그가 속한 지역의 신문 기자가 그의 재산 내역과 재정 상태에 관해서 연재 기사를 싣기 시작했다. 데니스가 출마한 지역의 유권자들은 신문 기사를 통해 일리노이의 가난한 농장에서 출발했던 그가 그 주에서 가장 큰 부자가 된 것에 큰 충격을 받았다. 재산의 상당 부분은 백지신탁에 의해 운용되었지만, 나머지 부분들은 그가 속한 위원회에서 얻은 정보를 통해 그가 직접적으로 영향력을 미칠 수 있게 된 분야에 투자되었다. 지역 신문 기자는 또한 그가 정부 자금으로 자신의 업무와 관계가 없는 최고급 리조트에서 외유를 했음을 밝혀냈다. 또한 그가 복잡한 여성 편력을 지녔으며 자신의 여성 보좌관들과의 관계를 정리하기 위해 여러 차례에 걸쳐 비정상적인 방법으로 합의를 해 왔음을 알아냈다. 그러나 데니스는 그의 불법적인 재정관리나 무분별한 성적 문제들에 대해서 결코 기소되지 않았으며, 다음 선거에서는 더 큰 차이로 승리했다.

하원의원 데니스 스미드에 대한 DSM 진단

데니스 스미드에 관한 나의 첫 번째 자료들은 그의 아들인 마틴 스미드를 치료하면서 얻게 된 병력적 사실로부터 얻은 것이었다. 마틴은 목회자였는데, 그의 교구민들과의 성적인 문제로 인해 나에게 의뢰되어 치료받던 중이었다(6장 참조). 나는 마틴이 그의 아버지와의 관계를 설명하기 위해 말한 내용을 고려할 때 데니스 스미드가 자기애성 성격장애를 갖고 있을지도 모른다는 생각이 들었다. 데니스 스미드의 행동에서 나타나는 주요 특징은 자신의 중요성에 대한 과도한 인식, 자기의 어린 자식에게까지 요구하는 끝없는 존경, 그의 아내와 자녀들에 대한 냉담함, 자신의 성취에 대한 과장, 아내와 장인에 대한 기만 같은 것들이었다. 마틴 스미드에 대한 치료를 위해 그의 아버지인 데니스 스미드를 네 차례 면담했는데, 이 과정에서 데니스가 자기애성 성격장애를 갖고 있음을 좀 더 명확히 확신하게 되었다. 데니스 스미드는 아내와 아이들을 실제적으로 버렸다는 사실을 비롯한 자신의 과오를 인정하지 않으려 했다. 또한 아들의 심리적 문제들에 대한 자신의 책임을 회피했다. 그 내용은 다음과 같다.

데니스: 아이들이 가진 모든 정신과적인 문제가 부모 때문이라는 견해를 나는 받아들이지 않소. 마틴이 자랄 때 나는 미친 듯이 일을 했지요. 내가 그렇게 일하지 않았더라면 갤러거 집안은 일찌감치 파산하고 말았을 거요. 의사 양반, 내가 그 회사를 경영할 때 지나치게 열심히 일했다는 이유로 사과하고 싶지는 않소. 마틴은 정말 많은 것을 누린 것 같지 않소? 그게 다 내가 해 준 것이라오. 마틴에게 어떤 문제가 있다고 해도 그건 모두 그 녀석 자신의 책임이오. 나는 하원의원으로서 제3세계를 많이 다녔는데 그곳은 먹는 것은 물론이고 교육이나 의료 혜택을 전혀 받을 수 없었단 말이오. 이 모든 혜택을 받고서도 나를 욕한다면 내가 무슨 말을 할 수 있겠소?

준 스미드를 통해 얻은 추가적 병력 청취에서 알게 된 데니스의 특성은 자기애성 성격장애로 진단할 수 있는 수준이었다. 자기만을 위하는 행동, 아내와 장인에 대한 기만, 힘과 권력을 가진 사람에 대한 집요한 집착, 자신의 성취에 대한 과도한 스스로의 평가, 다른 사람에 대한 비하, 특별한 대접을 받아야 한다는 권위의식 등은 모두 자기애성 성격장애를 가진 사람들의 일반적 특징이다. DSM-IV-TR의 자기애성 성격장애 진단 기준은 〈표 5-3〉에 요약되어 있다. 〈표 5-4〉에는 데니스의 사례에서 나타나는 자기애성 성격장애의 특징들이 요약되어 있다.

표 5-3 자기애성 성격장애의 진단 기준(DSM-IV-TR에서 약간 수정됨)

과장성(공상에서나 행동에서), 칭찬에 대한 욕구, 감정이입의 결여 등의 광범위한 양상이 성인기 초기에 시작되어 다양한 상황에서 나타나며 다음 중 5개 이상의 항목을 충족시킨다.

1. 자신의 중요성에 대한 과장된 시각을 갖고 있다. (예: 자신의 성취나 재능을 과장함. 별다른 성취를 거두지 못했으면서도 최고의 인정을 받고자 함.)
2. 끝이 없는 성공에 대한 공상과 권력, 탁월한 아름다움, 또는 이상적인 사랑에 대한 공상에 사로잡힌다.
3. 자신이 특별하고 독특하다고 믿고, 특별한 사람이나 상류층 사람들만이 자신을 이해할 수 있고 그런 사람들(혹은 기관)하고만 어울려야 한다고 믿는다.
4. 과도한 찬사를 요구한다.
5. 특권 의식을 가진다. 예를 들어 특별대우를 받을 만한 이유가 없는데도 특별대우나 복종을 바라는 불합리한 기대감을 가진다.
6. 대인관계에서 기만적인 모습을 보인다. 예를 들어 자기 자신의 목적을 달성하기 위해 타인들을 이용한다.
7. 감정이입 능력이 결여되어 있다. 타인들의 감정이나 요구를 인정하거나 확인하려 들지 않는다.
8. 자주 타인들을 질투하거나 타인들이 자신에 대해 질투하고 있다고 믿는다.
9. 거만하고 방자한 행동이나 태도를 보인다.

출처: American Psychiatric Association: *Diagnostic and Statistical Manual of Mental Disorders*, 4th Edition, Text Revision. Washington, DC, American Psychiatric Association, 2000, p. 717. 허락하에 사용함.

표 5-4 데니스 스미드의 사례를 통해 살펴본 자기애성 성격장애 치료의 주요 원칙

병력적 사실	주요 원칙	해석
데니스 스미드는 어렸을 때 감정적 지지나 관심을 거의 받지 못했다.	자기애성 성격장애를 가진 사람들 중 상당수는 어린 시절에 부모에 의해 방치된 경험이 있다.	데니스 스미드의 낮은 자존감의 원인은 부모의 방치로 인한 것일 수도 있다.
데니스 스미드는 자신을 신뢰해 준 사람이나 경력에 도움을 준 사람(그의 부인, 갤러거 씨, 그리어 씨를 포함해서)에게 감사하는 마음이 없었다.	자기애성 성격장애를 가진 사람들은 자신이 특별한 관심을 받을 당연한 권리가 있다고 생각한다.	데니스 스미드는 자신에게 다른 사람의 도움이 필요하다는 사실을 받아들이기에는 정서적으로 너무 취약했다.
데니스 스미드는 학업, 사업, 사생활에 있어서 자신의 성취를 너무나 과장했다.	자기애성 성격장애를 가진 사람들은 자신의 능력이나 성공을 과도하게 부풀린다.	어떤 개인적인 성취도 손상된 자존감을 회복하기에는 역부족이었다.
데니스 스미드는 준 갤러거와 그녀의 가족들이 가진 재산에 매료되었다.	자기애성 성격장애를 가진 사람들은 힘과 권력을 가진 사람 주변에 있으려고 한다.	데니스 스미드는 준과 결혼하면서 사회적 위치에 대한 뿌리 깊은 불안감과 경제적인 무능력함을 상쇄하려 했다.
데니스 스미드는 준과 사귈 때 매우 정중하고 배려심 깊게 대했다.	자기애성 성격장애가 있는 사람은 인간관계를 통해 이익을 얻기 위해 최선을 다한다.	데니스 스미드는 준을 대할 때 인격적 존재가 아니라 자신의 야망을 만족시킬 수단으로 간주했다.
준은 순수하고, 경험이 없으며, 다른 사람을 잘 믿는 젊은 여자였다.	자기애성 성격장애가 있는 사람들은 자신에게 성공을 가져다줄 취약한 사람들을 찾아다니다가 착취한다.	준이 가진 엄청난 부와 순진함은 데니스 스미드에게는 매력적인 먹잇감이 되었다.
데니스 스미드는 직장에서 그리어 씨와 갤러거 씨에게는 존경을 표현하면서 존중하는 듯했지만 다른 직원들을 무시하며 함부로 대했다.	자기애성 성격장애가 있는 사람들은 다른 사람을 자신의 야망과 목표를 이루는 데 필요한 수단으로만 취급한다.	무의식적인 수준에서 데니스 스미드는 자신의 가치를 알지 못했고, 이로 인해 다른 사람들과 인격적인 관계를 맺지 못했고 친밀감을 형성할 수 없었다.
데니스 스미드는 다른 사람들의 성취를 착취하고 자기 것으로 만들었다.	자기애성 성격장애가 있는 사람들은 다른 사람을 질투하고 자신의 능력이나 부를 그들에게 빼앗겼다고 생각한다.	데니스 스미드는 자존감이 매우 낮았고, 그 틈을 다른 사람들이 존경할 만한 부와 소유물로 채우려 했다.
데니스 스미드는 자신의 사업적 결정에 의문을 품거나 거짓된 면을 지적하는 직원은 해고했다.	자기애성 성격장애가 있는 사람들은 자신들의 실수를 지적하는 사람에게 격분하고 자신들의 거짓된 내면을 파헤치는 사람들에게 위협을 느낀다.	데니스 스미드는 윤리적 기준을 너무나 많이 어겼기 때문에 자신의 인격적 결함을 알고 있는 사람들을 비하하고 파멸시키려 했다.

데니스 스미드는 그의 아이들, 아내, 문화생활 혹은 봉사활동 등에 관심이 없었다.	자기애성 성격장애를 가진 사람들에게서는 공감 능력, 타인에 대한 배려, 이해심을 찾아보기 힘들다.	데니스 스미드는 자기 자신에게만 신경을 썼다. 그는 다른 사람들의 인정을 받을 수 있는 행동만 했다.
데니스 스미드는 공식 석상에서 겸손하게 보일 수 있는 방법을 알고 있었다.	자기애성 성격장애가 있는 사람은 공식 석상에서 끝없는 관심과 존경을 요구하는 자신의 모습을 숨기고 다른 모습을 보인다.	깊이 뿌리박힌 불안감과 존경받고자 하는 욕망을 가진 데니스 스미드는 수줍음과 겸손함을 가장하여 자신의 이미지를 포장했다.
데니스 스미드는 아내와 아이들, 회사의 직원들을 끊임없이 착취했지만 스스로가 독립적이며 자립적이라고 생각했다.	자기애성 성격장애가 있는 사람은 자신이 의존적이며 도움을 필요로 하는 약한 면이 있다는 것을 인정하기를 두려워한다.	데니스 스미드는 자신의 의존성을 인정하고 다른 사람의 도움을 받게 되면 자신의 낮은 자존감과 공허감이 자극을 받아 견딜 수 없게 된다고 믿었다.
남편과의 심리적 거리를 좁히려는 준의 모든 시도들은 실패로 돌아갔다.	자기애성 성격장애가 있는 사람들은 항상 다른 사람들을 공격하고 자신의 잘못을 인정하지 않는다.	진실한 소통, 다른 사람의 권리를 인정하는 것, 그리고 자신의 잘못을 받아들이는 것 모두가 자기애성 성격장애가 있는 사람들의 낮은 자존감을 자극해 견딜 수 없게 만든다.
준, 그녀의 아버지, 그리어 씨가 데니스 스미드의 모든 진실을 밝혀내고 그를 비난했을 때, 그는 분노했으며 자신이 횡령한 재산을 끝까지 지키려고 했다.	자기애성 성격장애가 있는 사람들에게는 자신이 거짓말쟁이이며 사기꾼임이 드러나는 것보다 두려운 것이 없다.	데니스 스미드는 친밀함과 진실한 인간관계에는 전혀 신경을 쓰지 않았고, 자신의 위선이 드러났을 때 돈과 물질적 소유에만 집착했다.
데니스 스미드는 자녀들을 이용해서 부인을 협박해 이혼 소송에서 돈을 더 얻어 내려 했다.	자기애성 성격장애를 가진 사람들은 가족이나 친구 등 자기를 아는 사람을 이용해 돈이나 좋은 이미지를 얻으려고 한다.	데니스 스미드는 자신의 부모들이 그랬던 것처럼 자녀와 어떤 감정적인 교류도 하지 않으려고 했다.
데니스 스미드는 아내와의 이혼 소송에서 패했다.	자기애성 성격장애가 있는 사람들은 전에 자신들이 착취하고 이용했던 사람들을 무시했던 것처럼 자신의 적수를 무시한다.	데니스 스미드는 아내와 장인의 정당한 법적 대응에 당황했다.
다른 면에서 봤을 때 데니스 스미드는 성공적인 정치인이 되었다.	자기애성 성격장애가 있는 사람들도 어떤 분야에서는 성공할 수 있다.	데니스 스미드는 영리했으며, 열심히 일하는 사람이었고, 힘에 집착하고, 자신을 존경하는 사람들의 마음을 얻기 위해 최선을 다하는 사람이었다. 이러한 특성들이 그를 정치인으로 성공하게 했다.

자기애성 성격장애의 생물학적 측면

개관

정신분석학에 기초한 뛰어난 임상의들과 이론가들 덕분에 자기애성 성격장애의 심리학적인 측면과 대인관계적인 측면에 관한 다양한 이해가 이루어져 왔다. 그러나 이 질환의 생물학적 측면에 대해서는 알려진 부분이 많지 않다. 실제로 다른 종류의 성격장애에 대한 신경생물학적 연구(가령 뇌의 역할에 관한 연구나 유전학적 · 내분비학적 연구)는 자기애성 성격장애의 경우보다 훨씬 더 많이 이루어져 있다. 이것이 의미하는 것은 아래와 같다.

1. 자기애성 성격장애에서는 스트레스나 심리학적인 측면이 생물학적 측면에 비해서 더 큰 비중을 차지한다.
2. 현재 자기애성 성격장애의 생물학적 측면에 대한 연구는 다른 종류의 성격장애에 비해 상대적으로 부족하다.

비록 위에서 말한 두 가지 설명이 다 맞다고 해도 나는 여전히 자기애성 성격장애의 경우 적절하고도 참신한 생물학적 연구가 많지 않다는 점에 관심을 가지고 있다. 예전부터 정신분열병, 공황장애, 강박성 성격장애, 우울증, 양극성 정동장애 등 다양한 질환들이 심리학적 문제나 경험과 관련된 스트레스로부터 발생한다고 생각되었다. 이런 질환의 생물학적 원인에 대한 연구가 진행되면서 정신과적 치료에 획기적인 변화가 이루어졌다. 아마도 앞으로는 이런 연구들이 자기애성 성격장애와 관련해서도 이루어져 치료에 획기적인 변화가 나타날 것이라고 생각한다. 이 질환을 가진 사람은 가족이나 그 밖의 중요한 관계에 있는 사람들에게 트라우마를 남기며 엄청난 사회적 비용(예: 자기애적 성향 때문에 사업에 실패한 CEO)을 초래한다. 나로서는 여전히 자기애성 성격장애에 대한 생물학적 연구가 많이 진행되지 않는 이유를 이해하기가 힘들다.

역학

자기애성 성격장애는 여자보다 남자에게서 더 많이 나타난다. 일반 인구 중에 약 1% 정도가 이 질환을 갖고 있을 것으로 생각된다. 어떤 연구에 의하면 정신과적 진단을 받은 환자 중 약 10%가 이 질환을 가진 것으로 보고되어 있다. 이 질환을 가진 사람은 우울증, 알코올중독 그리고 반사회적 성격장애처럼 다양한 동반질환을 가지고 있는 것으로 보인다. 우울증 환자 중에서 낮은 자존감을 가진 사람은 이를 숨기기 위한 보상적compensatory 작용으로서 자기애성 성격장애와 관련이 있는 정서적 · 행동적 특성을 나타낼 수도 있다. 자기애성 성격장애를 가진 사람에게는 대인관계와 직업적인 면에서의 실패로 인한 우울증, 알코올의존, 약물남용 같은 정신과적 질환이 흔히 발생할 수 있다. 비록 청소년기에 자기애성 성격장애와 관련된 임상적인 특징을 나타낸다 하더라도 25세 이전에 진단을 내리는 것은 이른 감이 없지 않다. 청소년기와 젊은 시기에는 급속한 심리적 변화가 생길 수 있고, 과대적 사고나 교만함이 시간이 가고 나이가 들어 감에 따라 호전되는 경우가 많기 때문이다.

유전학

자기애성 성격장애에 대한 적절한 유전적 연구는 거의 없다. 이 질환을 치료하는 임상의들 중 대부분은 이 질환이 가족력과 어느 정도 관련이 있다는 말을 하고 싶을 것이다. 그러나 이런 경우라 해도 특정 유전자가 관여하고 있다고 말할 수는 없다. 하원의원 데니스 스미드와 그의 아들 마틴 스미드의 경우처럼 양육 과정에서 부모의 학대와 방임은 다양한 측면에서 자기애성 성격장애와 관련이 있을 것이라고 생각한다. 첫 번째로, 아이가 자라면서 부모의 잘못된 행동을 모델링함으로써 이런 장애를 갖게 될 수 있을 것이다. 두 번째로, 자기애성 성격장애가 있는 부모로 인한 부적절한 양육이나 스트레스가 자존감의 저하를 가져오는데, 많은 정신건강 전문가들은 이것이 자녀의 성격장애를 일으키는 원인이라고 본다. 세 번째로는 유전적인 요인이 밝혀진 질환(예: 우울증)과 같이 자기애성 성격장애도 유전적 요인과 관련이 있을 것이라고 보는 견해도 있다. 주의 깊게 설계된 쌍생아 연구나 입양아 연구가 있다면 자기애성 성격장애를 이해하는 데 큰 도움을 주었겠지만, 아직까지 시행된 연구는 없다.

부모의 방임에 대한 잘못된 개념

자기애성 성격장애를 가진 사람들은 감정적으로 중요한 양육자(특히 부모)에 의해 어린 시절에 방임된 경우가 많다. 이런 사실을 바탕으로 자기애성 성격장애의 발생과 심리학적 · 경험적인 측면이 연관되어 있다고 말할 수는 있지만, 그것이 전부는 아니다. 생물학적 원인들도 실제로 큰 영향을 미치기 때문이다. 내가 자기애성 성격장애를 가진 사람과 가족을 치료한 임상적 경험으로 미루어 보건대, 생물학적 원인 때문에 자기애성 성격장애가 일어날 가능성이 있으며 그 예도 결코 적다고 할 수 없다. 나는 결과적으로 부모의 방임과 아이가 가지는 뇌의 특성 간의 결합으로 인해 이 질환이 발생한다고 생각한다. 물론 이런 주장을 입증할 논문이나 확증적인 자료를 제시할 수 있는 없으나 절대로 터무니없는 주장이라고 생각하지는 않는다.

정신과적인 장애를 가진 사람들 중에서 가장 흔하게 볼 수 있는 증상은 주요 우울증이다. 주요 우울증을 가진 사람들은 어둡고, 부정적이며, 회의적인 시각으로 세상을 바라본다. 과도한 죄책감, 과거에 대한 수치심, 그들 자신에 대한 비난과 후회로 인해 작은 일들도 견딜 수 없어하며 책임질 수도 없게 된다. 다른 사람들이 자신의 성취에 대해서 칭찬을 한다고 해도 결코 그것을 받아들이거나 그것을 통해서 안정감을 얻게 되지 못한다. 이러한 인지적인 왜곡, 감정적인 왜곡으로 인해 그들은 다른 사람과 긍정적인 교류를 경험하지 못하게 된다. 왓슨 등(Watson et al. 2002)은 자기애성 성격장애와 우울증의 관계에 대한 연구를 발표했다. 그들의 연구에 의하면 자기애성 성격장애에서 보이는 교만함, 자신에 대한 과대평가, 특권의식과 같은 특성들은 주요 우울증과 관련된 낮은 자존감을 보상하려는 일련의 과정일 수도 있다고 생각된다.

정리하자면, 나의 임상 경험을 통해서 보건대, 자기애성 성격장애를 가진 성인의 경우 실제로 감정적으로 박탈을 당했거나 부모에 의해서 방임된 성장 배경을 가진 경우가 많았다. 하지만 그렇지 않고 정상적인 가정에서 충분한 사랑을 받은 경우도 많이 있었다. 그러므로 나는 치료자들이나 그 누구라도 부모의 방임만을 자기애성 성격장애의 원인으로 보고 환자들을 대하지 않기를 바란다. 당신의 환자가 충분히 사랑을 받지 못했기 때문에 자신이 현재의 상태에 이르게 되었다며 부모를 비난한다면 이를 멈추게 하는 것이 낫다. 과거에 정신과 환자를 치료하던 전문가들은 '정신분열병을 일으키는 엄마schizophrenogenic mother'가 있다고 하면서 정신분열병 환자 어머니의 양육 방식을 비난했는데 이는 중대한 실수였다. 똑같은 실수가 자기애성 성격장애를 가진 사람의 부모에게도 저질러질 수 있다. 나의 경험으로 미루어 볼 때 자기애성 성격장애는 양육의 질이나 방식과는 상관이 없는 뇌의 질환이다. 앞으로의 연구가 이에 대한 좀 더 명확한 답을 제시해 줄 수 있으리라 믿는다.

자기애성 성격장애의 정신사회적 측면

자기애성 성격장애를 가진 사람에 대한 심리학적 이해의 대부분은 정신분석적 개념에 기초를 두고 있다. 자기애라는 단어는 고대 그리스 신화의 다음과 같은 이야기에서 비롯된 것이다. 나르키소스Narcissus라는 잘생긴 젊은 남자가 있었는데 샘 속에 비친 자신의 모습에 매혹되고 깊이 빠지게 되었다. 그는 물에 비친 자신의 모습을 끌어안으려고 하다가 물에 빠지게 되었고 이 때문에 죽었다고 전해진다. 지그문트 프로이트Sigmund Freud는 이 신화의 주인공 이름을 자신만을 사랑하는 사람을 지칭하는 심리학적인 용어로 바꾸어 사용하게 되었다. 「자기애에 관한 개론On Narcissism: An Introduction」이라는 논문에서 프로이트는 "외부세계로 향하는 리비도라는 에너지가 외부에서 철수하여 내부의 자아에 집중하게 되는데, 바로 이것이 자기애라고 불리는 현상이다."(Freud 1914/1966, p. 75)라고 기술했다. 이 논문에서 프로이트는 외부세계에서 만족감을 얻는 과정을 거치는 것이 건강한 자존감의 형성에 중요한 역할을 한다고 했다. 그리고 이 과정에서 문제가 생기면 심각한 심리학적 문제가 생길 수 있다고 지적했다. 프로이트는 모든 신생아는 '자기애적' 상태에 있으며, 모든 에너지가 자신의 신체적 만족감과 필요를 채우는 데 집중된다고 주장했다. 아이는 성장하면서 만족감을 얻을 대상이 엄마나 그 밖의 타인이 될 수도 있다는 것을 알게 되고 이런 과정을 거치면서 자기중심적인 요소가 줄어든다는 것이다. 그리고 이러한 과정 속에서 다른 사람의 중요성이나 가치를 이해하게 된다는 것이다. 그러나 만약 아주 어린 아이였을 때 학대, 방임, 주 양육자의 심각한 질환 등이 양육 환경에 심각한 영향을 주어 충분한 관심과 사랑을 받지 못하게 된다면 문제가 생겨날 수 있다고 했다. 이러한 결핍으로 인한 고통을 견디지 못한 아이는 자라면서 모든 에너지를 자신의 만족과 필요를 위해 집중하게 되는 유아기적 상태로 퇴행하게 되는 것으로 생각했다. 정신분석적 이론에 따르면 이런 반복적인 방식이 성인이 되어서도 고착되고, 〈표 5-3〉에 보이는 것처럼 '병적인 자기애적 상태'를 보여 준다고 할 수 있다.

프로이트가 자기애적 상태에 대해서 기술한 지 100년의 시간이 지났고, 많은 정신분석가들이 그의 기본 개념을 바탕으로 다양한 개념들을 발전시켜 왔다. 오토 컨버그Otto Kernberg의 고전적 교재인 『경계성 상태와 병적 자기애Borderline conditions and Pathological Narcissism』의 10장을 읽어 보기를 권한다. 이 책에서 저자는 정상적인 자기애와 병적인 자기애 사이의 관계를 추적하고 있다. 하인츠 코헛(Heinz Kohut 1971, 1977), 아널드 쿠퍼(Arnold Cooper 1998; Cooper & Ronningstam 1992) 그리고 글렌 가바드(Glen Gabbard 2000)의 글도 읽어 보기를 권한다.

자기애성 성격장애의 치료에 관하여

개관: 진단과 치료가 어려운 이유

데니스 스미드는 그의 아들인 마틴의 치료에 잠시 관여했을 뿐, 그 자신의 치료에는 전혀 관심이 없었다. 자기애성 성격장애를 가진 사람들은 자신에게 어떠한 정신과적 진단이 있다는 것을 받아들이기를 극도로 꺼려한다. 〈표 5-5〉에는 이 장애를 가진 사람들이 치료를 잘 받지 않게 되는 이유를 요약해 놓았다.

표 5-5 자기애성 성격장애가 있는 사람들이 치료를 받지 않는 이유

1. 자기애성 성격장애가 있는 사람은 인격적인 부분에 관해서는 말할 것도 없고 자신에게 어떤 문제가 있다는 사실 자체를 받아들이지 않으려 한다.
2. 이 장애를 가진 사람들은 일반적으로 (사회적 위치나 재산에 있어서) 많은 것을 성취한 사람일 수 있다. 그러므로 본인은 물론 주변 사람들도 이 장애를 가진 사람에게 그렇게 심각한 문제가 있을지 모른다는 사실을 믿지 않으려 한다.
3. 정신적인 질환을 가지고 있다는 사실 자체가 사회적 낙인을 초래하므로 남들보다 우월해지고자 하는 그들의 욕구와 상충하는 부분이 있다.
4. 이 장애를 가진 사람들은 자신을 과대평가해서 스스로가 완벽하게 자립적이라고 생각하므로 정신과 의사는 물론이고 누군가에게 도움을 받아야 한다는 사실을 받아들이지 못한다.
5. 이 장애를 가진 사람이 비록 치료의 필요성을 어느 정도 받아들인다고 해도, 그들은 자신을 치료하는 사람이 자신을 치료할 만큼 특별한 능력이 있거나 자질이 있다고 생각하지 않는다.
6. 자기애성 성격장애가 있는 사람은 다른 사람으로부터 끊임없이 칭찬과 존경을 받기를 원한다. 그래서 자신의 문제에 대한 치료자의 적절한 언급이나 지적에 대해서 받아들이지 않게 된다.
7. 이 장애를 가진 사람들은 본질적으로 대중적인 관심과 존경을 원할 뿐이며 깊이 있는 변화나 성장에 대해서는 관심이 없다.
8. 이 장애를 가진 사람들은 자존감을 유지하기 위해 거짓말을 많이 한다. 치료자의 진정성이 성공적인 치료를 위해 반드시 필요하다.

자기애성 성격장애를 가진 사람에 대한 치료 전략

치료 시작하기

자기애성 성격장애를 가진 사람들에 대한 치료를 시작할 때 그들이 치료자에게 협박을 하거나 명령조의 반응을 보이는 경우가 많다. 치료 초기에 치료자는 환자가 치료를 받을 수 있도록 격려하고, 치료에 적극적으로 참여하여 의미 있는 결과를 얻을 수 있도록 최선을 다하게 된다. 또한 그 과정에서 생기는 힘겨루기도 피해야 하고, 치료를 받을 때 환자가 보이는 심리적 저항도 견딜 수 있어야 한다. 또한 환자에게 삶에 대한 다른 관점을 제시할 준비도 되어 있어야 한다. 치료를 시작할 때 치료자가 너무 많은 질문을 하거나 너무 많이 말하지 않아도 환자는 치료자가 충분히 준비되지 않았다고 생각할 것이다. 내가 환자로부터 받을 수 있는 가장 큰 칭찬은 "전에는 내 모습을 그렇게 생각해 본 적이 없어요."라는 것이다. 마틴 스미드가 진정한 의미의 치료를 시작할 수 있었던 시기는 어머니의 삶에 대한 과도한 책임감과 아버지의 무책임에 대한 분노가 자신의 내면에 얼마나 깊게 뿌리박혀 있는지 이해하면서부터였다.

평가

치료 이전에 진단이 필요하기 때문에 정신과적인 치료를 시작하기 전에 포괄적이고 전반적인 평가를 거치게 된다. 자기애성 성격장애에 대한 치료를 시작할 때 중요한 점 중 하나는 다른 내과적인 문제나 정신과적인 문제가 있는지 평가하는 것이다. 정직하지 못한 모습이 드러날 때, 과대망상적인 계획이 드러날 때, 과장스러운 칭찬보다 지적을 받게 될 때 이 성격장애를 가진 사람들은 자주 불안해지거나 우울해지며 알코올중독에 빠지기도 한다. 그러므로 자기애성 성격장애를 치료하기 전에 환자에게 불안장애, 우울증, 혹은 알코올을 비롯한 다른 약물에 대한 중독이 있는지 평가하는 것이 중요하다. 빈혈, 십이지장 궤양 혹은 외상성 뇌손상 여부도 체크하는 것이 중요하다.

치료

주의 깊게 평가한 이후 자기애성 성격장애 외에도 다른 장애가 있다면 이 부분에 대해서 동시에 치료를 해 나가는 것이 중요하다. 만약 이 장애를 가진 사람이 우울증을 같이 가지고 있다면 항우울제가 반드시 정신치료와 함께 처방되어야 한다. 정신과 의사이자 정신분석가인 스티븐 P. 루스(Steven P. Roose 2001)는 정신치료와 약물치료를 결합한 치료(예: '통합적 치료')의 필요성과 타당성을 상세하게 기술한 바 있다. 만약 환자가 결혼 문제로 힘들어한다면 부부치료나 가족치료가 도움이 될 것이고, 자신에 대한 지나친 자랑과 타인에 대한 평가절하로 주변 사람들을 힘들게 하고 있다는 사실을 깨닫지 못하고 있는 경우라면 집단치료가 도움이 될 것이다. 그럼에도 불구하고 개인 정신치료가 자기애성 성격장애를 가진 사람들을 치료하는 데 가장 보편적으로 쓰이고 있는 것은 사실이다. 통찰 지향 정신치료와 정신분석의 실제적인 사례는 6장을 참조하기 바란다.

자기애성 성격장애에서 나타나는 특별한 문제들

거짓말하기

자기애성 성격장애를 가진 사람들이 거짓말을 자주 한다는 사실은 놀랄 만한 일이 아니다. 이런 사람들은 근본적으로 낮은 자존감을 가지고 있는 사람이다. 또한 모든 사람에게 존경을 받고 싶어 하는 사람이며, 완벽해지고 완전해지기를 원하는 거대한 환상의 체계를 가진 사람이다. 다른 사람들에 대해 격렬한 경쟁심을 가지고 있는 사람이며, 자신의 성취를 과장하고, 다른 사람들의 성취나 성공을 가로채려 하는 사람이기도 하다. 결국 이 모든 것들로 인해 자신이 가진 결함이나 실수를 받아들일 수 없는 상태에서 거짓말을 하게 된다. 자기애성 성격장애가 있는 사람들은 야망을 채우기 위해서뿐 아니라 다른 사람의 존경을 받기 위해서 진실을 왜곡하기도 한다. 이러한 특징을 나타내는 대인관계 패턴 중 하나는 처음 만나는 사람에게 자신의 성취를 과장되게 이야기하는 것이다. 상대에게 특별히 강한 인상을 줄 필요가 있다면 그 정도는 더 심해진다. 그들은 다른 사람들이 알아채기 어려운 것들을 가지고 거짓말을 하기 시작한다. 예를 들면 고등학교 때의 운동실력이나 다른 도시에서 성공한 이야기 같은 것들이다. 이 장애를 가진 사람들은 대부분 그들의 거짓말 위에 위선적인 겸손함으로 양념을 친다. 자기애성 성격장애를 가진 사람 중 영리한 사람은 다른 사람에게 자신의 주장에 대한 확신을 주고 처음에는 상당히 성공적이라는 인상을 주어 다른 사람이 자기를 존경하게 만드는 데 능숙하다. 그러나 시간이 지날수록 일부의 사람들이 그들의 거짓된 행동을 알아차리기 시작한다. 데니스 스미드의 거짓말 패턴은 자기애성 성격장애를 가진 사람에게서는 흔히 볼 수 있는 것들이다. 단적인 예로, 두 사람이 처음 만났을 때 데니스는 준에게 자신이 학생회장이라고 말하지 않았다. 나중에 그녀가 그의 대학을 방문했을 때 몇몇 학생들이 데니스가 학생회장으로 선출되었다는 이야기를 했고 그 말을 들은 그녀는 자신에게 그 사실을 말하지 않은 데니스가 대단히 겸손한 사람이라고 생각했다. 그녀가 그 사실에 대해서 물어보자 그는 "그거 아무것도 아닌데요. 그냥 다른 사람한테 투표하기가 싫었나 보죠 뭐."라고 대답했다. 그러나 실제로 그는 학생회장이 되기 위해서 부단히 노력했다. 그가 학생회장이었다는 사실은 그의 이력서와 자기소개서에 끊임없이 인용되었다. 그는 또한 친구들에게 준이 오면 자신이 당선되었다는 말을 해 주도록 부탁하기까지 했다. 그는 그녀가 자신의 대학에 방문하기 전까지는 일부러 이 사실을 말하지 않음으로써 자신이 겸손한 사람처럼 보이게 했다. 이후 몇 년의 시간이 지난 후에 데니스는 준에게 자신이 대학 야구팀의 주장이었다는 거짓말을 했고, '파이 베타 카파'회의 회원이었으며 성적 또한 좋았다고 거짓말을 했다. 그리고 대학 시절의 많은 성취에 대해 자랑했다. 겸손하고 정직하고 성숙한 준은 그가 자신에게 거짓말을 할 것이라고 생각하지 않았다. 그러나 시간이 지나면서 자신의 남편이 습관적으로 거짓말을 하는 사람이라는 사실을 알게 되었다. 데니스는 준이 그의 거짓말을 알아채기 시작했다는 사실을 알았을 때 격분했다. 다름이 아니라 자신을 의심했다는 사실 때문이었다.

데니스는 일에 있어서도 이런 방식으로 거짓말을 했다. 데니스는 다른 사람의 성과를 가로채 갤러거 씨와 그리어 씨에게 자신의 실적인 양 보여 주었고, 자료를 조작해서 엄청난 성공을 거둔 것처럼 보이게 했다. 문제가 생기면 다른 사람을 비난했고 자신의 실패는 절대로 드러나지 않도록 했다. 그는 부하직원들을 착취했으며, 결과물을 절대 나누지 않으려고 했다. 또한 임금이나 복지의 감소 같이 비난의 여지가 있는 것들은 갤러거 씨와 그리어 씨의 잘못으로 돌렸다. 그는 장부를 조작해 자신의 실수를 은폐하도록 회사 직원들을 압박했으며, 만약 다른 직원들이나 감사에 의해서 이런 문제들이 노출되면 자신이 조작하도록 협박했음에도 불구하고, 모든 것을 담당 직원에게 뒤집어씌우면서 위기를 모면했다. 갈수록 그의 주변에는 그의 부정직한 행동들을 무마해서 이로 인해 칭찬받으려는 아첨꾼들이 모여들었고 회사를 위해 정직하게 일하는 사람들은 사라지기 시작했다.

자기애성 성격장애가 있는 사람들은 불타는 야망과 자신의 이익을 위해 기꺼이 사실을 왜곡하는 능력 덕분에 사회적으로 높은 위치나 재산을 차지하는 경우가 많다. 이런 사람들은 개인적인 능력을 악용하여 평범한 사람들의 삶을 위협한다. 그러나 자기애성 성격장애를 가진 사람이 이룩한 성취는 그들이 저질러 온 거짓과 기만 때문에 무너지게 되는 경우가 많다. 이때 많은 사람들이 피해를 입게 된다. 하지만 하원의원 데니스의 경우처럼 이런 성격장애를 가진 사람들이 자신의 거짓과 기만을 숨긴 채 원하는 것을 얻기도 한다.

거짓말에 대한 좀 더 자세한 심리학적 연구를 원하는 사람들은 정신과 의사인 찰스 V. 포드(Charles V. Ford 1996)가 쓴 『거짓말, 거짓말, 거짓말Lies! Lies! Lies!』을 살펴보기 바란다.

자기애성 성격장애를 가진 부모를 둔 경우

방임

이 장애를 가진 부모는 보통 두 가지 중의 한 가지 양육 방식을 보인다. 가장 심각한 시나리오는 이 장애를 가진 부모가 아이를 방임하고 심지어는 학대하는 것이다. 자기중심성, 공감 능력의 부족, 항상 칭찬받기를 원하는 그들의 욕구 때문에 아이를 양육하기에는 너무나 어려운 상황이 생기게 된다. 분명하게 말하지만 이런 장애를 가지게 되면 아이들의 감정적인 상태를 이해하는 데 많은 어려움을 겪게 된다. 이런 양육 방식의 예로 데니스가 그의 아들을 대했던 방식을 들 수 있다.

확장된 자기애

두 번째 패턴은 아이를 자신의 자존감을 높이는 수단으로 사용하는 것이다. 이런 행동을 하게 되면 결국 아이는 부모가 가진 자아의 확장된 부분에 불과하게 된다. 부모는 아이를 원하는 형태로 조종하며, 조작하고, 강요하게 된다. 이런 과정을 거쳐 아이가 부모를 항상 의식하고 눈치를 보게 만드는 상황이 발생한다. 이런 상황에서 아이는 자신의 내적 감정이나 느낌, 자신의 삶에 대한 기대를 가지지 못하게 된다. 부모는 아이에게 어떤 것을 원하는지 묻지 않고 어떻게 느껴야 하며 어떻게 반응해야 하는지만을 가르치게 된다. 이를 통해 결국 부모가 원하는 방식대로 아이들을 끌고 가게 되는 것이다. 식당에서 디저트로 초콜릿 아이스크림을 고르는 여자아이의 예를 들어 보자. 여자아이의 엄마는 초콜릿 디저트를 먹게 되면 옷을 더럽히고 무엇보다 살이 찔 것이라는(아이는 실제로 체중에 관한 문제가 없는데도) 두려움 때문에 극도의 불안감을 보인다. 아이 엄마의 주요 관심사는 아이가 깨끗한 상태를 유지해서 사람들이 자신을 좋은 엄마로 봐 주게 만드는 데 있다. 그 엄마는 웨이터에게 다음과 같이 말했다. "우리

아이는 아이스크림을 좋아하지 않아요. 나와 내 아이에게 사과 한 조각씩만 가져다주세요." 자신의 아이에게는 이렇게 말한다. "사과는 초콜릿 아이스크림만큼 맛이 좋단다. 널 날씬하고 예쁘게 만들어 주지." 하지만 늘 이런 방식으로 아이를 대한다면 그 아이는 좌절감과 절망감을 느낄 것이 분명하다.

또 다른 형태로 확장된 자기애를 보이는 경우가 있다. 아들이 진정으로 하고 싶어 하는 운동은 수영인데 아이에게 축구를 하도록 강요하는 부모가 그 예이다. 한 아버지는 아들에게 관중이 조금 모이는 수영보다는 많은 부모들이 보게 되는 축구를 하도록 강요했다. "수영이라는 것은 운동이 도대체 뭔지 모르는 계집애 같은 애들이 하는 거야. 네가 만약에 단체운동인 축구를 하지 않는다면 모두들 네게 무언가 큰 문제가 있는 것으로 생각할 거야. 네가 축구를 하지 않는다면 나를 수치스럽게 만드는 셈이지. 이 기회를 얻기 위해 우리가 얼마나 많이 고생했니. 네가 수영을 하게 되면 그 모든 게 시간 낭비밖에 더 되겠니? 아빠는 부끄러워 고개를 들지 못할 거야."

자기애성 성격장애를 가진 부모는 자신과 자녀를 과도하게 동일시한다. 그리고 특히 자녀가 사람들 앞에서 무언가를 할 때 더욱더 신경이 예민해지게 된다. 그들은 아이들이 무언가를 잘 해내게 되면 그것만으로도 활기가 넘치게 된다. 자신의 목적을 위해 아이를 이용하는 부모의 예가 〈표 5-6〉에 나와 있다.

표 5-6 확장된 자기애의 행태를 가진 부모의 예

1. 딸이 프로 테니스 선수로 성공할 수 있도록 자신의 모든 것을 포기하고 헌신한 엄마 – 테니스 엄마
2. 아이스하키 경기 도중 자신의 아들에게 불리한 판정을 했다는 이유로 아이스 링크에 내려가 심판을 밀치는 아빠 – 아이스하키 아빠
3. 미인 대회나 탤런트 시험에 합격시키기 위해 비싼 학원 수업이나 훈련을 받게 하고 과도한 옷값을 지불해 파산에 이르는 부모 – 미인 대회 부모
4. 치어리더 선발전에서 딸의 경쟁자에게 쥐도 새도 모르게 죽이겠다고 협박하는 부모 – 치어리더 부모
5. 아이의 성적에 집착하며 대학 입학 시험에서 좋은 점수를 받기 위해 매년 여름 방학 때 가정교사를 통한 선행학습을 시키며 모든 연줄과 정보망을 동원해서 자신이 못다 이룬 일류 대학의 꿈을 실현시키는 아빠 – 아이비리그 아빠

자기애성 성격장애를 가진 부모 밑에서 자라게 된다면 자신의 감정에 대해서 혼란스러워할 것이고, 부모에게 병적으로 의존하는 사람으로 성장하게 된다. 또한 자신이 독립적으로 어떠한 결정을 하게 되는 것에 대한 두려움이 있을 것이고 중요한 결정을 스스로 하지 못하고 자신이 무엇을 진정으로 원하는지 알지 못하게 된다. 자기애성 성격장애를 가진 부모의 아이들은 자라서 자신의 권리나 경계를 존중하지 않고 조종하려는 사람과 가까워질 가능성이 높다. 그런 부모 밑에서 자란 아이들은 자아정체성에 혼란을 느끼고 다음과 같이 말하게 된다. "나는 불완전한 사람 같아요." "나는 내가 누구인지 모르겠어요." 자기애성 성격장애를 가진 부모의 자녀는 성인이 된 후 우울증 또는 배우자와의 관계 문제로 인해 치료를 받는 경우가 많으며, 그러한 치료 과정에서 얻은 새로운 통찰은 긍정적이고 중요한 변화를 이룰 수 있게 해 준다.

자기애성 성격장애를 가진 사람이 배우자인 경우

준이 데니스와 살아가면서 겪었던 고통스럽고 파괴적인 관계를 통해 이런 장애를 가진 사람과의 결혼 생활을 간접적으로 그러나 생생하게 엿볼 수 있다. 나는 한쪽이 자기애성 장애를 가진 부부들을 많이 치료해 왔으며 이 관계들의 일반적인 패턴에 대해서 〈표 5-7〉에 기록해 두었다.

표 5-7 자기애성 성격장애를 가진 사람과의 결혼 생활: 세 가지 단계

A. 결혼 전 교제 단계
장래에 결혼할 사람에 대한 배려와 관심이 넘친다.
장래에 결혼할 사람을 이상화한다.
독특하고 매력적인 방식으로 자신이 이룬 성취에 대해서 과장하고 거짓말을 한다.
장래에 결혼할 사람의 가족이나 친한 친구들에게 잘 보이기 위해 지나칠 정도로 노력한다.

B. 결혼 생활 단계
점점 배우자와 그 가족들을 비하하고 비판적으로 대하기 시작한다.
자녀나 타인의 관심을 끌고 그들로부터 존경을 받기 위해 배우자와 경쟁하기 시작한다.

배우자가 자신의 의견과 다른 내용들을 이야기하거나 독자적으로 결정하려 하면 분노와 경멸을 통해서 자신이 원하는 대로 조종하려 한다.
중요한 가족에 관한 사항(특히 재정 문제)을 결정할 때 배우자를 조종하기 위해 노력한다.
점점 더 배우자와 정서적으로 멀어진다.
결혼에 대한 책임을 회피하고 공정하고 합리적으로 실제적인 가정의 일을 분담하는 것을 거부한다.
자신의 아이를 무시하고 오히려 자식을 이용하여 다른 사람으로부터 칭찬이나 인정을 받기를 원한다.
결혼 생활 이외의 비밀스럽고 부정직하며 도덕적으로 부적절한 관계를 추구한다.
감정적으로 혹은 신체적으로 배우자를 학대한다.

C. 파경에 이르는 단계
배우자가 그들의 과장이나 거짓말을 지적하거나 공격하면 격분하고 학대하기도 한다.
두 사람 사이의 관계나 결혼 생활에서 생기는 모든 문제에 대해 배우자 탓을 하며 비난한다.
거짓말과 사실 왜곡을 통해 배우자와 다른 가족들과의 관계를 갈라놓게 된다.
배우자와의 관계에서 의존하며 해결해야 할 부분을 가족이나 다른 사람들을 통해서 해결한다.
부부의 자산에 대해 자신이 모든 것을 결정할 수 있다고 주장한다.
부부의 자산을 협박, 강압, 사실 왜곡을 통해 독점하려 한다.
배우자를 괴롭히기 위해 자녀를 이용하고, 자녀들을 이용해서 자산을 더 많이 차지하기 위해 이용한다.
이혼이 결정되면 배우자에 대한 분노를 표현하고, 자녀에게 전혀 관심을 가지지 않는다.

자기애성 성격장애를 가진 사람을 부하직원으로 두게 된 경우

첫 번째 단계: 성공적인 출발

이 책에서 봐 온 것처럼 자기애성 성격장애가 있는 사람들은 직장에서도 처음에는 강렬한 인상을 남기다가 시간이 갈수록 문제를 일으키는 양상을 보이게 된다. 처음에 일을 시작하게 되면 그들은 자신의 위치에서 기대되는 것보다 훨씬 더 많은 시간 동안 일하고 열의를 보인다. 그들은 직장 상사의 특별한 요구에 빨리 적응하고 민감하게 반응하는 반면, 동료들로부터 상사를 분리시키게 된다. 그들은 자신의 일에 있어서 기대 이상으로 노력하면서 특별한 능력을 보여 주는 것을 통해 주목받기 시작한다. 예를 들어 한 법률 보좌관은 출근하기 전에 시내에 들러 상사에게 줄 비싼 케이크를 자비로 사곤 한다. 어떤 경우에는 상사에게 잘 보이기 위해 아이를 학교에서 집으로 데려다 주거나 공항에서 돌아올 때 상사의 자녀를 태워 주기도 한다. 이런 일을 하는 목적은 다름 아니라 더 빨리 승진하거나 자신의 지위를 지키기 위해서이지만, 그들은 본심을 숨기고 상사가 일에 집중할 수 있도록 선의의 행동을 하는 것뿐이라고 말한다. 이러한 사람들은 자신이 상사에게 절대 충성을 맹세하는 사람이며 없어서는 안 될 사람이라는 인상을 주기 위해 노력한다. 그들은 같은 위치에서 일하는 회사 동료들을 질투하며 강렬한 라이벌 의식을 가지고 있다. 그들은 이러한 동료들을 공격하기 위해 상사와의 특별한 관계를 이용하게 된다. 이러한 성향을 가진 사람은 결국 빠르게 승진하게 되고 회사에서는 특별한 능력이 있는 사람으로 인정받게 된다.

자기애성 성격장애를 가진 사람들은 그들의 위치를 공고히 하고, 자신들이 이루어 낸 초기의 성공을 발판으로 다음 기회를 잡기 위해 총력을 다한다. 이러한 노력은 회사나 자신의 경력 모두에 긍정적인 영향을 미치게 된다. 예를 들어 고용주가 위에 소개된 법률 보좌관에게 로펌의 장기 계획 수립을 위한 세미나를 준비하도록 지시할 수 있다. 세미나가 열리기 수개월 전부터 그 보좌관은 세세한 부분까지 치밀하게 준비하며 특히 취소된 큰 회의 때문에 싸게 계약할 기회가 생긴 최고급 호텔에 예약을 하게 된다. 그리고 최고의 미팅 장소와 식사 메뉴, 오디오 시설까지 확인하느라 주말 시간을 모두 투자한다. 이전의 세미나에서는 볼 수 없었던, 슬라이드 사본과 각 연사들에 대한 배경 정보가 담긴 안내 책자를 만들기도 한다. 그리고 프레젠테이션 과정이 녹화되도록 준비하거나 세미나에서의 발언 내용을 웹사이트에 게시하여 관계자들이 모두 장기 계획에 관하여 동일하게 이해할 수 있도록 한다. 세미나가 성공적으로 끝나고 참석자나 직장 상사가 칭찬을 하면, 그는 "이런 지루하고 답답한 회의를 준비하는 것은 누구든 할 수 있습니다. 하지만 실제적인 계획을 수립하고 결정하실 분은 오직 한 분, 바로 사장님이십니다."라고 말하면서 자신을 낮춘다. 사장이나 다른 고위 간부들은 이 보좌관을 보면서 진정한 보석을 발견했다고 느낀다. 그러나 그의 진정한 목적은 회사의 발전이나 성공에 관계없이 자신의 야망을 빨리 채울 수 있는 방법을 찾는 것이다. 문제는 바로 여기서부터 시작된다.

두 번째 단계: 드디어 터지는 문제들(로맥스의 법칙에 대한 소개)

자기애성 성격장애를 갖고 있으면서 야망과 능력이 있는 사람들은 시간이 지남에 따라 높은 지위를 획득하고 안정을 찾게 된다. 이때 그들은 동료들과 자신의 아래에서 일하는 사람들을 무시하고 경멸하는 태도를 취한다. 만약 자신의 위치가 다른 유능한 동료에 의해 위협을 받게 된다면, 그들을 향해 공격적이고 적대적인 태도를 취하게 된다. 이때 두 사람 사이의 입장 차이를 조율할 수 있는 사람인 상사 앞에서 그 동료를 비난하기 시작한다. 자기애성 성격장애를 가진 사람 덕분에 그동안 많은 혜택을 받아 왔고 직장 생활에서 많은 성공을 거두어 왔기에, 상사는 그 사람의 편을 들 수밖에 없는 상황에 처하게 된다. 이러한 순간이 바로 자기애성 성격장애를 가진 사람이 그토록 오랜 기간 동안 준비하면서 상사에게 헌신한 이유가 된다. 그들은 시간이 지남에 따라 회사 내에서 점점 더 신뢰를 얻게 되고, 고용주에게도 특별한 관심과 대접을 받게 된다. 그리고 자신만을 위한 특별한 대접을 해 달라고 요구하게 된다. 예를 들면 연봉협상을 할 때 왜 연차에 따라 한계를 두는지 이해하지 못하겠다는 태도를 취하는 식이다. 자신처럼 조직에 도움이 되는 사람은 그에 합당한 대접을 받는 것이 당연하다고 생각하는 것이다. 자기애성 성격장애를 가진 사람은 연봉협상에서 자신의 연차에서 받을 수 있는 최고의 액수를 제시받더라도, 표정이나 침묵을 통해 혹은 오랜 기간 동안 불쾌함과 불만을 내색하게 된다. 다른 한편으로는 고용주가 특별히 배려해서 그 이상의 비용을 지불할 의사를 전달해도 감사를 표하지 않는다. 이러한 행동을 하는 이유는 두 가지이다. 첫 번째는 실제로 자신의 중요성과 특별한 위치를 과대평가해서 아무리 높은 연봉을 받더라도 자신에게는 충분하지 않다는 생각을 하기 때문이다. 두 번째는 자신을 만족시키기 위해서는 상당히 높은 수준의 연봉이 필요하다는 생각을 고용자가 가지게 해서 다음번 협상 때는 더 유리한 조건에서 시작하기를 원하기 때문이다.

로맥스의 규칙 나의 절친한 친구이자 동료 의사인 제임스 로맥스James Lomax는 베일러 의과대학의 메닝거Menninger 정신의학 · 행동과학교실 부주임교수이다. 그와 나는 함께 정신의학 · 행동과학교실을 운영하면서 정신과 의사, 심리학자, 그리고 그 밖의 수많은 정신건강 전문가들을 만나게 된다.

자주 있는 일은 아니지만 재능 있고 많은 연구 업적을 남기는 젊은 연구원들이 그에게 어떤 종류의 부탁을 하는 경우가 가끔 있었다. 그 부탁은 다름이 아니라 조사나 교육적인 프로젝트를 시행하는 데 있어 획기적인 결과를 얻기 위해 통상적인 업무 절차를 무시할 수 있도록 허락해 달라는 것이었다. 예를 들면 좀 더 나은 연구 결과를 위해 일상적으로 해야 하는 진료나 연구 업무를 줄여 달라는 식이었다. 그러나 그 결과는 대부분 신통치 않았다. 더구나 그들은 원래대로 자신의 업무에 복귀하게 되었을 때 불만족스럽고 공격적인 태도를 취했으며 그동안의 배려에 대해서 감사하게 생각하지 않았다. 이러한 경험과 사실을 통해서 로맥스와 나는 '로맥스의 규칙'이라는 것을 만들게 되었다. 아래에 나오는 원칙들이 바로 로맥스의 규칙이다.

> 당신이 당신 밑에서 일하는 사람들의 특별한 요구에 마지못해 응하게 된다면, 다음의 두 가지를 경험하게 될 것입니다.
>
> 1. 그가 더 큰 요구를 하게 될 것입니다.
> 2. 그는 그것 때문에 당신을 미워할 것입니다.

이러한 규칙에 근거해 로맥스는 다음과 같은 문구가 있는 티셔츠를 그들에게 입혀야 한다고 주장했다.

> (앞면) 나는 더 원해요!
>
> (뒷면) 젠장, 더 많은 것이 필요하다고요!

세 번째 단계: 갈라서기

자기애성 성격장애를 가진 사람들은 매우 피상적이고, 자신만의 이익을 채우는 대인관계의 양상을 가지게 된다. 비록 그들은 겉으로는 조직의 가치를 중요시한다고 말하겠지만, 실제로 그들이 원하는 것은 조직에서 그들을 어떻게 보느냐이고, 또 그 조직을 어떻게 이용해서 자신의 야망을 성취하는가 하는 점이다. 그들이 직장에서 안정된 위치를 차지할수록 자신의 공헌을 과대포장하기 시작하고, 자신에게 특별한 자격이 있다는 느낌은 눈덩이처럼 커져만 가게 된다. 그들이 실제로 업무를 수행하는 시간은 점점 줄어들고 다른 직원을 착취하는 데 쓰는 시간은 조금씩 늘어나게 된다. 그들은 점점 자신이 하는 일의 가치에 비해서 낮게 평가받고 있고 이 때문에 경제적으로 충분히 보상받지 못하다는 느낌이 들어 화가 나게 된다. 상사는 점점 그들의 생산성 감소와 불평 때문에 실망하게 된다. 결국 직장 상사는 그동안 자기애성 성격장애를 가진 사람이 자기에게 보여 준 특별한 배려와 능력 때문에 주저했던 객관적인 평가와 문제점들을 이야기하지 않을 수 없는 시점에 도달하게 된다. 이런 부정적인 평가를 듣게 되면 자기애성 성격장애를 가진 사람은 당황하고 분노를 느끼게 된다. 그들은 이러한 평가를 건설적인 측면에서 자신의 성장 기회로 삼을 수 있는 기회를 절대로 받아들이려 하지 않는다.

자기애성 성격장애를 가진 사람은 객관적인 관점에서 볼 때 회사에 대한 자신의 긍적적 기여가 부족함을 인정하기 힘들다. 그들은 지적을 받을 때면 항상 자신에 대한 부정적 평가를 어떻게 바꿀 것인가에 대해서만 몰두하게 된다. 하지만 그들은 직장 상사가 자신에게 준 신뢰와 특별한 권위가 급격히 악화될 것임을 곧 알아차리게 된다. 자기애성 성격장애를 가진 사람들은 조직 내에서 절대적인 신뢰를 얻고 중요한 비밀 정보에 접근할 수 있는 자리에 오르는 경우가 많다. 만약 상사가 직무와 관련된 책임 면에서나 부하직원에 대한 개인적 처신에서 흠잡을 데가 없었다면(즉, 특정 직원을 편애하지 않았다면), 부정적이지만 공정한 업무 평가에 대해 불만이 있어도 이를 표출하기 어려울 것이다. 반면에 상사나 고용주가 한 직원으로부터 특별한 도움을 받아 왔고 그 한 사람으로 인해 조직의 통합에 어려움이 있었음을 인정한다면 그때부터 모든 밀월 관계가 끝나고 힘겨루기가 시작된다. 그 결과가 어떻게 끝날지는 예측하기 어렵다. 아무튼 직장 상사와의 특별한 관계는 끝나게 된다. 자기애성 성격장애를 가진 부하직원을 다루거나 피하는 방법이 〈표 5-8〉에 제시되어 있다.

표 5-8 자기애성 성격장애를 가진 부하직원이나 피고용인을 다루거나 피하는 방법에 관한 팁

1. 새로운 사람을 고용하기 전에 당신이 해야 할 일을 하라. 그 사람이 과거의 직장에서 어떻게 일했는지 알아보기 위해서 전 고용주에게 전화를 해 보는 것이 좋다. 그리고 특히 직장 상사와 어떤 관계였는지 구체적으로 물어보는 것이 좋다. 예방이 최선의 방책이다. (당신이 사람을 뽑는 직책에 있다면 이 장을 다시 읽어 보는 것이 좋다.)
2. 새로 올 사람을 면접할 때 꼼꼼히 지켜보라. 자기애성 성격장애를 가진 사람의 관계적 · 행동적 특징을 알아볼 수 있다. 만약 면접에서 "나의 상사에게 있어서 나는 절대적으로 필요한 사람이었습니다." 혹은 "나는 지난번 직장에서 고용주의 모든 측면을 이해하고 도왔습니다." 혹은 "그 직장은 내가 오기 전에는 엄청난 혼란밖에 없었지만, 내가 이 모든 문제들을 해결했습니다."와 같은 말을 한다면 의심스러운 눈초리로 지켜볼 필요가 있다. 특히 면접관인 당신이 무능력해 보인다면 그들의 이러한 측면이 바로 튀어나올 것이다.
3. 부하직원이나 피고용인에게 개인적인 호의나 예외적인 대접을 받지 말라. 만약 당신이 이 호의를 받게 되면 직업적인 엄청난 타격을 받을 것이고 추후에 엄청난 대가를 치르게 될 것이다.
4. 직장에서의 관계와 개인적인 관계 사이에 명확한 경계를 설정하라. 부하직원과 개인적인 관계를 가지게 되면 직장에서 당신의 권위가 무너지게 되는 것을 경험할 것이다.
5. 객관적인 검증을 할 수가 없다면, 부하직원이나 피고용인과 관련된 사업적인 혹은 개인적인 결정을 하지 말라. 만약 당신이 세운 어떤 계획을 비밀로 유지해야 한다면 그것을 미리 행해서는 안 된다.
6. 중요한 자료들(의학적 기록이나 다른 직원 연봉과 같은)에 대해서는 검증되고 성숙한 사람으로 확인된 사람만 접근하게 하라. 인격적으로 미숙하고 경험이 없는 사람에게 이러한 정보를 얻을 수 있는 경로를 허락해서는 안 된다.
7. 정기적으로 모든 피고용인과 부하직원들의 성과에 대한 객관적인 평가를 하라. 긍정적인 평가만을 해서는 안 된다. 이 과정을 통해 서로 성장하게 된다. 건설적인 평가를 받아들이려 하지 않는 부하직원을 경계하라. 그러한 사람들은 일을 통해 성장하지 못하고 생산성이 떨어지며 시간이 지날수록 비판적인 사람이 될 것이다.

8. 특별한 칭찬이나 자신만을 위한 특별한 대접을 원하는 사람을 조심하라. 그들이 아무리 조직의 일에 헌신적이라고 해도 그것은 결국 자신의 야망만을 위한 것일 뿐이다. 그들은 결국 실망을 주고 파괴적인 결과를 만들어 낼 것이다.
9. 경쟁적이고 동료들(과거의 동료를 포함해서)을 비난하는 사람을 조심하라. 자기애성 성격장애를 가진 사람은 팀을 이루어 일하는 것을 힘들어하고 조직의 목표를 달성하는 것을 어려워한다.
10. 조직에 대한 자신의 기여를 과장하고 부풀려서 말하는 사람을 피하라. 이러한 사람들은 자신이 돋보이고 주목받기 위해 항상 손쉬운 방법만을 선택한다.
11. 공정하고 넉넉한 평가와 보상에도 불구하고 만족하지 못하는 피고용인이나 부하직원을 조심하라. 이러한 사람들은 당신이 가진 권위와 위치에 대해서 멸시하고 공격하게 될 것이다.

후기

자기애성 성격장애를 가진 사람은 관계의 초반에는 매혹적이고 특별한 사람으로 보일 수 있다. 그러나 결국 자기중심적이고 거짓말을 일삼으며 타인을 착취하는 성향으로 인해 결국 그의 주변에 있는 사람들에게 피해를 주게 된다. 이런 성향을 가진 사람 중에서도 남달리 영리한 사람은 영향력 있는 자리에 오르게 되는데, 그들은 스스로에 대한 과대평가적인 사고를 강화하며 그들 자신으로 인한 피해의 규모를 키우게 될 수도 있다. 이런 성향의 사람들 중 상당수는 정신과적인 치료를 거부하는데 그 이유는 정신의학이 자신들의 발아래에 있는 것이라고 생각하기 때문이다. 그들은 치료를 할 때 드러나게 되는 자신들의 불안정한 내면이나 낮은 자존감과 대면하는 것을 원치 않기 때문에 정직하고 진정성 있는 모든 관계를 회피하며 이러한 이유로 모든 정신과적인 치료를 회피한다. 하원의원 데니스 스미드를 통해 똑똑하고 능력 있지만, 자신의 내면에 있는 불안정한 모습을 받아들이기를 거부하고 정신치료의 도움도 거부하며 결국 많은 사람들에게 고통을 주는 사람의 예를 볼 수 있다. 이에 반해 그의 아들인 마틴 스미드(6장 참조)는 효과적인 정신치료를 통해 그의 불안정한 내면에 대한 병리적 지식을 가지게 되고, 결과적으로 긍정적인 변화를 얻게 된 사례를 보여 준다. 그럼에도 불구하고 자기애성 성격장애를 가진 사람들 중 상당수가 변화를 거부하고 이들과 관계를 맺고 있는 사람들 또한 너무나 많은 좌절과 고통을 겪게 되므로 가능한 한 그들과의 접촉을 피하고 지속적인 관계를 회피하는 것이 좋다. 이 장의 내용은 독자들이 이러한 사람들을 어떻게 알아내고 또 어떻게 피하는 것이 좋은가를 배우는 데 도움이 되었으리라고 생각한다. 자기애성 성격장애를 가진 사람이 치료를 받지 않으려 하고, 당신이 그러한 사람과 지속적인 관계를 맺고 있다면 그 관계를 정리할 수도 있다는 것을 이 책을 통해서 알게 되기를 바란다. 만약에 이러한 성향을 가진 사람과 지속적으로 관계를 가져야 한다면 이 책을 통해 그들의 심리학적 특징과 행동적인 특징을 파악해 현실적으로 문제에 대처하고 그들로부터 당신을 지키는 방법을 알 수 있을 것이다. 한 가지 분명한 것은 자기애성 성격장애를 가진 사람은 당신에게 가장 중요한 문제라고 해도 거들떠보지도 않을 것이라는 점이다.

참고문헌과 추천도서

American Psychiatric Association: Diagnostic and Statistical Manual of Mental Disorders, 4th Edition, Text Revision. Washington, DC, American Psychiatric Association, 2000

Cooper AM: Further developments in the clinical diagnosis of narcissistic personality disorder, in Disorders of Narcissism: Diagnostic, Clinical, and Empirical Implications. Edited by Ronningstam EF. Washington, DC, American Psychiatric Press, 1998, pp 53-74

Cooper AM, Ronningstam EF: Narcissistic personality disorder, in American Psychiatric Press Review of Psychiatry, Vol 11. Edited by Tasman A, Riba MB. Washington, DC, American Psychiatric Press, 1992, pp 80-97

Ford CV: Lies! Lies! Lies!: The Psychology of Deceit. Washington, DC, American Psychiatric Press, 1996

Freud S: On narcissism: an introduction (1914), in The Standard Edition of the Complete Psychological Works of Sigmund Freud, Vol 14. Translated and edited by Strachey

J. London, Hogarth Press, 1966, pp 73-102

Gabbard GO: Cluster B personality disorders: narcissistic, in Psychodynamic Psychiatry in Clinical Practice, 3rd Edition. Washington, DC, American Psychiatric Press, 2000, pp 463-489

Groopman LC, Cooper AM: Narcissistic personality disorder, in Treatments of Psychiatric Disorders, 3rd Edition. Edited by Gabbard GO. American Psychiatric Publishing, Washington, DC, 2001, pp 2309-2326

Kernberg O: Borderline Conditions and Pathological Narcissism. New York, Jason Aronson, 1975

Kohut H: The Analysis of the Self. New York, International Universities Press, 1971

Kohut H: The Restoration of the Self. New York, International Universities Press, 1977

Roose SP: Psychodynamic therapy and medication, in Integrated Treatment of Psychiatric Disorders. Edited by Kay J (Review of Psychiatry Series; Oldham JM and Riba MB, series eds). Washington, DC, American Psychiatric Publishing, 2001, pp 31-50

Sandler J, Person ES, Fonagy P: Freud's "On Narcissism: An Introduction." New Haven, CT, Yale University Press, 1991

Watson PJ, Sawrie SM, Greene RL, et al: Narcissism and depression: MMPI-2 evidence for the continuum hypothesis in clinical samples. J Pers Assess 79:85-109, 2002

Chapter 06

자기애성 성격장애 II: 치료받은 자기애

나는 나 자신을 찬양한다.
내가 생각한 바를 또한 그대가 생각할 터,
내게 속한 모든 원자(原子)는 그대에게도 속하므로

–월터 휘트먼, 〈풀잎〉

마틴 스미드 목사의 사례

배경 정보

마틴 스미드 목사는 5장의 사례에서 소개되었던 데니스 스미드 의원의 아들이다. 스미드 목사는 결혼해서 세 아이를 둔 47세의 남성이었다. 큰 지역 교회의 이사장이 그가 교회의 담임목사로 적합한지 평가하기 위해 의뢰를 해 왔고, 내가 스미드 목사에 대한 상담을 담당하게 되었다. 스미드 목사는 자발적으로 상담에 응하지는 않았다. 그는 정신과적 평가와 치료를 받지 않으면 더 이상 목회를 할 수 없을 것이라는 경고를 듣고서야 상담에 응하게 되었다. 나는 이사회 측으로부터 교회 직원인 기혼 여성이 제공한 정보를 얻었는데, 그것은 스미드 목사의 횡령과 간통에 관한 것이었다. 교회 신도인 세 명의 여성이 찾아와 스미드 목사가 그들과 성적인 관계를 갖고 있다고 고백했는데, 교회에서 시행한 내부 보고서에 따르면 목사는 그 여성들에게 자신과 성관계를 가짐으로써 종교적 믿음을 시험하고 영적 수행을 할 수 있다고 말했다는 것이었다. 한 여성은 이혼 문제로 인한 스트레스 때문에 그에게 개인 상담을 받는 동안에도 그와 수차례 성관계를 가졌다고 털어놓았다. 현재 문제가 되는 부분은 스미드 목사가 성적 추문에 관한 내용을 극구 부인하고 있으며, 교회 사람들 대부분은 추문에 연루된 여자 신도들보다 목사인 스미드를 더 믿는 것으로 보인다는 점이었다. 스미드 목사는 저명한 신학교 졸업생이자 졸업생 대표였으며, 언변이 뛰어난 설교자였고 베스트셀러 저자로서 널리 존경받고 있었다. 그는 교회 직원에게 피소된 재판에서 그 지역 내의 가장 저명한 변호사 중의 한 명을 고용했고, 교회의 저명인사가 그의 변호사 수임료를 지불했다. 교회 내부 심사위원회와 그의 변호사의 협상 결과에 따라 지역 의과대학 정신과의 주임교수였던 내가 스미드 목사를 상담하게 되었다. 나는 상당한 부담을 느끼며 마지못해 이 요청을 수락했다.

초기 상담

나의 사무실에서 스미드 목사는 자신감 있고 단호해 보였다. 그는 첫 만남부터 격의 없이 나의 이름first name을 불렀을 뿐 아니라, 교회의 중요한 사람들(대부분 그와 가까운 친구들)이 나에 대해 아주 호의적으로 평가하고 있다고 말했다. 그는 첫 만남 전에 이미 나에 대해 사전 조사를 했으며, 내가 전공한 과科는 물론이고 세부전공에 관한 내 연구 내용에 대해 칭찬했다. 그는 이런 대화를 내가 수련받았던 학교나 병원과 그의 경력을 비교하는 기회로 삼았다. 스미드 목사는 자신이 내가 졸업한 의과대학보다 전통적으로 더욱 명망 있는 대학 출신임을 은연중에 강조했지만, 다행스럽게도 나를 자신과 동등한 수준의 인격체로 인정해 주었다. 내가 조심스럽게 상담의 두 가지 성격(그가 교회에서 목회를 지속할 수 있는지에 대한 의견을 제시하는 것과 그에게 필요한 어떤 정신과적 치료를 권하는 것)에 대해 설명했을 때도 그는 전혀 개의치 않는 것 같았다. 스미드 목사는 "당신의 전문가적인 우수한 자격과 능력으로 보건대" 그 두 가지 모두 쉽게 해결될 것이라 장담했다. 그는 또한 어떤 정신과적 치료도 필요치 않을 것이라고 덧붙였다. 스미드 목사는 교회 직원과 그의 신도들 중 세 명의 여자에 의해 고발된 것과 관련하여 내가 그를 평가하는 역할을 맡을 수밖에 없음을 인정하는 듯 보였다. 그는 그런 일에 관련된 것에 대해 완강히 부인했고, "그들은 분명히 심각한 문제가 있고 엉뚱한 상상을 하고 있습니다. 박사님, 신도들이 2,000명이 넘는 교회에서 서너 명 정도는 심각한 정신적 문제가 있지 않겠어요?"라며 자신을 고발한 사람들의 이면에 숨어 있는 근본적인 동기가 의심스럽다는 말을 했다.

아동기와 청소년기

아버지의 영향

나는 마틴 스미드 목사와의 두 번째 회기와 세 번째 회기 면담에서 대부분의 시간을 그의 어린 시절과 부모에 관한 이야기를 듣는 데 할애하게 되었다. 처음에 스미드 목사는 그의 아버지를 '이상적' 그리고 '위대한'이란 단어로 표현했다. 아동기의 대부분 동안 그의 아버지는 장시간 일을 하며 해외 출장을 가는 경우가 많았고, 그는 아버지와 많은 시간을 보내지 못했다. 마틴이 열세 살이 되었을 때, 아버지는 하원의원으로 선출되어 워싱턴 D.C.로 수년간 떠나 있게 되었고 가족들은 미국 중서부에 남게 되었다. 그때 이후로 마틴은 자신, 어머니, 여동생으로 구성된 가족의 가장이 되었다. 두 번째 회기에서 목사는 이후에 아버지가 워싱턴 D.C.에서 가족들 모르게 두 집 살림을 하고 있었다는 사실을 어머니를 통해 알게 되었다고 고백했다. 결국 부모님은 이혼하게 되었으나 아버지는 다른 여자와 결혼하지 않았고, 마틴은 두 명의 이복형제들을 만나지 않았다.

아버지와의 관계에서 느낀 스트레스와 실망감에도 불구하고 스미드 목사는 아버지에 대한 자신의 분노나 불편한 감정을 조금도 인정하지 않았다. 오히려 그가 수석으로 대학을 졸업하게 되었을 때 축하 편지를 보냈던 사실을 기억해 내면서, 아버지가 자신의 성공을 진심으로 기원해 주었음을 강조했다. 아버지가 졸업식에 참석하지 않은 것에 대해 실망하지 않았었는지를 묻자, 스미드 목사는 "아버지는 그때 워싱턴에 있어야 했고 중요한 공무를 수행하고 있었다."면서 아버지를 두둔했다. 그의 어머니는 재혼하지 않았다. 그녀의 유일한 아들 마틴이 그녀에게 있어 가장 중요한 존재였음을 쉽게 알 수 있었다.

어머니의 영향

스미드 목사에 대한 평가에 있어서 두 가지 중요한 이슈가 명확해졌다. 첫 번째 이슈는, 그가 열세 살 때 그의 아버지가 본질적으로 그를 유기했을지라도, 스미드 목사는 아버지를 향한 분노를 결코 드러내지 않았다는 것이다. 사실 그는 자신이 아버지에게 실망했었다는 사실도 인정하려 하지 않았다. 두 번째 이슈는, 남편에게 버림받은 이후 스미드 목사의 어머니(스미드 부인)는 오로지 두 아이를 돌보는 데에만 전념했다는 것이다. 그녀는 가족의 삶에 있어 남편의 부재를 메우기 위해 '아버지이자 어머니'의 역할을 해내야 한다는 부담을 느꼈다. 그녀는 특별히 아들인 마틴의 학업성적과 정서적 성장에 관심을 가졌다. 독서가인 스미드 부인은 개인적으로 마틴이 아동기와 청소년기 동안 읽을 책을 고르는 데 신경을 썼다. 그녀는 아들과 함께 책을 읽었고, 읽은 책에 대한 토론으로 즐거운 시간을 보냈다. 그가 열일곱 살이 될 때까지 마틴은 어머니의 침실에서 그녀와 함께 책을 읽고 토론을 하곤 했다. 스미드 부인은 마틴의 여동생에게도 관심과 애정을 기울였지만, 그녀와 딸의 관계는 마틴과의 관계만큼 친밀한 것은 아니었다. 뿐만 아니라 남편이 그녀를 떠난 이후로 스미드 부인은 결코 다른 남자들과 데이트를 하지 않았다. 그녀에게는 오직 아들만이 삶의 전부였다. 세 번째 회기가 끝날 무렵, 나는 스미드 목사에게 그의 어머니가 그에게 집착하는 데 또 다른 이유가 있는지에 관해서 물었다. 나는 그의 진정성 있는 대답에 놀랐다. "예, 어머니는 나를 위해 자신과 자신의 인생을 희생하셨어요. 그래서 나는 그녀의 행복에 어떤 책임을 느낍니다. 내 인생에서 그것은 너무나 큰 짐이었어요."

정신역동적 형식화

정신치료자에게 유용한 도구 중에 평행 이력parallel history이라는 것이 있다. 이것은 환자가 자신의 삶에서 의식할 수 있는 중요한 사건을 회상하여 이에 대한 내용을 치료 중에 제공하면, 치료자가 이들 사건을 재구성하여 환자의 무의식에 있는 반응 패턴을 찾아내는 것을 의미한다. 치료자의 정신역동적 형식화psychodynamic formulation는 어떻게 이 무의식적 반응들이 환자의 심리적 증상을 일으키는지에 대한 가설을 구성하는 것이다. 내가 생각하기에, 스미드 목사의 사례에서 나타나는 평행 이력은 다음과 같다. 첫째, 스미드 목사가 현재 느끼고 있는 강한 죄책감과 혼란은 그가 과거에 아버지에게 느낀 분노를 감추려는 무의식적 동기와 관련이 있을 것이다. 둘째, 나는 그가 자신이 존경하고 감정적으로 의존하는 어머니에 대한 성적인 감정을 억압하고 있다고 보았다. 뿐만 아니라 그가 아버지에 의한 유기abandonment에 대해 무의식적으로 자신을 비난하고 있거나 자신이 어머니를 '획득'한 것에 대한 죄책감 때문에 아버지가 자신에게 보복할지도 모른다는 두려움을 느끼는 것이 아닌지 의심스러웠다. 내가 사전에 준비한 정신역동적 형식화 내용은 다음과 같다.

1. 환자는 아버지가 자신을 유기한 것은 자신이 아들로서 부적합했기 때문이라는 무의식적인 믿음을 갖고 있다. 그는 권력자인 아버지와의 친밀한 관계를 가장함으로써 자신의 내면에 숨겨진 자존감의 문제를 숨기려 했다.
2. 환자는 무의식적으로 아버지가 어머니를 획득한 그에 대해 보복하지 않을까 하는 두려움을 가지고 있다. 충실하지 못하고 배신을 일삼는 아버지의 모습을 보면서 자란 스미드 목사는 권위에 대한 두려움과 반항심을 가지고

있었다. 이 사실은 그가 목회자로서 교회에서 사역을 할 때 잘 드러났다.

3. 어머니가 그에게 가장의 역할을 부여한 것이 그로 하여금 무의식적으로 어머니에 대한 성적 감정을 불러일으키게 했다. 이로 인해 다른 여자들과의 금지된 성적 만남을 통해서는 강한 자극을 받았지만, 그의 부인을 향해서는 성숙한 친밀감을 표현하지 못하게 된 것으로 보인다.

비록 확실한 증거는 없었지만, 나는 환자인 마틴 스미드 목사의 인생 이력, 성격과 심리 상태를 고려하여 그가 실제로 간통 행위를 저질렀을 것이라고 믿게 되었다. 나는 또한 다음과 같은 가설을 세웠고, 세 번째 회기에서 이에 관해 그에게 질문하고자 했다.

4. 아버지에 대한 분노와 실망으로 인해 권위에 대한 스미드 목사의 불신과 경멸의 대상은 '근본적인 권위'로 확장되었을 것이다. 이를 고려할 때 그가 실제로는 종교에 대한 믿음을 가지고 있지 않다고 추정할 수 있다.

스미드 목사는 자신이 가진 문제들을 인정하지 않으려 했다. 따라서 나는 그가 자신의 종교적 믿음에 문제가 있음을 인정할지 알 수가 없었다. 나는 이 주제가 심각한 것이긴 하지만 성적인 범죄행위보다는 인정하기 쉬울 것이라고 생각했다. 그가 자신의 종교적 신념에 문제가 있음을 인정하지 못한다면 솔직한 자기고백이나 치료적 도움의 예후는 좋지 않을 것이다. 이럴 경우 반사회적 성격장애나 병적 자기애성 성격장애(치명적 결함이 되는 심각한 성격장애)의 진단을 고려할 것이다. 그가 자신의 종교적 신념에 관한 문제와 그 밖의 관련된 어려움을 인정한다면, 상대적으로 덜 심각한 자기애성 성격장애를 가지고 있다고 진단할 수 있으며, 그의 협조에 따라 개선의 여지가 있을 것이다.

마틴 스미드 목사에 대한 치료

초기 단계: 계약

스미드 목사가 세 번째 상담을 받으러 왔을 때, 나는 그가 종교적 믿음에 관한 어려움을 겪고 있지 않은지 물었다. 그는 내가 질문한 이유를 물었고 나는 솔직하게 대답했다. "나는 당신의 해결되지 않은 감정은 당신의 아버지의 유기로 인한 결과라 보며, 가족에 대한 그의 기만으로 인해 당신이 권위에 대한 전반적인 불신을 갖게 된 것이라 믿습니다." 놀랍게도 스미드 목사는 자신의 믿음에 문제가 있다는 것을 인정했다. 이러한 인정은 스미드 목사에 대한 나의 평가의 전환점이 되었을 뿐만 아니라, 문자 그대로 스미드 목사에게도 삶의 전환점이 되었다. 다음과 같은 대화가 이어졌다.

스미드 목사: 나는 아버지에 대한 감정과 종교적 믿음의 문제를 연결시켜 본 적이 없었습니다.

유도프스키 박사: 나는 당신이 아버지에 대한 자신의 감정을 탐색해 본 적이 없었으리라 생각합니다. 그가 가족을 떠났을 때 당신은 겨우 열세 살이었습니다.

스미드 목사: 아버지에 대한 감정을 안다고 해도 달라지는 게 뭐죠? 나는 끔찍한 느낌이었고, 아무것도 변할 것은 없어요.

유도프스키 박사: 시간이 흘러 아버지의 마음을 얻을 수 없다는 것을 알았을 때 느낀 감정은 무엇이었습니까?

스미드 목사: 어떤 감정도 기억나지 않아요. 나는 스스로가 거짓말쟁이가 되어가는 것을 알았습니다. 친구들에게 아버지가 주말에 집에 오고 매일 저녁마다 내게 전화를 한다고 말했어요. 나는 워싱턴에서 아버지가 이룬 업적에 대해 끝도 없는 이야기를 지어냈어요. 솔직히 아버지가 전화를 했다

는 것도 거짓말이고, 그가 정부에서 하는 일에 대해 들은 기억도 없어요.

세 번째 회기가 끝났을 때 스미드 목사는 추가 회기를 요구했고 6일 후 상담하기로 했다. 상담 전날, 그는 상담에 그의 부인이 참석할 수 있도록 해 달라고 요청했다. 나는 순순히 응했다.

두 번째 단계: 치료 계획

스미드 목사는 다음과 같이 네 번째 상담을 시작했다.

스미드 목사: 정말 고통스럽군요. 이미 아내에게 이야기했습니다. 교회에서 나를 고발했던 여자의 말이 맞습니다. 이 문제에 대처하기 위해서는 박사님의 전문가적 도움이 필요합니다. 내게는 정말 어려운 일입니다. 저는 도움을 요청하는 걸 좋아하지 않습니다.

그 회기에서 환자, 그의 부인과 나는 예비 치료 계획을 수립했다.

1. 스미드 목사는 변호사에게 자신의 간통 사실을 밝혔다. 그리고 교회 이사장에게 이를 어떻게 알릴지에 대해 변호사의 조언을 구했다.
2. 아내인 신디 스미드는 기꺼이 남편과의 결혼 생활을 유지할 것이라고 말했고 그들의 결혼 생활을 재건하기 위한 치료 작업에 동참하기로 했다. 나는 신디를 이러한 과정에서 요구되는 개인치료 및 부부치료를 전문적으로 수행하는 사회복지사에게 의뢰했다.
3. 나는 다음 2개월 동안 스미드 목사와 일주일에 2회씩 만나 치료 목적과 계획을 수립하기로 했다.

다음 2개월 동안 16회기의 치료를 하기로 하는 계약이 성립되었다. 그 기간 동안 나는 그의 개인적 삶과 목회활동을 다룰 때 지지적 입장을 보여 주면서 최소한의 개입만 하고자 했다. 교회 측과 변호사는 네 명의 여자들에게 교회와 스미드 목사에 대한 법적 소송을 취하하는 것을 전제로 위자료를 지불하겠다고 제안하면서 개별적으로 접촉했다. 스미드 목사는 교회 내의 직책에서 사임했으며, 교회에서는 1년 동안의 봉급은 물론이고 법적인 비용과 정신과 치료 비용을 지불하기로 했다.

스미드 목사에게는 그 자신의 감정과 행동의 무의식적 동기를 이해하도록 돕는 것이 더욱 가치 있는 일이라고 믿었기 때문에, 나는 일부러 그의 많은 법적 · 재정적 문제에 대한 조언자 역할은 피하려 했다. 그럼에도 불구하고 그의 충동적이고 잘못된 행동의 무의식적 배경을 이해하게 되면서, 스미드 목사는 '자기교정'을 할 수 있었다. 다음의 예는 그가 자신과 성적 관계를 맺은 여성을 앞으로 어떻게 대해야 하는지에 대해 나와 의논한 내용이다.

스미드 목사: 나는 교회 측에서 X 부인에게 보상을 해야 한다는 것을 믿을 수 없어요. 나는 그녀가 내 앞에 나타날 때까지 그녀에게 전혀 관심도 없었어요. 사실 처음 두 번은 그녀가 추파를 던졌는데도 거절했었죠. 결국에 그녀가 나를 유혹하는 데 성공했고 이렇게 고발을 당하게 되었지만 말입니다.

유도프스키 박사: 당신은 아버지가 가정을 버리고 다른 여자와 어울린 데에는 어머니와 여동생도 책임이 있다고 생각하나요?

스미드 목사: 좋아요, 알겠습니다. 당신이 하고 싶은 말은 목사로서 원칙을 지키는 것이 저의 책임이라는 것이군요. 그녀의 책임은 아니지요.

유도프스키 박사: 꼭 그렇지는 않습니다. 제가 말하고자 하는 것은 도덕적인 권위를 지키는 것이 당신에게는 쉽지 않았으리라는 점입니다. 당신은 결국 자신의 권위를 약화시키고 오히려 그 권위를 악용하게 되었죠. 당신은 무의식적으로, 다른 사람들이 아버지를 존경하는 것처럼, 스스로를 대단한 사람이라고 여긴다면 실제로 그런 사람이 된다고 믿은 것 같습니다.

스미드 목사: (격앙된 어조로) 아버지는 내가 결코 닮고 싶지 않은 사람이었죠. 나

는 이제 내가 그를 얼마나 경멸해 왔는지 깨닫기 시작했어요! (오랜 침묵) 무슨 말씀인지 알겠습니다. 아내와 아이들에게 상처를 주고 나 자신의 실수에 대한 책임을 회피하려는 것은 내가 꼭 아버지같이 되어 버렸다는 것을 의미하는 거죠.

정신치료적 기법

정신치료적psychotherapeutic 과정의 몇 가지 핵심적 특징과 기법technique은 앞에 제시된 대화로 설명했다. 스미드 목사의 사례에서 알 수 있듯이, 정신분석과 정신분석적 정신치료의 목적은 통찰insight이다. 통찰은 정신과에서 두 가지 중요한 의미를 가지고 있다. 첫째, 통찰은 환자가 자신의 심리적 문제를 깨닫고 문제를 해결하는 데 도움이 필요하다는 것을 이해하는 것이다. 스미드 목사는 강제적인 절차에 따라 치료에 착수했기 때문에 그는 3회기 만에 이러한 통찰의 단계에 이르렀다. 둘째, 통찰이란 환자가 자신의 정서적 문제와 비적응적 행동의 무의식적 근원을 깨우치고 이해하는 것을 의미하기도 한다. 이러한 종류의 통찰은 그 효과가 오랫동안 지속된다. 이론적으로는 어떤 사람이 자신의 고통스러운 감정과 자기파괴적 행동의 무의식적 원인을 이해하게 되면, 그 사람은 건설적인 변화를 위한 성숙한 단계에 이르게 된다.

앞의 예시에서, 나는 스미드 목사가 아버지에 대해 갖고 있는 무의식적 감정이 그가 다른 사람을 대하는 방식에 어떤 영향을 미치는지를 이해할 수 있도록 도우려 했다. 아버지의 학대에 대한 부정(그리고 이와 연관된 감정들)은 그의 종교적 권위하에 있는 여성 신도들을 자신이 학대한 것에 대한 죄책감을 감춰 주는 작용을 했다. 스미드 목사가 교회에서 성적인 관계를 가졌던 네 명의 여성에게 상처를 주고 학대한 것과 같은 일을 그 이전에도 저질렀을 것이라고 가정하기는 어렵다. 그는 처음에 "나는 그들 역시 나만큼이나 그러한 접촉을 즐겼다고 생각합니다."라고 진술했다. 그의 아버지에게 감정적으로 방치되고 기만을 당했다는 것을 의식적으로 이해하게 되면서 스미드 목사는 처음으로 아버지에 대한 자신의 마음속 깊은 분노를 느끼게 되었다. 이러한 통찰은 그의 광범위한 갈등을 이해하고 그가 자신과 교회 그리고 신을 포함한 거의 모든 권위를 약화시켜 왔다는 사실을 이해하는 통찰로 이어지게 되었다.

전이transference는 정신분석과 통찰 지향 정신치료의 또 다른 강력한 도구이다. 이 용어는 과거에 중요한 관계를 맺었던 사람으로부터 해결되지 않은 감정을 치료자에게 무의식적으로 전치displacement시키는 것을 의미한다. 대표적이고 반복되는 전이의 예는 스미드 목사의 치료 동안에도 일어났다. 우리는 주 2회의 정기적인 치료 회기를 2개월간 진행했다. 그러나 이러한 과정은 내가 미국신경정신의학회의 정기 학회 모임에 참석하기 위해 일주일간 출장을 감으로써 중단되었다. 스미드 목사에게는 출장을 떠나기 7주 전쯤에 이야기했었다. 모임에서 돌아왔을 때 그는 처음으로 회기에 늦었다. 뿐만 아니라 그는 다소 우울해 보였고 내게 무례하게 대했다. 내가 부재중일 때 어떤 느낌이었는지를 묻자 그는 "나는 신학대학원 지원서를 작성할 여분의 시간이 생겨 정말 행복했습니다."라고 대답했다. 이번 회기에서 그는 전날 꾸었던 꿈에 대해 기억했다.

스미드 목사: 꿈은 당신, 유도프스키 박사님에 대한 것이었습니다. 박사님은 학회에서 논문을 발표하고 있었습니다. 그것은 뇌와 행동에 대한 아주 복잡하고 소수만 이해할 수 있는 내용이었어요. 말미에 당신은 청중들에게 당신의 논문을 이해하는지를 알아보기 위해 질문을 했습니다. 아무도 질문에 대답하지 않았어요. 반면에 나는 답을 알았고 손을 들었습니다. 그런데 당신은 청중들 속에서 저를 보지도 못했고 저를 부르지도 않았습니다.

나는 스미드 목사에게 그 꿈에 대해 어떤 감정을 느꼈는지를 물었다. 그는 좌절감을 느꼈다고 했지만 분노나 상처받은 느낌은 보이지 않았다. 마침내 그의 요청으로 나는 그의 꿈을 해석했다.

유도프스키 박사: 나는 당신의 꿈은 내가 출장을 가서 치료 회기를 취소함으로

> 써 유발된 당신의 감정을 무의식을 통해 표출한 것이라고 생각합니다. 나는 지난 회기 동안 당신이 열심히 작업에 참여했다고 생각합니다. 조금씩 좋아졌고 그 점이 저에겐 기쁨이 되기도 했습니다. 당신의 꿈에 등장하는 나는 당신이 스스로에 대해 이해시키기 위해, 그리고 나를 기쁘게 하기 위해 얼마나 노력하는지에 관심이 없는 사람인 것 같군요. 나는 이번에 내가 출장을 간 것이 당신이 어렸을 때 아버지가 자주 출장을 갔을 때 느낀 것과 유사한 무의식적 감정을 유발했을 것이라 생각합니다. 또한 그 꿈은 아버지가 당신이 똑똑하고 열심히 노력하는 아이라는 걸 알았다면 그는 결코 가족을 버리지 않았을 것이라는 당신의 믿음을 암시한다고 생각합니다.

스미드 목사의 꿈에 대한 나의 요점은 그는 무의식적으로 (그의 행동과 꿈에서 보였듯이) 그의 아버지에 대한 강력한 전이적 감정을 내게 느낀다는 것이었다. 이러한 해석에 대해 그는 비꼬는 말투로 다음과 같이 응답했다.

> 스미드 목사: 말이 되는 이야기를 하셔야죠! 박사님은 한때 유명했던 의사였는데 겨우 이 정도밖에 안 되나요? 내가 알기엔 박사님은 나의 아버지와 많이 달라요. 그리고 나는 당신을 만족시키려고 노력한 적이 없다고요.

나는 아마도 그의 꿈에 대해 과대해석을 한 것 같다고 대답했다. 나는 이 시점에서 무리하게 해석을 더 진행해서 나에 대한 그의 민감한 부분을 자극하지 않기로 결정했다. 나의 해석이 옳다면, 그가 화를 내고 저항하는 반응은 내가 이후에 다시 휴가를 갈 때에도 다시 나타날 것이다. 그때 그는 내가 없다는 사실에 화가 날 것이고 그러한 감정이 아버지가 자신을 버린 것에 대한 자신의 분노와 관련이 있음을 이해하게 될 것이다. 그 후에는 충분히 안정감을 갖고 나를 신뢰하게 될 것이다. 실제로 스미드 목사는 나의 학회 참석 이후 그의 첫 회기의 치료 약속을 '완전히 잊어버렸다'. 다음 회기에서 그는 다음과 같은 꿈의 내용을 이야기했다.

스미드 목사: 나는 교회에서 추모식을 주도하고 있었어요. 신도들이 매우 동요하고 있었습니다. 나는 고인에 대한 개인 이력에 대해 말하고 싶었는데 고인이 누구인지 전혀 기억이 나지 않았습니다. 나는 준비가 되어 있지 않아 당황스러웠습니다. 군중들의 규모로 볼 때, 고인은 아주 중요한 사람임이 분명해 보였습니다. 그들이 나를 비난할지 모른다는 생각에 걱정스러웠습니다. 점점 죄책감과 불안이 엄습했습니다. 고인이 누구인지 생각해 내려 할수록 점점 불안해졌어요. 땀에 흠뻑 젖어 꿈에서 깼습니다. 심장이 요동치고 있었습니다.

스미드 목사는 꿈에 대해 설명한 후 내게 그 꿈이 어떤 의미인지에 대해 물었다. 나는 의도적으로 대답을 미루었다. 대신 그가 어떻게 생각하는지에 대해 물었다. 그는 즉시 나를 책망했다.

스미드 목사: 박사님은 세상에서 제일 쉽게 돈을 버는군요. "이에 대해 어떻게 생각하세요? 어떤 기분이 드셨어요?" 박사님은 이런 말만 하면 되는군요. 이것이 나를 도와주는 방법이라고 생각하신다면 아주 잘못 생각하고 계신 겁니다.

유도프스키 박사: 내게 화가 나신 것 같군요.

스미드 목사: (소리 지르며) 나는 박사님이 저를 돕기 위해 여기 계신다고 생각했습니다. 그래요. 나는, 빌어먹을, 화가 났어요. 박사님은 아는 게 뭐죠? 나는 정말로 당신의 도움 따윈 필요 없어요. 나는 이 꿈을 당신보다 더 잘 해석할 수 있어요.

유도프스키 박사: 당신은 나에게 당신과의 관계를 지속하며 치료할 생각이 있는지 확신하지 못하는 것 같군요. 당신에게는 이것이 가장 중요한 문제인 것 같습니다. 나의 휴가 동안 나의 부재가 당신으로 하여금 꿈을 꾸게 하고 지난 회기 약속을 잊어버리게 만들었다는 생각이 듭니다. 또한 나는 당신이 꿈에 대해 어떻게 해석하실지 정말 흥미롭습니다.

스미드 목사: 좋아요. 해 봅시다. 내가 박사님이 되어 나의 꿈을 해석해 보죠. 관 속에 있는 사람은 박사님과 나의 아버지를 상징합니다. 그의 죽음에 대한 책임감으로 죄책감이 듭니다. 이러한 감정은 나의 아버지가 나를 위해 더 이상 존재할 수 없다는 것을 상징하듯이, 휴가로 나를 떠난 박사님에 대한 죽일 듯한 분노로 표현된 거겠죠.

유도프스키 박사: 그럴 것 같기도 합니다. 당신은 저나 다른 누군가에게 의존해야 한다는 사실에 대해 불편하게 느끼고 있는 것 같습니다. 꿈을 해석하는 당신의 자질로 볼 때 당신은 스스로 생각하는 것보다 내게 덜 의존하고 있으며 스스로 문제를 잘 해결해 나가고 있습니다.

스미드 목사에게 격려의 말을 했던 이유는, 자신의 힘과 독립성을 지키면서 스스로를 치료해 나가는 작업을 하는 것이 내게는 가장 바람직하게 여겨진다는 것을 보여 주기 위해서였다. 이러한 부분은 그와 그의 아버지의 관계에서는 찾아볼 수 없는 것이었다.

스미드 목사의 정신분석적 치료를 위한 의뢰

치료 중에 치료자와 환자 사이에서 적절한 규칙과 약속으로 일정한 치료적 구조를 만드는 것은 전이와 무의식적 감정과 행동을 해석할 수 있게 하는 토대가 된다. 시간이 흐르자 스미드 목사는 내가 가진 치료자로서의 순수한 관심과 개입을 신뢰하게 되었다. 그리고 마침내 이러한 신뢰로 인해 자신이 아버지에 대한 감정을 치료자인 나에게 전이하고 있다는 해석을 받아들이게 되었다. 이러한 통찰로 인해 그는 치료적 환경을 넘어 그러한 감정을 그의 개인적 생활과 직장 생활에서 일반화하는 방법을 이해하고 변화하기 시작했다. 그가 가진 문제의 성격(간통)과 진단상의 심각함(자기애성 성격장애), 초기 치료에 대한 저항을 고려해 볼 때 치료에 대해 그가 보이는 반응 정도와 속도는 매우 놀라운 것이었다. 나는 이러한 예상치 못했던 치료의 진전이 그의 우수한 지능과 무의식적 세계를 이해하는 능력을 포함한 그의 개인적 특성 덕분이었다고 생각한다.

이러한 그의 내적 능력과 정신치료에 대한 열의, 치료 외적으로 자신의 행동을 변화시키고 관계를 개선하려는 동기 등을 모두 검토한 후에, 나는 그가 지닌 성격 및 인격상의 치명적 결함은 치료되기 힘들 것이라고 보았던 초기의 판단을 수정하게 되었다. 그의 노력과 정신적 변화로 미루어 볼 때, 나는 그의 정신과적 질환은 정신치료를 통해 많이 호전될 것이라 생각했다.

나에게 치료를 받고 나서 18개월이 경과한 시점에 스미드 목사는 먼 도시의 저명한 대학에서 신학박사 지원 자격을 획득했다. 이로 인해 그 도시의 여성 분석가에게 그를 의뢰하는 문제에 대해 논의해야 했다. 그는 처음엔 다른 의사에게 자신을 의뢰하겠다는 제안을 받아들이지 않으려 했다. 정신분석적 치료에서 환자는 치료자와 일주일에 4~5회 만난다. 정신분석가는 불안한 감정과 자기파괴적인 행동을 일으키는 무의식적 사고와 감정을 노출시키고 해석하는 것을 강조한다. 이는 부분적으로는 정신분석이 통찰 지향 정신치료에 비해 덜 지시적이기 때문이라고 볼 수 있다. 스미드 목사가 처음 치료에 임할 때, 그는 심리적으로나 동기 면에서나 정신분석을 받을 준비가 되어 있지 않았다. 하지만 그의 개인적인 생활은 안정되었고, 치료에 대한 저항이 줄었으며, 인간관계와 감정 문제의 무의식적 근원을 더욱더 심도 깊게 탐색할 수 있게 되었다. 그럼에도 불구하고 스미드 목사는 그의 부인과 두 딸과의 관계에서 성숙하고, 존중하며, 신뢰할 수 있는 관계를 수립하는 데에는 별다른 진전을 이루지 못했다. 하지만 나는 여성 분석가와의 정신분석에서 얻은 강렬한 경험, 스미드 목사의 우수한 지능, 변화하고자 하는 동기가 결합되어 그의 생활이 여러 가지 면에서 좋아지게 될 것이라 생각했다.

치료 결과

스미드 목사를 의뢰받은 정신분석가는 그의 초기 증상 및 행동의 본질과 심각성을 고려할 때 정신분석적 치료가 적합한지에 관해 깊은 의구심을 갖게 되었다. 그럼에도 불구하고 그녀는 스미드 목사의 변화 가능성을 평가하기 위해 수회의 회기를 할애하는 데 동의했다. 이후에 그녀는 치료로 인한 진전, 변화에 대한 열정, 정신분석적 과정에 도움이 되어 온 그의 지적 능력에 놀라움을 표현했다. 그녀는 그를 환자로 받아들였고, 스미드 목사는 5년간 집중적인 치료를 받았다. 때때로 그는 자신의 근황에 대해 나에게 알려 왔고 뚜렷한 진전을 보였다. 첫째, 그와 가족들의 관점에서 보았을 때 가족과의 관계에서 분명한 호전이 있었다. 그는 처음으로 부인과 아이들을 애정 어린 마음으로 대할 수 있게 되었다고 고백했다. 둘째, 그는 진로를 변경했다. 그는 신학박사 학위를 취득했고, 그가 졸업한 유명한 대학에서 조교수 자리를 얻게 되었다. 비록 대학 교수 자리는 큰 교회의 목사 자리보다 수입이 적고 대중적 명성도 떨어졌지만, 스미드 목사는 새로운 직업에서 더 큰 만족감을 얻었다. 셋째, 스미드 교수는 정신분석적 치료를 받기 전보다 '조물주'에 대해 성숙한 영성spirituality과 친밀함을 얻게 되었다고 고백했다.

자기애성 성격장애 치료의 주요 원칙에 대해 〈표 6-1〉에 정리했다.

표 6-1 마틴 스미드 목사의 사례를 통해 살펴본 자기애성 성격장애 치료의 주요 원칙

병력적 사실	주요 원칙	해석
스미드 목사는 자발적으로 정신과적 평가와 치료를 받으려 하지 않았다.	정신치료의 도움을 받을 수 있는 많은 사람들이 정신질환과 관련된 낙인으로 인해 그러한 치료를 받지 않으려 한다.	스미드 목사는 지나친 자부심은 그가 정신과 치료를 거부하게 만들었다.
스미드 목사는 간통 사실에 대하여 거짓말을 했다.	자기애성 성격장애를 가진 사람들은 지속적으로 거짓말을 한다.	스미드 목사는 타인을 감동시키거나 이용하기 위해 거짓말을 했다.
유도프스키 박사는 스미드 목사의 간통에 대한 거짓말에 대해 이의를 제기하거나 직면시키지 않았다.	정신과적 치료는 적대적인 관계가 아니라 옹호적인 관계를 바탕으로 이루어져야 한다. 정신과 의사와 수사관은 많은 차이가 있다.	스미드 목사와의 치료적 관계를 수립하는 것이 진술의 불일치를 지적하는 것보다 중요하다.

치료 이전에 스미드 목사는 아버지에 대한 자신의 뿌리 깊은 분노의 감정을 자각하지 못했다.	정신치료의 적절한 구조는 환자로 하여금 중요한 억압된 감정을 탐색할 수 있도록 해 준다.	어린 시절에 스미드 목사는 아버지에 대한 분노를 표출할 경우 문제가 커질 뿐 어떤 변화도 얻어 낼 수 없다고 생각하게 되었고, 그로 인해 자신의 분노를 억압했다.
치료 이전에 스미드 목사는 자책감에 사로잡혀 있었다.	억압된 강력한 감정은 정서적 문제나 역기능적 행동과 같은 증상으로 표출된다.	스스로를 향한 분노는 스미드 목사를 우울감과 자기파괴적 행동으로 이끌었다.
치료를 통해 스미드 목사는 아버지에 대한 자신의 분노를 느낄 수 있었다.	통찰은 마음과 신체는 물론이고, 사고와 감정을 통합하게 한다.	치료를 통해 스미드 목사는 그의 낮은 자존감의 근원을 발견했다.
스미드 목사의 '믿음의 위기'는 종교에 관한 것이 아니라 스스로의 분노에 관한 것이었다.	자기발견은 많은 놀라움을 선사한다.	스미드 목사가 권위상으로 여겼던 아버지에 대한 해결되지 않은 증오는 '궁극적인 권위'를 수용하거나 신뢰할 수 있는 능력을 방해했다.
스미드 목사는 유도프스키 박사가 예약되었던 휴가나 학회 출장을 갔을 때 과도한 반응을 보였다.	연관된 감정이 강력할지라도 전이는 무의식적인 과정이다.	부지불식간에 스미드 목사는 유도프스키 박사와 그 밖의 권위상으로 인식되는 이들에게 아버지의 유기에 대한 전이 감정을 보였다.
스미드 목사는 정신치료 작업에 열심히 참여했고 이후에는 수년간 정신분석을 받았다.	심각한 성격장애를 가진 사람에 대한 치료에서 특효약은 존재하지 않는다.	수년간 열심히 치료받은 결과, 스미드 목사는 삶의 여러 중요한 영역에서 건설적인 변화를 얻을 수 있었다.

스미드 목사의 사례로부터 얻은 교훈

성급히 판단하지 말라

스미드 목사와의 첫 두 번의 회기 이후, 나는 그의 행동과 관계에서 큰 변화를 일으킬 의미 있는 치료가 가능할 것인가에 대해 낙관할 수 없었다. 그의 심각한 성적 일탈, 정신과적 상담이 강제에 의해 이루어졌다는 사실, 심각한 심리적 문제와 증상에 대한 그의 부정, 자기중심적 성격 그리고 나를 대하는 공격적인 태도와 같은 것들로 인해 나는 그가 병적 자기애성 성격장애를 가지고 있으며 자신을 이해하려는 동기와 행동을 변화시킬 능력이 거의 없다고 생각하게 되었다. 그래서 초기에는 스미드 목사가 성격과 인격에 있어 치명적 결함fatal flaws을 가지고 있다고 보았다. 그에 대한 초기의 비관적인 인상은 그의 높은 지능, 훌륭한 대화 능력, 다양한 일을 수행해 온 경력과 생산성, 세련된 유머감각과 같은 많은 장점을 알고 난 후에도 바뀌지 않았다. 나는 이러한 강점과 치명적 결함을 동시에 가지고 있는 사람들이 때로는 매력적이고 감탄할 만한 특성을 가지고 있다는 사실을 잊지 않으려 노력해 왔다. (그의 부인 신디로 하여금 치명적 결함 척도[2장의 부록 참조]의 질문에 답변하게 했더라면 아주 흥미로운 내용이었을 것이다. 하지만 그를 처음 상담할 때에는 해당 척도를 활용하지 못했다. 그녀가 척도의 질문지를 완성했다면 그 내용을 통해 스미드 목사가 가진 많은 강점을 발견하고 정신치료를 통한 건설적 변화가 가능할 것이라는 희망을 얻었을 것이다.) 스미드 목사에 대한 정신과적 평가에 충분한 시간(최소 3회기의 전체 시간)이 할애되었고, 이 기간 동안 그는 정신치료 과정에 대해 익히고 수용할 수 있었으며 나는 그의 예후에 대해 더욱 긍정적인 전망을 갖게 되었다.

정신치료는 변화를 위한 강력한 도구이다

정신치료의 효과는 종종 여러 가지 이유로 과소평가된다(〈표 6-2〉 참조).

그럼에도 불구하고 1,000개 이상의 통제된 연구 과제를 통해 수집된 과학적 자료에 따르면, 정신치료자가 고도의 훈련을 받았고 전문적 가이드라인을 준수할 경우, 그리고 환자에게 치료에 대한 동기가 있을 경우 환자의 정신질환 유형에 상관없이(심지어 생물학적 요인에 의한 질환일지라도) 상당한 치료 성과를 거둘 수 있는 것으로 밝혀졌다. 정신치료에 관심 있는 독자들은 1,000명 이상의 회원을 보유하고 있으며 학술지인 『정신치료 연구Psychotherapy Research』를 후원하는 국제

기구인 정신치료연구회Society for Psychotherapy Research (http://www.psychotherapy-research.org)에 문의한다면 도움을 받을 수 있을 것이다.

통찰 지향 정신치료를 받고 스미드 목사가 호전된 것과 같은 사례는 드물지 않다. 행동과 감정의 문제에 직면한 많은 사람들이 많은 종류의 윤리적이고 잘 계발된 정신치료 양식을 통해 큰 도움을 받을 수 있다.

표 6-2 정신치료의 효능이 저평가되는 이유

1. 정신질환에 대한 낙인이 종종 정신치료를 시행하는 정신질환의 치료자에게 옮겨진다.
2. 부적절한 수련을 받은 사람과 자질이 부족한 사람들이 스스로를 정신치료자로 사칭한다.
3. 정신질환에 부여된 낙인 때문에, 환자들이 정신치료의 유익한 효과에 대해 이야기하지 않는다.
4. 우리 사회는 유형의 것들에 가치를 둔다. 따라서 외과 수술이나 내과적 치료와 같은 시술이 '대화에 의한 치료'보다 더욱 효과적인 것으로 간주된다.
5. 정신질환의 생물학적 측면이 약물치료, 운동 및 적절한 식이요법 등을 통해 충분히 다루어지지 않을 경우 정신치료는 실패로 끝날 것이다.

절대, 절대, 절대 희망을 버리지 말라

스미드 목사는 부끄럽게도 믿음을 저버렸고 그의 종교적 권위하에 있는 교회의 취약한 여성들에게 해를 끼쳤다. 처음에는 이러한 착취적 행동에 대한 자각도 반성도 없었다. 그는 교회 이사회에 의해 강제로 정신과적 평가를 받아야 했고, 정신과적 치료에 참여하는 것에 완강히 저항을 보이기도 했다. 거의 모든 면에서 마틴 스미드는 통찰 지향 정신치료에 적합하지 않은 환자로 보였다. 그럼에도 불구하고 그는 정신치료적 경험의 직접적인 결과로서 성격과 행동에서 의미 있고 건설적인 변화를 보였다. 마틴 스미드 사례의 경험으로부터 얻은 중요한 교훈은 어떤 전문가도 어떤 환자가 정신과적 치료로 도움을 받을 수 있을지를 선불리 예단할 수 없으며, 그러한 치료의 기회는 필요로 하는 모두에게 제공되어야 한다는 것이다. 충분한 훈련을 받은 정신치료자가 숙련되고 원숙한 전문성과 진정성을 보여 준다면, 의미 있는 변화를 얻을 가능성과 치료의 성패는 환자에게 달려 있을 것이다. 좋은 소식은 많은 사람들이 정신치료의 결과로 그들의 성격과 행동에서 근본적인 변화가 생기는 것에 대해 스스로 놀라워한다는 것이다.

의학적 질병과 회복에 있어서 영성과 종교

스미드 목사의 사례는 정신질환과 치료에 있어서 영성spirituality과 종교의 역할에 대해 논할 좋은 기회를 제공한다. 역사적 · 문화적으로 영적 믿음과 종교적 표현은 인간의 상태와 경험의 근원적인 요소가 되어 왔다. 많은 정신건강 전문가들은 영성과 종교적 표현이 일반적으로 다양한 정신질환을 예방하는 데 도움이 되는 방어적 기능을 가지고 있다고 믿고 있다. 이 두 가지 요소는 정신질환의 회복에 있어서 지지와 희망의 중요한 자원을 제공한다.

정신질환의 구성 요소로서의 영성과 종교

종교와 영성이 인간 경험에 매우 중요한 요소이기 때문에, 그것들은 정신질환이 나타날 때 증상의 일부로 표현될 수 있다. 예를 들어 정신분열병 환자는 악마에 사로잡혔다는 망상을 가지고 있을 수도 있고, 신의 목소리가 들리는 환청을 경험할 수도 있다. 조증 상태에 있는 환자들은 자신이 아픈 사람의 손을 잡아주는 것만으로 질병을 치료할 수 있는 능력과 같은 특별한 영적 능력을 가지고 있다고 믿기도 한다. 반대로 우울증 환자는 종교적 믿음으로부터 소원해지거나 혹은 자신이 사악해서 천벌을 받을 만하다고 느끼기도 한다. 강박증을 가진 사람은 종교적 규칙에 집착하고 그로 인해 고통받기도 한다. 종교적 표현은 여러 가지로 왜곡되어 정신질환의 원인이 될 수도 있다. 잘 알려진 예로는 여성에 대한 압박과 착취를 관행화하여 환멸과 여러 종류의 반응성 정신질환을 일으키는 일부 문화권의 종교적 광신이 있다.

영성, 종교, 그리고 성격과 인격의 결함

위선: 영성의 가면

스미드 목사의 사례에서 보았듯이, 인생 초기에 당한 학대의 결과로 생긴 '권위에 대한 갈등'으로 인해 종교적 권위의 남용이 나타나기도 한다. 심각한 성격과 인격의 결함을 가진 사람들이 편협하고 자기중심적인 목적으로 종교와 영성을 남용하는 경우가 많다. 그 예는 수도 없이 많으며 때때로 치명적이기까지 하다. 종교적 모임에 열성적으로 참여하고 선교에서 종교적 · 윤리적 가치를 촉구하는 공공 자선 행위에서 매우 눈에 띄는 지도자이지만 사업에서는 부정직하고 친구를 이용하며 결혼 생활에서 불성실하고 그들의 피고용인과 가족 구성원들을 학대하는 사람들이 전형적인 예라고 할 수 있다. 그러한 사람들에게 종교란 그들의 왜곡된 사고와 반사회적 행동의 본모습을 숨기는 가면일 뿐이다. 성격과 인격의 치명적 결함을 가진 사람들은 자신의 이기적인 목적을 위해 타인의 종교적 신념을 이용하기도 한다.

메시지 자체보다는 그 메시지를 전하는 사람을 보라

성격과 인격의 치명적 결함을 가진 사람들에 의한 최악의 종교적 · 영적인 왜곡과 악용이 정치적 지도자, 테러리스트, 사이비 종교의 지도자, 일부 성직자들 사이에서 발생하곤 한다. 종교와 영성의 이름으로 수 세기 이상 행해진 고통과 파괴, 그리고 죽음은 셀 수 없이 많다. 사회적 변화를 일으킬 수 있는 생산적이며 자비로운 방법은 많다. 그런데 왜 어떤 사람들은 폭력적인 과정을 선호하는 것일까? 해답은 그들 안에 있다. 일반적으로 독재자와 테러리스트들은 성격과 인격에 있어 다양한 치명적 결함을 가지고 있다. 히틀러, 스탈린, 사담 후세인, 100여 명의 다윗파 신도들을 죽음으로 몰아넣었던 데이비드 코리시, 오클라호마 연방 청사를 폭파했던 티모시 맥베이, 워싱턴 D.C.의 저격수 존 앨런 무하마드 등의 인물은 여러 가지 성격장애의 사례라고 생각할 수 있다. 오사마 빈 라덴은 자기애성 성격장애와 반사회적 성격장애를, 연쇄 폭탄 테러범 시어도어 카진스키는 분열형 성격장애와 반사회적 성격장애를 갖고 있었다고 볼 수 있다. 이들 모두는 '더 높은 이상'이라는 미명하에 무고한 사람들을 죽였다. 그들은 자신을 보호하고 이익을 챙기면서 다른 사람을 착취하고 살해하는 것을 정당화하기 위해 그들 자신에게 우리들 다수보다 더 높은 영적 권위가 있다고 주장했다. 진실은 그들의 메시지가 아니라 메시지를 전달하는 사람의 성격과 인격의 장애에 있다. 그들의 비도덕적인 행동은 단순히 그들의 성격과 인격의 치명적인 결함의 연장일 뿐이다. 바꾸어 말하면 그들의 잔인하고 비겁한 범죄는 그들 자신의 모든 것이며 그들이 내세우는 이상이나 사명과는 하등의 관련이 없다.

비윤리적인 종교지도자가 그들의 신성과 권위를 이용하여 젊고 취약한 사람들을 희생자로 삼을 때 그들은 이중적인 죄악을 저지르는 셈이다. 이러한 경우 희생자에게 해를 끼칠 뿐 아니라 수많은 신도들과 종교 그리고 조물주의 고결한 종복인 영적 지도자들에 대한 신뢰와 믿음까지도 손상시키기 때문이다.

정신과 치료에서의 영성과 종교

왜 종교와 영성은 정신치료에서 경시되어 왔는가

정신건강 전문가들은 정신질환을 예방하는 데 있어서 종교와 영성의 중요한 역할을 저평가해 왔고, 환자가 회복에 필요한 지지와 영감을 얻도록 도와줄 성직자들을 충분히 활용하지 않았다. 여기에는 역사적이고 실용적인 많은 이유가 있다. 프로이트가 종교에 대해 저술한 책들에 따르면, 그와 그의 저명한 제자들이 정신치료에 대한 종교의 영향에 대해 염려하고 있었다는 것은 명백하다. 많은 역사가들은 종교의 영향에 대한 프로이트의 거부감은 그 자신이 경험한 유대인 전통의 훈육 및 관습과 관련된 갈등에서 기인한 것이었다고 보지만, 나는 이런 이론들을 받아들이지 않는다. 나는 오히려 프로이트가 당시의 유럽 대학들과 그가 수련했던 병원에서 제도화된 반유대주의로 인해 쓰라린 경험을 했고, 이로 인해 종교에 대한 편견과 맹신이 환자들로 하여금 정신분석을 기피하게 만들 수 있다고 염려했기 때문이라고 생각한다. 나치에 의해 오스트리아, 독일, 이탈리아, 프랑스, 스페인 등에서 팽배했던 반유대주의로 인해 많은 정신분석가와 환자들이 죽게 되었고, 프로이트와 가족들은 오스트리아에서 영국으로 건너갔다. 당시 독일 내의 유대인 의사와 학자들에 대한 편견과 잔혹한 박해에 대해 상세히 알고 싶다면, 내가 존경하는 멘터이자 정신분석가인 힐데 브루흐Hilde Bruch의 전기인 『황금새장에서의 탈출Unlocking the Golden Cage』(Bruch 1996)을 읽어 보기 바란다. 브루흐 박사는 신경성 식욕부진증 및 식이장애 환자를 이해하고 치료하는 데 있어 선구자였다. 브루흐 박사의 전기를 읽은 독자들은 로절린드 프랭클린Rosalind Franklin의 전기(Maddox 2002)를 읽고 싶어질 것이다. 이 책은 영국의 여러 명문 대학의 저명한 학자들이 DNA 발견에 크게 기여한 여성 과학자 로절린드 프랭클린을 평가절하하고 부정하는 데 있어 여성에 대한 편견과 반유대주의가 어떻게 활용되었는지를 기술하고 있다. 정신과 질환뿐만 아니라 그 밖의 다른 문제에 있어서도 효과적이고 의미 있는 해결을 위해서는 먼저 문제의 원인을 진단해야 한다는 것이 나의 신념이다. 그러므로 나는 정신치료에서 종교와 영성이 경시되고 있는 근본적 원인에 대해 논하고자 한다.

정신질환을 가진 환자의 치료에 있어서 종교와 영성의 역할

나는 (적절한 이해와 엄격한 전문적 감독 체계가 갖추어져 있다는 전제하에) 환자 또는 내담자가 원할 경우 정신건강 전문가들이 치료에서 종교와 영성을 고려해야 한다고 믿는다. 첫째로 이것은 종교에 대한 특별한 접근을 지지하든 반대하든 어떠한 종류의 편견 없이 이루어져야 한다. 그 방향은 환자로부터 비롯되어야 하며, 우리는 환자가 믿는 종교적 표현의 종류와 정도가 그들의 회복에 도움이 되도록 지지해야 한다.

신앙 문제가 있는 정신질환자를 좋은 의도로 영적 상담자에게 의뢰한다고 해도 고려해야 할 부분이 있다. 환자의 종교에 대해 부정적인 견해를 가진 치료자는 환자가 종교와 관련된 개인적인 이야기를 할 때 깊이 공감하기 힘들 수도 있다는 점이다. 이 부분의 중요성을 강조하기 위해 스미드 목사의 사례를 다시 검토해 보자. 목회자로서의 일탈과 그 자신의 믿음의 본질적 문제에 대한 수치심으로 인해, 그는 처음에는 치료에 영적인 주제를 표현하려 하지 않았다. 치료를 시작한 지 6개월 정도 될 무렵에 그는 "나는 당신이 다른 정신과 의사나 과학자들처럼 무신론자일 것이라 생각합니다. 그래서 내가 신앙에 관해서 말한다면 나를 위선자로 볼까 봐 당신에게 모든 것을 말하지 못했어요."라고 말했다. 나는 스미드 목사에게 종교에 관한 나 자신의 개인적 관점을 드러내지 않은 채, 수 주간 그가 종교와 영성에 관해 냉소적인 이야기를 할 때 아무런 판단도 내리지 않고 경청하기만 했다. 그는 교회의 목회자가 종교적 권위를 이용하여 얼마나 큰 위선과 비행을 저지를 수 있는지를 적나라하게 보여 준 산증인이었다. 그러나 시간이 지나면서 그는 자신이 아버지에 대한 실망과 분노로 인해 교회 지도자들 대다수의 모범적인 활동은 무시한 채 일부의 비행에만 주의를 기울이게 되었음을 인식했다. 정신분석을 받으면서 그는 자신의 강한 영적 욕구를 받아들이게 되었고 자신의 종교적 신념에 대해서도 좀 더 편안하게 느끼게 되었다. 나는 이러한 결과 또는 과정은, 치료자인 나의 개방성이나 가치중립성에 상관없이, 그가 나를 독실한 기독교 신자로 보았기 때문에 가능했다고 생각한다. 마지막으로 주의할 점은 환자를 개종시킬 수단으로 정신치료적 과정을 이용하는 것은 부정적 치료행위에 해당된다는 것이다.

후기

마틴 스미드 목사의 사례는 자기애성 성격장애를 가진 사람에게 변화에 대한 동기가 있을 경우 정신역동적 정신치료psychodynamically informed psychotherapy와 정신분석이 어떻게 도움을 줄 수 있는지를 보여 준다. 스미드 목사의 사례는 또한 정신질환자를 이해하고 치료하는 데 있어서 생물정신사회-영성 모델biopsychosocial-spiritual model에서 영성spirituality의 중요성을 강조한다. 대부분의 환자에 대한 치료에서 생물정신사회-영성 접근은 네발 달린 걸상과 같다. 네 가지 구성 요소 중 어느 하나라도 없으면 걸상은 흔들리고 치료는 불완전해지거나 실패할 것이다. 정신치료에서는 종종 영성이라는 다리를 빠뜨리곤 한다. 이것은 우리의 전문가적 분야에서 가능한 한 빨리 변화시키도록 노력해야 할 부분일 것이다. 결론적으로 나는 정신과적 질환을 가진 환자를 경험 많고, 재능 있고, 치료와 회복에서의 종교와 영성에 대해 개방적이며 편견 없는 정신치료자에게 의뢰하거나, 환자가 그러한 의사를 스스로 선택하기를 권장한다.

스미드 목사의 사례는 또한 중요한 의문점을 제기한다. 유전성과 생물학적 요인은 자기애성 성격장애와 어떤 관련이 있는가? 5장에서 제시한 것처럼, 스미드 목사의 아버지인 데니스 스미드 의원 또한 이 질환에 대한 DSM 진단 기준을 충족시킨다. 의학적으로 심각한 질환이 가족에서 발견되면 유전적 소인과 예방적 요인에 대한 검토가 필요해진다. 아직까지도 자기애성 성격장애와 관련하여 두드러지는 유전학적 · 신경생물학적 연구는 찾기 어렵다. 결과적으로 자기애성 성격장애의 개념화와 치료에 있어 아직까지는 정신역동적 모델에 크게 의존하고 있다. 정신분열병과 양극성 정동장애를 포함한 많은 정신과적 질환은 원래 경험과 심리적 요인(예: '정신분열병을 일으키는 엄마')의 결과로 이해되었지만, 이후에는 중요한 유전적 · 신경생물학적 요인과 관련이 있음이 증명되었다. 이러한 이해는 진단과 치료를 극적으로 증진시켰다. 자기애성 성격장애를 가진 사람들 중 상당수는 치료를 받으려 하지 않거나 정신치료를 통해 이익을 얻지 못할 것이다. 아마도 자기애성 성격장애의 치료를 위해서는 더 많은 생물학적 연구가 필요할 것으로 보인다.

참고문헌과 추천도서

Bruch JH: Unlocking the Golden Cage: An Intimate Biography of Hilde Bruch, M.D. Carlsbad, CA, Gürze Books, 1996

Frattaroli E: Healing the Soul in the Age of the Brain: Becoming Conscious in an Unconscious World. New York, Viking, 2001

Fromm-Reichmann F: Principles of Intensive Psychotherapy. Chicago, IL, University of Chicago Press, 1950

Gabbard GO: Sexual Exploitation in Professional Relationships. Washington, DC, American Psychiatric Press, 1989

Gabbard GO: Psychoanalysis and psychoanalytic psychotherapy, in Comprehensive Textbook of Psychiatry, 7th Edition. Edited by Sadock BJ, Sadock VA. Philadelphia, PA, Lippincott Williams & Wilkins, 2000, pp 2056-2079

MacKinnon RA, Yudofsky SC: Principles of the Psychiatric Evaluation. Philadelphia, PA, JB Lippincott, 1991

Maddox B: Rosalind Franklin: The Dark Lady of DNA. New York, HarperCollins, 2002

Sulloway FJ: Freud, Biologist of the Mind: Beyond the Psychoanalytic Legend. New York, Basic Books, 1979

Chapter 07

반사회적 성격장애

내면에 음악을 지니고 있지 않은 남자……
그런 자를 신뢰하지 마라.

– 윌리엄 셰익스피어, 〈베니스의 상인〉

"나는 아무도 주지 않기 때문에 빼앗는다." (착취)
"나는 내가 받지 못한 것을 다른 사람에게 주지 않을 것이다." (동정의 부족)
"나에게 상처를 주지 않으면 그것은 고통이 아니다." (양심의 결여)

– 스튜어트 유도프스키, '사회병질자의 세 가지 법칙'

핵심

우리들 대부분은 자신이 현실적으로 연약하지 않다고 믿으며 삶을 영위한다. 현대인의 삶이 위험으로 가득 차 있다는 것을 인식하고 있음에도 불구하고 우리는 각자가 이성적이고 적절한 경계심을 가지고 안전을 유지할 수 있다는 믿음을 가지고 있다. 우리는 치안 상태가 좋지 않은 대도시 지역을 경계하고, 이웃 사람이 온화한 성품의 소유자이길 바라며, 우리의 자동차와 집에 경보기를 설치한다. 그러나 우리는 타인 없이 혼자만의 삶을 살 수는 없으며, 우리 자신과 사랑하는 사람들에게 경보기를 설치할 수도 없다. 우리는 우리 자신과 개인적 · 직업적으로 가까운 사람이 '타인의 권리와 존엄성에 대해' 우리와 같은 가치관을 공유한다고 가정하고 있다. 그러나 이러한 가정은 너무 순진한 것이다. 반사회적 성격장애antisocial personality disorder를 가진 사람은 상대방을 관찰하고 그들이 어떻게 행동할 것인지를 알아차린다. 그들은 우리의 신뢰를 얻을 수 있는 방법, 우리가 그들을 안전하고 편안한 사람으로 인식하게 만드는 방법, 그리고 우리의 삶에 접근할 수 있는 방법을 안다. 그들은 겉보기와는 다르며, 당신이나 나와는 전혀 다른 존재이다. 비록 그들이 사회의 규칙을 알고 있을지도 모르지만, 그들은 자신들이 그러한 규칙을 준수해야 한다고 생각하지는 않는다. 그들이 지키는 원칙은 올바른 일을 해야 한다는 것이 아니라 그 자신들이 옳다고 믿는 것을 해야 한다는 것이다. 그들은 자신들이 원하는 것을 얻고야 만다. 그들은 우리에게 매우 많은 것을 요구하며 또한 자신들이 원하는 것을 얻는 데 매우 능숙하다. 만약 그들이 원하는 것을 얻는 데 있어서 당신이 방해가 되면 그들은 조금도 주저하지 않고 당신을 저버릴 것이다. 이때 당신은 상대방이 어떤 사람인지 알아채야 하며, 당신 자신을 그들로부터 어떻게 보호해야 할지 고민해 봐야 한다.

앤드류 크래머의 사례: 유아기에서 청년기까지

유아기

수년 동안 멜리사 크래머는 앤드류만큼 사랑스러운 아기는 세상에 없다고 자주 말해 왔다. 멜리사와 그레그 크래머는 결혼한 지 14년 만에 갓난아기였던 앤드류를 입양했다. 그들은 그때까지 아기를 가지기 위해 노력했지만 실패했다. 9년 동안 그들은 우수한 의과대학과 연결된 산부인과의 불임센터에 열심히 다녔었다. 비록 멜리사와 그레그 양쪽에게 해부학적으로나 생리학적으로 아기를 갖는 데 문제점이 없었으며, 수정을 돕는 약물의 사용에서 체외수정까지 여러 가지 방법들이 동원되었음에도 소용이 없었다. 그들이 앤드류의 생물학적 부모에 대해 알 수 있었던 유일한 정보는 아기가 태어났을 때 부모 양쪽이 모두 신체적으로 건강한 10대들이며 미혼인 상태였다는 것이다.

앤드류를 입양할 당시에 멜리사와 그레그는 법조계에서 성공적인 경력을 쌓고 있었다. 그레그는 도시의 커다란 로펌에 다니고 있었으며 기업 법무 분야에서 두각을 나타냈다. 멜리사는 명망이 높은 가정법원 판사였으며 자녀양육권 문제에 관한 전문가였다. 앤드류를 입양하면서 멜리사는 양육에 모든 시간을 바치기 위하여 그녀의 일을 중단했다. 그녀에게 앤드류는 아주 특별했다. 앤드류는 잘 웃고, 배고플 땐 울기도 하고 밤에 잘 자는 아기였다. 그는 자라나면서 정상적인 발달 과정을 거쳐 성장해 갔다. 그는 영리했고 말을 잘했으며 전체적으로 조화로운 지능 발달을 보였고 기계 만지는 데 재능을 보였다. 멜리사와 그레그의 가까운 친구들의 자녀들이 대부분 앤드류보다 나이가 많았으며 또한 그들의 주거지가 나이 든 사람들이 대부분인 고급 아파트였기 때문에 앤드류는 어린 시절에 자기 또래의 아이들과 함께 보낼 기회를 거의 갖지 못했다. 그는 대부분의 시간을 그를 애지중지하는 어머니와 보낸 것으로 생각되며 그녀는 그에게 책과 음악, 자연을 충분히 접하게 해 주었다.

어린이집 시절

앤드류가 세 살이 되었을 때 멜리사와 그레그는 그를 어린이집에 보내기로 했다. 그들은 곧 여선생인 커크랜드로부터 충격적인 내용을 들었다.

커크랜드: 앤드류가 매우 영리하다는 것에는 의심의 여지가 없습니다. 그의 운

동신경도 우수합니다. 그러나 우리가 보기에 그는 다른 아이들과 함께 지내는 데 문제가 있는 것 같습니다.

멜리사: 구체적으로 무슨 문제란 거죠?

커크랜드: 그는 항상 그가 원하는 대로 하기를 원합니다. 그는 다른 아이들을 괴롭히고 그래서 아이들은 모두 그를 두려워합니다.

멜리사: (짜증과 조바심을 내며) 나는 좀 더 자세히 듣고 싶어요. 지금 내가 들은 모든 것은 터무니없는 주장이에요!

커크랜드: 현재로서는 당신이 아들에 대해 있는 그대로의 이야기를 듣기가 어렵다는 것을 압니다. 구체적으로 말하자면 오늘 다른 아이가 장난감 계산기를 가지고 놀고 있었습니다. 앤드류는 그 작은 아이를 밀어 버리고는 그 장난감을 가지고 놀기 시작했습니다. 그 아이는 울기 시작했고 나는 앤드류가 다른 아이들과 함께 어울려 노는 것을 배우게 하려고 노력했습니다. 그러나 앤드류는 공유하는 법을 모릅니다. 그는 그 작은 아이를 다시 매우 세게 밀치고는 역시 나의 손도 쳤습니다.

그레그: 그것은 앤드류에게 여느 때와 매우 다른 일입니다. 내 기억에는 그가 다른 아이나 다른 누구를 때린 적이 한 번도 없었습니다. 아마도 두 아이가 사이좋게 지내지 못했거나 그중 한 아이가 기분이 안 좋은 날이었나 봅니다.

커크랜드: 물론 어떤 아이든 때로는 기분이 안 좋을 수도 있고 다른 아이와 다툴 수도 있습니다. 그러나 이번 경우는 좀 다릅니다. 우리는 앤드류를 3주 동안 지켜봐 왔습니다. 그는 어떤 아이와도 잘 지내지 못합니다. 그는 항상 그가 원하는 대로만 합니다. 만약 원하는 대로 하지 못하면 그는 다른 아이를 위협하고 협박하며 육체적인 공격을 합니다. 우리는 그의 이러한 행동 양상을 변화시키는 데 실패했습니다. 우리는 이 문제를 우리 어린이집의 전담 심리상담사인 노스 여사와 상의했습니다. 그녀 또한 앤드류가 아동심리학자나 소아정신과 의사의 평가를 받는 편이 좋겠다는 의견을 제시했습니다. 당신들이 원하신다면 몇몇 전문가를 추천해 드릴 수 있습니다.

멜리사: (분명하게 화를 내면서) 나는 지금 들은 것을 믿을 수 없어요. 앤드류는

단지 세 살짜리예요. 당신은 마치 그가 정신적으로 문제가 있는 범죄자인 것처럼 이야기합니다! 당신은 정도에서 벗어나 있어요. 첫 번째로 이 모든 것을 왜 지금에서야 알려 준 겁니까? 왜 이것을 더 빨리 이야기해 주지 않았나요? 두 번째로 누가 당신에게 앤드류가 심리상담사의 상담을 받게 해도 좋다고 허락했나요? 나는 동의서에 서명을 하거나 어떠한 승낙도 한 기억이 없어요.

커크랜드: 나는 당신이 매우 기분이 언짢다는 것을 분명히 이해합니다. 우리는 앤드류와 함께 그의 사회기술을 향상시키기 위한 작업을 하고 새로운 환경에 적응할 시간을 주기 위해 연락을 하지 않았습니다. 그러나 우리가 볼 때 어떠한 진전도 없어서 심리상담사를 불렀고 그녀가 결론을 내리자마자 당신들에게 연락한 것입니다.

멜리사: 나는 이 과정에 대해 전혀 받아들일 수 없어요. 당신은 처음부터 우리에게 연락을 했어야 해요. 그리고 당신은 앤드류를 우리의 승낙 없이 심리상담사에게 데려가서 상담을 받게 할 권리가 없어요. 나는 이것이 분명히 원칙에 어긋나는 일이라고 믿어요.

그레그: 당신, 제발 진정해요. 우리는 주제에서 벗어났어요. 정말 중요한 것은 앤드류가 어린이집 환경에서 행동 문제가 있는지 여부를 결정하는 것이에요. 집으로 가서 이것을 곰곰이 생각해 봅시다.

멜리사: 아니에요, 그레그. 이것은 작은 문제가 아니에요. 커크랜드 선생은 앤드류가 정신과 의사를 만나지 않으면 어린이집에 복귀시키지 않겠다고 말하고 있어요. 그것뿐이 아니에요. 이것은 그의 기록으로 남아 그를 계속 따라다닐 거예요. 이것은 분명 그가 좋은 사립학교에 들어가는 데 문제가 될 거예요. 이것은 작은 일이 아니에요. 그리고 나는 이 모든 일에 반대해요. 결국 우리는 앤드류를 데려가야겠어요. 나는 이런 일이 우리에게 일어났다는 것을 믿을 수 없어요. 나는 당신이 내일 아침 당신의 로펌의 누군가와 이 문제에 대해 이야기해 봐야 한다고 생각해요.

커크랜드 선생과 만난 후 집으로 돌아오는 길에 크래머 부부는 다음과 같은 대화를 나누었다.

그레그: 여보, 나는 당신이 앤드류 일로 기분이 언짢다는 것을 알아요. 그러나 당신이 커크랜드 선생에게 한 것처럼 그렇게 냉정을 잃은 모습을 평소에 본 적이 없어요. 당신은 판사예요. 그리고 우리는 위협하거나 분노를 표출하는 것이 생산적이지 않다는 것을 알아요. 나는 커크랜드 선생이 단지 이성적이고 협조적으로 노력했다고 생각해요. 지금 그녀는 아마도 앤드류가 우리의 행동을 본받아서 독단적이고 배려심이 없게 되었다고 생각할 것 같아요.

멜리사: 나는 당신이 그런 말을 한다는 걸 믿을 수 없어요! 당신은 당신의 아내와 아들이 아닌 타인의 입장에 서 있어요. 우리는 공격받고 있고 당신은 적들의 편에 있어요.

그레그: 여보, 제발 진정해요. 나는 당신이나 앤드류의 적이 아니에요. 그리고 나는 커크랜드 선생이 우리와 앤드류의 적이라고 생각하지도 않아요. 나는 우리가 앤드류를 당신이 가정법원에서 만나는 상담사 중 하나인 유능한 아동심리학자에게 평가받아야 한다고 생각해요.

멜리사: 나는 절대로 앤드류를 정신과 의사나 심리상담사에게 보낼 수 없어요. 오 제발, 그는 단지 세 살이에요. 정신과 의사가 우리에게 지금 무엇을 말할 것 같아요? 우리가 앤드류를 학대한 적이 있었나요? 이것은 모두 우리에게 좋지 않은 영향을 줄 것이고 앤드류에 관한 기록에 영원히 남을 거예요. 절대 안 돼요. 그는 영리하고 행복한 아이예요. 나는 이 일이 더 이상 진행되게 하지 않겠어요. 나는 앤드류가 유치원에 들어갈 준비가 될 때까지 직접 재택교육을 하겠어요. 더 이상 아무 말도 하지 말아요!

멜리사 크래머는 자신이 말한 것을 그대로 실행했다. 그녀는 다음 날 그레그에게 앤드류의 어린이집에 전화를 걸어서 더 이상 아이가 등원하지 않을 것이라고 말하게 했다. 또한 그녀는 변호사를 시켜 어린이집 측에 편지를 보냈다. 그 편지의 내용은 크래머 가족의 서면 동의 없이는 앤드류에 대한 어떤 정보도 공개해서는 안 된다는 것이었다. 그녀는 앤드류의 정상적인 성장을 돕기 위해 많은 책과 테이프를 샀으며 아들을 가르치는 데 대부분의 시간을 보냈다.

앤드류의 새로운 여동생 라나

멜리사는 그날따라 기분이 좋지 않았다. 그녀는 아침에 메스꺼움을 느꼈고 온종일 뭔지 모르게 몸이 편치 않았다. 그녀는 이런 증세가 앤드류의 어린이집 일과 관련된 스트레스와 걱정 때문에 생긴 것이라고 생각했다. 그레그는 멜리사에게 내과 의사한테 진료받기를 권했고 내과 의사는 그녀를 주의 깊게 진찰한 후 일련의 혈액검사를 했다. 검사 결과 멜리사는 임신이었고 아마도 3개월쯤 된 것 같았다. 처음에 크래머 부부는 그것을 믿을 수 없었다. 그들은 사실 어안이 벙벙했다. 십여 년간 아이를 갖기 위해 노력했고 인공수정 클리닉에서 참기 힘든 시술들을 수도 없이 겪고 난 후, 그들은 임신을 완전히 포기한 상태였다. 앤드류를 양자로 들인 후 그들은 전혀 임신 가능성에 대해 생각하지 않았다. 오히려 그들은 둘째 아이의 입양을 고려하고 있었다. 그들의 충격은 곧 억제할 수 없는 기쁨으로 바뀌었다. 두 사람은 멜리사의 평소 성격과 어울리지 않는 분노와 우울이 임신으로 인한 호르몬 변화 때문에 나타난 증상임을 이해하게 되었다.

그들의 딸인 라나가 태어난 지 6개월 후 그레그는 그의 시간을 앤드류와 함께 보내기 위해 의식적으로 노력했다. 아버지와 아들은 스포츠와 야외활동을 좋아했다. 그레그 크래머는 아마추어 자연학자로서 지역의 개미, 거미, 나비에 대한 연구에 열정을 가지고 있었으며, 많은 시간을 들여서 자연에 대한 지식과 사랑을 아들과 함께 공유했다. 앤드류는 거미와 개미의 행동에 대해 특히 관심이 많았고, 자라면서 곤충들의 자연적 환경에 대해 자세히 읽고 공부했다. 앤드류가 여덟 살 때에 두 가지 사건이 일어나서 그들의 부모를 동요시켰다. 첫 번째 사건은 그레그 크래머가 일찍 퇴근하여 귀가한 어느 날 오후에 일어났다. 그레그는 앤드류가 집 뒤의 나무들이 있는 곳에서 혼자 놀고 있다는 이야기를 들었다. 그래서 그는 앤드류와 어울리기 위해 밖으로 나갔다. 그는 앤드류가 웅크리고 앉아서 개미집에 불을 지르고 있는 것을 보았다. 거기에는 살아 있는 개구리 세 마리가 있었다. 개구리는 개미들에게 잡아먹히지 않기 위해서 도망가기 위해 애쓰고 있었으나 그러지 못하고 있었다. 그레그가 가서 자세히 살펴보니 각각의 개구리의 뒷다리가 흰 실로 묶여 있어서 게걸스러운 개미들로부터 벗어날 수 없었다. 그레그는 또한 개구리의 두 눈이 찔려 앞을 볼 수 없게 되어 있는 것을 발견했다. 그레그는 아들에게 야생의 자연을 존중하고 훼손시키지 말라고 가르쳐왔기에 그 광경에 소름이 끼쳤다. 그는 앤드류에게 다가가서 물었다.

그레그: 앤드류, 이 불쌍한 개구리들에게 무슨 짓을 한 거냐?

앤드류: 실험이에요, 아빠. 개미는 대체로 개구리를 무서워해요. 왜냐하면 개구리가 벌레를 잡아먹기 때문이죠. 나는 개구리들이 개미들로부터 벗어나지 못하면 개미들이 개구리를 공격하는지 궁금했어요.

그레그: 하지만 앤드류, 개미들에게 산 채로 먹히는 불쌍한 개구리에 대한 감정은 없었니?

앤드류: 나는 그 말을 이해할 수 없어요, 아빠. 개구리가 개미를 잡아먹을 때 미안하게 느낄까요?

두 번째 일은 7개월 후에 일어났고 이것은 크래머 부부를 훨씬 더 당혹스럽게 했다. 그들은 어느 날 저녁 네 살 반이었던 딸 라나의 날카로운 비명을 듣고 일어났다. 그녀의 울음소리를 듣고 부부는 딸의 방으로 달려갔다. 그들은 라나가 침대에서 심한 통증을 느끼는 것처럼 몸부림치는 것을 보았다. 처음엔 그녀에게 무슨 일이 있었는지 알 수 없었다. 그녀의 얼굴은 상기되었고 피부는 뜨거웠다. 그들은 라나의 체온을 식히기 위해 파자마를 벗겼을 때 그녀의 왼쪽 팔에 발적과 부종이 있는 것을 발견했다. 그들은 그녀의 오른쪽 엉덩이에도 염증이 있는 것을 발견하고는 라나를 소아과병원의 응급실로 데려가기로 결정했다. 그녀의 팔은 점점 더 부어올랐고 고통으로 의식이 흐려지는 것처럼 보였다. 응급실의 소아과 의사는 그녀의 체온과 활력징후vital sign를 측정한 후 공포에 질려 있는 부부에게 라나가 즉시 소아과 집중치료실에 입원해야 한다고 이야기했다. 처음에는 의사 중 누구도 크래머 부부에게 그들의 딸에게 무슨 문제가 있는지 이야기하지 않았다. 몇 시간이 지난 후 집중치료실의 책임자인 와인가튼 박사가 그들을 조용한 방으로 불러서 이야기했다.

멜리사: 라나는 괜찮은가요? 그녀에게 무슨 문제가 있습니까?

와인가튼 박사: 현시점에서 우리는 그 질문에 확실하게 대답할 수 없습니다. 그러나 우리는 라나를 구하기 위해서 최선을 다할 것입니다.

멜리사: (미친 듯이) 당신은 라나가 죽을지도 모른다고 말하는 겁니까? 나는 지금 당장 그녀를 보고 싶습니다. 나는 내 딸이 죽게 놔두지 않을 겁니다.

와인가튼 박사: 현재 따님은 쇼크 상태에 빠져 있습니다. 그녀의 심장은 몇 분간 박동을 멈췄었습니다. 그러나 우리는 그녀를 인공호흡기에 연결했고 심장 박동이 다시 시작되었습니다. 우리는 그녀가 벌레, 아마도 거미에 물렸을 거라고 거의 확신하고 있습니다. 우리는 이미 해독제를 투여했고 만약 우리의 판단이 맞다면 그녀의 생명을 구할 수 있을 것입니다. 회복 가능성은 따님의 신체가 거미의 독에 어떻게 반응할지, 그리고 우리가 준 해독제가 얼마나 효과적으로 작용할지에 달려 있습니다.

와인가튼 박사는 참을성 있게 부모의 질문에 답했으나 그들을 충분히 안심시킬 수가 없었다. 사흘 동안 크래머 부부는 악몽 같은 시간을 보냈다. 그들은 결코 집중치료실 옆의 대기실을 떠나지 않았다. 라나는 혼수상태에 있었고 그녀의 팔은 허벅지의 몇 배 크기로 부어 있었다. 팔이 푸르게 변했고 왼쪽 상박부와 손도 그렇게 되었다. 어느 시점에서는 팔의 절단 여부를 고려해야 했다. 하지만 그녀는 조금씩 회복되기 시작했다. 나흘 후에 그녀는 의식을 되찾고 그녀의 부모에게 말을 했다. 팔과 손의 부기도 가라앉았다. 라나는 개인병실로 옮겨지기까지 11일 동안 집중치료실에 더 있었다. 느리지만 완전한 회복이 예상되어 모두가 안심을 하게 되었다. 그녀의 퇴원 시에 와인가튼 박사는 크래머 부부에게 말했다.

와인가튼 박사: 두 분과 가족, 특히 라나는 큰 충격을 겪었습니다. 우리는 병리적으로 관찰된 상태와 심각도를 볼 때 그녀의 팔을 문 것이 갈색은둔거미라고 확신합니다. 그 거미는 이 지역에 흔하고 사람이 사는 집에 들어가는 것을 좋아하기 때문에 이런 일이 그리 드물지는 않습니다. 우리는 매년 몇몇 아이들이 이 거미에 물려서 고생하는 것을 보았습니다. 우리는 라나의 엉덩이를 문 거미의 종류에 대해서는 모르겠습니다. 그러나 그녀가 물렸을 때 나타난 반응을 관찰해 보니 그것은 갈색은둔거미는 아닌 것 같습니다. 독물학자는 검은과부거미라고 확신하는데 당신들도 알다시피 검은과부거미도 역시 휴스턴에 흔합니다. 이상한 것은 라나가 두 가지 다른 종류의 거미에게 동시에 물렸다는 것입니다! 우리는 심지어 밤새도록 숲속에서 지낸 성인에게서도 이런 경우는 한 번도 본 적이 없습니다. 그렇게 될 확률은 같은 날 번개에 두 번 맞는 것과 같습니다. 나는 만약 충분한 기간 동안 살펴본다면 모든 것이 밝혀질 거라고 생각합니다. 나는 당신들이 이미 지난 2주 동안 몇 차례 당신들의 집을 이미 방역했다는 것을 압니다. 나는 방역업체 측에 연락해서 집 근처에 거미집이 없는지 매주 확인해 보도록 당부할 것입니다. 처방한 약을 잘 챙겨서 먹여 주세요. 다음 주에 병원에서 뵙도록 하겠습니다.

그 당시와 이후 수년 동안 박사나 크래머 부부에게 라나가 거미에게 물린 것처럼 불행한 우연의 일치와 같은 일은 일어나지 않았다. 그레그 크래머는 언뜻 생각하기에 어떻게 두 가지 거미가 파자마의 신축성 있는 손목과 발목 부분을 통해 안으로 기어들어 갈 수 있는지 궁금했다. 그는 아마도 거미들이 목 부위의 칼라를 통해서 파자마 안으로 들어갔으며 천만다행으로 그녀의 얼굴은 물지 않았던 것이라고 추론했다. 그는 이 수수께끼를 15년 후에 풀게 되었다.

초등학교 시기

앤드류는 도시에서 가장 좋은 사립초등학교에 입학하게 되었다. 그가 수학과 과학에서 우수한 성적을 얻었고, 교사와 면접관에게 적극성과 인간적인 매력을 보여 주었으며, 테니스와 야구 같은 스포츠에 뛰어났다는 것, 그리고 그의 부모가 전문성과 개인적인 명성을 가진 사람이었다는 사실이 입학 허가를 받는 데 유리하게 작용했다. 앤드류의 초등학교 생활은 훌륭해 보였다. 그는 좋은 성적을 받았을 뿐만 아니라, 그의 동료들 사이에서 인기가 있었고 리더 역할을 했다. 그는 급우들 중에서 가장 키가 크고 잘생긴 아이 중 하나로 인정받았다. 학교에서 신체적인 싸움은 허용되지 않았으며, 반복적으로 규칙을 위반할 경우 제적되는 벌칙이 있었다. 비록 앤드류가 학교에서 싸우지는 않았지만 그의 절친한 친구 중 상당수는 사소한 다툼으로 말썽을 일으켰고 그중 일부는 제적되었다. 작고 약한 아이들은 앤드류와 그의 친구들로부터 위협을 당했다. 반면에 초등학교 교사들과 그의 친구들의 부모는 앤드류를 진지하고 책임감 있는 소년으로 간주했다. 그는 이야기할 때 어른들의 눈을 똑바로 쳐다보고 실수 없이 예의바르고 정중하게 말했다. 앤드류는 학교의 축구 팀과 야구 팀에서도 주전 선수 자리를 얻을 수 있었지만 테니스 팀에 들어가기로 했다. 그가 학과 외에 관심을 가졌던 두 가지는 컴퓨터와 로켓실험이었다. 휴스턴에 살면서, 그는 존슨 우주센터에 여러 차례 방문했고 자신만의 발사체를 디자인하고 발사하는 학구적인 로켓 동호회에 가입했다. 그는 많은 시간을 인터넷으로 로켓과 미사일에 대해 공부하며 보냈고 고체 로켓 추진체와 폭발체에 대한 전문적인 지식을 가지게 되었다.

중학교 시기

앤드류의 중학교 시절은 여러 가지 사건이 있었지만 그는 결코 그로 인해 징계를 받지는 않았다. 하지만 그의 성적이 우수했는데도 경험 많은 교사들 중 일부는 그를 불신했다. 이러한 교사들은 그의 가장 친한 친구들이 진지한 학생들이 아니며 체육활동이나 미술활동에 참여하지 않는다는 것을 알게 되었다. 그의 친구들의 대부분은 여러 가지 징계를 받았고 결국 음주나 약물사용 같은 학교규칙 위반으로 적발되었다. 몇몇은 이 엘리트 사립학교에서 전례가 없는 학교 밖에서의 중범죄로 기소되었다. 이후 몇 년 동안 앤드류의 친구들 대부분은 낙제하거나 퇴학했다. 9학년 때 앤드류의 역사교사인 웨스트 씨는 앤드류가 기말시험에서 부정행위를 했다는 강한 의혹을 가지게 되었다. 앤드류는 2시간 동안 치러진, 150문항의 객관식 및 주관식 시험에서 만점을 받았다. 웨스트 씨는 그의 23년 교사 기간 동안 비슷한 기말시험 문제를 출제했지만 어떤 학생도 이러한 점수를 받은 적이 없었다. 심지어 그 중학교에서 가장 우수했던 학생이나 졸업 후 대학의 역사 과목에서 만점을 받은 학생조차도 웨스트 씨의 시험에서 만점을 받지는 못했다. 앤드류는 반에서의 활동이나 다른 시험들은 평균 정도였다. 문제는 웨스트 씨에게는 증거가 없다는 것이었다. 그는 앤드류가 어떤 식으로 부정행위를 했는지 알 수 없었다. 그는 앤드류를 그의 방으로 불러서 시험결과에 대해서 물어보았다.

웨스트: 나는 너의 기말시험 역사 점수에 대해 혼란스럽고 언짢은 기분이다.

앤드류: 저도 역시 혼란스럽습니다, 선생님. 저는 시험에 대비하여 매우 열심히 공부했기 때문에 선생님도 저에 대해서 자랑스러워해야 한다고 생각합니다.

웨스트: 상식적으로 생각했을 때 만점을 받을 수는 없는 시험이었다. 심지어 한두 문제는 우리가 수업하지 않은 주제였어.

앤드류: 오, 이제 선생님이 의미하는 바를 알겠어요. 그리고 선생님 말씀이 정확히 옳아요. 저는 공부한 것을 바탕으로 추측하여 많은 객관식 문제를 풀었어요. 전 운이 좋았고 그래서 모두 맞혔어요. 저는 모든 문제를 알지는 못했어요. 하지만 선생님이 왜 확실하지 않은 것에 대해서 질문하시는지 모르겠네요.

웨스트: 그렇다면 넌 빈칸을 채우는 주관식 문제도 모두 맞혔다는 사실은 어떻게 설명하겠니?

앤드류: 이미 말했듯이 선생님, 전 시험에 대비해 매우 열심히 공부했습니다. 저에게 매우 흥미로운 과목이기도 했고 최종 성적을 A로 올리기 위해서이기도 했어요. 결과적으로 성공한 셈이죠.

웨스트: 앤드류, 네가 이 문제를 해결하기 위한 최선의 방법은 다른 시험을 쳐 보는 거야. 그리고 이 시험에서도 만약 너의 성적이 거의 완벽하다면 너에게 A를 주는 데 아무 문제가 없을 거다.

앤드류: 선생님은 단지 성적이 아주 좋다는 이유로 제가 부정행위를 했을 거라고 의심하시는 건가요? 제가 부정행위를 했다는 걸 입증할 어떠한 증거도 없잖아요? 제가 보기엔 선생님이 저에게 개인적인 감정을 가지고 있는 것 같아요. 전 항상 선생님이 저의 종교 때문에 저를 싫어한다고 느껴 왔고 사실 이것을 부모님이나 친구들에게 수차례 이야기했습니다. 제가 결백한지 아니면 부정행위를 저질렀는지를 입증할 수 없는 건 선생님이나 저나 마찬가지예요. 한 가지 분명한 것은 전 시험을 다시 볼 생각이 없으며 이 문제에 대해 더 이상 이야기하고 싶은 생각도 없다는 거예요. 선생님은 이 문제에 대해서 가까운 시일 내에 우리 부모님과 이야기해 보셔야 할 겁니다.

이러한 대화를 나눈 후에 앤드류는 분노와 좌절감으로 몸을 떨고 있는 웨스트 씨의 방에서 나왔다. 학교 교장인 켈시 씨는 곧 자신과 웨스트 씨 그리고 크래머 부부가 참석하는 모임을 가졌다.

멜리사: 그레그와 나는 웨스트 씨가 우리 아들에 대한 악의적이고 근거 없는 조치를 한 것에 대해 화가 났어요. 우리는 이 조치가 더 이상 진행되지 않도록 하기 위해 여기에 왔어요!

웨스트: 기말시험에서 앤드류가 받은 완벽한 점수는 지난 수년간 그의 학급성적이나 다른 과목 점수와 비교해 볼 때 앞뒤가 맞지 않습니다. 제가 요구

한 것은 비슷한 시험을 다시 쳐 보자는 것입니다.

멜리사: 나는 동의하지 않아요. 당신은 앤드류가 부정행위를 했다고 누명을 씌우는 것이에요. 그 아이는 이 학교에서 9년 동안 단 한 번도 비난받을 일을 저지르지 않은 학생이었어요. 당신이 이번에 더욱 어려운 시험 문제를 출제하거나 앤드류가 재시험에서 몇 문제를 틀린다면, '과실 추정의 원칙'에 따라서 앤드류가 부정행위를 했다고 간주해야 하는 건가요? 난 결코 그렇게 생각하지 않아요.

켈시 교장: 나는 우리가 모두 만족할 수 있는 중간 지점이 있을 거라고 생각해요.

멜리사: 중간 지점은 이 모든 일들을 지금 당장 그만두는 거예요. 교장 선생님, 당신도 아마 아시겠지만 우리 딸 라나는 여기에서 지금 6학년을 마쳤는데 이번 학기에 기말시험에서 세 과목이나 만점을 받았어요. 그녀도 시험을 '지나치게' 잘 본 것인가요? 당신은 우리 가족 모두를 부정행위자로 간주할 건가요?

켈시 교장: 우리는 누군가를 부정행위자로 몰아세우려는 게 아니라 단지 문제를 명확히 밝히고 해결책을 찾으려는 겁니다. 라나 크래머는 우리 학교 역사상 가장 우수한 학생 중 한 명입니다. 모든 직원은 그녀가 예외적으로 우수한 학생이며 모든 면에서 나무랄 데 없다는 것에 동의합니다. 우리는 여기에서 라나에 대해서 말하고 있는 것이 아닙니다.

멜리사: 물론 당신은 여기에서 라나에 대해서 말하고 있지 않죠. 그러나 나는 그렇습니다. 당신들이 우리 아들에 대해서 근거 없는 억측을 계속 한다면, 우리는 당신들을 고소할 수밖에 없어요. 웨스트 씨, 이사회, 학교 당국은 모두 우리 아들과 그의 종교에 대한 보복이라고밖에 생각되지 않는 명예훼손과 인권모독을 저지른 것에 대해 대가를 치러야 할 겁니다. 이러한 상황에서는 물론 라나와 앤드류는 학교를 떠나 있을 거고 피해를 볼 거예요. 나는 또한 다른 유대계 학생과 그들의 부모들이 우리가 이렇게 취급받는 것을 보고 있지만은 않을 거라고 믿어요.

켈시 교장: 나는 교장의 특권으로 오늘 안에 이 일을 결정하겠어요. 나는 우선

> 학교 이사장과 이 문제를 논의할 것이고 법률 고문과도 상의할 것입니다. 나는 늦은 오후에 여러분에게 돌아올 것입니다. 나는 이 시점에서 내가 신중하고 공정한 결정을 내리는 데 있어 최종적인 권한을 가지고 있다고 믿습니다.

그날 오후에 모든 사람이 앤드류의 기말시험 점수를 만점으로 인정할 것이며 그는 역사 과목에서 최종적으로 A를 받게 될 것이라는 켈시 교장의 말을 들었다. 웨스트 씨는 명백히 굴욕감을 느꼈으며 여전히 앤드류가 기말시험에서 부정행위를 했다고 생각했다. 그는 앤드류가 어떻게 자신을 속였는지에 대해서는 전혀 알 수 없었다. 2년 후에 웨스트 씨는 그것을 알아냈다고 생각했다. 그러나 그 당시에 그에게 큰 문제가 생겼다. 익명의 제보를 받은 미연방수사국FBI 요원들이 웨스트 씨가 학교와 집에서 사용하는 컴퓨터에 대해 압수수색을 했던 것이다. 웨스트 씨는 자신이 불법 아동음란물을 거래한 혐의로 고발되었다는 것을 알게 되었고 변호사를 선임했다. 웨스트 씨의 학교 컴퓨터에 대한 미연방수사국의 압수수색영장이 발부되었기 때문에 켈시 교장은 그에 대한 고소건을 알게 되었다. 웨스트 씨의 학교 컴퓨터에서는 음란물이 발견되지 않았지만 그의 집에 있는 컴퓨터에서는 불법 아동음란물을 포함하는 상당한 양의 음란물이 발견되었다. 그의 변호사를 통하여 웨스트 씨는 자신이 때때로 몇몇 합법적인 성인 사이트를 방문했다는 것을 인정했다. 이들 사이트 중 일부는 실제로는 성인으로 소개되었지만 미성년자인 것처럼 보이는 여성의 사진을 포함하고 있었다. 웨스트 씨의 하드 드라이브에는 또한 상당한 양의 불법 아동음란사진이 있었는데, 그는 그것이 어떻게 거기에 있는지 전혀 알 수 없다고 주장했다. 변호사에게 도움을 요청하고 컴퓨터 전문가를 불렀지만 결과적으로 누군가가 그의 컴퓨터를 해킹하여 불법음란물을 넣었는지 여부는 알 수 없다고 결론이 났다. 그의 집에 있는 컴퓨터의 방화벽은 학교의 것보다는 허술했다.

비록 웨스트 씨에 대한 미연방수사국의 조사는 중단되었지만 학교에서는 그에 대한 다음 연도의 재임용은 하지 않기로 결정했다. 학교 당국은 웨스트 씨가 유죄로 입증되지는 않았지만 모든 학생들의 안전을 위해서 그렇게 해야만 한다고 결정했다. 비록 명시적으로 언급하진 않았지만 학교 당국은 웨스트 씨에 대한 주위의 시선을 의식한 것이 분명했다. 웨스트 씨는 학교 측의 결정에 불복하지 않았다. 그는 학교 측의 강력한 법률 고문단에 대적할 자원이나 여력이 없었다. 웨스트 씨는 2년 전에 앤드류가 자신의 컴퓨터를 해킹하여 기말시험 문제지와 답안지를 빼 갔음에 틀림없었다고 생각했다. 그는 또한 앤드류가 미연방수사국에 고발하기 위해 자신의 컴퓨터에 아동음란사진을 넣었다고 추측했다. 웨스트 씨가 변호사에게 자신의 생각에 대해 말했을 때 변호사는 다음과 같이 말했다. "죄송하지만 당신은 크래머 부부와 관련된 것 외에도 여러 가지 문제에 직면해 있습니다. 우리는 당신이 앤드류 문제에 대해서 관여하려 한다면 결국 감옥에 가게 될 거라고 확신합니다." 웨스트 씨는 감옥에 가지는 않았지만 그의 교사 경력은 종지부를 찍었다. 물론 앤드류 크래머와 그의 부모는 웨스트 씨의 불행에 관한 소식을 듣고는 속이 후련함을 느꼈을 것이다.

고등학교 시기

고등학교에 입학하기 한참 전부터 앤드류는 비슷한 또래의 여자아이들에게 강한 흥미를 느꼈고 여자아이들 역시 앤드류에게 관심을 갖곤 했다. 그의 부모는 아들이 여자들과 어울리게 되면 학업에 방해가 될 것이라고 생각했다. 그의 집에서 전화가 울리면 그는 항상 집 밖으로 나갔다. 그는 자신보다 나이가 상당히 많거나 상당히 적은 소녀에게도 매력을 느끼는 것처럼 보였다. 그리고 사실대로 말하자면 그는 또한 많은 경우 그녀들의 어머니에게도 관심을 가졌다. 앤드류의 부모가 열여섯 살이 된 그에게 차를 사 주었을 때 그는 부모가 예상하고 적절하다고 믿었던 것보다 훨씬 더 큰 자유를 누리게 되었다. 그는 대부분의 시간을 집 밖에서 보냈고, 주중과 대부분의 주말에 밤새도록 들어오지 않았다. 그는 항상 학교 프로젝트에서 동료와 함께 일했다든지, 로켓 동호회에서 여행을 갔다든지 하는 핑계를 대었다. 크래머 부부는 주로 휴대폰으로 앤드류와 연락했기 때문에, 그리고 그들이 조금이라도 의심하는 기색을 보이면 앤드류는 언제나 "두 분은 제 말을 믿지 못하시나 봐요."라고 말하면서 거부 반응을 보였기 때문에 앤드류가 대부분의 시간을 실제로 어디에서 보내는지 알 수 없었다. 그들은 비록 이러한 상황이 편하지는 않았지만 크래머 부부는 앤드류에게 문제가 생기거나 학교성적이 떨어지는 등의 일이 일어나기 전까지는 그대로 두기로 합의했다.

앤드류가 중고등학교를 다니는 동안 의심스러운 사건이 많았지만 그의 부모는 너그럽게 봐주는 쪽을 택했다. 앤드류가 10학년이었을 무렵, 한번은 멜리사가 앤드류의 새 차를 자동차 정비소로 가져가 점검을 받았다. 그녀는 차의 앞좌석의 수납함에서 자동차 보증서를 찾으려 하다가 두꺼운 고무줄로 감긴 차고문 개폐기가 봉투에 들어 있는 것을 발견했다. 봉투 앞에는 여성의 것으로 보이는 필체로 앤드류의 이름이 적혀 있었고 멜리사는 호기심을 느끼게 되었다. 그녀는 봉투를 열었고 그 안에서 엘렌 미첼이라는 이름이 인쇄되어 있는 값비싸 보이는 편지지를 발견했다. 그 이름은 그녀가 매우 잘 아는 이름이었다. 매우 가까운 친구인 엘렌은 두 아이를 가진 이혼녀이며 크래머 부부의 집에서 5킬로미터 떨어진 고급주택에 살고 있었다. 녹색 잉크로 편지지에 쓰인 글은 멜리사 크래머의 숨을 멎게 했다.

> 사랑하는 앤드류
> 이 개폐기를 사용해요, 그리고 나도.
> 언제든지 그리고 어떤 식으로든
> 당신이 원하면
>
> 사랑하는
> 엘렌

멜리사의 마음은 여러 가지 가능성들로 혼란스러웠다. 이 글이 암시하는 것처럼 그녀의 열여섯 살 된 아들이 이혼한 여자와 관계를 가진다는 것이 가능한 일인가? 엘렌 미첼은 미성년자를 유혹하는 성향의 여자인가? 멜리사는 항상 그녀의 가족 구성원들 각자의 사생활을 존중해 왔었는데 앤드류와 관련된 이 일은 어떻게 처리할 것인가? 이윽고 그녀는 마음을 정했고 즉시 그녀의 남편에게 전화를 했다. 자동차 정비소로부터 오는 길에 그녀는 엘렌의 편지를 복사했다. 그 다음에 그녀는 주의 깊게 편지를 다시 봉투에 넣고 차고 문 개폐기와 함께 차 앞쪽의 수납함에 다시 넣어 두었다. 멜리사는 자신이 평소의 그녀답지 않다고 생각했다. 그녀가 이렇게 비밀스럽거나 남을 속이는 것처럼 보이는 행동을 한 적은 과거에 한 번도 없었다. 그녀의 심장은 계속 고동쳤다. 밤에 그녀는 남편에게 차고 문 개폐기에 관한 이야기를 하고 편지의 복사본을 보여 주었다.

멜리사: 그레그, 왜 이렇게 내 기분이 안 좋죠? 나는 하루 종일 떨렸어요.

그레그: 왜냐하면 당신은 평소에 항상 평정심을 잃지 않고 있었기 때문이에요. 당신은 항상 무엇이 올바른 일인지 알고 있었어요. 그러나 이번에 한 일은 올바른 일이 아니에요. 우리는 앤드류가 자기의 개인적인 편지를 우리가 읽은 것을 알면 얼마나 화를 내고 혼란스러워할지 생각해야 해요.

멜리사: 그레그, 당신은 이것이 도덕에 관한 일이라고 생각해요? 만약 그렇다면 누구의 도덕에 관한 일이지요? 앤드류인가요? 아니면 우리인가요?

그레그: 정말로 중요한 것은 아들을 보호하기 위한 우리의 책임이에요. 그래서 우리는 이것에 대해서 그에게 말해야 해요.

멜리사: 나는 확신이 없어요. 나는 이것이 매우 중대한 일이라고 생각해요. 앤드류는 내가 자기의 개인적인 편지를 읽었다는 걸 알면 내가 자기를 불신한다고 생각하고 매우 혼란스러워할 수도 있어요.

그레그: 큰 그림을 놓치지 말아요. 앤드류는 아직 미성년자예요. 그리고 그 아이의 능력 밖의 사안일 수도 있어요. 우리의 가장 중요한 책임은 자식을 보호하는 거예요. 저녁에 앤드류와 이야기합시다.

저녁에 부모는 앤드류에게 그의 차의 앞좌석에 있는 수납함에서 차고 문 개폐기를 발견했으며 그에게 보낸 편지도 읽었다고 이야기했다. 이어지는 대화는 다음과 같다.

앤드류: 두 분은 너무 격앙되어 있고 필요 이상으로 심각해진 것 같아요. 마치 내가 무슨 범죄라도 저지른 것처럼 여기시는 것 같기도 하군요. 난 정말 당황스러워요.

그레그: 우리는 네가 당황하는 것을 이해한다. 아무튼 우리는 너의 차에서 발견된 것에 대해 설명을 듣고 싶다.

앤드류: 이것은 매우 당혹스럽네요. 그 편지와 개폐기는 내 친구 코너와의 장난이에요. 코너의 누나는 미첼 부인의 두 아이를 돌봐 주고 있어요. 코너는 그녀를 거기까지 차로 데려다 주고 일이 끝나면 데리러 가요. 이것은 말하기가 좀 그렇지만 코너는 미첼 부인이 섹시하다고 생각해요. 코너는 단지 바보 같고 어리석을 뿐이지만 그는 항상 그녀에 대해 이야기하고 그것은 우리들을, 특히 그의 누나를 짜증나게 해요. 우리는 그의 누나에게 미첼 부인의 집에서 편지지를 가져오게 해서 두 분이 읽은 바보 같은 편지를 쓴 거예요. 우리는 편지를 내 친구인 래리의 차고 문 개폐기와 함께 코너에게 장난으로 줄 생각이었어요. 나는 미첼 부인이 나에게 접근한다고 해서 코너에게 질투심을 유발할 생각이었어요. 이것은 모두 바보 같고 우스꽝스러운 일이에요. 코너는 그 편지가 사실이라고 믿지 않았을 거예요. 나는 두 분이 날 의심했다는 사실이 가슴 아파요.

멜리사와 그레그는 안심이 됨과 동시에 당황했다. 그들은 앤드류에게 그를 오해하고 의심한 것에 대해 진심으로 사과했다. 그들은 또한 아들과의 관계가 악화된 것에 대해 깊이 걱정했다. 그리고 앤드류는 그들에게 위안을 주지 않았다.

앤드류: 이것은 나에게 매우 언짢은 일이에요. 나는 일어나지도 않은 일에 대해 어떤 말을 듣고 싶지는 않아요. 나는 엄마 아빠와의 관계가 예전과 같지 않을 거라고 확신해요. 어떻게 내가 두 분을 다시 신뢰할 수 있겠어요? 두

분은 언제나 가족 간에도 사생활에 대해 간섭해서는 안 된다고 가르쳐 왔고, 전 그대로 따라 왔어요. 아빠는 심지어 그 바보 같은 고객들과 전화할 때조차도 내게 나가 있으라고 했었죠. 나는 정말로 내가 무엇을 믿어야 할지 더 이상 모르겠어요. 두 분은 나에게 더 많은 공간을 주어야만 해요. 더 이상 시도 때도 없이 전화를 걸어 절 감시하지 마세요. 내가 어디 있는지 알릴 필요가 있다는 생각이 들 때만 전화를 하겠어요.

그레그는 미첼 부인과 코너에게 전화를 해서 사실 여부를 물어보려고 했다. 그러나 멜리사는 격렬하게 반대했다.

멜리사: 당신 정신이 나갔어요? 그들에게 무슨 말을 하든 우리는 병적이고 편집증적이란 말을 들을 거예요. 그리고 그렇게 하면 앤드류와 우리의 관계는 끝나요. 나는 애초에 당신이 이 문제에 대해 앤드류와 이야기하겠다고 할 때부터 말렸어야 했어요. 그레그, 나는 정말 우리 아들에 대해 당신이 제대로 판단하고 있는지 의심스러워요. 우리는 단지 그를 믿어야만 해요. 그리고 그걸로 된 거예요.

말할 필요도 없이 멜리사와 그레그는 이 일을 더 이상 문제 삼지 않았다. 그리고 16세의 앤드류는 이 일을 이용하여 부모의 감독으로부터 벗어나 거의 완전한 자유를 얻었다.

고등학교 마지막 학기

고등학교 마지막 학기 10월에, 앤드류의 친한 친구인 래리가 심각한 자동차 사고를 일으켰고 사고 직후 알코올과 마리화나, 진정제인 알프라졸람alprazolam(자낙스Xanax)이 혈액검사에서 검출되었다. 그가 차로 친 보행자 중 한 사람은 뇌 손상을 입어서 영구적인 장애를 가지게 되었다. 경찰조사를 받는 과정에서 래리는 앤드류가 마리화나와 알프라졸람을 제공했다고 했다. 조사관이 크래머 부부의 집으로 찾아갔고, 앤드류의 방에서 수 킬로그램의 마리화나와 다량의 코카인, 수백 개의 알약을 찾아냈다. 또한 앤드류의 침대에 감추어진 수천 달러의 현금도 발견되었다. 경찰이 보기에 이것은 앤드류가 마약 판매상임을 나타내는 증거가 분명했다. 이번에도 그의 부모는 믿을 수가 없었다. 처음에 앤드류는 놀란 척하며 어떻게 마약과 현금이 자기의 침실에서 나왔는지 모르겠다고 발뺌했다. 그는 부모에게 어머니가 경찰관들 중 몇몇의 이혼 판결을 담당했기 때문에 그에 대한 복수로 불법약물 사건을 꾸며 낸 것이라고 주장했다. 경찰관에게는 가정부의 남편이 여러 해 동안 차량절도를 했던 범죄 경력이 있으며, 가족들이 휴일에 집을 비운 사이에 가정부의 남편이 앤드류의 침실로 들어왔다고 둘러댔다. 이번에는 그의 삶에서 처음으로 앤드류가 어려움에서 빠져나오는 데 실패했다. 그러나 궁지에 몰리긴 했지만 앤드류는 법적으로 미성년자였고 이전에 어떠한 법적인 문제도 없었으며 재판장이 그의 부모를 상당히 존경했기 때문에 선처를 받았다. 앤드류는 최소한 1년 이상 전문가의 상담을 받는 보호관찰 상태에 놓이게 되었다. 멜리사 크래머는 앤드류를 평가하고 치료할 사람으로 그녀의 가까운 친구이며 정신분석가이자 가족치료 전문가인 헨리에타 로스 박사를 선택했다. 그레그 크래머는 이러한 선택에 대해서 반대했는데, 왜냐하면 그는 약물남용 문제에 익숙하고 보다 공정한 전문가가 적합하다고 생각했기 때문이다. 그러나 늘 그렇듯이 멜리사 크래머의 생각대로 되었다.

크래머 부부는 앤드류가 왜 약물을 팔았는지 알 수 없었다. 부모들은 그가 원하는 것을 사 주지 않은 적이 없었다. 로스 박사는 재빨리 일반적인 심리학적 공식을 앤드류에게 적용했다. 그녀는 앤드류가 그의 생물학적 부모가 원치 않는 아이였고, 여동생인 라나가 태어나자 양부모에게도 거절당하고 버려졌다는 느낌을 받았다고 가정했다. 또 앤드류는 양부모의 생물학적 자식이고 매우 우수한 학생인 라나가 더 많은 사랑을 받는 것으로 느꼈다고 가정했다. 치료는 앤드류의 내면에 깊이 내재되어 있는 소외감을 치료자가 다루는 방식으로 이루어졌고 부모가 얼마나 앤드류를 사랑하는지에 대해 앤드류와 소통하는 방법을 찾는 가족치료로 구성되었다. 크래머 부부는 그들 자신이 앤드류를 의기소침하게 만들었고 그의 비행에 대한 책임이 있다고 믿게 되었다. 말할 것도 없이 크래머 부부는 자신들도 모르게 그들의 아들에게 해를 끼쳤다는 상당한 죄책감을 가지게 되었다. 이때 앤드류가 약물남용을 포함한 어떠한 정신과적 진단 기준에 부합할 수도 있다는 가능성에는 아무런 주의를 기울이지 않았다. 앤드류를 대상으로 코카인이나 대마초 사용 여부를 밝혀내기 위한 모발검사를 하지도 않았고, 치료 중에 불법약물 사용 여부를 알아내기 위한 무작위 소변검사나 혈액검사도 이루어지지 않았다. 로스 박사와 크래머 가족의 치료 회기 중 하나에서 다음과 같은 대화가 있었다.

그레그: 우리는 문제에 대해서 많은 시간을 이야기했습니다. 그러나 나는 그의 약물남용에 대해서도 주의를 기울여야 된다고 생각합니다.

로스 박사: 나는 당신의 말에 동의하지 않습니다. 나는 앤드류의 약물사용은 증상일 뿐이지 그의 본질적인 문제는 아니라고 생각합니다. 그의 진정한 문제는 양쪽 부모로부터의 박탈감입니다. 그의 생물학적 부모는 그를 양자로 보냈고 당신들 두 사람은 라나를 낳았습니다. 약물사용에 관한 이야기는 언제든지 할 수 있지만, 그렇게 하면 실질적인 문제를 도외시하게 되겠죠.

그레그: 당신은 증상이라는 말을 사용했고, 그것은 나에게 앤드류가 어떤 병이 있다는 인상을 줍니다. 나는 당신이 진단한 병명이 무엇인지 알고 싶습니다.

로스 박사: 나는 그 단어를 일반적인 의미로 쓴 것입니다. 나는 앤드류에게 지금 이 시점에서 병명을 붙이는 것이 중요하다고 생각하지 않습니다. 사실, 이러한 병명을 붙이는 것은 이득보다 해가 많습니다. 병명과 관련된 부정적 암시와 고정관념 말고도 그것은 부모에게 자식의 문제가 약물치료와 같은 간단한 처방으로 해결되는 손쉬운 문제라는 잘못된 믿음을 주는 경향이 있습니다. 그레그, 나로서는 당신이 어떤 병명에 집착하는 이유는 당신 스스로 잘못된 양육 과정이 앤드류가 겪고 있는 문제의 원인일 것이라고 생각하기 때문인 것 같군요.

이러한 대화는 능숙하지 못한 임상의가 정도를 벗어나서 치료를 매우 잘못된 방향으로 진행한 사례의 전형이라고 할 수 있다. 불행하게도 이러한 잘못된 치료 사례는 드물지 않다. 〈표 7-1〉에는 로스 박사가 앤드류 크래머와 그의 부모를 치료하면서 저지른 실수가 요약되어 있다.

표 7-1 앤드류 크래머를 평가하고 치료하는 데 있어서 로스 박사의 실수

1. 가까운 친구의 아이를 환자로 의뢰받는 것을 수락함으로써 로스 박사는 정신과에서 필수적인 중립성과 분명한 치료적 경계를 두는 데 실패했다.
2. 로스 박사는 앤드류에게 필요한 체계적인 내과적/정신과적 검사, 부모와 교사로부터의 자세한 병력 조사, 신체적 검사(코카인 남용자에 대한 비강검사, 정맥주사 약물남용자에 대한 피부검사), 실험실 검사(과거의 약물남용자에 대한 모발검사, 현재의 약물남용자에 대한 소변검사와 혈액검사)를 시행하지 않거나 간과했다.
3. 로스 박사는 특정한 심지어 잠정적인 진단조차 없이 치료를 시작했다.
4. 로스 박사는 정신역동적 정신치료라는 단 한 가지의 이론적인 틀만을 이용해서 앤드류를 이해하고 치료하고자 했다. 그래서 그녀는 앤드류가 생물학적인 부모에게서 물려받았을지도 모를 (약물의존을 야기하는) 유전적 소인이나 약물남용으로 인해 영향을 받았을지도 모르는 그의 사고와 감정 같은 생물학적인 특징이나 요인을 간과했다.
5. 앤드류의 행동 문제에 대한 책임을 부모에게 돌림으로써 로스 박사는 암묵적으로 앤드류의 일차적인 책임을 면제했다.
6. 앤드류의 심리적 · 행동적 문제의 원인을 부모에게 전가함으로써, 로스 박사는 크래머 부부로 하여금 아들에게 해를 끼쳤다는 죄책감을 느끼게 했다.
7. 그레그 크래머에게 아들의 진단에 대해 질문을 받았을 때 로스 박사는 그의 질문에 대해 심사숙고하고 직접적으로 대답하기보다는 방어적이며 대립적으로 반응했다.
8. 로스 박사는 앤드류가 DSM-IV-TR(American Psychiatric Association 2000)의 진단 기준을 충분히 만족시키는 두 가지 심각한 정신과적 진단(1. 행실장애, 2. 복합물질의존)을 고려하고, 진단하며, 치료하는 것에 실패했다.

나의 관점에서는 의료과실로 볼 수 있는 로스 박사의 무능함 때문에 앤드류의 정신과적 문제는 제대로 진단되거나 치료되지 않았다. 크래머 가족의 시간과 돈이 허비되었으며 앤드류는 성장하고 변화될 수 있는 중요한 기회를 놓치게 되었다. 앤드류가 경찰을 만난 것이 학교 안이 아니었고 범죄로 기소되지도 않았으므로 그의 학교 기록에는 오점이 남지 않았다. 비록 그에겐 좋은 성적으로 고등학교를 졸업하고 대학 입학 추천서를 받아 낼 수 있는 영리함과 매력이 있었지만, 그가 이런 장점을 사람들을 이용하고 잘못된 행동에 대한 책임을 회피하는 데 사용했기 때문에 결국에는 사람들이 그를 멀리하게 되었다.

청소년기의 앤드류에게는 행실장애conduct disorder와 복합물질의존polysubstance dependence이라는 두 가지 정신과적 문제가 있었다고 진단할 수 있다. 행실장애와 복합물질의존의 근본적인 치료 방법은 분명한 한계와 이 한계를 위반했을 때 따르는 명확한 책임이 강조되는 행동치료이다. 정신역동적 정신치료는 행동치료의 보조치료로 사용될 수 있다. 그러나 로스 박사에 의해 행해진 불명확하고 분열을 초래하고 정형화된 형태의 치료는 명백히 부적절하다. 행실장애에 대한 DSM-IV-TR의 진단 기준이 〈표 7-2〉에 요약되어 있다.

표 7-2 행실장애의 진단 기준(DSM-IV-TR에서 약간 수정됨)

A. 다른 사람의 기본적 권리를 침해하고 나이에 맞는 사회적 규범 및 규칙을 위반하는 지속적이고 반복적인 행동 양상으로서, 다음 가운데 3개 이상의 항목이 지난 12개월 동안 나타나 왔고, 적어도 1개 항목이 지난 6개월 동안 나타나 왔다.

사람과 동물에 대한 공격성

1. 흔히 다른 사람을 괴롭히거나, 위협하거나, 협박한다.
2. 흔히 육체적인 싸움을 도발한다.
3. 다른 사람에게 심각한 신체적 손상을 일으킬 수 있는 무기를 사용한다.
4. 사람에게 신체적으로 잔혹하게 대한다.
5. 동물에게 신체적으로 잔혹하게 대한다.
6. 피해자와 대면한 상태에서 도둑질을 한다(예: 노상강도, 소매치기, 강탈, 무장강도).
7. 다른 사람에게 성적 행위를 강요한다.

재산파괴

8. 심각한 손상을 입히려는 의도로 일부러 불을 지른다.
9. 다른 사람의 재산을 일부러 파괴한다(방화는 제외).

사기 또는 도둑질

10. 다른 사람들의 집, 건물, 차를 파괴한다.
11. 물건이나 호감을 얻기 위해, 또는 의무를 회피하기 위해 거짓말을 흔히 한다. (다른 사람을 속인다.)

12. 피해자와 대면하지 않은 상태에서 귀중품을 훔친다(예: 파괴와 침입이 없는 절도, 문서위조).

심각한 규칙 위반

13. 부모의 금지에도 불구하고 밤늦게까지 귀가하지 않는 행동이 13세 이전에 시작된다.
14. 친부모 또는 양부모와 같이 사는 동안 두 번 이상 가출한다. (또는 단 한 번 가출하되 오랫동안 돌아오지 않는다.)
15. 무단결석이 13세 이전에 시작된다.

B. 행동의 장애가 사회적 기능, 학업적 기능, 또는 직업적 기능에 임상적으로 심각한 장해를 일으킨다.

C. 18세 이상일 경우, 반사회적 성격장애의 진단 기준에 맞지 않아야 한다.

출처: American Psychiatric Association: *Diagnostic and Statistical Manual of Mental Disorders*, 4th Edition, Text Revision. Washington, DC, American Psychiatric Association, 2000, pp. 98-99. 허락하에 사용함.

앤드류 크래머와 행실장애의 진단

행실장애에 대하여

행실장애의 진단은 습관적으로 사회의 규칙을 깨고 타인의 권리를 존중하지 않는 아동이나 청소년에 대한 진단이다. 영국인을 대상으로 한 연구에서 10~11세의 아동 중 대략 5%에 대해 이런 조건의 진단이 내려졌다. 그리고 남아의 경우 여아보다 10배 높은 유병률을 보였다(Rutter et al. 1970). DSM 진단 기준을 이용한 미국 연구에 따르면, 미주리 주의 남녀 청소년들의 경우 행실장애의 유병률은 8.7%로 나타났다(Kashani et al. 1987). 행실장애를 가진 아동과 청소년은 성인기에 반사회적 성격장애를 갖게 될 가능성이 매우 높다는 것이 로빈스 등에 의한 일련의 연구에서 밝혀졌다(Robins 1991; Robins and Price 1991). 다른 연구자들은 행동 면에서 가장 심한 장애를 가진 아동이나 청소년일수록 반사회적 행동을 가장 심각하게 그리고 지속적으로 보일 가능성이 높다는 것을 보여 주었다(Moffitt 1993). 그리고 행실장애를 가진 아동의 25~40% 정도가 성인의 반사회적 성격장애 진단 기준을 만족시킬 것으로 추정되었다(Robins 1987).

나는 행실장애와 반사회적 성격장애 모두 유전적 · 신경생물학적인 요인과 관련이 있다는 강력한 증거가 있다고 생각하지만(이 장의 뒷부분에 소개된 '반사회적 성격장애의 진단적 특징'을 참조), 경험적 · 사회적인 요소도 이러한 요인이 장애를 일으키는 데 영향을 끼칠 것이다. 아동과 청소년은 피암시성이 강하며 동료집단의 영향을 받기가 쉽다. 일부 청소년들의 비행은 일차적으로 역기능적 집단행동에 해당한다. 이러한 경우에, 젊은 사람들은 그들이 마음속으로 원해서가 아니라 단순히 특정 집단 내에 들어가기 위해 약물남용, 절도, 폭력을 저지르게 될 수도 있다. 심각한 비행을 일으키는 청소년의 사망률은 그렇지 않은 동료집단보다 50배가량 높은 것으로 나타났으며 일반적인 사망 원인은 사고, 약물과용, 자살, 살인 같은 외상이나 폭력이었다(Yeager and Lewis 1990). 이러한 자료를 살펴볼 때 행실장애를 가진 아동과 청소년들에게는 교사와 지역사회(경찰 프로그램과 지역의 자발적인 모임 같은), 지식과 숙련된 기술이 있는 정신건강 전문가(앤드류를 담당한 로스 박사와 상반되는)의 건설적이고 전문적인 개입과 지도가 필요하다. 이러한 도움을 통해 행실장애가 있는 아이들이 중독과 수감의 고통 속에서 그들의 삶을 허비하는 것을 방지할 뿐만 아니라 수많은 무고한 사람들이 그들의 희생자가 되는 것을 막을 수 있다.

앤드류 크래머와 행실장애

비록 앤드류 크래머는 행실장애에 대한 DSM 진단 기준에 충분히 부합되지만, 이러한 조건을 가진 대부분의 다른 아동 및 청소년에 비해서 그에게 진단을 내리기가 어려웠다. 그는 우수한 지능으로 자주 다른 사람을 그의 범행에 끌어들임으로써 자신을 감추었다. 예를 들면 고등학교에서 그의 라이벌과 직접 만나서 싸우기보다는 그의 친구 중 한 명을 대신 보내는 식이었다. 게다가 그는 아들에게 헌신적이고 사회적으로 성공한 부모의 인맥을 이용하여 자신이 연루된 사실이 드러난 몇몇 사건에서 책임을 회피할 수 있었다. 그럼에도 불구하고 중고등학교 시절 동안 그는 동물을 학대하고, 학생들을 괴롭히고, 불법약물을 남용하거나 판매하고, 수업을 빼먹기 위해 거짓말을 하고, 여러 날 동안 집에 들어가지 않고, 그보다 나이가 매우 적거나 많은 여자를 포함해서 수많은 여자와 성적 관계를 가졌다. 그는 그가 속이거나 이용하거나 학대한 사람들에 대한 동정심이나 후회가 없었다. 요약하자면, 그의 지능, 매력, 교활함으로 인해서 앤드류는 남들에게 포착되거나 잡히기 어려웠으며 바로 이 점이 그를 가장 위험한 인간 약탈자로 만들었다.

앤드류 크래머의 사례:
대학 생활 그리고 범죄의 시작

대학 시기

앤드류는 미국 북동부의 명문 공과대학에 들어갔다. 이 대학의 경쟁적인 환경에서 그가 가장 잘하는 과목은 수학과 컴퓨터 공학으로 학과에서 평균 정도의 성적이었는데, 이 두 과목은 그가 고등학교에서도 뛰어났던 과목이다. 그의 신입생 시절 첫 번째 학기에서 앤드류는 알레산드라 비숍과 친분을 가지게 되었다. 그녀는 수학에서 천부적인 학생이었고 스터디 그룹의 리더 중 한 사람이었다. 그는 그녀의 아파트로 이사를 했고 곧 알렉산드라는 그의 시험에 대한 교습은 물론이고 그의 숙제의 거의 전부를 대신 해 주게 되었다. 앤드류는 거의 수업에 참석하지 않았다. 낮에는 거의 잠을 잤고 밤새도록 상급생이나 졸업생들과 함께 큰돈을 건 포커게임을 했다. 게임을 하면서 앤드류는 술을 마셔 댔고 흔히 알렉산드라의 아파트에 돌아와서는 마리화나를 피웠다. 알렉산드라의 도움으로 그는 첫 번째 학기를 통과할 수 있었다. 그러나 그는 도박에 점점 더 깊이 빠져들었다. 그는 매일같이 대학 농구나 프로 축구, 프로 농구 경기의 결과를 놓고 도박을 했다. 신입생 시절에 그는 이미 많은 도박 빚을 지게 되었다. 대부분은 보스턴과 라스베이거스의 암흑가에서의 빚이었다. 봄방학 때 휴스턴으로 돌아오면 앤드류는 그의 부모에게 지역사회 봉사를 하기 위해 대학교에 차를 가져가야 한다고 설득했다. 같은 기간 동안 앤드류는 또한 아버지의 신용카드와 어머니의 보석상자에 있는 골동품 다이아몬드 브로치를 훔쳤다. 도박 빚을 갚기 위해서 그리고 범죄자들로부터 폭행당하지 않기 위해서 앤드류는 자신의 차와 어머니의 브로치를 팔았고 아버지의 신용카드를 라스베이거스에 있는 채권자 중 한 명에게 보냈다. 그의 부모는 이러한 물건들이 어떻게 없어졌는지 알 수 없었다. 그들은 그 당시에 욕실을 수리하러 온 인부들을 의심했다.

앤드류는 도박 빚의 대부분을 해결한 후 도박 사업의 반대편에 뛰어들기로 결심했다. 여름방학 때 앤드류는 그의 부모에게 동부 지역에 계속 남아서 학기 외 수업을 받고 도심의 소외된 아이들에게 컴퓨터 기술을 가르치는 일을 하겠다고 했다. 그러나 사실 그는 대학의 몇몇 친구들과 함께 미국 전역의 대학생들을 대상으로 한 불법도박 사업을 추진하고 있었고 이 사업은 이메일과 웹사이트를 통해 라스베이거스의 도박 업체와 연결되어 있었다. 가을까지 앤드류는 빠르게 증가하는 수익으로 큰돈을 긁어모았다. 그는 라스베이거스와 애틀랜틱시티로 사업연락망을 확장시키기 위해 여러 차례 여행을 떠났다. 도박 사업의 이익으로 그는 신형 붉은색 페라리를 샀다. 많은 여성들과 관계했지만 그는 여전히 알렉산드라와 같이 살고 있었다. 그녀가 그의 과제, 논문, 시험준비를 도와주었기 때문이었다. 그럼에도 불구하고 앤드류는 수업에 거의 출석하지 않았기 때문에 많은 과목에서 낮은 점수를 얻고 낙제를 해야 했다. 그는 2학년 말에 학사경고를 받았으며 이 사실을 그의 부모에게는 용의주도하게 숨겼다. 그는 여름학기와 3학년 1학기에 요구되는 과정 또한 이수하지 못했다. 그는 대부분의 과목에서 낙제를 했고 제적 처분을 받게 될 위기에 처했다. 앤드류는 학교에 건강상의 이유를 들어 변명을 했지만 이 상황을 벗어나지 못했다. 그는 학교에서 퇴학조치를 받았다. 당시 불법도박 사업이 호황이어서 그는 많은 돈을 가지고 있었다. 그는 대학에서 퇴학당한 것에 대해 그의 부모에게 다음과 같이 변명했다.

앤드류: 나는 이제 대학교를 그만두기로 결심했어요. 이제 컴퓨터 스포츠 사업에 모든 시간을 쏟으려고 해요.

멜리사: 무슨 소리를 하는 거니? 졸업이 1년 남짓밖에 안 남았는데 왜 지금 그만두려고 하니? 우리는 경제적으로 문제가 없다. 너는 졸업하고 나서 언제든지 사업에 뛰어들 수 있어.

앤드류: 컴퓨터 사업에서 18개월은 지체할 수 없는 시간이에요. 내 생각에 좋은 기회가 분명히 가까이 왔어요. 이런 일은 내가 처음이 아니에요. 빌 게이츠가 1학년 때 하버드 대학교를 중퇴한 것을 두 분도 알 거예요. 난 그가 대학 학위를 포기한 것이 옳았다고 생각해요.

그레그: 아들아, 너는 지금 우리에게 모든 사실을 다 말한 것이 맞니? 너는 1학년 때부터 너의 성적을 우리에게 보여 주지 않았다.

앤드류: 내가 아버지에게 너무 많은 것을 기대했군요. 아버지는 나를 격려해 주기는커녕 전혀 믿지 않았어요. 나는 독립적으로 살기 위해 노력했어요. 아버지가 보기에는 라나는 모든 것이 옳고 내가 하는 모든 일은 잘못된 거예요. 로스 박사가 맞았어요. 내가 진짜 아들이 아닌 이상 아버지를 기쁘게 할 수는 없어요. 걱정 마세요 아버지, 나는 더 이상 어떤 도움도 청하지 않을게요. 모든 것을 라나에게 주세요.

앤드류는 마지막으로 다음과 같은 대화를 나눈 후 알렉산드라를 떠났다.

앤드류: 내 생각에 각자가 다른 사람을 만나는 것이 최선이라고 생각해.

알렉산드라: 너는 나를 떠나겠다고 말하는 거니?

앤드류: 네가 원하는 대로 생각해도 좋아. 내 말은 오늘 너의 집에서 나가서 내 아파트로 돌아가겠다는 거야.

알렉산드라: 내가 무슨 생각을 하는지 아니, 앤드류? 내 생각에 너는 나를 항상

이용했어. 지금 네가 학교를 나가게 되니까 나의 도움이 더 이상 필요 없게 되고 그래서 나를 버리는 거야.

앤드류: 네가 만약 나에게 그토록 큰 도움을 줬다면 내가 왜 퇴학당한 거니? 네가 진실을 알고 싶다면 알렉산드라, 너는 처음 만난 날부터 지금까지 나에게 매달리고 있었어. 너는 정말 촌스럽고 따분한 애야. 너는 너의 방식으로 돌아가고 나를 놓아주는 것이 우리 양쪽을 위해 좋은 일이야.

알렉산드라: 네가 지금 떠날 거라면 나에게 빌렸던 만 달러는 언제 줄 거니?

앤드류: 나는 네가 무슨 말을 하는지 모르겠다. 너는 나에게 돈을 빌려 준 적이 없어. 나는 너에게 단 한 푼도 빚지지 않았어.

알렉산드라: 앤드류, 나는 너에게 준 수표 사본을 아직도 가지고 있어. 네가 나에게 돈을 빌릴 때 내 아버지는 공증된 문서를 가지고 있으라고 조언해 주셨거든.

앤드류: 잘 들어, 알렉산드라. 너는 나의 논문을 써 주고, 수학 시험에서 어떤 질문이 나올지 나에게 말해 주는 등의 행동으로 대학의 모든 규칙과 명예를 저버렸어. 너는 심지어 내 성적의 일부를 조작했어. 너도 신입생인 나를 이용한 거야. 너는 조교라는 너의 힘과 위치를 이용해 나를 유혹했으니까. 너는 나에게 싫증을 느꼈고 그것이 내가 퇴학당한 이유라고 생각해. 내가 만약 너라면 빚으로 나를 위협하지는 않을 거야. 나의 명예를 떨어뜨리고 나의 대학 경력을 망치려 하면 너는 일자리를 잃게 될 뿐만 아니라 우리 부모가 너와 대학 측을 고소할 거야. 이제 그만 끝내고 각자의 길을 가자.

새로운 사업

시작

이후 몇 년 동안 앤드류는 보스턴에 거주했고 도박 사업을 키우기 위해 뉴잉글랜드의 여러 대학들을 여행했다. 많은 캠퍼스에서 그는 도박에 빠져 있는 학생들과 졸업생들을 발견할 수 있었다. 그는 각각의 캠퍼스에서 그의 웹사이트를 대표할 대리인 한두 명을 선발했고 그들은 다른 대학생들을 모집하여 인터넷으로 판돈을 걸게 했다. (그리고 특별한 일부 고객은 휴대폰으로 연락해서 판돈을 걸기도 했다.) 그는 뒤이어 라스베이거스와 보스턴으로 사업을 확장했고, 그의 대학생 대리인들은 판돈을 모으고 동시에 이익을 배분했다. 대부분의 경쟁업체와 달리, 앤드류는 컴퓨터와 소프트웨어를 이용하여 사업 구조를 매우 정교하게 고안했다. 그는 대학생인 사업 파트너들이 대학 내에 설치되어 있는 네트워크를 이용할 경우 발각될 위험이 크다는 것을 알고 있었다. 대학 당국은 이들 네트워크를 소유하고 있으므로 특정 학생을 조사할 필요가 있다면 사적인 전자우편까지도 자유롭게 접근할 수 있다. 그래서 그는 그의 대리인들에게 정교한 컴퓨터와 보안 기능이 강력한 인터넷 소프트웨어 시스템을 제공했다. 앤드류는 매우 수익성이 좋은 사업을 발견했다. 그리고 자신이 유능한 관리자라는 것도 보여 주었다. 대학 캠퍼스에서 학생들은 수시로 입학하고 졸업한다. 이것은 앤드류의 사업에 있어 문제점이면서 장점이었다. 문제점은 새로운 고객들을 계속 찾아야 한다는 것으로, 기존의 고객들은 졸업하면 그의 관할구역에서 떠나 버리기 때문이다. 좋은 점은 앤드류가 그의 시스템에서 중요한 중간 매니저로서 가장 신뢰할 수 있고 유능한 사람을 졸업생 중에서 선발할 수 있다는 것이었다. 그의 사업은 세금이 부과되지 않았으며, 놀랄 만큼 수익이 컸다. 앤드류는 매년 수천만 달러를 벌고 그것을 사치스럽게 썼다. 그는 값비싼 보스턴의 집에서 살고 비행기를 빌려서 파티에 참석하고 전 세계를 돌며 큰돈이 걸린 도박판에 끼어들었다. 겉으로 드러나는 그의 표면적인 직업은 몇 가지 합법적인 인터넷 사업으로, 예를 들면 판타지 풋볼* 웹사이트를 운영하면서 이용자들에게 일정한 비용을 받는 식이었다. 합법적인 세계에 살고 있는 그의 부모와 다른 사람들에게 앤드류는 이러한 스포츠 관련 인터넷 사업에서 커다란 성공을 거둔 사람이었다.

앤드류의 사업은 전적으로 유쾌하고 환상적이지만은 않았다. 대학을 기반으

---

* 원하는 선수들로 미식축구 팀을 구성하여 즐기는 가상 게임(역자 주).

로 한 도박 사업에 의한 그의 재정적 성공이 몇몇 경쟁자들의 관심을 끌었다. 첫 번째로, 경험 많은 범죄자들로 구성된 기존의 도박 업체들은 (그들의 말투를 빌면) "이권을 위해 그를 흔들어라." 또는 "그의 영역을 침범하라."고 외치며 기회를 노렸다. 앤드류는 지속적으로 위협을 당했고 그래서 경호원이나 폭력배를 고용해서 자신과 그의 영역을 보호하거나 필요한 경우 보복할 때도 있었다. 더군다나 여러 대학의 모험적인 대학생들이 많은 돈을 벌게 되는 이 경쟁적 사업을 시작하게 되었다. 앤드류는 마음에 안 드는 경쟁자에게 가혹한 폭력을 가하거나 그들의 컴퓨터나 네트워크 시스템을 부수기도 했다. 한 풋내기 대학생 사업가가 이러한 일련의 사건의 배후 인물로 앤드류를 지목하여 대학 내의 보안요원에게 제보했다는 루머가 있었다. 그러나 공공연하게 도는 소문에 의하면, 대학 내의 보안요원들은 앤드류로부터 뇌물을 받았으며 이러한 제보가 있었는데도 아무런 조치를 취하지 않았다고 한다. 게다가 얼마 안 가서 풋내기 대학생 사업가는 뺑소니 교통사고로 의심되는 사고로 심각한 부상을 당했다고 한다. 그러나 경찰은 앤드류와 관련된 어떤 증거도 없다고 밝혔으며 그는 어떠한 처벌도 받지 않았다.

비우호적인 경쟁

앤드류의 도박 사업이 성장함에 따라, 그는 부수적인 사업을 확장했다. 어떤 것은 준합법적이고 대부분은 불법적인 것이었다. 후자의 예를 들면, 미성년자인 학생들이 술집이나 나이트클럽에 출입하는 데 필요한 위조 신분증을 만들어서 파는 것 등이었다. 준합법적인 사업의 하나는 학생들을 위한 인터넷 기반의 여행 서비스였다. 이 회사는 대학생들과 졸업생들이 해외로 나가는 데 드는 경비를 매우 싸게 할인해 주었다. 그러나 문제가 자주 발생했는데, 예를 들어 비용을 지불하고서도 항공편이나 호텔을 이용하지 못하는 경우가 종종 있었고 여행객들은 환불받지 못했다. 몇몇 학생들은 먼 이국땅에서 꼼짝 못하게 되어 그들의 가족에게 전화해서 미국으로 돌아갈 수 있는 돈을 보내 달라고 요청했다. 앤드류는 고소당하는 것에 익숙했고 그의 권리를 보호하기 위해 일하는 몇몇 보스턴 변호사들의 도움을 받았다. 앤드류 자신은 대부분의 사건을 배후에서 조종했기 때문에 피해를 입은 학생들은 그의 혐의를 입증할 증거를 찾지 못했고, 당연하게도 그는 결코 법정에서 유죄 판결을 받지 않았다. 앤드류에게 가장 큰 이익을 안겨 준 사업 중 하나는 캠퍼스에서 마약을 파는 것이었다. 그는 알프라졸람(자낙스)과 디아제팜diazepam(발륨Valium) 등의 벤조디아제핀계 약물, 하이드로코돈hydrocodone(바이코딘Vicodin)이나 옥시코돈oxycodone(옥시콘틴OxyContin) 같은 마약성 진통제, 암페타민, 바비튜레이트, 그 밖에도 엑스터시 같은 이른바 합성 마약을 팔았다. 앤드류의 조직은 또한 마리화나와 코카인도 팔았다. 이 두 가지 불법약물은 그로 하여금 비정한 범죄자들인 국제 마약 밀매조직과 충돌하게 만든 원인이었다. 마리화나의 대규모 선적 비용과 관련하여 상대 마약 판매조직원과 격렬한 논쟁을 한 지 얼마 안 되어 앤드류는 새벽 4시경에 그의 집 앞의 거리에서 폭행당하여 의식을 잃은 채로 발견되었다. 종합병원 응급실에서 그는 두개골과 안면골의 다발성 골절, 오른쪽 어깨의 탈구, 오른쪽 팔의 골절, 골반뼈의 분쇄, 왼쪽 허벅지뼈의 골절 등의 부상을 입었다는 진단을 받았다. 그의 두개골을 방사선으로 촬영한 결과, 두개골과 뇌를 싸고 있는 막 사이에 상당한 출혈, 즉 경막하 혈종이 보였다. 의식이 없고 쇼크에 빠진 상태에서 그는 급히 수술을 받았다. 신경외과의, 성형재건외과의, 정형외과의가 그의 생명을 구하기 위해서 애를 썼다. 그는 15시간 이상 수술을 받았고 이틀 동안 의식을 찾지 못했다. 앤드류의 사업동료 중의 한 사람이 그의 부모에게 연락했고 그들은 보스턴으로 찾아왔다. 그때 앤드류는 부모와 대화할 수조차 없었다. 그는 턱뼈의 양쪽에 다발성 골절이 있어서 외과적으로 핀과 나사를 삽입해야만 했다. 그의 턱은 최소 6주 동안 철사로 고정해야만 했다. 앤드류는 그의 어깨 관절에 깁스를 해서 오른손으로 글씨를 쓸 수도 없었고, 왼쪽 골반에서 다리까지도 깁스를 해서 걸을 수도 없었다. 다음은 크래머 부부와 앤드류의 담당의사인 제니캑 박사의 대화 내용이다.

그레그: 우리 아들의 상태에 대해서 말해 주십시오.

제니캑 박사: 그가 처음에 응급실에 왔을 때 우리는 그를 살릴 수 있을지 확신하지 못했어요. 지금 우리는 분명하게 그가 살아날 것이라는 것은 확신하지만 어떤 장애가 남을지는 확실하지 않아요.

멜리사: 그에게 무슨 일이 벌어진 겁니까?

제니캑 박사: 응급실 외과의는 그가 알루미늄 야구 방망이 같은 둔기로 심하게 맞은 것으로 생각해요. 이건 단순히 절도를 위한 폭행이 아니라 아드님을 죽이려는 의도로 저지른 범행 같습니다. 정말 위험했어요.

그레그: 당신은 그에게 어떤 장애가 남을 것이 예상된다고 했는데 거기에 대해 더 말해 줄 수 없나요?

제니캑 박사: 내 예측이 맞지 않을 수도 있을 겁니다. 아무튼 그의 다발성 골절이나 연부조직 손상과 관련된 많은 후유증이 있을 것으로 생각되는데, 그의 외상성 뇌손상으로 인한 장기적인 인지 기능 손상이 가장 걱정되는 부분이에요. 오로지 시간만이 그의 기억이나 지적인 능력에 영구적인 손상이 있을지에 대해서 알려 줄 거예요. 뇌손상은 또한 감정이나 정서를 조절하는 데 어려움을 줄 수 있어요. 나중에 이 점에 대해서 다시 살펴볼 때가 올 거예요.

휴스턴에서의 재활

앤드류는 병원에서 6주를 보냈고 그의 부모는 그의 침대 옆에서 대부분의 시간을 보냈다. 그의 턱은 철사로 고정되었고 글씨를 쓸 수도 없었기 때문에 그와의 대화는 매우 제한적이었다. 의료팀은 크래머 부부에게 앤드류가 운동 기능을 회복하기 위해서는 광범위한 신체적 재활이 필요하다고 했다. 또한 턱이 회복되고 다시 말할 수 있을 때까지는 앤드류의 지능과 인지 기능에 대한 평가도 연기될 것이라고 했다. 재활은 휴스턴에서 이루어지는 것이 가장 좋다고 판단되었는데 그곳에는 우수한 의료시설과 인력이 있으며 또한 가까이서 가족들의 지원을 받을 수 있기 때문이다. 보스턴의 병원에서 퇴원하면서 앤드류는 구급용 비행기를 타고 휴스턴에 있는 재활병원으로 갔다. 6주 후, 앤드류는 신경심리학자인 게르하르트 조지 박사의 진단을 받았으며 외상성 뇌손상으로 인해 인지 기능 및 심리적 측면의 부작용을 겪게 될 것이라는 판단이 내려졌다. 하지만 광범위한 검사와 면담 후에, 조지 박사는 그의 외상성 뇌손상에 의한 인지 기능의 장애가 지속되지는 않을 것임을 확인했다. 그러나 그는 앤드류가 뇌손상 이전에 반사회적 성격장애를 갖고 있었음이 분명하다고 진단했다.

반사회적 성격장애의 진단적 특징

진단

반사회적 성격장애의 DSM-IV-TR 진단 기준(American Psychiatric Association 2000)이 〈표 7-3〉에 제시되었으며, 이 질환에 대한 핵심적인 원칙이 앤드류 크래머의 사례와 함께 〈표 7-4〉(243쪽)에 요약되었다.

표 7-3 반사회적 성격장애의 진단 기준(DSM-IV-TR에서 인용함)

A. 타인의 권리를 무시하거나 침해하는 행동 패턴이 15세경 이후에 시작되고, 다음 중 세 가지 이상의 조건을 충족시킨다.

1. 법으로 정한 사회적 규범을 지키지 못하고, 위법한 행동을 반복하는 양상이 나타난다.
2. 개인의 이익이나 쾌락을 위한 반복적인 거짓말, 가명을 사용한다거나 타인들을 속이는 것과 같은 기만적 행동을 한다.
3. 미리 계획을 세우지 못하거나 지나치게 충동적이다.
4. 빈번한 육체적 싸움이나 폭력에서 드러나는 과흥분성과 공격성
5. 자신이나 타인의 안전을 무시하는 무모성
6. 일정한 직업을 갖지 못하거나 채무를 청산하지 못하는 행동으로 드러나는 지속적인 무책임성
7. 양심의 가책을 느끼지 못한다. 즉, 타인에게 상처를 입히거나 학대하거나 절도행위를 하고도 무관심하거나 합리화하는 양상이 나타난다.

B. 연령이 적어도 18세 이상이어야 한다.
C. 15세 이전에 발생한 행실장애(〈표 7-2〉 참조)의 증거가 있어야 한다.
D. 반사회적 행동이 정신분열증이나 조증삽화 경과 중에만 나타나는 것이 아니어야 한다.

출처: American Psychiatric Association: *Diagnostic and Statistical Manual of Mental Disorders*, 4th Edition, Text Revision. Washington, DC, American Psychiatric Association, 2000. 허락하에 사용함.

양심의 결여

이론적 고찰

반사회적 성격장애를 가진 사람의 정신병리에서 나타나는 현저한 특징은 피해자에 대한 죄책감과 후회하는 감정의 결여이다. 이런 양심과 도덕심의 결여는 또한 정신분석학자들에 의해 '초자아 결핍'으로 불린다. 정신분석학적 이론에 의하면 초자아는 개인의 욕망과 행동을 통제하여 가치와 이상에 따르게 하며, 부모로부터 유래한다. 고전적인 프로이트 학파의 이론에 따르면 남자아이는 이러한 능력을, 어머니를 향한 성적 욕망과 아버지에 의한 보복의 두려움 사이의 갈등의 결과로, 5세 이전에 획득한다. 남자아이는 이러한 갈등을 해결하기 위해 어머니를 향한 본능적 감정을 억압하고, 아버지의 힘과 가치에 대한 동일시와 내재화를 통해 아버지를 향한 공격적 감정을 억누른다고 한다. 이러한 무의식적 과정의 결과로 초자아가 발전되며 강한 남성적 정체감이 형성된다. 프로이트는 이것을 아이가 가진 오이디푸스 콤플렉스의 건강한 해결로 개념화했다. 프로이트와 그 밖의 정신분석가들은 여성에 있어서의 이러한 과정을 엘렉트라 콤플렉스로 부르게 되었으며, 딸은 어머니가 지닌 성인으로서의 여성적 정체감을 수용하고 도덕적 표준을 내재화하여 어머니를 동일시함으로써 긍정적인 해결을 한다고 주장했다. 그러나 이러한 과정에 문제가 있을 경우, 예를 들면 부모가 없거나 무관심하거나 또는 지나치게 징벌적이면 아이는 성장한 후 양심이나 도덕심의 발전이나 적용에 있어 문제를 갖게 된다고 설명했다.

경험 있는 임상의들은 반사회적 성격장애 환자 중 일부의 가족력에 나타나는 이와 같은 정신역동을 밝혀낼 수 있지만, 앤드류 크래머의 경우처럼 이와 같은 정신역동이 반사회적 성격장애의 발생과 무관한 것으로 보일 때도 많다. 양심과 도덕심의 발전에 대해서는 다양한 대안적인 설명이 있으며 여기에는 모델링이나 학습-행동 이론, 유전학, 뇌생물학 등이 포함된다. 양심의 발달에 대한 프로이트 학파의 이론에 대한 비판적 평가를 원하거나 장 피아제Jean Piaget, 로렌스 콜버그Lawrence Kohlberg 같은 인지심리학자의 도덕발달 이론에 대한 훌륭한 고찰을 읽고자 하는 독자에게는 데이비드 R. 샤퍼David R. Shaffer의 저서인 『발달심리학: 아동기와 청소년기Developmental Psychology: Childhood and Adolescence』(Shaffer 1999)의 14장을 추천한다. 도덕적 발달을 개념화하고 이해하는 데 활용되는 여러 가지 이론적 접근은 저마다 장점과 가치가 있지만, 나는 최근의 연구 결과에 따르면 유전학과 신경생물학적 이론이 특히 설득력이 있다고 믿는다.

표 7-4 앤드류 크래머의 사례를 통해 살펴본 반사회적 성격장애 치료의 주요 원칙

병력적 사실	주요 원칙	해석
앤드류는 입양되었다.	입양된 아이가 성인이 되어서 반사회적 성격장애를 나타낼 때, 입양과의 인과관계에 대한 근본적인 질문이 야기된다(본성과 양육의 역할).	① 입양으로 인한 심리사회적인 스트레스와 ② 앤드류의 성격장애를 초래한 유전적 소인의 영향을 명확히 분리하는 것은 불가능하다.
앤드류는 그의 양부모에 의해서 양육되고 보호되었다.	반사회적 성격장애는 부모의 방치나 학대의 과거력이 없는 경우에도 생길 수 있다.	앤드류가 비록 그의 양부모가 자신을 원치 않는다고 느꼈을지라도 그의 경우에는 유전적 소인의 영향이 더 강하게 작용했다.
앤드류는 세 살 때 어린이집에서 다른 아이들과 장난감이나 놀이를 사이좋게 공유하는 법을 배우지 못했다.	성인기 이후에 반사회적 성격장애를 갖게 되는 대부분의 아이들은 그들의 아동기에 친구들을 괴롭힌다.	심지어 매우 어린 시기에도 앤드류는 친구들에게 공격적이었고 그들에게도 권리와 감정이 있다는 것을 이해하지 못했다.

멜리사 크래머는 앤드류에게 행동상의 문제가 있다고 말한 어린이집 교사를 비난했다.	흔히 반사회적 성격장애를 가진 사람들의 부모나 배우자는 자신도 모르게 그들의 파괴적인 행동을 옹호하게 된다.	멜리사 크래머는 앤드류의 조종에 대단히 취약했다.
어린 시기에 앤드류는 동물을 학대했다.	어린 시기에 나타나는 동물에 대한 극도의 잔인성은 흔히 행실장애와 성인기의 반사회적 성격장애를 예측하는 데 효과적이다.	앤드류는 어린 시절에 개구리를 학대했을 때처럼 일생 동안 인간에 대한 동정심을 전혀 보이지 않았다.
유아기에 라나 크래머는 아기 침대에서 두 가지 종류의 독거미에 물렸다.	행실장애가 있는 아이나 반사회적 성격장애를 가진 성인은 드러나는 것보다 훨씬 더 많은 악행을 저지른다.	라나가 독거미에 물렸을 때 아무도 앤드류의 소행일 수도 있다고 생각하지 않았다. 이성적으로 생각했다면 그가 그랬을 수도 있다고 한 번쯤은 의심했을 것이다.
앤드류는 높은 지능, 잘생긴 외모, 통솔력, 훌륭한 언변 등 많은 장점이 있다.	반사회적 성격장애를 가진 사람은 장점이 많을수록 더욱 위험하다.	앤드류는 그의 장점을 범죄를 저지르고 비난과 처벌을 피하는 데 사용했다.
앤드류의 교사는 그가 부정행위를 저질렀을 것이라고 의심했지만 곧 곤경에 처하게 되었다.	비록 당신이 증거를 가지고 있더라도 반사회적 성격장애를 가진 사람의 비행을 지적하는 것은 위험하다. 그들은 자신을 방어하기 위해 무슨 짓이든 할 것이다.	앤드류는 어릴 때부터 남을 음해했고 복수심이 강했다.
앤드류는 그의 여동생이 어렸을 때부터 그녀를 성적으로 학대했다.	반사회적 성격장애를 가진 성인은 아동기나 청소년기에도 뻔뻔스럽고 위험했다.	앤드류는 그의 여동생을 경쟁자이자 그의 공격성과 성적 욕망의 대상으로 간주했다.
사춘기에 앤드류는 자신보다 어린 여자나 나이 든 여자와 성적 관계를 맺었다.	반사회적 성격장애를 가진 사람은 매우 어린 시기부터 그들의 성적인 욕망을 만족시킬 방법을 찾는다.	앤드류는 그의 잘생긴 외모와 남을 유혹하는 능력으로 취약한 소녀와 성인 여성을 이용하는 법을 습득했다.
고등학교 시기에 앤드류는 약물을 남용하고 판매했다.	행실장애를 가진 아이와 청소년이나 반사회적 성격장애를 가진 성인은 술과 다른 중독성 물질을 남용하는 경우가 많다.	앤드류는 어린 사춘기 시절부터 성인기까지 만성적으로 술과 불법 약물을 남용했다. 약물을 판매하는 일은 그의 평생의 직업이었다.
헨리에타 로스 박사는 앤드류의 알코올남용이나 약물사용장애를 진단하거나 치료하지 않았다.	많은 정신건강 전문가들이 행실장애를 가진 아이나 반사회적 성격장애를 가진 성인을 진단하고 치료하는 데 능숙하지 않다.	앤드류를 체계적인 과정이나 자료에 근거하여 평가하지 않음으로써 로스 박사는 그의 행실장애나 약물사용장애를 진단하는 데 실패했다.

앤드류는 부모가 자신의 비행을 나무라지 못하게 하기 위해 로스 박사를 이용했다.	좋은 의도를 가졌지만 능숙하지 못한 정신건강 전문가는 반사회적 성격장애를 가진 영악한 사람에게 이용당하게 된다.	로스 박사의 미숙한 대처는 앤드류의 행동을 변화시키거나 최소한 여동생을 그의 학대로부터 보호할 수 있는 기회를 놓치게 된 원인이었다.
앤드류는 학점을 얻기 위해 알렉산드라 비숍을 이용했다.	반사회적 성격장애를 가진 사람은 신뢰성 있고 친절하며 유능한 사람을 제물로 삼는다.	앤드류에게 알렉산드라는 마치 자동판매기처럼 그의 필요를 충족시키고 그의 야망을 진척시키기 위한 수단일 뿐이었다.
앤드류는 알렉산드라가 만 달러를 돌려 달라고 하자 화를 냈다.	반사회적 성격장애를 가진 사람은 그들의 먹잇감에 대해서 고마워하거나 동정심을 갖지 않는 약탈자이다.	앤드류가 알렉산드라와 관계를 맺은 것은 오로지 그의 필요를 충족시키기 위해서였다. 그에게 더 이상 효용 가치가 없게 되자 그녀는 위협당하고 버림받았다.
불법도박 사업과 약물 판매가 앤드류의 직업이 되었다.	많은 범죄자들이 반사회적 성격장애를 가지고 있고 이것은 그들을 훨씬 더 위험하게 만든다.	비록 앤드류는 전문적인 성공을 달성하기에 유리한 가족들의 지원, 지능, 대인관계 기술을 가지고 있었지만 범죄자의 삶을 선택했다.
앤드류의 범죄는 그에게 심각한 부상이라는 결과를 가져왔다.	반사회적 성격장애를 가진 사람은 폭력에 의한 심각한 부상이나 조기 사망의 위험성이 높다.	앤드류는 자신이 저지른 대부분의 범죄행위에 대한 처벌을 피했지만, 결국 다른 범죄자들이 그를 응징했다.
앤드류의 부모와 여동생은 그의 비행으로 심각한 정신적 외상을 겪었다.	반사회적 성격장애를 가진 사람은 자신과 아무 관계가 없는 사람들뿐만 아니라 자신과 밀접한 관계를 가진 사람들에게도 해를 입힌다.	가족, 친구, 타인들이 앤드류의 희생자가 되었다.
앤드류는 그의 부모나 여동생, 알렉산드라에게 해를 끼친 것에 대해 죄책감이나 후회를 느끼지 않았다.	양심이나 도덕심의 결여가 반사회적 성격장애를 가진 사람의 결정적인 특징이다.	앤드류는 그의 가족과 알렉산드라에 대한 교활하고 해를 끼치며 착취적인 행동이 완전히 정당하다고 느꼈다.

다중살해범들

반사회적 성격장애를 가진 사람 중에서도 가장 위험하고 악명 높은 부류는 장기간에 걸쳐 다중살해를 저지르는 소수의 사람들이다. 다중살해범multiple killers의 전형적인 형태는 연쇄살인범으로 이들은 어린 시절에 아버지로부터 신체적 학대를 당한 과거력이 있으며, 청소년기에 행실장애의 특징을 나타내고, 성인이 되어서는 반사회적 성격장애의 기준을 만족시킨다. 연쇄살인범은 살인을 저지를 때 가학피학적sadomasochistic 성행위와 인간이나 동물을 고문하는 행위 역시 함께 저지르는 경우가 많다. 연쇄살인범의 몇몇 일대기와 비디오테이프 면담에서 그들의 교활함과 잔인함, 희생자에 대한 동정심의 결여, 범죄에 대한 죄책감이나 후회의 부재 등의 소름끼치는 면면을 볼 수 있다. 다중살해범의 삶을 되돌아보고 탐구하는 내용의 한 문헌에 따르면, '아이스맨'으로 알려진 리처드 쿠클린스키(그는 전문적인 청부살인자여서 연쇄살인범으로 분류되지는 않았다.)는 대략 100명의 사람을 죽인 것으로 추산되었다(Bruno 1993). 쿠클린스키와의 인터뷰는 정신과 의사인 파크 엘리엇 디츠Park Elliott Dietz에 의해 이루어졌으며 케이블 텔레비전에서 HBO America Undercover 다큐멘터리 시리즈의 일부로서 방영되었다("The Iceman Confess" 2001). 이 프로그램에서는 반사회적 성격장애를 가진 사람의 도덕적 결핍이 어떤 결과를 초래하는지를 보여 주었다. 전체주의적 정부의 독재자가 반사회적 성격장애를 갖고 있을 경우에는 대량 학살과 같은 결과를 초래할 수도 있다.

반사회적 성격장애의 생물학적 측면

역학

글렌 가바드가 쓴 『임상현장에서의 정신역동적 정신의학Psychodynamic Psychiatry

in Clinical Practice』이란 책의 17장에서는 반사회적 성격장애 진단의 발전 과정을 살펴보고, 현재 밝혀진 것과 이 질환에 대한 진단 기준의 불일치에 대해 논하고 있다(Gabbard 2000). 이러한 진단적 불일치는 필연적으로 이 질환의 역학적 그리고 유전적 연구에서의 혼란과 불확실성을 가져온다. 그럼에도 불구하고 반사회적 성격장애에 대한 역학 연구에서 유용한 결론이 도출되었다. 첫 번째로, 반사회적 성격장애는 희귀한 질환이 아니다. 몇몇 연구에 따르면 미국 남성 중 2~4%가 반사회적 성격장애를 갖게 되는 것으로 보인다(Cardoret 1986; Robins 1987/1992). 그러나 이 비율은 해당 질환의 실제 유병률보다는 낮을 것으로 추측된다. 상대적으로 반사회적 성격장애를 가진 사람의 비율이 높을 것으로 생각되는 약 2백만 명의 수감자들이 포함되지 않은 조사 결과이기 때문이다. 전미 동반질환 조사National Comorbidity Survey의 통계 자료에 따르면 반사회적 성격장애를 가진 사람의 비율은 남녀 전체 인구의 3.5%로 나타났다(Kessler et al. 1994).

반사회적 성격장애에 관해 두 번째로 일치된 견해는 이 장애가 여성보다 남성에게 훨씬 더 많이 나타난다는 것이다. 여러 연구에서 남성 환자가 여성 환자보다 2배에서 7배가량 더 많다고 조사되었다(Cadoret 1986; Robins 1987).

세 번째는 반사회적 성격장애를 가진 사람은 알코올중독이나 약물사용장애와 같은 문제도 동시에 갖고 있는 경우가 많다는 것이다(Smith and Newman 1990). 반사회적 성격장애를 가진 사람들 중 많게는 70%가 생애의 어떤 시점에 알코올중독이나 약물사용장애 진단을 받는다(Black 2001).

유전

쌍생아 연구

이 분야에 대한 훌륭한 연구들이 이루어졌음에도 불구하고, 아직까지 반사회적 성격장애의 유전적 기원에 대해 확실하게 증명하거나 반박하는 연구는 발표된 적이 없다. 그러나 중요한 유전적 요인들과 반사회적 성격장애의 관련성을 시사하는 간접적인 증거는 다수 있다. 반사회적 성격장애에 대한 쌍생아 연구의 문제점은 그중 대다수가 범법자 집단을 대상으로 한 것들이라는 점이다. 이러한 연구 대부분은 범죄 성향과 유전적 요소의 관련성을 지적하고 있다. 한 연구에서는 일란성 쌍둥이 중 한쪽에게 범죄력이 있을 경우 다른 한쪽 역시 범죄력이 있는 비율은 66%에 이르렀다. 대조적으로 이란성 쌍둥이에서는 이 비율이 31%였다(Brennen and Mednick 1993). 이러한 쌍생아 연구와 다른 연구에서의 결론은 범죄력, 특히 폭력범죄의 경우에는 유전적 요인이 작용한다는 것이다. 그러나 범죄성과 유전적 요인의 관련성에 대한 연구 결과를 반사회적 성격장애에 그대로 적용할 수 있는가? 지금 이 시점에서 우리의 대답은 확실치 않다는 것이다. 여러 연구와 진단 기준에 따르면, 수감자들 중 반사회적 성격장애를 가진 사람의 비율은 25~80%로 다양하게 나타난다(Hare 1983; Hare et al. 1991).

최근의 한 연구에서는 베트남 전쟁에 참전한 5,150쌍의 쌍둥이를 조사했다(Fu et al. 2002). 그중에서 3,360쌍(1,868쌍이 일란성이고 1,492쌍이 이란성)을 대상으로 반사회적 성격장애, 주요 우울증, 알코올의존, 대마초의존을 포함하는 몇 가지 정신장애에 대한 광범위한 진단적 면담을 시행했고 이러한 정신장애와 유전적 요인의 관련성을 평가했다. 이 연구에서 주목할 만한 사실은 이러한 정신장애 중에서 유전적 요인과 가장 밀접한 관련이 있는 것은 반사회적 성격장애였다는 점이다. 전체 쌍둥이군(일란성과 이란성을 포함하는)에서 한쪽이 반사회적 성격장애를 가지고 있다면, 다른 쪽 역시 이 장애를 갖고 있거나 이후에 갖게 될 가능성은 69%로 나타났다. 반면 주요 우울증이 쌍둥이 모두에게 나타날 가능성은 40%, 알코올의존은 56%, 대마초의존은 50%로 나타났다. 보다 이전에 실시된 비슷한 연구에서는 반사회적 성격장애와 관련하여 환경적 요인은 성인기보다 아동기에 더 많은 영향을 끼쳤고 유전적 요인은 성인기에 더 많은 영향을 끼친 것으로 나타났다(Lyons et al. 1995). 마지막으로 리와 왈드만(Rhee and Waldman 2002)은 그때까지 발표된 모든 쌍생아 연구와 입양아 연구를 주의 깊게 검토하여 반사회적 성격장애의 발생에 있어 유전적 요인과 환경적 요인이 어떻게 작용하는지를 평가했다. 그들의 결론은 환경적 · 경험적 요인보다 유전적 요인의 영향력이 더 강하다는 것이었다.

실험실 유전학

과학자인 딘 하머Dean Hamer는 행동장애와 유전적 요인의 관련성에 대한 연구의 과거, 현재, 미래에 대한 개괄적인 내용을 제시했다. 과거 100년간의 진전을 그는 다음과 같이 서술했다.

> 기본적인 접근방법은…… 일란성 쌍둥이와 이란성 쌍둥이를 비교하고, 다른 가족 구성원과 같이 길러진 사람과 따로 떨어져 길러진 사람을 비교하는 것이다. 그 결과는 비록 받아들여지는 데 시간이 걸리겠지만 놀라운 것이다. 유전자는 성격, 기질, 인지 유형 그리고 정신장애의 모든 면에서 실질적으로 영향을 준다는 것이다. 유전의 효과는 상당하며, 일반적으로 모든 변이의 30~70%와 관련이 있다. 그리고 이러한 비율은 사회나 문화권에 관계없이 검증 가능하다. 유전자는 우호적인 성향에서 이방인 혐오까지, 양극성 장애에서 야뇨증까지, 결혼 생활에서 직장 생활까지 광범위하게 영향을 미친다(Hamer 2002, p. 7).

행동유전학의 현재와 미래의 접근에 대한 딘 하머의 개괄은 일반인들에게는 다소 어려우며 다음과 같다.

> 현재의 목표는 개인에 따른 차이를 야기하는 특정 유전자를 찾는 것이고 그것이 뇌에서 무엇을 하는지 밝혀내는 것이다. 이를 위한 접근법은 가족 구성원을 대상으로 특정 유전자에 가까운 '불특정 유전자 표지자anonymous marker'를 추적하거나 직접적으로 후보 유전자의 코딩과 조절배열regulatory sequence을 비교하여 행동 및 성격 특성과 관련된 DNA 배열을 찾는 것이다(Hamer 2002, p. 71).

치료약물의 새로운 발전은 질병에 대한 기원과 근본적인 병리에 대한 분자 수준 및 유전학적 수준에서의 더 나은 이해에 대한 희망과 약속을 제시해 줄 것이다. 이러한 발견과 지식은 개인을 황폐화하는 정신질환에 대한 진단과 치료, 예방에 있어 한층 더 정확한 방법을 가져다줄 것이다. 이러한 기본적 이해는 반사회적 성격장애와 폭력성, 범죄성, 알코올중독, 약물사용장애의 관련성에 대한 사회적 함의를 제공해 줄 것이다. 이 영역에 대한 유전학 조사의 전략 중 하나는 충동성, 공격성, 공감의 부족 같은 반사회적 성격장애의 기본적인 요소들을 따로 분리하는 것이고 이러한 특징과 연관된 각각의 비정상적 유전자를 발견하기 위해 노력하는 것이다. 이러한 연구 유형의 예로는 카스피와 동료들(Caspi et al. 2002)의 연구가 있다. 이 연구는 아동기에 받은 학대의 영향을 완화하는 것으로 생각되는 단가아민 산화제 A^{MAO-A}를 대사하는 신경전달물질의 유전에 관한 것이었다. 카스피 등은 어릴 때 학대당한 아동 중 일부는 반사회적 성격장애를 갖게 되는 반면 다른 아동은 그렇게 되지 않는 이유를 설명하기 위해, 많은 남성을 대상으로 출생에서부터 성인기까지 유전적 요인이 미치는 영향을 정확하게 밝히고자 했다. 연구자들은 학대당한 아동들 중에서 단가아민 산화제 A의 수치가 높게 나타나는 유전자를 가진 아동일수록 반사회적 성격장애가 발생하지 않는 경향이 있다고 보고했다. 저자들은 그들의 발견이 학대당한 과거력이 있는 사람들 모두가 타인을 학대하는 사람이 되지 않는 이유를 설명하는 데 도움을 준다고 결론지었다. 그러나 중국인 남성들을 대상으로 한 다른 반사회적 성격장애 연구에서는 이러한 발견을 재확인할 수 없었다(Lu et al. 2003). 나는 행동유전학에서의 최근의 많은 논문 중에서 이 두 가지를 선택하여 행동장애에 대한 최근의 유전학적 연구와 관련된 과정과 전망, 문제점 등을 설명하려 한다. 이 두 연구에서 다른 결과가 나타난 것은 한 연구는 미국 인구를 대상으로 했고 다른 연구는 중국 남성을 대상으로 한 것, 즉 문화적 영향 때문인가? 이 책을 통하여 나는 인간의 감정과 행동에 미치는 생물학적 · 심리적 · 사회적 · 영적인 영향들의 불가분성에 대해 강조할 것이다. 이러한 원칙은 하머가 설득력 있게 말했듯이 인간의 정신장애와 관련된 특정 유전자를 찾는 과정에서도 적용될 것이다.

> 특정한 행동장애와 연관된 각각의 유전자를 찾아 헤맨 결과는 실망스럽고 일관되지 않았다……. 무엇이 문제인가? 이러한 접근은 유전 질환과 관련된 한 묶음의 유전자를 찾아내면 모든 것이 해결될 수 있다는 전제를 바탕으로 한다. 진정한 문제는 매우 복잡한 인간의 생각과 감정을 개인의 유전자와 행동 사이의 간단하고 선형적 관계로 요약할 수 없다는 데 있다. 이러한 과도하게 간단한 모델은 현재의 행동 유전학 연구 중 대부분의 기저를 이루고 있지만 그것은 두뇌와 환경, 유전자 발현 사이의 연결망의 복합적인 구조의 중요성을 무시하고 있다(Hamer 2002, p. 71).

이 분야가 어떻게 개념화되고 실행되는지에 대해 더 충분히 이해하는 데 관심 있는 독자에게 하머와 코프랜드(Hamer and Copeland 1998)의 『우리의 유전자와 함께 살기Living with our genes』라는 책을 추천한다.

반사회적 성격장애의 유전과 유전자의 역할에 대해 어떤 결론이 내려졌는가? 비록 아직까지 이 사람들의 특징적인 성향에 대한 연관된 단일 유전자는 밝혀지지 않았지만, 반사회적 성격장애에 결정적인 유전적 요소가 있다는 좋은 증거는 있다. 이 분야에 관심이 있는 나와 다른 학자들은 다른 정신과적 상태와 마찬가지로 여기에도 경험적 · 환경적(사회적) · 생물학적인 요인들이 유전적 요인과 함께 작용한다고 믿고 있다(Cadoret et al. 1985, 1995; Gabbard 2000; Jacobson et al. 2002; Reiss et al. 1995). 따라서 모든 정신과적 상태가 그렇듯이 본성과 양육은 본질적 · 궁극적으로 반사회적 성격장애의 발생과 관련이 있다. 이 장의 말미('반사회적 성격장애에 대한 본성과 양육의 상호작용'을 보라)에서 나는 어떻게 이것이 작용하는지 추론할 것이다.

생물학

자율신경계 반응의 감소

몇몇 강력한 증거들은 반사회적 성격장애를 가진 사람들이 그렇지 않은 사람들과 생물학적으로 다르다는 것을 시사한다. 이러한 차이점 중의 하나는 어떤 스트레스 요인, 특히 개인적인 위험이나 위협에 대해 반사회적 성격장애를 가진 사람은 그렇지 않은 사람에 비해 뇌와 말초신경, 내분비 체계 등의 반응 수준이 낮다는 것이다. 우리의 자율신경계는 위험한 순간에 흔히 '투쟁 또는 도피 반응fight-or-flight reactions'이라고 부르는 신체적 반응을 조절하도록 돕는다. 자율신경계는 뇌와 우리 몸의 나머지 주요 시스템을 통합하는 감각신경세포와 운동신경세포를 포함하며, 교감신경계와 부교감신경계의 두 개의 하위 네트워크로 구성된다. '투쟁 또는 도피 반응'의 대부분에 관여하는 것은 교감신경계이다. 〈표 7-5〉에는 집에 불이 났을 때 교감신경계가 어떻게 작동하는지에 대한 요약이 제시되어 있다.

〈표 7-5〉에 실려 있는, 신체에서 교감신경계를 거치는 각각의 반응은 도피하거나 대응하는 반응을 촉진하기 위한 것이며 실험실에서 측정할 수 있다.

래인과 동료들(Raine et al. 1990a, 1990b)이 15세의 피실험군을 대상으로 실시한 연구에서는, 낮은 자율신경계 각성 및 생리적 각성(낮은 안정 시 심장박동 수RHR, 휴식 시의 낮은 피부 전도 반응, 뇌파검사 시 높은 서파[세타파] 반응)을 나타낸 경우 24세 이후에 범죄행위를 저지를 가능성이 높은 것으로 나타났다. 수년 후에 이 연구자들은 역시 15세의 피실험군을 대상으로 한 연구에서 높은 자율신경계 및 생리적 각성을 나타낸 경우 29세 이후에 범죄행위를 저지를 가능성이 낮았다고 보고했다(Raine et al. 1995). 이러한 발견은 반사회적 성격장애를 가진 범죄자들의 개별적인 사례와 이런 사람들을 평가한 임상의들의 관찰과도 부합된다. 그들에게 희생자를 고문하고 죽일 때 어떻게 느끼고 신체적으로 반응했는지 묻는다면, 연쇄살인범들은 '평온'했다거나 '정상적'이었다고 대답할 것이다.

이러한 범죄자들은 자신이 저지른 특정한 사건에 대해 면담 시에 술회할 때에도 심장박동 수와 혈압 상승, 땀 분비량 증가, 입마름과 같은 자율신경계 반응을 보이지 않을 것이다. 반사회적 성격장애를 가진 사람들은 살인, 사고, 재해 등을 목격하고 보고할 때 일반인들과는 전반적으로 다른 신체 반응을 보인다. 반사회적 성격장애를 가진 범죄자를 가리켜 '냉혈 살인마'라고 표현하는 것은 어쩌면 이와 같은 자율신경계 반응의 감소와도 무관하지 않을 것이다.

표 7-5 위험한 화재에 대한 교감신경계의 반응

1. 눈(화염을 봄), 코(연기 냄새를 맡음), 피부의 신경말단(열을 느낌), 귀(아이들의 비명을 들음)로부터의 감각정보 입력이 말초신경을 통해 뇌로 전달된다.
2. 대뇌피질이 감각정보의 입력을 처리하여 위험에 직면해 있다는 판단을 내리고, 위험을 피하기 위해 어떠한 행동이 필요한지 결정한다.
3. 대뇌피질이 편도, 뇌하수체, 뇌간을 포함하는 뇌의 심부에 정보를 보내(도피 반응), 위험에 대한 신경학적 · 내분비적 반응을 통합한다(Smith and DeVito 1984).
4. 부신선(부신수질)의 자극이 호르몬이자 신경전달물질인 노르아드레날린(노르에피네프린)의 분비를 야기한다.
5. 노르아드레날린은 간의 글리코겐을 자극하여 포도당으로 전환시키고 이것은 근육의 연료가 된다.
6. 노르아드레날린이 눈의 홍채에 있는 근육을 자극하여 동공을 확대시킨다.
7. 노르아드레날린이 심장에 있는 근육을 자극하여 심장박동 수와 수축력을 증가시킨다.
8. 노르아드레날린이 동맥에 있는 근육을 자극하여 혈압을 상승시킨다.
9. 노르아드레날린이 기관지의 벽과 폐의 공기통로에 있는 근육을 자극하여 확장시켜서 더 많은 산소와 이산화탄소가 흐르게 한다.
10. 노르아드레날린이 침샘을 자극하여 타액의 생산을 감소시킨다.
11. 교감신경계의 자극이 아세틸콜린의 분비를 야기하여 피부의 땀샘에 작용하여 발한을 증가시킨다.

대뇌의 차이점

기능적 뇌영상functional brain imaging은 일련의 새로운 기술을 총칭하는 용어로서, 특정한 과제를 수행할 때 활성화되는 뇌의 특정 영역을 영상화하는 것이다. 반사회적 성격장애와 유전적 요인의 관련성에 대한 여러 가지 역학 연구 및 쌍생아 연구에 착안한 행동과학자들은 이 장애를 가진 사람들의 뇌에 특이점이 있음을 밝혀내기 위해 기능적 뇌영상을 활용해 왔다. 몇몇 연구자들은 반사회적 성격장애를 가진 사람과 범죄자의 변연계(Kiehl et al. 2001)와 해마(Laakso et al. 2001) 영역에서 비정상적인 점을 발견했다. 그러나 최근의 많은 연구 결과에 따르면 반사회적 성격장애를 가진 사람은 전두엽과 측두엽 피질 영역의 뇌 활동성이 현저히 감소하는 것으로 보인다(Raine et al. 1998, 2000; Soderstrom et al. 2002). 전두엽과 측두엽의 피질은 판단, 추상, 사회기술과 충동 조절, 계획 세우기, 문제 해결에 대한 전략 짜기 등 우리가 뇌의 실행기능executive brain function이라고 부르는 것들을 조절한다. 범죄성과 반사회적 행동은 사회적 규칙과 표준을 받아들이지 못하는 것, 스트레스 요인에 대한 감정적 반응이 감소하는 것, 잘못된 행동에서 비롯된 결과를 예측하는 능력에 장애가 있는 것 등으로 특징지을 수 있다. 전두엽과 측두엽은 이러한 기능을 조절하는 영역들이다(Damasio 1996; Veit et al. 2002). 희생자에 대한 동정심의 결여는 흔히 범죄성의 구성 요소가 되고, 반사회적 성격장애의 두드러진 특징이기도 하다. 기능적 뇌영상 연구에서는 동정심이 전두엽, 특히 아래 전두 이랑inferior frontal gyrus에서 비롯되는 것으로 파악해 왔다(Farrow et al. 2001). 따라서 만약 신경과학자나 신경정신의에게 인간의 도덕성과 사회적 양심에 상응하는 뇌영역이나 회로, 체계가 무엇인지 물어본다면 대부분은 맨 처음에 전두엽과 측두엽 피질을 볼 것이고, 감정을 조절하는 영역인 변연계와의 연관을 탐구할 것이다. 이러한 영역에 종양과 같은 병변이 생기면 반사회적 성격장애에서 일어날 수 있는 것과 비슷한 행동의 변화가 생긴다. 2명의 신경과 의사가 소아성애증을 포함한 성적인 강박사고와 부적절한 성적 행동을 보이기 시작한 지 얼마 안 된 40세 교사의 사례를 보고했다(Burns and Swerdlow 2003). 그 교사는 어린아이와 연관된 포르노물을 수집했으며 소아성애 관련 웹사이트에 자주 접속했고 그의 삶에서 처음으로 매춘부에게 접근했다. 그는 미성년인 양녀에게 성적으로 접근하기도 했다. 그는 아동학대로 유죄 선고를 받았고 법원의 명령에 의해서 집에서 나와야 했다. 그는 입원하여 재활치료 프로그램에 참여하거나 수감되어야 한다는 선고를 받았다.

그는 전자를 선택했다. 그러나 이것은 그의 성적 강박행위나 부적절한 성적 경향을 변화시키지 못했다. 결국 그는 신경과 의사의 진찰을 받았고 이때 2년여간 두통이 있었다고 밝혔으며 몇 가지 국소신경학적 징후가 관찰되었다. 자기공명영상 촬영 결과 그의 뇌의 오른쪽 안와전두 영역에 달걀 크기의 종양이 발견되었는데 이곳은 판단력장애, 충동 조절 능력의 약화, 사회병질과 관계된 영역이다(Burns and Swerdlow 2003, p. 437). 종양을 외과적으로 제거한 후 그의 성적 강박행위와 충동적 행동은 중단되었다.

생화학적 비정상

몇몇 체내 호르몬과 뇌의 신경전달물질의 비정상적 수준이 행동장애와 반사회적 성격장애의 두드러진 특징과 연관된다. 반항성 장애로 진단받은 아동에게서 부신 안드로젠의 기능 이상을 가져오는 남성 호르몬인 디하이드로에피안드로스테론 설페이트 수치의 상승이 특징적으로 발견된다(van Goozen et al. 1998, 2000). 반항성 장애를 가진 남자아이들의 혈장에서는 대뇌의 세로토닌 대사물인 5-하이드록시인돌아세틱산5-hydroxyindoleacetic acid과 도파민의 대사물인 호모바닐린산homovanillic acid의 농도가 낮았고, 세로토닌의 감소 정도와 그들의 공격적이고 탈선적인 행동 사이에 상관관계가 있는 것으로 나타났다(van Goozen et al. 1999). 대뇌의 세로토닌 수준의 감소를 보이는 아이들에게서 과도한 공격성이 관찰되는 것은 놀라운 일이 아니다. 왜냐하면 세로토닌(또는 5-하이드록시트립타민, 5-HT라고도 불림)은 인간과 영장류의 행동을 조절하고 차분하게 만드는 효과가 있기 때문이다. 예를 들면 히말라야원숭이의 뇌척수액에서 측정된 대뇌 세로토닌 대사물의 농도 저하는 심한 공격성과 다른 사회적인 파괴적 행동과 관련이 있는 것으로 보인다(Higley et al. 1996). 마지막으로 주목할 만한 사실은 반사회적 성격장애의 가족력이 있는 영아의 대뇌 세로토닌 대사물의 농도가 현저히 낮게 보고되었다는 점이다(Constantino et al. 1997).

반사회적 성격장애에 대한 본성과 양육의 상호작용

부모의 관점

앞부분에서 제시된 연구 자료는 유전적 · 생물학적인 요소, 삶의 경험 등이 결합되어 반사회적 성격장애의 특징과 행동 양상의 결과로 나타난다는 것을 시사한다. 어떻게 이러한 요소들이 함께 작용하여 위험하고 파괴적인 성격장애를 초래하는지에 대해서는 아직도 많은 의문점이 남아 있다. 예를 들어 왜 한 아이가 같은 부모에게서 태어나 양육되고 같은 환경에서 자란 동성의 형제에 비해서 반사회적 성격장애를 갖게 될 가능성이 더 높은가에 대한 의문을 가질 수 있다. 이 질문에 대답하기 위해서는 우리가 알고 있는 것에 대해 고찰하여야 한다. ① 반사회적 성격장애를 가진 성인은 충동적이고, 과민하며, 공격적이다. 그리고 대부분은 이러한 특징을 아동기 때부터 보인다. ② 과민성, 충동성, 공격성은 유전될 수 있는 소인들이다. ③ 다른 유전적 특성이나 상태(예: 신체 크기와 모양, 눈 색깔, 모발색깔, 소아기 발병 당뇨병)와 마찬가지로 기질이나 성격 특성 또한 반드시 모든 형제들이 공유하는 것은 아니다. 그러므로 유전적으로 과민성, 충동성, 반항성, 공격성 등을 타고난 아이가 '차분하고 인정 많고 순종적인' 형제와는 달리 어떤 상황에서 가족이나 친구들과는 전혀 다른 반응을 보일 것이라고 예측할 수 있을 것이다. 대부분의 어머니는 아이가 그녀의 사랑과 돌봄에 호응하지 않거나 아이를 훈육하려는 그녀의 노력에 저항할 때 화가 나고 좌절할 수 있다. 이 어머니는 그 아이의 형제(차분하고, 인정이 많고 순응적인)와는 전혀 다른 경험과 관계를 가질 것이다. 이해를 돕기 위해서, 아이의 유전적 소인인 공격성, 과민성, 반항성을 현상phenomenon으로, 다루기 힘든 아이difficult child가 보여 주는 역기능적 인지, 행동, 감정 반응에 대한 가족과 주변 사람의 2차적인 반응의 결과를 부수 현상epiphenomena이라 부르겠다. 현상과 부수 현상 양쪽은 모두 반사회적 성격장애의 진단 기준에 부합되는 역기능의 증상과 징후이다. 나는 다음 부분에서 유전적 소인으로 인해 발생하는 현상과 경험적으로 도출되는 부수 현상이 다른 가족들에게 어떤 영향을 미치는지에 대해 살펴보고자 한다.

환자의 관점

정신과에서의 경력기간 동안 나는 반사회적 성격장애를 가진 많은 성인을 면담했고, 그들에게 세 가지 질문을 했다. 첫 번째로 왜 다른 사람에게 해를 입히고 착취하는지 물었다. 그들의 대답의 요점은 "나는 아무도 주지 않기 때문에 빼앗는다."이다. 어디에서 이런 특권의식이 오는가? 반사회적 성격장애의 유전적 소인을 가진, 과민하고 공격적이고 충동적인 아이는 지속적으로 그의 요구를 충족시켜 주지 않고 참을성이 없고 짜증 내는 어머니에게 혼란스러움을 느끼고 좌절할 것이다. 이 아이는 자기의 형제가 자신과는 완전히 다르게 부모, 선생, 그 밖의 권위 있는 사람들과 더 긍정적인 관계를 가진다는 것을 확실히 알아차릴 것이다. '다루기 힘든' 아이는 모든 권위 있는 인물들과 그들이 주장하는 규칙을 불신하고 분노하며 반항하기 시작할 것이다. 자신이 불공평하게 다루어진다고 느낄 때, 다루기 힘든 아이는 자신이 원하는 조치와 분배를 얻기 위해 규칙을 위반하는 것이 정당하다고 느낄 것이다(예: 거짓말, 사기, 타인에 대한 착취).

반사회적 성격장애를 가진 사람들에게 내가 던진 두 번째 질문은 "당신의 희생자에게 미안함을 느낀 적이 있는가?"이다. 그들의 대답의 요점은 "나는 내가 받지 못한 것을 다른 사람에게 주지 않을 것이다."이다. 부모나 중요한 양육자로부터 이해받거나 사랑받지 못한 아이는 다루기 힘든 아이가 되며, 타인에게 공감하거나 동정하는 법을 배우지 못한다. 게다가, 그들은 타인이 가진 것에 대해 시기하거나 분노하는 반면, 긍정적인 감정을 공유할 의무를 느끼지는 않는다.

세 번째로 반사회적 성격장애를 가진 사람들에게 그들이 희생자의 고통에 대한 죄책감을 느낀 적이 있는지 물었을 때, 그들의 대답은 "나에게 상처를 주지 않으면 그것은 고통이 아니다."였다. 본질적으로 그들에게는 타인에게 고통을 주는 것에 대한 죄책감은 어떤 의미도 없다. 그들은 죄책감이라는 감정이 없다. 나의 의과대학생들과 정신과 수련의들은 내가 환자를 면담하는 과정을 지켜보고 난 후, 나의 질문들을 '사회병질자에 관한 유도프스키 박사의 세 가지 법칙'이라고 명명했다.

형제의 관점

반사회적 성격장애를 가진 사람의 형제 또는 '다루기 쉬운' 아이는 흔히 반사회적 형제에게 두려움과 분노를 느낀다. 경험을 통해서 그는 형제가 규칙을 따르지 않고 위험하다는 것을 알게 된다. 다루기 쉬운 아이는 그의 형제가 규칙을 어기고 말썽을 일으킴으로써 오히려 부모의 관심을 더 얻기 때문에 분노할 것이다. 이 아이는 "나는 모든 옳은 일을 할 것이고 부모의 관심을 얻지 못할 것이다. 반면에 그는 모든 나쁜 일을 할 것이고 부모의 관심을 얻을 것이다."라고 말할 것이다. 이러한 아이들은 특히 그들의 형제가 규칙을 어기는 것을 허용하는 부모에 대해서 분노할 것이다. 앞의 용어 정의에 따라 설명해 보자면, 출생 때부터 나타나는 공격적이고 반항적인 모습은 현상이라고 할 수 있다. 또한 ① 다루기 힘든 아이의 행동(예: 분노와 좌절)에 대한 부모, 교사와 형제의 반응, ② 그러한 주변의 반응에 대한 다루기 힘든 아이의 또 다른 반응(예: 권위에 대한 불신, 규칙 위반, 동정심 결여)은 모두 부수 현상이라고 말할 수 있다.

환자와 자녀의 상호관계

사랑과 애정을 감지하는 능력을 가지지 못한 아이는 반사회적 성격장애의 특징적인 양상인 많은 부수 현상들을 보일 것이다. 아이는 자신과 교감하지 않거나 자신의 요구를 만족시켜 주지 않는 부모를 향해서 좌절하거나 분노를 보일 것이다. 이것은 부정적인 반응이며 부모가 아이에게 실망하거나 심지어는 아이에게 앙갚음을 하는 악순환으로 이끌 것이다. 수많은 사례에서 이 악순환은 아동학대로 나타난다. 아이는 자신이 사랑받거나 존중받을 가치가 없거나 이러한 학대를 통해 처벌받는 나쁜 아이라는 잘못된 믿음을 가지게 된다. 나쁜 사람이라는 자기상은 아이로 하여금 좋은 사람이 되기 위한 규칙을 지키지 않게 한다. '나쁜 아이'는 규칙에 구애받지 않으며 타인으로부터 물건을 빼앗는 것이 정당하다고 간주한다(즉, '나는 아무도 주지 않기 때문에 빼앗는다.'). 게다가, 사랑받아 본 경험이 없는 사람은 타인에게 사랑을 표현하거나 공감하는 데 어려움을 느낄 것이고, 그들이 해를 입히는 사람에 대한 동정심도 없을 것이다('나는 내가 받지 못한 것을 다른 사람에게 주지 않을 것이다.'). 이런 사람은 타인에게 상처를 입히거나 착취하면서 양심의 가책이나 후회를 느끼지 않는다.

반사회적 성격장애의 발달에 있어서 유전과 경험, 환경 사이의 복합적인 상호작용

라이스와 동료들(Reiss et al. 1995)은 양육 방식이 청소년의 우울 증상 및 반사회적 행동에 미치는 영향에 대해 연구했다. 라이스 등은 93쌍의 일란성 쌍둥이와 99쌍의 이란성 쌍둥이, 생물학적 친부모와 사는 형제 95쌍, 양부모와 같이 살지만 같은 생물학적 부모로부터 태어난 형제 181쌍, 양부모와 살고 있고 생물학적 부모 중 한 명이 같은half-sibling 형제 110쌍, 양부모와 살고 있는 유전적으로 관련 없는 형제 130쌍을 포함하여 708가구의 동성同性 청소년들에 대해 조사했다. 이 연구에서는 다음과 같은 사실이 발견되었다. "청소년의 반사회적 행동 변량 중 60%가량, 우울 증상 변량 중 37%가량은 청소년기에 부모의 행동이 갈등적이고 부정적인 것에서 기인하는 것으로 보인다."(Reiss et al. 1995, p. 925) 즉, 경험적 · 환경적 요인이 반사회적 성격장애의 기준에 부합되는 행동의 발현에 매우 큰 영향을 미치는 것으로 나타났다. 그러나 반사회적 행동을 보이는 아이의 형제에게서 두 번째로 발견되는 소견은 다음과 같다. "대조적으로, 부모 중 한 명이 반사회적 행동을 보이는 아이의 형제에 대해 가혹하고 충동적이며 일관성이 부족한 양육 방식을 취한 경우, 청소년기의 정신병리적 영향이 두드러지게 나타나지는 않았다."(Reiss et al. 1995, p. 925) 이것이 나타내는 바는 유전적 요인과 경험적 · 환경적 요인 모두 청소년기의 반사회적 성격장애 발생에 영향을 미친다는 것이다. 이러한 행동을 보이는 아이는 유전적인 소인을 가졌을 것이며 이것이 가혹한 양육에 의해 악화되거나 촉발되는 데 반해서, 그의 형제는 역시 부모의 잘못된 양육을 받지만 반사회적 행동에 대한 유전적 소인이 없거나 이러한 상태가 반사회적 성격장애로 악화되는 것을 방지하는 유전자를 가졌다고 볼 수 있다.

정서적인 스트레스와 정신장애 사이의 유전적 연관성을 신뢰성 있게 보여 준 유일한 연구가 있다. 영국, 미국, 뉴질랜드의 과학자들로 구성된 한 연구 집단은 스트레스 사건이 우울감을 일으키는 것을 완화하는 세로토닌 수송체, 즉 5-HTT의 작용을 조절하는 유전자의 두 가지 형태를 발견했다(Caspi et al. 2003). 5-HTT는 항우울제인 선택적 세로토닌 재흡수 억제제SSRI가 작용하는 것으로 알려진 대뇌 시냅스에서의 세로토닌 재흡수에 결정적인 역할을 한다. 5-HTT를 조절하는 유전자의 촉진자 영역promoter region이 위치하는 곳에서 긴 대립유전자long allele 형태와 짧은 대립유전자short allele 형태의 두 가지 흔한 변이가 나타난다. 카스피 등(Caspi et al. 2003)에 따르면, 5-HTT 유전자의 촉진자 영역에 긴 대립유전자 변이가 있는 사람보다 짧은 대립유전자 변이가 있는 사람이 스트레스 사건을 겪었을 때 우울증에 걸릴 가능성이 더 높은 것으로 밝혀졌다. 실제로 아동기에 학대를 당한 과거력이 있는 피험자들로 한정할 경우, 짧은 대립유전자 변이를 가진 피험자는 주요 우울증 삽화 발생률이 63%에 달했으나 긴 대립유전자 변이를 가진 피험자는 30%에 그쳤다(Caspi et al. 2003, p. 388).

반사회적 성격장애를 가진 사람과 그들의 가족에 대한 치료

이 책의 전체에 걸쳐서 강조되었듯이 정신과적 치료에 대한 환자의 동기와 진지한 참여는 의미 있는 치료 결과를 달성하는 데 필수적이다. 반사회적 성격장애를 가진 사람들 중 대다수가 그렇듯이 앤드류 크래머는 자신에게 심리적 문제가 있다고 생각하지 않았고 그러므로 어떠한 형태의 정신과적 치료를 찾거나 받아들이려 하지 않았다. 다른 식으로 표현하자면 앤드류는 정신건강 전문가로부터 어떠한 도움도 받을 필요가 없다고 믿었다. 반사회적 성격장애를 가진 사람들이 흔히 정신과 의사로부터 원하는 것의 예는 ① 약물, ② 치료 명목으로 보석 허가를 받는 데 필요한 진단, ③ 형사 처벌을 면하는 데 필요한 법정에서의 증언, ④ 금전을 제공하도록 가족을 설득하는 것 등이다. 반사회적 성격장애를 가진 사람은 다른 모든 사람들에게 한 것과 같은 방식으로 치료자를 속이고 조종한다. 그러므로 이러한 사람들의 치료에 있어 전문가인 J. 리드 멜로이J. Reid Meloy가 다음과 같이 쓴 것은 놀라운 일이 아니다. "아직까지 반사회적 성격장애 환자나 심한 사회병질자의 치료와 관련하여 통제된 경험적 연구의 성과는 없다. 또한 반사회적 성격장애에 대한 치료가 존재하지 않는다고 확신할 수는 없지만, 명백히 효과적인 것으로 입증된 치료 방법은 아직까지 없다."(Meloy 2001, p. 2253) 특히 다음과 같은 상황에서는 치료가 도움이 될 수 있다고 생각된다.

- 행실장애conduct disorder가 있는 아이에 대한 집중적인 치료. (확증하는 연구는 적지만) 이러한 치료는 행실장애를 가진 아이들이 성인이 되어서 반사회적 성격장애를 갖게 되는 것을 방지하는 데 도움을 줄 것이다.
- 반사회적 성격장애가 있는 사람의 동반질환에 대한 치료. 이러한 치료는 기분장애나 불안장애에 대한 정신약물치료 및 알코올중독과 약물사용장애에 대한 집중적인 입원 치료를 포함한다.
- 반사회적 성격장애를 가진 사람의 가족 구성원과 희생자에 대한 치료. 이러한 사람들은 도움이 필요한 경우가 많고 특히 정신건강 전문가의 도움이 효과적일 수 있다.

어떤 긍정적인 부분에 대한 우리의 치료적 고려를 시작하기 전에, 앤드류 크래머의 가족에 대한 치료를 먼저 살펴보기로 하자.

크래머 가족에 대한 치료

앤드류에 대한 이야기를 솔직하게 함

앤드류가 휴스턴의 병원으로 옮겨 간 지 2달 후에 크래머 부부는 나와의 상담을 예약했다. 그들은 상담에 앞서 내 사무실로 앤드류의 많은 의료 기록을 보내왔다. 다음은 우리의 첫 번째 만남에서 나눈 대화의 내용이다.

그레그: 우리를 만나 주셔서 감사합니다. 우리는 당신이 얼마나 바쁜지 압니다. 그러나 우리는 당신의 도움이 필요합니다.

유도프스키 박사: 나는 당신 아들의 의료 기록을 읽었습니다. 어떻게 내가 당신과 당신의 아들에게 도움을 줄 수 있을까요?

그레그: 보스턴에 있는 앤드류의 주치의가 당신의 이름을 가르쳐 주었고 만나보기를 권유했습니다. 그들은 당신이 신경정신과 전문가이며 특히 외상성 뇌손상에 관한 전문가라고 했습니다. 불행히도 지금 우리 아들은 어떤 정신과 의사도 만나기를 거부했습니다. 그는 "나는 이미 정신과 치료를 마쳤지만 시간낭비였다."고 말합니다. 따라서 그는 당신을 보려고 하지 않습니다. 우리는 당신에게 몇 가지 질문을 하려고 찾아 왔습니다.

유도프스키 박사: 물론 나는 당신들과 앤드류에게 도움을 주기 위해 최선을 다할 것입니다. 그러나 나는 앤드류를 개인적으로 만난 적이 없고 그를 직접 평가할 기회가 없었으므로 조언을 하는 데 제한점이 있다는 것을 이해해 주십시오.

그레그: 그는 당신에게 자신에 관한 진단적 검사를 포함한 의학적 기록을 보여줄 수 있도록 허락했습니다. 이것은 어느 정도 도움이 될 것입니다. 우리가 원하는 것은 보스턴으로 돌아가겠다는 앤드류의 요청을 들어주어야 하는지에 대한 당신의 조언입니다. 그가 거기에서 독립적으로 살아갈 수 있을까요?

유도프스키 박사: 앤드류를 만나서 평가하지 못한 상태에서 그 질문에 대해서 확실하게 대답할 수는 없습니다. 하지만 그에 대한 의학적 기록을 보고 알게 된 것을 이야기할 수는 있습니다. 그리고 그가 보스턴으로 가는 것을 허용할지 결정하는 데 도움이 될 몇 가지 질문을 할 수 있습니다. 첫 번째로, 보스턴에서 찍은 그의 두개골 사진과 뇌파, 기능적 자기공명영상을 살펴보면 앤드류는 특히 뇌의 측두엽과 두정엽 부분에 심각한 뇌손상을 입었다고 판단됩니다. 이 영역은 기억, 감정 조절, 어떤 유형의 사고 등의 많은 기능과 관련이 있습니다. 운 좋게도 의료진이 실시한 신경심리학적 검사와 의학적 검사에 따르면 이러한 기능은 완전히 회복된 것처럼 보입니다. 당신들의 생각은 어떻습니까?

멜리사: 우리는 그의 기억, 지능, 성격은 완전히 회복되었다고 믿습니다. 휴스턴에 있는 그의 지인들 대다수도 이것에 동의합니다.

유도프스키 박사: 그렇다면 앤드류가 보스턴에 돌아가는 것에 어떤 문제가 있을 것 같습니까?

그레그: 의사 선생님, 아내는 동의하지 않지만, 나는 앤드류가 부상 전에도 심각한 심리적 문제를 갖고 있었다고 믿습니다. 사실 나는 그가 부상당한 것이 그의 심리적 문제와 관련이 있을 거라고 생각합니다.

다음 한 시간 반 동안 그레그는 이 장에서 제시되었던 앤드류의 과거사에 대한 개요를 설명했다. 그레그는 그의 아들을 오랫동안 신뢰하지 않아 왔음에 틀림없었다. 반면에 멜리사는 다른 관점을 가지고 있었다.

멜리사: 나는 그레그와 앤드류의 관계에 문제가 있다고 생각합니다. 우리 아들은 총명하고 독립적입니다. 그레그가 앤드류에 관해 한 이야기 중에서 법정에서 말할 수 있을 만큼 확실한 것은 전혀 없어요. 그것은 모두 소문이고 추정입니다. 사실 앤드류는 그의 삶에서 대단한 성취를 이루었으며, 한 번도 유죄 판결을 받은 적이 없어요. 나는 어떤 사람이 단지 자유로운 사

고방식을 갖고 있거나 관습에 따르지 않는다는 이유로 범죄자 취급을 받는 것은 큰 문제라고 생각합니다. 그렇지 않은가요, 박사님?

유도프스키 박사: 나는 어떠한 판단을 내리기 위해서는 좀 더 많은 정보가 필요하다고 믿습니다. 다음 모임에서 그의 누이동생인 라나를 만나고 싶습니다. 또한 앤드류가 다닌 대학으로부터 그의 성적증명서를 받아 봤으면 합니다. 그리고 만약 앤드류가 허락해 준다면 그의 대학 친구나 기숙사 관리 담당자와 이야기해 보는 것도 도움이 될 것입니다.

라나 크래머가 폭탄선언을 하다

크래머 부부는 다음 만남에 라나가 참여하는 것에 동의했다. 라나는 대학교 1학년이었고 여름 방학을 맞아 집에 와 있었다.

유도프스키 박사: 우리는 당신의 오빠인 앤드류를 부모님이 어떻게 도와줄 것인지에 대해서 논의하기 위해 여기에 모인 거예요. 물론 앤드류가 여기에 참석하는 것이 바람직하지만, 그는 거부하고 있지요. 나는 당신이 오빠에 대해 어떻게 도와줄 수 있는지에 대해 우리에게 중요한 것을 알려 줄 수 있을 거라고 생각합니다.

라나: 박사님, 나는 당신에게 전적으로 동의하지는 않아요. 나는 앤드류가 여기에 오지 않는 편이 더 낫다고 생각해요. 더 분명히 이야기한다면, 나는 그가 있는 것이 두려워요. 나는 나의 모든 삶의 많은 부분을 이야기하기 위해 기다려 왔어요. 나는 아직도 이걸 말하는 것이 안전하다고 느껴지지 않아요. 내가 기억하는 한 나는 앤드류에게 공포를 느껴 왔어요. 나는 나의 오빠가 괴물이라는 것을 알고 있어요! 내가 기억하는 한 그는 나에게 끔찍한 짓을 저질렀고 내가 만약 부모님에게 이걸 말한다면 나를 죽여 버리겠다고 말했어요. 나는 그때 그 말을 믿었고 지금도 믿어요. 그것이 내가 지금 떨고 있는 이유예요.

라나는 한 시간 이상 계속해서 이야기했다. 그녀는 오빠에게 어린 시절부터 신체적으로, 성적으로 그리고 감정적으로 학대받아 왔다고 이야기했다. 그녀가 든 사례는 매우 많으며 섬뜩했다. 그녀는 집에 있을 때 심지어 부모님이 있을 때조차도 안전하다고 느낀 적이 없었다. 라나는 앤드류가 그녀의 몸을 하나의 소유물로 여기고 저지른 일들을 하나하나 이야기했다. 그녀가 어린 소녀였을 때 그는 그녀의 은밀한 부위를 살펴보았다. 그녀가 사춘기를 맞았을 때 그는 그녀의 은밀한 부위를 마치 산부인과 의사처럼 거의 매일 살펴보았고 사진을 찍었다. 라나는 학교에서 앤드류의 친구가 자신을 보고 웃었을 때 앤드류가 그 사진을 친구들에게 보여 줬다는 것을 확신했다. 라나가 열두 살이었을 때, 앤드류는 기회가 있을 때마다 그녀를 강간하기 시작했다. 라나는 그때부터 가능한 한 집으로부터 멀리 떠나 있으려고 노력했다. 그녀는 학교에서 방과외 활동을 하거나 도서관에서 공부하면서 집에서 떠나 있으려고 했다. 그녀는 앤드류로부터 떨어져 있기 위해 가능한 한 모든 방법을 썼다. 그녀는 또한 앤드류가 대학에 입학하여 집을 떠나기 전까지 친구를 집으로 초대하지 않았다. 앤드류는 그녀의 친구들을 눈여겨보고는 나중에 나이가 들었을 때 유혹했다. 라나가 열네 살이 되었을 때 앤드류는 더 이상 그녀를 강간하지 않았다. 라나가 생각하건대, 앤드류가 그녀의 동급생 몇몇을 포함해서 많은 여성들과 성관계를 갖고 있었으므로 더 이상 그녀를 필요로 하지 않는 걸로 추론했다. 그러나 그는 집을 떠나기 전까지 이따금씩 그녀의 옷을 벗기고 몸을 관찰했다. 그녀는 울면서 다음과 같이 말했다. "나는 단지 빙산의 일각을 이야기했을 뿐이에요. 이 괴물에 대해 이야기하자면 며칠로도 모자랄 거예요."

멜리사: 그렇다면 라나야, 한 가지 물어보자. 왜 우리에게 지금까지 이 문제에 대해 아무것도 이야기하지 않았니?

라나: 두 가지 이유 때문이에요. 첫 번째는 앤드류가 무서웠기 때문이예요. 내 생각에 내가 이 문제에 대해 말했다면 그는 나를 죽였을 거예요. 그는 나를 죽이겠다는 협박을 수없이 했어요. 이런 말 하기는 싫지만 나는 아직도

그가 언젠가는 부모님 유산 문제로 나를 죽일 거라고 생각해요. 두 번째 이유는 내게는 앤드류보다도 엄마가 더 두렵다는 거예요. 엄마, 당신은 결코 내 말을 믿지 않겠죠. 앤드류는 당신을 손아귀에 넣고 가지고 놀아요. 그가 문제를 일으킬 때마다 그의 희생자는 당신의 희생자가 되기도 하죠. 내 오빠에게 괴롭힘을 당하는 것만으로도 충분하니까 엄마에게까지 괴롭힘을 당하고 싶지는 않아요. 학교의 모든 아이들과 그들의 부모들이 앤드류가 변태라는 것을 알아요. 그의 부모, 내 부모를 제외한 모두가요! 이것은 앤드류가 나에게 했던 일보다 더 나쁜 일이에요.

유도프스키 박사: 나는 이 일에서 라나의 익명성을 유지하는 것이 필수적이라고 생각합니다. 구체적으로 이야기하자면 라나가 한 말 중 사소한 것 하나라도 앤드류에게는 이야기해서는 안 됩니다. 만약 라나가 이런 이야기를 했다는 것을 앤드류가 알게 된다면, 라나는 큰 위험에 처하게 될 거라고 생각합니다. 사실 나는 라나가 이 모임에 참석했다는 사실도 앤드류가 알아서는 안 된다고 생각합니다. 두 번째로, 나는 이 문제를 어떻게 다루어야 할지에 대한 계획을 세우기 위해 우리 세 사람이 몇 번의 만남을 가져야 한다고 생각합니다. 비록 이러한 폭로와 노출은 괴로운 일이지만, 우리가 이 일을 논의하고 대처하지 못하게 된다면 훨씬 더 비참하고 파국적인 결과를 초래할 것이라고 나는 확신합니다.

크래머 부부가 앤드류에 대한 진실에 직면하게 됨

이러한 상담 시간 후 그레그 크래머는 오랫동안 앤드류를 신뢰할 수 없었다고 말했다. 그는 앤드류가 '임기응변'에 뛰어났고, 아내는 어떤 상황에서도 아들에 대한 지원을 포기하지 않았기 때문에 자신 역시 아들의 진실을 직면할 수 없었음을 깨달았다. 내가 요청한 대로 그레그는 앤드류가 다닌 대학으로부터 정보를 구했고, 앤드류가 그의 부모들에게 그의 학교 성적, 그가 학교를 떠난 이유 등에 대해서 수년 동안 거짓말을 해 왔다는 것을 알게 되었다. 그레그는 한동안 앤드류와 동거했던 알렉산드라를 만나 이야기를 들었다. 그녀의 이야기는 라나가 폭로하고 그레그가 오랫동안 의심해 왔던 것과 부합되는 것으로, 명확하고 구체적이었으며 듣는 사람이 고통스러워질 정도로 무시무시한 내용이었다. 아들은 병적인 거짓말쟁이이며 약탈자이고 아주 위험한 범죄자였다. 알렉산드라를 통해서 그레그는 또한 앤드류가 그의 신용카드를 훔쳤으며 멜리사의 골동품 브로치, 그 외에 여러 가지 값비싼 물건을 훔쳤다는 것을 알게 되었다. 멜리사는 앤드류의 생물학적 부모가 누군지 알아내기 위해 많은 노력을 기울였다. 그녀는 앤드류의 생모가 잘 살고 있다는 것을 알게 되었다. 앤드류의 생모에겐 세 명의 10대 자녀가 있었고, 미 해군의 하사관인 남자와 결혼한 상태였다. 그러나 앤드류의 생부가 처한 상황은 전혀 달랐다. 그는 19세에 무장강도로 복역했고, 가석방된 지 6년이 지난 후 연이어서 불법약물을 소지하고 등록되지 않은 반자동 권총을 비밀리에 운반함으로써 가석방 조건을 위반하여 재구금되었다. 감옥에 있는 동안 그는 폭동에 가담하여 다른 구금자를 살해했고 간수에게 심각한 부상을 입혔다. 앤드류의 생부는 현재 종신형을 선고받았다. 마지막으로 앤드류의 동의하에 휴스턴에 있는 재활병원에서 받았던 종합적인 신경심리검사 결과를 보았고, 그의 신경심리검사를 담당했던 게르하르트 조지 박사와 이야기를 나누었다. 조지 박사는 미네소타 다면적 성격검사MMPI의 결과와 그 밖의 검사 결과를 바탕으로 앤드류에게 반사회적 성격장애라는 진단적 인상을 내렸었다. 나는 이러한 정보를 바탕으로 크래머 가족에 대한 치료 계획을 세웠다(〈표 7-6〉, 〈표 7-7〉 참조).

표 7-6 크래머 가족에 대한 치료 계획

1. 조지 박사가 앤드류에게 내린 반사회적 성격장애 진단이 가족들에 의해 검토되었고 인정되었다. 이 진단은 앤드류에 대한 라나와 부모의 경험, 그리고 그레그 크래머가 다른 여러 경로로 얻은 정보들과 완전히 부합된다.
2. 크래머 부부는 앤드류가 그의 여동생 라나를 위험에 빠뜨릴 가능성이 있다는 것에 동의했다. 그녀의 익명성을 지키기 위한 많은 조치가 취해졌다(앤드류가 라나에게 접근하는 것을 막고, 라나가 물려받을 유산을 앤드류로부터 보호하는 것 등).

3. 그레그 크래머는 법원에 앤드류가 그의 여동생 라나와 접촉하지 못하도록 제한하기 위한 명령을 내려 달라고 탄원했고 승인되었다. 그레그는 앤드류가 이 명령을 어떤 식으로든 위반한다면 모든 방법을 동원하여 그가 교도소에 수감되도록 하겠다고 공언했다.
4. 라나 크래머는 오빠에게 받은 학대로 인한 심리적 문제를 치료하기 위해 그녀가 다닌 대학이 있는 도시의 정신과 의사인 린 마리 마틴 박사에게 의뢰되었다.
5. 그레그는 앤드류가 가족들로부터 절도를 했다는 것을 알게 되었다. 그래서 그는 자신이 선택한 정신과 상담의가 앤드류를 신뢰할 수 있다고 판단할 때까지는 앤드류가 가족에게 찾아오지 못하게 했다.
6. 가족의 재산에 대한 앤드류의 권한은 그에 대해 잘 알고 있으며 경험이 많고 원칙을 중시하는 변호사에게 위임되었다.
7. 크래머 부부는 앤드류에게 그들이 선택한 정신과 의사를 만나는 것 외에는 어떠한 목적으로도 재정적 지원을 하지 않기로 통보했다.
8. 크래머 부부는 나에게 부부치료를 받기로 했으며, 그 목표는 〈표 7-7〉에 요약되어 있다.

표 7-7 멜리사와 그레그 크래머에 대한 부부치료의 목표

1. 각자 관계를 회복하기 위한 작업을 한다. 앤드류를 다루기 위한 것과 관련된 스트레스와 혼란이 그들 사이에 고통과 의사소통의 장애를 가져왔다.
2. 그들의 딸인 라나를 보호하고 관계를 회복하기 위한 작업을 한다. 부모가 앤드류로부터 그녀를 보호해 주지 못했고 충분한 관심을 기울이고 지원해 주지 않았기 때문에 라나는 부모에 대해 커다란 배신감을 느끼고 있다.
3. 그들의 죄책감에 대해서 이해하고 함께 검토하는 작업을 한다. 부모는 앤드류의 비행과 실패에 대해 자책하고 있다. 그리고 라나를 오빠로부터 보호해 주지 못한 것에 대해서 더 큰 죄책감을 느끼고 있다.
4. 그들의 아들에 대해서 분명한 경계선을 유지하기 위한 작업을 한다. 앤드류는 부모를 조종하는 노련한 기술로 신용을 되찾기 위해 거짓으로 용서를 빌고 가족의 품 안으로 들어가려고 한다.
5. 아들과 관련된 비극적인 결과를 예상하고 감정적인 준비를 한다. 앤드류는 모든 정신과적 치료를 거부했다. 반사회적 성격장애를 가진 사람이 전문가의 도움을 받아들이지 않을 경우 그중 상당수는 결국 감옥에 가거나 살해당하거나, 사고 또는 약물 과용으로 사망한다.
6. 아들에 대한 이상화된 이미지의 상실로 인한 슬픔을 극복하도록 도와준다. 멜리사 크래머는 그녀의 아들이 유능하고 근면하며 성공적인 사업가가 아니라 위험하고 고질적인 약탈자라는 것을 이해하고 받아들이기가 매우 어렵다. 그녀에게 이러한 현실은 감정적으로는 아들의 죽음에 필적한다.

앤드류의 성인기

육체적으로 충분히 회복된 후 앤드류는 보스턴으로 갔고 범죄자의 삶으로 되돌아왔다. 몇몇 경우에 그는 부모의 도움을 구했는데, 대부분 여러 가지 사업에 필요한 많은 돈을 빌리기 위해서였다. 부모가 자신의 요구를 들어주지 않는다는 것을 알게 되면서, 그는 점차적으로 그들을 찾지 않게 되었다. 여러 경로를 통해서 그레그 크래머는 앤드류가 나이트클럽을 몇 군데 열었고 잠시 동안 성공을 거두기도 했다는 것을 알게 되었다. 그러나 앤드류는 이 클럽 중 한 곳에 화재가 난 이후에 방화죄와 보험사기로 유죄 선고를 받았고 몇 년 동안 감옥에서 지냈다. 언젠가 그는 부모에게 자신이 결혼을 했고 두 명의 아이가 생겼다고 이야기했다. 그는 아이들의 의료비와 교육비가 필요하다고 호소했다. 그는 부모에게 "당신들과 나의 친부모가 나를 버렸다고 해서 당신들의 불쌍하고 순진한 손자들까지 외면해서는 안 됩니다."라고 했다. 그레그 크래머는 사설탐정을 고용했고, 앤드류가 사실 그의 나이트클럽에서 일하는 여자와 결혼했고 이후에 이혼했다는 것을 알게 되었다. 그녀는 이전 남자와의 사이에서 생긴 두 아이를 가진 스트리퍼였다. 앤드류가 이 아이들을 입양하거나 지원해 주기 위해 노력했다는 증거는 발견할 수 없었다. 이런 일들은 크래머 부부의 마음에 다시 상처를 주었고 그들은 아들로 인한 고통과 갈등의 감정을 극복하기 위해 나를 찾아와서 부부치료를 받았다. 〈표 7-8〉에는 반사회적 성격장애를 가진 사람과 그들의 가족을 치료하는 원칙들이 앤드류 크래머 사례의 개요와 함께 제시되어 있다.

이 장의 나머지 부분에서는 반사회적 성격장애를 가진 사람을 치료하는 다양한 기법들의 장점과 단점에 대해서 살펴볼 것이다.

표 7-8 앤드류 크래머의 사례를 통해 살펴본 반사회적 성격장애 치료의 주요 원칙

병력적 사실	주요 원칙	해석
앤드류의 어린 시절의 알코올남용, 약물사용장애, 행실장애는 헨리에타 로스 박사에 의해서 진단되거나 다루어지지 않았다.	많은 정신건강 전문가들이 행실장애를 가진 청소년이나 반사회적 성격장애를 가진 성인을 진단하고 치료하는 데 능숙하지 않다.	로스 박사는 앤드류의 평가에 있어 체계적인 과정이나 자료에 근거하지 않았다. 그녀는 정신역동적 정신치료라는 단 하나의 기법만을 사용했으나 이러한 접근법은 행실장애를 가진 아동 대부분에게 효과적이지 않다.
앤드류는 로스 박사를 이용하여 자신의 비행에 대한 책임을 부모에게 전가했다.	좋은 의도를 가졌지만 능숙하지 못한 정신건강 전문가는 반사회적 성격장애를 가진 지능적인 환자에게 쉽게 조종당한다.	로스 박사의 미숙함으로 인해 앤드류가 변화할 수 있는 기회를 놓치게 되었고, 그의 누이동생이 학대당하는 것을 막을 기회를 놓쳤다.
가족치료에서 라나 크래머는 마침내 그녀의 부모에게 앤드류로부터 받은 학대에 대해 밝혔다.	반사회적 성격장애를 가진 사람들은 그들의 잔인하고 가학적인 행동을 감추는 데 능숙하다.	구조적이며 익명성이 보장되고 공정한 치료 환경이 라나로 하여금 오빠에 대한 진실을 말하기에 충분히 안전하다고 느끼게 했다.
라나 크래머는 그녀의 오빠가 저지른 신체적 · 성적 학대로부터 회복하기 위한 치료를 받아야 했다.	정신과적 치료는 반사회적 성격장애를 가진 사람들보다 그들의 희생자나 가족들에게 더 도움이 될 때가 많다.	비록 라나가 우수한 학생이고 사회적으로 유능할지라도 앤드류의 폭행에 대한 감정적인 반응을 다루기 위한 정신치료가 요구된다.
크래머 부부는 앤드류의 문제에 대해 의견이 일치하지 않았다.	반사회적 성격장애를 가진 사람들은 흔히 가족 구성원들을 그들이 속일 수 있는 사람들과 그렇지 못한 사람들로 나누어 분열시킨다.	부부치료는 멜리사 크래머가 아들에 대한 진실을 받아들이고 남편과의 관계를 회복시키는 데 도움을 줄 것이다.
앤드류는 성인이 되어서 정신과적인 평가나 치료를 받기를 거부했다.	반사회적 성격장애를 가진 사람은 자신에게 심리적인 문제가 있다는 사실을 받아들이지 않는 경우가 많다.	앤드류는 자신의 잔인하고 기만적이며 착취적인 행동을 바꾸는 데 어떠한 관심도 보이지 않았다.

반사회적 성격장애에 대한 정신치료

성격장애와 통찰 지향 정신치료의 권위자이자 정신분석가인 글렌 가바드 박사는 다음과 같이 썼다.

> 심각한 수준의 반사회적 성격장애를 가진 환자에 대한 외래에서의 개인 정신치료는 실패할 가능성이 매우 크다. 이러한 것을 통제할 수 있는 환경이 없기 때문에 감정이 행동화를 통해서 발산되는 것을 막기 힘들다. 더구나 환자의 거짓말과 기만이 만연해서 치료자는 환자의 삶에서 무엇이 실제로 일어나고 있는지 알기 어렵다(Gabbard 2000, p. 508).

내가 보기에 다음의 경우에는 반사회적 성격장애를 가진 사람에 대한 정신치료가 상당히 위험하다. ① 이러한 환자에 대한 경험이 없는 치료자, ② 로스 박사와 같은 유능하지 못한 정신과 의사, ③ 환자와의 치료적 경계와 한계 설정에 문제가 있는 경우. 이러한 경우에 환자는 치료를 거부하고 그가 원하는 것을 얻기 위해 정신과 의사를 조종하려고 한다. 예를 들어 앤드류 크래머는 로스 박사에게 자신이 입양되었기 때문에 충분하고 적절한 양육을 받지 못했다며 거짓말을 했고 그 말을 믿은 로스 박사는 앤드류가 그의 부모로부터 특별한 면책을 받게 했다. 이와 유사한 아주 보편적인 예는 교도소에서 근무하는 선의의 치료자가 반사회적 수감자에게 속고 유혹당하고 조종되어 법정에서 그의 조기 출감을 위해 노력하게 되는 것이다. 이러한 수감자의 유일한 치료 목표는 자신에 대해서 알고 변화하는 것이 아니라, 자신이 이미 변화했고 더 이상 위험한 사람이 아니라며 치료자를 속이는 것이다. 그러므로 나는 반사회적 성격장애를 가진 사람에 대한 정신치료는 환자가 순수하게 치료만을 원하는 극히 드문 경우, 그리고 치료자가 이 분야에서 광범위한 경험을 쌓은 전문가인 경우 외에는 매우 신중하게 실시해야 한다고 생각한다. 한 가지 긍정적인 점은 매우 구조화되고 목표 지향적인 치료나 인지행동치료가 행실장애나 반사회적 성격장애를 가진 청소년과 성인 범죄자를 대상으로 하는 교정치료 프로그램에서 어느 정도의 성공을 거두었다는 것이다(Gacono et al. 2000). 비록 병원이나 교도소와 같이 조직화된 환경에서 덜 심각한 수준의 반사회적 성격장애를 가진 사람들을 대상으로 정신치료를 시도할 수 있지만, 이러한 치료에는 많은 어려움이 수반된다(〈표 7-9〉 참조).

표 7-9 반사회적 성격장애를 가진 사람에 대한 정신치료의 난점들

1. 환자는 자신에게 문제가 있다는 것을 믿지 않으므로 자신의 행동을 변화시키려는 동기가 없다.
2. 환자는 치료자에게 거짓말을 하려 한다.
3. 환자는 치료자를 조종해서 무엇인가를, 예를 들면 약물, 가석방 추천 서류, 조기 퇴원 등의 이익을 얻으려고 한다.
4. 환자는 치료자를 위협하거나 협박하려고 한다.
5. 환자는 의사와 치료적 관계를 형성할 능력이나 자신의 행동에 대한 통찰을 얻는 데 필요한 인지 능력이 없다.
6. 환자는 치료자를 좌절시키려는 동기를 가지고 있어서, 환자의 행동을 개선하거나 변화시키려는 치료 목표를 손상시킨다.
7. 치료자는 환자에게 두려움을 느낄 수 있다.
8. 치료자는 환자의 잔인하고 가학적인 생각과 행동이 표출되면 치료를 포기할 수 있다.
9. 치료자는 환자의 조종과 치료적 경계를 손상시키려는 시도에 취약할 수 있다.
10. 치료자가 비현실적인 치료 목표를 세울 수 있고, 환자의 더딘 진척에 좌절하거나 분노할 수도 있다.

반사회적 성격장애에 대한 정신약물치료

반사회적 성격장애의 몇몇 특징적인 징후와 증상들(예: 충동성, 과민성, 공격성 등)은 정신과적 약물에 의해 변화할 수 있다. 더군다나 동반질환(알코올중독, 약물중독, 심하지 않은 우울증을 포함하는)이 있을 경우 정신과적 약물의 사용으로 이득을 볼 수 있다.

그러나 다른 대표적인 특징들(사기성, 조종하는 것, 무책임감, 뉘우침의 결여)은 정신약물치료에 의해 개선되지 않는다.

과민성과 공격성

예전부터 충동성과 탈억제된 공격성은 대뇌피질의 손상과 관련이 있다고 알려져 왔는데, 이러한 대뇌피질의 손상을 일으키는 요인은 뇌종양에서 알츠하이머병에 이르까지 다양하다(Silver and Yudofsky 1987; Yudofsky et al. 1989). 반사회적 성격장애를 가진 사람들 중 상당수는 사고, 약물남용, 폭력에 의한 뇌손상의 과거력을 가지고 있으며, 이러한 손상에 의한 충동적인 공격성은 종종 약물치료에 의해 변화한다. 이런 형태의 분노, 과민성, 공격성은 항고혈압제(예: 프로프라놀롤propranolol), 항경련제(예: 카바마제핀carbamazepine), 항조증제(예: 리튬 lithium), 항우울제(예: SSRI) 등의 다양한 약물에 의해 조절될 수 있다(Yudofsky et al. 1998).

반사회적 성격장애를 가진 사람들은 그들의 필요와 욕구를 만족시키기 위해서 타인에게 폭력을 행사하고, 착취하고, 고통을 준다. 아이켈만(Eichelman, 1992)과 다른 연구자들은 이러한 형태의 공격성을 약탈적 공격성predatory aggression이라고 명명했다. 약탈적 공격성은 계획적 · 의도적으로 나타나는 경우가 많고 약물치료를 통해 조절하기 어렵다. 가장 위험한 범죄자는 흔히 충동성과 약탈적 공격성을 동시에 나타낸다. 살인을 저지른 15명의 사형수들을 대상으로 한 연구에서 각각의 범죄자들은 심한 두부외상의 과거력과 의미 있는 신경학적 장애의 증거를 보였다(Lewis et al. 1986). 이 피험자들은 신경학적 장애를 가진 환자 중에서 선택된 것이 아니라 사형집행이 임박한 사람들 중에서 선택되었다. 나는 반사회적 성격장애와 분명한 신경학적 장애가 있는 사람의 충동적인 공격성을 치료하는 데 있어 약물의 사용을 지지한다. 비록 이러한 접근이 이미 존재하는 약탈적 공격성에 큰 영향을 끼칠 것 같지는 않지만, 충동적이고 억제되지 않는 폭력성을 줄이고 부상을 방지함으로써 이러한 집단의 생명을 보호하는 효과를 얻을 수는 있을 것이다.

동반되는 문제

반사회적 정신장애를 가진 사람은 빈번하게 술을 남용하고 불법약물을 복용한다. 이러한 약물은 그들의 핵심적인 행동병리를 강화하므로 그들은 이러한 약물이나 술에 취해 있거나 금단 상태일 때 더 한층 무모해지고 충동적 · 과민적 · 공격적으로 변하게 된다. 알코올의존을 치료하기 위한 디설피람(항주정제)

이나 헤로인 중독을 치료하기 위한 메타돈 같은 약물의 사용이 반사회적 환자나 수감자의 재활에 대한 보조치료제가 될 수 있다. 실험실 연구에 따르면, 반사회적 성격장애를 가진 범죄자들은 이런 장애가 없는 범죄자들에 비해서 불안감을 적게 느끼는 것으로 나타났다(Ogloff and Wong 1990). 그리고 이들 중 병원에 입원해 있는 중증 환자들의 경우 일반적으로 주요 우울증의 소견이 없었다(Gabbard and Coyne 1987). 따라서 항불안제와 항우울제를 이러한 집단에 사용하는 데는 제약이 있다. 나는 반사회적 성격장애를 가진 사람에게 벤조디아제핀 같은 항불안제, 정신자극제, 마약성 진통제, 수면제 같은 여러 습관성 약물을 투약하는 데 찬성하지 않는다.

반사회적 성격장애를 가진 사람으로부터 스스로를 보호하는 방법

다음에 제시되어 있는 원칙과 지침은 반사회적 성격장애를 가진 사람들로부터 스스로를 보호하는 데 도움이 될 것이다.

예방

당신의 취약성을 알아라

전형적이고 심각한 반사회적 성격장애 환자이자 연쇄살인범인 테드 번디는 젊은 여성의 신뢰를 얻고 유인하는 데 능했다. 첫째, 그는 말쑥하고 잘생긴 외모로 이목을 끌었고, 그것을 미끼로 이용했다. 그는 자신이 건실하고 성공한 사람으로 보이도록 치장을 하고 옷을 입었다. 둘째, 그는 그의 먹잇감을 잘 이해했다. 그는 대학생 연령의 여성들이 남을 신뢰하고 도우려 하며 모험심이 강한 경향이 있다는 것을 알았다. 이런 여성들의 대다수는 자신이 약삭빠르고 어떤 경우에도 현명하게 대처할 수 있다고 믿고 있다. 그러나 앞으로 보게 되듯이 테드 번디가 파 놓은 함정에 걸려든 여성들은 결코 빠져나올 수 없었다. 셋째, 번디는 교활했다. 그는 그가 아는 젊은 여성들이 자주 다니는 대학 캠퍼스의 가장자리에 그의 멋진 밴을 주차해 두고 그들이 안전하다고 느끼게끔 했다. 다음으로, 그는 밴의 뒤쪽에 소파를 두고 앉아 있었다. 그는 자신의 왼쪽 팔에 일부러 석고붕대를 감고는 그의 먹잇감이 덫에 걸리기를 기다렸다. (그는 길고 검은 머리카락을 가진 젊은 여성을 선호했다.) 그는 목표로 하는 여성에게 접근하고는 시간을 뺏어서 미안하다고 정중히 사과한 후에 그가 팔이 부러져서 소파를 밴 안으로 실을 수가 없다고 이야기했다. 번디는 여성에게 차 안으로 들어가서 소파를 싣는 것을 도와주면 고맙겠다고 부탁하곤 했다. 소파가 밴 안으로 완전히 들어가고 희생자가 차 안쪽에 있게 되면 번디는 바깥에서 즉시 뒷문을 닫고 잠갔다. 그는 차를 운전하여 멀리 가서는 남을 신뢰하는 그 젊은 여성에게 성적 학대, 고문을 가하고 결국에는 살해했다.

테드 번디가 한 번 목표를 정하면 거기에서 벗어날 만큼 충분한 경계심을 가진 사람은 매우 드물었다. 그리고 많은 연쇄살인마가 그렇듯이 그에게서 도망갈 수 있는 두 번째 기회는 없었다. 다행스럽게도, 반사회적 성격장애를 가진 사람들 중에서 연쇄살인범은 일부에 지나지 않으며 이들 중에서도 테드 번디처럼 지능적이고 영리한 사람은 극소수에 불과하다. 그럼에도 불구하고 반사회적 성격장애를 가진 사람은 그들과 가까운 사람들에게 항상 착취적이고 위험하다. 그렇지만 희생자들이 반사회적 성격장애에 대한 지식을 갖추고 위험에 대비하기 위해 무엇인가 하려고 노력한다면 그 자신을 보호할 수 있다. 예방이 최선의 방법이다.

'모든' 새로운 관계에 대해서 경계하라

앞에서 살펴보았듯이, 일반적인 역학 자료에 따르면 전체 인구의 2~4%가 반사회적 성격장애의 기준을 만족시킨다. 이 사람들이 얼마나 위험하고 파괴적인지를 고려한다면, 모든 새로운 관계에 대해서 경각심을 가지고 다소 의심하는 것이 신중한 태도일 것이다. 자유롭고 고정관념에 얽매이지 않은 정신을 갖고 살 수 있다면 더없이 좋을 것이다. 그러나 혼잡한 거리를 가로지를 때는 양쪽을 살피는 것이 좋다. 비유적으로 말하면, 사람들을 들뜨게 하는 휘황찬란한 번화가에서는 이러한 경계심이 특별히 요구된다고 믿는다. 반사회적 성격장애를 가진 사람은 주의가 산만하고 취약해 보이는 사람을 표적으로 정하고 착취하는 데 전문가이다. 표적이 되는 사람의 예를 들면, 정직하고 친절하며 관대하지만 이혼이나 질병, 실직 등으로 인해 어려운 시기를 거치고 있는 사람이나 금전이나 사회적 위치, 권력에의 접근 등을 원하는 사람 등이 있다. 나는 모든 중요하고 새로운 관계형성에서, 특히 성적인 관계나 큰돈의 투자 같은 경우에 다음과 같은 질문을 스스로에게 던져 볼 것을 권고한다. "그 사람이 정직하고 건실하다는 것을 어떻게 확신하는가?" 만약 솔직한 대답이 "나는 그 사람이 정직하고 건실한지 모른다."라면 당신은 한 번쯤 의심해 볼 필요가 있다. 이때 다시 한번 자신에게 해야 할 질문은 다음과 같다. "그 사람이 정직하고 건실하다는 것을 확신하는 데 필요한 것은 무언인가?"

관계에 대한 검토

자신의 감정에 주의를 기울여라

나는 환자들에게 다음과 같은 질문을 던지곤 한다. "훗날 반사회적 성격장애를 가진 것으로 밝혀진 사람을 처음 만났을 때의 첫인상은 어땠습니까?" 환자들은 이러한 질문에 대해 다양한 반응을 보이는데, 대체로 열정적이고 긍정적인 측면과 함께 '범상치 않은 강인함'을 느꼈다고 털어놓곤 한다. 물론 이러한 예를 든 것은 다소 편파적인데, 왜냐하면 만약 그 관계가 '천국과 같은 결혼'처럼 좋기만 했다면 이 사람들은 아마도 치료받으러 오지 않았을 것이기 때문이다. 나는 '급조된 열정'에 대해 회의적인 시각을 갖고 있는데, 그것은 반사회적 성격장애 환자와의 관계로 인해 삶이 파괴된 사람들을 돕는 것이 나의 직무이기 때문일 수도 있다. 흔히 한쪽은 자신을 부풀려서 말하고 다른 한쪽(일반적으로 나의 환자들)은 충분히 주의를 기울이거나 비판적이거나 자신을 보호하지 못한다. 물론 끌리는 감정이 관계에서는 매우 중요하다. 그러나 정확한 정보와 상식 또한 중요하다. 나의 권고는 '과도한 열정'은 주로 관계의 초기에 나타나는 법이고 당신은 타인과 성적인 관계를 가지기 전에 충분한 경각심을 가져야 한다는 것이다. 당신 스스로에게 특정한 사람에 대해서 더 많은 사실과 과거를 알기 전까지 행동을 늦추라고 말하라.

어떤 환자들은 반사회적 성격장애를 가진 사람과의 첫 대면을 돌이켜 보며 다음과 같이 말하기도 한다. "처음에 나는 불편한 감정을 느꼈다. 그러나 이유는 알 수 없었다." 무례한 사람이라는 소리를 듣지 않기 위해 혹은 집단에서 소외되지 않기 위해서 나의 잠재적 환자들은 이러한 감정을 무시하며 한결같이 파국적인 결과로 치닫게 된다. 나의 강력한 권고는 너무 가까워지기 전에 당신이 관계의 초기에서 느끼는 불편한 감정에 각별히 주의를 기울이라는 것이고 왜 이런 불편한 감정이 생기는지 곰곰이 생각해 보라는 것이다. 당신은 흥미롭고 새로운 고양이가 혹시 호랑이는 아닐지 그것을 만지기 전에 판단해야 한다.

자신에게 물어보라

〈표 7-10〉에 당신이 관계하고 있는 사람이 반사회적 성격장애를 갖고 있는지를 판단하기 위한 질문이 요약되어 있다. 이 질문의 대부분은 치명적 결함 척도(2장 참조)로부터 인용되었다.

만약 당신이 〈표 7-10〉에 있는 질문들 중에서 몇 개에 '예'라고 대답했다면 즉시 경험 있는 정신건강 전문가에게 이 사람이 위험한지, 혹은 반사회적 성격장애를 갖고 있는지에 대한 상담을 요청해야 한다. 성격장애의 혼합, 예를 들면 편집성 성격장애와 자기애성 성격장애가 동반될 경우에도 이러한 질문들에 부합하는, 용납되지 않고 위험한 행동을 보일 수 있다. 핵심은 당신의 관계에 위험 요소가 있는지를 포함해서 전반적인 의미를 평가하기 위해서는 전문가의 도움이 필요하다는 것이다.

표 7-10 당신과 관계하는 사람이 반사회적 성격장애를 갖고 있는지를 판단하는 데 도움이 되는 질문들

1. 나는 그 사람을 불신하는가?
2. 나는 그 사람이 부정직하다고 믿는가?
3. 그 사람은 직장을 오래 다닌 기록이 없는가?
4. 그 사람은 내가 빌려 준 돈을 갚지 않는가?
5. 그 사람은 내가 빌려 준 고가의 물건을 돌려 주지 않는가?
6. 그 사람은 약속을 지키지 않는가?
7. 그 사람은 나에게 불성실한가?
8. 그 사람은 규칙을 존중하지 않고 법을 준수하지 않는가?
9. 나는 그 사람과 함께 있으면 마음이 불편한가?
10. 나는 그 사람과 함께 있으면 신체적으로 안전하지 못한가?
11. 그 사람은 나 또는 나의 가족, 나의 친구에게 물건을 훔친 적이 있는가?
12. 그 사람은 나 또는 나의 가족, 나의 친구에게 난폭하게 행동한 적이 있는가?
13. 그 사람은 나 또는 나의 가족, 나의 친구를 괴롭힌 적이 있는가?
14. 그 사람은 절도, 약물, 성범죄, 폭행 등으로 인해 형사 처벌을 받은 적이 있는가?
15. 그 사람은 알코올이나 진정제, 불법약물에 의존하는가?
16. 나의 가장 믿을 수 있는 친구나 가족은 그가 위험한 존재라고 생각하는가?
17. 나의 가장 믿을 수 있는 친구나 가족은 그가 해로운 존재라고 생각하는가?
18. 나의 가장 믿을 수 있는 친구나 가족이 나에게 그와의 관계를 끊으라고 충고하는가?

분명한 행동을 취한다

당신의 개인적 안전이 가장 중요하다

당신 또는 당신이 사랑하는 사람이 임박한 위험에 처했으면, 당신은 당장 경찰에 연락해야 한다. 경찰과의 대화를 통해서 당신은 반사회적 성격장애를 가진 사람이 당신과 당신이 사랑하는 사람에게 위협이 된다는 것을 분명하고 사실적으로 이야기해야 한다. 경찰의 지시사항을 주의 깊게 경청하고 충고에 따르라.

때때로 큰 도시의 관할구역에서 경찰에게 알린 후에, 당신이 처한 위험에 비해 경찰의 대응이나 보호가 미덥지 못하다고 느낄 수도 있다. 그때는 법원에 연락하는 것이 경찰의 적절한 조치를 이끌어 내는 데 도움이 될 것이다.

경험과 지식이 있는 정신건강 전문가에게 도움을 구하라

유능한 전문가의 도움 없이 반사회적 성격장애를 가진 사람으로부터 스스로 벗어나고자 시도하는 것은 바람직하지 않다고 본다. 만약 당신의 진단이 옳다면 당신은 하나의 규칙을 정하려고 할 것이지만 상대편은 어떠한 제약도 못 느낄 것이며 결과적으로는 당신에게 아무런 도움도 되지 않을 것이다. 친구나 정신건강 전문가를 선택하는 데 신중을 기하라. 이 일은 비전문가가 할 일이 아니다. 잘못된 충고나 실행은 문자 그대로 치명적이다. 아무리 영리하고 호의적인 친구나 가족이라도 성격장애를 가진 사람으로부터 안전을 도모하고 실질적인 도움을 주는 데는 역부족이다. 불행하게도 많은 정신건강 전문가들은 이러한 임상적 영역에 대해서 훈련받지 않았고 경험이 부족하므로 역시 위험하다. 또한 이 경우에는 정신분석치료에서 중시하는 당신의 생애 초기 경험, 배변훈련, 형제와의 관계 등에 대한 임상적 면담을 위해 귀중한 시간을 허비해서도 안 된다. 전문가는 빨리 그 사람과의 관계를 평가하고 어떠한 행동을 취하는 것이 안전하고 효과적일 것인지를 알아내야 한다. 예를 들어 어떤 경우에는 법원으로부터 접근금지명령을 얻음으로써 생명을 보호할 수도 있고, 다른 경우에는 이것이 상대방을 자극하고 격앙시켜서 당신에 대한 위험을 증가시킬 수도 있다.

일반적으로 반사회적 성격장애를 가진 사람에 대해서는 그들의 의무위반에 대한 분명한 경계 설정과 명확한 책임 추궁이 요구된다. 그러나 약물남용으로 인해 충동성을 갖게 된 경우나 편집적인 성격 그리고 그 밖의 정신병적 경향에 대해서는 다른 전략이 더욱 효과적일 수 있다. 당신은 즉시 당신이 해를 입을 위험을 평가하고 그 위험을 감소시키는 데 필요한 구체적 행동을 계획하기 위해 어떻게 작업해야 하는지를 아는 정신건강 전문가를 만나야 한다. 나는 전문가에 의한 평가기간이 너무 많이 소요되었기 때문에 치명적인 결과를 얻게 된 환자의 사례를 알고 있다. 일단 당신이 안전해진 후라면, 이 전문가는 이러한 일로부터 당신을 벗어나게 하고 당신의 삶을 개선하기 위해 필요한 후속 작업을 할 수 있다. 〈표 7-11〉에는 이러한 전문가를 고르기 위한 질문들이 제시되어 있다.

표 7-11 반사회적 성격장애를 가진 사람을 다루는 데 도움을 줄 수 있는 정신건강 전문가를 선택할 때 물어볼 수 있는 질문들

1. 당신은 반사회적 성격장애를 가진 사람과 관계를 맺고 있는 환자를 치료해 본 경험이 있습니까?
2. 당신은 위험성이 있는 사람을 다루는 것에 대해 나에게 조언을 잘 해 줄 수 있습니까?
3. 당신은 내가 이런 사람들로부터 나 자신을 어떻게 보호해야만 하는지에 관해 직접적인 충고를 해 주실 수 있습니까?
4. 당신은 나의 안전을 위하여 변호사나 경찰과 상의해서 관계에 있어서의 문제를 해결해 줄 수 있습니까?
5. 당신은 관계의 종료와 연관된 문제를 해결하기 위해 그 사람을 일부 치료 회기에 참여시킬 수 있습니까?
6. 내가 관계에서 안전하게 벗어난 후에 당신은 어떻게 내가 처음에 그 사람과 연루되었는지를 나에게 이해시킬 수 있습니까?
7. 내가 관계에서 안전하게 벗어난 후에 당신은 내가 미래의 관계에서 같은 실수를 하는 것을 피하도록 나를 도와줄 수 있습니까?

어떤 정신건강 전문가들은 그들의 치료적 접근법에 대한 질문을 받는 것에 대해 불편해할 수도 있다. 심지어 일부는 당신의 질문에 화를 낼 수도 있다. 만약 그렇다면 다른 전문가를 찾도록 하라. 즉, 당신의 관계와 당신 자신에게 근본적인 변화를 가져오기 위해 신중하고 광범위한 계획을 세우는 데 도움을 줄 수 있는 전문가를 선택하기 위해 최선을 다할 필요가 있다. 당신이 도움을 구하는 이유는 건강하지 못한 관계가 고통스럽고 파국적인 결과를 초래했으며, 유능하지 못한 치료자를 선택함으로써 이러한 실수를 반복하기를 원하지 않기 때문이다. 일반적으로 사람들은 그들의 의학적 · 정신적 건강을 위해 의사를 고르는 것보다 건물을 알아보고 주택건설업자를 고르는 데 훨씬 더 철저하다. 새로운 집은 물론 중요하다. 그러나 당신은 안전하고 건강해야만 하며 마음의 평화를 가져야만 한다. 거듭 강조하건대, 당신은 반사회적 성격장애를 가진 사람과의 관계로 인한 결과와 관련하여 도움을 줄 수 있는 전문적이고 경험 있는 정신과 의사를 스스로 찾아야 한다.

후기

자신의 도착적인 욕구와 필요를 만족시키기 위해 타인에 대해 무자비한 착취를 하는 것이 반사회적 성격장애를 가진 사람들에게서 흔하게 나타나는 특징이다. 앤드류 크래머의 사례에서 보았듯이, 양부모의 양육 방식이나 유년 시절의 환경의 영향보다 그가 생물학적인 부모(그가 전혀 만난 적 없는)에게서 물려받은 유전자가 그의 무자비한 행동과 더 밀접한 관련이 있다. 이 장을 통하여, 이러한 연구 결과에 대한 논의를 설명했다. 이러한 연구의 결과가 이 책에서 검토된 다른 성격장애의 경우에도 적용할 수 있다고 믿는다. 비록 나는 대부분의 성격장애의 원인에서 핵심 변수가 유전적 요인이라고 믿지만 환경적 · 경험적인 요소들도 불가피한 '공범'이라고 믿는다. 나의 결론은 최소한 두 가지에서 희망적이다. ① 유전적 요인에서 기인한 성격장애의 증상적 표현이 해로운 관계와 파괴적인 환경의 수정을 통한 스트레스의 감소를 포함하는 중재와 조기발견에 의해서 완화될 수 있다. 그리고 ② 유전의학의 발전은 먼 과거부터 현재에 이르기까지 개인에게 피해를 끼치고 사회에 해악을 끼쳐 온, 치명적이고 개인을 피폐하게 만드는 성격 및 성격장애에 대한 조기 발견의 새로운 길을 제시할 것이며 빠르고 정확한 진단, 효과적인 치료, 예방의 기초가 될 것이다.

참고문헌과 추천도서

American Psychiatric Association: Diagnostic and Statistical Manual of Mental Disorders, 4th Edition, Text Revision. Washington, DC, American Psychiatric Association, 2000

Black DW: Antisocial personality disorder: the forgotten patients of psychiatry. Primary Psychiatry 8:30-81, 2001

Black DW, Baumgard CH, Bell SE: A 16-to 45-year follow-up of 71 men with antisocial personality disorder. Compr Psychiatry 36:130-140, 1995

Brennen PA, Mednick SA: Genetic perspective on crime. Acta Psychiatr Scand Suppl 370:19-26, 1993

Bruno A: The Iceman: The True Story of a Cold Blooded Killer. New York, Delacorte, 1993

Burns JM, Swerdlow RH: Right orbitofrontal tumor with pedophilia symptom and constructional apraxia sign. Arch Neurol 60:437-440, 2003

Cadoret RJ: Epidemiology of antisocial personality, in Unmasking the Psychopath: Antisocial Personality and Related Syndromes. Edited by Reid WH, Dorr D, Walker JI, et al. New York, WW Norton, 1986, pp 28-44

Cadoret RJ, O 'Gorman T, Troughton E, et al: Alcoholism and antisocial personality: interrelationships, genetic and environmental factors. Arch Gen Psychiatry 42:161-167, 1985

Cadoret RJ, Yates WR, Troughton E, et al: Genetic-environmental interaction in the genesis of aggressivity and conduct disorder. Arch Gen Psychiatry 52:916-924, 1995

Caspi A, McClay J, Moffitt TE, et al: Role of genotype in the cycle of violence in maltreated children. Science 297:851-854, 2002

Caspi A, Sugden K, Moffitt TE, et al: Influence of life stress on depression: moderation by a polymorphism in the 5-HTT gene. Science 301:386-389, 2003

Constantino JN, Morris JA, Murphy DL: CSF 5-HIAA and family history of antisocial personality in newborns. Am J Psychiatry 154:1771-1773, 1997

Damasio AR: The somatic marker hypothesis and the possible functions of the prefrontal cortex. Philos Trans R Soc Lond 351:1413-1420, 1996

Eichelman B: Aggressive behavior: from laboratory to clinic. Quo vadit? Arch Gen Psychiatry 49:488-492, 1992

Farrow TFD, Zheng Y, Wilkinson ID, et al: Investigation the functional anatomy of empathy and forgiveness. Neuroreport 12:2433-2438, 2001

Fu Q, Heath AC , Bucholz KK, et al: Shared genetic risk of major depression, alcohol dependence, and marijuana dependence: contribution of antisocial personality disorder in men. Arch Gen Psychiatry 59:1125-1132, 2002

Gabbard GO: Cluster B personality disorder: antisocial, in Psychodynamic Psychiatry in Clinical Practice, 3rd Edition. Washington, DC, American Psychiatric Press, 2000, pp 491-516

Gabbard GO, Coyne L: Predictors of response of antisocial patients to hospital treatment. Hosp Community Psychiatry 38:1181-1185, 1987

Gacono C, Nieberding R, Owen A, et al: Treating juvenile and adult offenders with conduct disorder, antisocial, and psychopathic personalities, in Treating Adult and Juvenile Offenders with Special Needs. Edited by Ashford JB, Sales BD, Reid WH. Washington, DC, American Psychological Association, 2000, pp 99-120

Hamer DH: Genetics: rethinking behavior genetics. Science 298:71-72, 2002

Hamer DH, Copeland P: Living with Our Genes: Why They Matter More Than You Think. New York, Doubleday, 1998

Hare RD: Diagnosis of antisocial personality disorder in two prison populations. Am J Psychiatry 140:887-890, 1983

Hare RD, Hart SD, Harpur TJ: Psychopathy and the DSM-IV criteria for antisocial personality disorder. J Abnormal Psychol 100:391-398, 1991

The Iceman Confess: Secrets of a Mafia Hitman. Directed by Ginzberg A. HBO Home Video, 2001

Higley JD, King ST JR, Hasert MF, et al: Stability of interindividual differences in serotonin function and its relationship to severe aggression and competent social behavior in rhesus macaque female. Neuropsychopharmacology 14:67-76, 1996

Jacobson KC, Prescott CA, Kendler KS: Sex differences in the genetic and environmental influences on the development of antisocial behavior. Dev Psychopathol 14:395-416, 2002

Kashani JH, Beck NC, Hoeper EW, et al: Psychiatric disorders in a community sample of adolescents. Am J Psychiatry 144:584-589, 1987

Kessler RC, McGonagle KA, Zhao S, et al: Lifetime and 12-month prevalence of DSM-III-R psychiatric disorders in the United States: results from the National Comorbidity Survey. Arch Gen Psychiatry 51:8-19, 1994

Kiehl KA, Smit AM, Hare RD, et al: Limbic abnormalities in affective processing by criminal psychopaths as revealed by functional magnetic resonance imaging. Biol Psychiatry 50:677-684, 2001

Laakso MP, Vaurio O, Koivisto E, et al: psychopathy and the posterior hippocampus. Behav Brain Res 118:187-193, 2001

Lewis DO, Pincus JH, Feldman M, et al: Psychiatric, neurological, and psychoeducational characteristics of 15 death row inmates in the United States. Am J Psychiatry 143:838-845, 1986

Lu RB, Lin WW, Lee JF, et al: Neither antisocial personality disorder nor antisocial alcoholism is associated with the MAO-A gene in Han Chinese males. Alcohol Clin Exp Res 27:889-893, 2003

Lyons MJ, True WR, Eisen SA et al: Differential heritability of adult and juvenile antisocial traits. Arch Gen Psychiatry 52:906-915, 1995

Meloy JR: Antisocial personality disorder, in Treatment of Psychiatric Disorders, 3rd Edition. Edited by Gabbard GO. Washington, DC, American Psychiatric Publishing, 2001, pp 2251-2272

Moffitt TE: Adolescence-limited and life-course-persistent antisocial behavior: a developmental taxonomy. Psychol Rev 100:674-701, 1993

Ogloff J, Wong S: Electrodermal and cardiovascular evidence of a coping response in psychopaths. Crim Justice Behav 17:231-245, 1990

Raine A, Venables PH, Williams M: Autonomic orienting responses in 15-year-old male subjects and criminal behavior at age 24. Am J Psychiatry 147:933-937, 1990a

Raine A, Venables PH, Williams M: Relationships between central and autonomic measures of arousal at age 15 years and criminality at age 24 years. Arch Gen Psychiatry 47:1003-1007, 1990b

Raine A, Venables PH, Williams M: High autonomic arousal and electrodermal orienting at age 15 years as protective factors against criminal behavior at age 29 years. Am J Psychiatry 152:1595-1600, 1995

Raine A, Meloy JR, Bihrle S, et al: Reduced prefrontal and increased subcortical brain functioning assessed using positron emission tomography in predatory and affective murderers. Behav Sci Law 16:319-332, 1998

Raine A, Lencz T, Bihrle S, et al: Reduced prefrontal gray matter volume and reduced autonomic activity in antisocial personality disorder. Arch Gen Psychiatry 57:119-127, 2000

Reiss D, Hetherington EM, Plomin R, et al; Genetic questions for environmental studies: differential parenting and psychopathology in adolescence. Arch Gen Psychiatry 52:925-936, 1995

Rhee SH, Waldman ID: Genetic and environmental influences on antisocial behavior: a meta-analysis of twin and adoption studies. Psychol Bull 128:490-529, 2002

Robins LN: The epidemiology of antisocial personality disorder[1992], in Psychiatry. Edited by Michels RO, Cavenar JO, Brodie HKH, et al. Philadelphia, PA, JB Lippincott, 1987, pp 1-14

Robins LN: Conduct disorder. J Child Psychol Psychiatry 32:193-212, 1991

Robins LN, Price RK: Adult disorders predicted by childhood conduct problems: results from the NIMH Epidemiologic Catchment Area project. Psychiatry 54:116-132, 1991

Rutter M, Tizard J, Whitmore K: Educational, Health and Behavior. London, Longmans, 1970

Shaffer DR: Aggression, altruism and moral development, in Developmental Psychology: Childhood and Adolescence, 5th Edition. Pacific Grove, CA, Brooks/Cole, 1999, pp 509-556

Silver JM, Yudofsky SC: Aggressive behavior in patients with neuropsychiatric disorders: the scope of the problem. Psychiatr Ann 17:367-370, 1987

Smith OA, DeVito JL: Central neural integration for control of the autonomic responses associated with emotion. Annu Rev Neurosci 7:43-65, 1984

Smith SS, Newman JP: Alcohol and drug abuse-dependence disorders in psychopathic and nonpsychopathic criminal offenders. J Abnorm Psychol 99:430-439, 1990

Soderstrom H, Hultin L, Tullberg M, et al: Reduced frontotemporal perfusion in psychopathic personality. Psychiatry Res 114:81-94, 2002

van Goozen SH, Mattys W, Cohen-Kettenis PT, et al: Adrenal androgens and aggression in conduct disorder prepubertal boys and normal controls. Biol Psychiatry 43:156-158, 1998

van Goozen SH, Mattys W, Cohen-Kettenis PT, et al: Plasma monoamine metabolites and aggression: two studies of normal and oppositional defiant disorder children. Eur Neuropsychoparmacol 9:141-147, 1999

van Goozen SH, van den Ban E, Mattys W, et al: Increased adrenal androgen functioning in children with oppositional defiant disorder: a comparison with psychiatric and normal controls. J Am Acad Child Adolesc Psychiatry 39:1446-1451, 2000

Veit R, Flor H, Erb M, et al: Brain circuits involved in emotional learning in antisocial behavior and social phobia in humans. Neurosci Lett 328:233-236, 2002

Yeager CA, Lewis DO: Mortality in a group of formerly incarcerated juvenile delinquents. Am J Psychiatry 147:612-614, 1990

Yudofsky SC, Silver J, Yudofsky B: Organic personality explosive type, in Treatments of Psychiatric Disorders: A Task Force Report of the American Psychiatric Association. Washington, DC, American Psychiatric Association, 1989, pp 839-852

Yudofsky SC, Silver JM, Hales RE: Treatment of agitation and aggression, in Textbook of Psychopharmacology, 2nd edition. Edited by Schatzberg AF, Nemeroff CB. Washington, DC, American Psychiatric Press, 1998, pp 881-990

Chapter 08

강박성 성격장애

당신을 위한 시간과 나를 위한 시간
그리고 아직 백번이나 망설이고 고민할 시간과
백번이나 고치고 또 고칠 시간까지도
토스트 한 조각과 차 한 잔 마시기 전에

나는 작디 작은 커피 스푼으로 내 삶을 천천히 재어 왔습니다.

-T. S. 엘리엇, 〈J. 알프레드 프루프록의 연가〉

핵심

감정의 연금술사처럼 당신의 감정을 마음대로 만들고 휘젓는 것 같은 사람과 중요한 관계를 가진 적이 있는가? 그는 신비로운 연금술을 통해 당신의 기쁨, 즐거움, 행복을 걱정과 근심, 고민으로 만들어 버릴 것이다. 힘들었던 시간을 부여잡게 만들고 행복한 기억은 사라지게 만들 것이다. 행복한 순간은 미래로 늦춰지지만 그 미래는 영영 오지 않을 것 같은 기분이 들게 할 것이다. 그는 당신이 휴식을 취하거나 즐거운 시간을 보낸 것에 대해서 질책할지도 모른다. 그는 당신의 마음속에 있는 작은 근심거리를 생사를 좌우할 만한 커다란 문제로 부풀릴 것이며, 느긋해진 채 이만하면 되었다고 만족하는 당신의 마음을 조급하게 만들고 당장 무엇인가를 해야 할 것 같은 불안을 불러일으킬 것이다. 그는 당신이 사소한 것에 집착하게 만들 것이고, 당신은 실수하지 않기 위해 계속해서 신경을 쓰다가 자신이 왜 그 일을 시작했는지도 잊게 될 것이다. 당신이 실수하지 않았는지 몇 번이고 확인하고 감시하는 그 사람 때문에 당신은 언제나 숨을 쉴 수 없을 만큼 답답함을 느끼게 될 것이다.

그는 당신이 행복해지기 위해 계획을 세우면 당신의 계획을 통째로 날려 버리겠다고 으름장을 놓을 것이고, 당신이 느끼는 모든 감정의 의미를 최대한 축소하려 할 것이다. 당신에게 중요한 것을 교묘히 무시함으로써 결국 아무런 의미도 없는 것으로 느끼게 만들고, 규칙 같은 형식적인 것만 강조함으로써 당신의 모든 열정이 사라지게 만들 것이다. 당신은 어느 순간 자신이 그와 똑같이 생각하게 될지도 모른다고 두려워하면서 당신의 자아를 버려야 할 만큼 그가 가치 있는 사람인지 자문하게 될 것이다.

칼 아들러의 사례

조용하고 평범한 아이

칼 아들러의 삶은 전적으로 단순했다. 그의 삶의 목표는 이기는 것이었다. 물론 경쟁은 피할 수 없는 중요한 부분이었다. 그는 나중에 유명해졌을 때 이렇게 말하곤 했다. "나는 너무나 평범했기 때문에, 내가 할 수 있는 것이라고는 그것을 극복하기 위해 더 투쟁하는 것뿐이었다." 칼은 비교적 성공적인 전기 기술자였던 아버지 밑에서 태어났고 그의 가족은 인디애나폴리스의 부유층 주택가 주변에 살았다. 가장 어렸을 때의 기억은 어머니가 거대한 떡갈나무 숲 안쪽에 깊숙이 숨겨져 있는, 인디애나에서 가장 부유한 사람들만이 살고 있는 대저택의 철문을 보기 위해 그를 차에 태우고 찾아갔던 일이었다. 칼은 어려서부터 본능적으로 두 가지를 이해하게 되었다. 첫 번째는 검게 칠해져 있는 거대한 철문은 범죄를 예방하기 위한 것이 아니라 부자가 아닌 사람들이 접근하는 것을 막는 하나의 장벽이라는 것이었고, 또 한 가지는 인생에 있어서 가장 중요한 것은 큰 성공을 거둔 사람들의 무리에 속하는 것이라는 깨달음이었다. 일요일마다 주변 동네의 탐방을 마치고 돌아오면 칼은 자신이 살고 있는 평범한 일층 건물이 그렇게 초라해 보일 수가 없었다. 그는 그의 형제들과 비교해서도 작았고 아버지에 비해서도 작았다. 또한 동네 친구들에 비해서도 작은 키였다.

평범함을 넘어서기

칼이 사는 지역에서는 부유한 환경에서 자란 아이와 비교적 평범한 가정에서 자란 아이들이 같은 학교에 다닐 수 있었다. 칼과 그의 형제들이 다닌 학교는 그 지역에서는 최고의 학교였다. 다국적 거대 제약회사인 릴리 사와 관련된 아이들도 다녔다. 칼이 다니는 학교의 학생들은 주로 릴리 사의 연구소나 재정관리 혹은 마케팅 부서의 주요 간부들의 자녀였다. 그 아이들은 과학과 인문학에 있어서 특출한 재능을 가지고 있었다. 대부분의 수업에서 칼은 최선을 다하고서도 중간 정도의 점수밖에 받을 수 없었고, 중간 이하의 점수를 받을 때도 많았다. 칼은 자기뿐 아니라 많은 학생들이 자기처럼 일요일에 주변의 멋진 철제 대문이 있는 집 근처를 돌아다니면서 대단히 부러워한다는 것을 알았다.

그는 운동을 잘한다면 현실적인 장벽을 넘어설 수 있다고 생각했다. 신체적인 약점인 작은 키와 왜소함 때문에 미식축구를 할 수는 없었지만 농구에서 포인트 가드 역할은 충분히 할 수 있을 것 같았다. 중학교 3학년이 되자 끊임없이 운동을 했고 뛰어난 선수에게 어울리는 몸을 만들기 시작했다. 그는 고등학생이나 대학생들이 하는 농구 경기에 거의 빠지지 않고 참여했다. 텔레비전을 통해 대학 선수나 프로 선수의 경기를 시청했는데, 특히 키가 작은 선수들을 주의 깊게 살펴보곤 했다. 거인들이 지배하고 정복하는 사각의 경기장에서 키 작은 선수들이 어떻게 살아남는지 알기 위해서였다. 또한 최고의 포인트 가드들이 어떻게 움직이고 경기의 흐름을 읽어 내는지에 관해서 알아내기 위해 최선을 다했다. 특히 프로 선수들이 동료의 패스를 받기 위해 위치를 선정하는 기술에 관심이 많았다. 친구들이 아무 생각 없이 반복적으로 슛 연습을 하는 동안 그는 경기의 흐름을 읽는 법, 방어하는 요령, 승리를 이끌어 내는 전략에 대한 모든 것을 알게 되었다. 중학교 때는 매일 수업을 시작하기 전에 10킬로미터 되는 거리를 40분 안에 주파하는 훈련을 혼자서 했으며, 45분 정도의 시간 동안 근력 운동을 따로 했다. 또한 교회에 있는 농구대를 보며 2점 슛과 3점 슛 연습을 했다. 그 슛 연습도 그냥 하는 것이 아니었다. 그는 우선 사이드라인에서 100개의 슛을 던지고 그중 85개 이상이 들어가지 않으면 또다시 100개의 슛을 던졌다. 그리고 임의의 슈팅 지점을 두 곳 정해 매직펜으로 표시한 뒤 각 지점에서 10개씩, 모두 20개의 슛을 던져 그중에 4개 이상 실패하면 처음부터 다시 되풀이하곤 했다. 열 살 때부터는 여름과 겨울에 열리는 농구 리그에 출전했고, 농구 캠프에도 꾸준히 나가게 되었다. 또한 그는 스포츠에 관한 기사나 책이라면 무엇이든지 읽었다. NBA에 있는 거의 모든 선수들에 대해서 알고 있었으며 유명 선수들과 팀에 대해서는 모르는 게 없을 정도였다. 칼의 친구들은 그에게 스포츠의 아주 구체적이고 세부적인 사항에 대한 질문을 하는 것을 즐겼다. 예를 들어 "1956년 NBA 챔피언십 세 번째 경기의 최종 점수는 몇 대 몇이야?"와 같은 질문에 칼은 최종 점수는 기본이고, 그 경기의 양 팀 최고 득점자의 이름을 비롯한 온갖 다양한 자세한 정보를 이야기해 주어 주변의 친구들을 놀라게 했다.

그는 고등학교 1학년 때 이미 재학 중인 사립학교에서 최고의 선수가 되었고 명문 사립학교 리그에서도 뛰어난 선수로 인정받았다. 관중석에서 그의 경기를 보고 있으면, 농구에 대해서 조금이라도 아는 사람은 누구나 칼의 엄청난 집중력을 눈치챌 수 있을 정도였다. 계속해서 움직이고 있지만 그의 행동과 움직임에는 다 그만의 이유가 있었다. 그는 패스와 슛에도 뛰어났지만 경기와 관련된 다른 작은 요소들도 놓치지 않았다. 칼은 경기 시작 전에 상대방에 대해서 철저히 분석했다. 특히 그가 경기 중에 막아야 할 상대방 공격수에 대해서는 더욱더 세밀하게 분석했다. 그는 상대방 팀의 강점과 그에 대한 효율적인 수비 전략을 찾아내는 데 많은 시간을 투자했다. 자신보다 15센티미터나 더 큰 선수의 공을 빼앗기도 하고 그의 공격 패턴을 흩트려 놓기도 했다. 고등학교 시절 3년 동안 그는 그의 팀에서 주요 득점원이었고 도움과 가로채기에서도 놀라운 능력을 보였다. 175센티미터였던 그는 208센티미터의 장신 센터에 이어 리바운드에서도 2위를 차지할 정도였다.

목표에 대한 지나친 집착

끝없는 야망

칼은 고등학교 때 큰 야망이 있었기 때문에 혹독한 훈련을 견딜 수 있었다. 그의 야망 중 하나는 인디애나 대학교나 켄터키 대학교의 농구 팀에 들어가는 것이었고 이 두 대학교는 대학 스포츠계의 양대 산맥이라고 할 수 있었다. 그는 자신이 어떤 팀에 들어가도 뛰어난 선수가 될 것이고 훌륭한 코치진 밑에서 지속적으로 성장할 것이라고 굳게 믿었고, 그런 코치라면 뛰어난 선수를 찾아낼 수 있는 안목을 갖고 있어 자신이 NBA로 진출하는 데 큰 도움을 줄 거라고 확신했다. 군사 작전을 세우는 참모같이 그는 이 두 대학교 중의 하나에 들어가기 위한 계획을 주도면밀하게 세웠다. 코치의 눈에 들기 위해 두 대학교의 여름 농구 캠프에 참여했고 당연히 자신의 능력을 보여 주기 위해 끊임없이 노력했다. 여름 농구 캠프에서는 다른 선수들이 쉬고 있을 때 피곤함과 고통을 참으면서 그날 배운 것들을 기록했다. 그는 수년 동안 자신이 정리해 온 자료들을 농구 캠프에 가지고 왔으며 그것들을 캠프에서 배운 것과 연결시키려 했다. 때때로 그의 동료들은 그가 꼼꼼히 적은 노트를 보고 한마디씩 하기 시작했다.

동료: 우와, 이게 다 뭐야? 마치 보잉 747 비행기의 설계도 같은데?

칼: 이건 넬슨 코치가 우리에게 가르쳐 준 새로운 방어 전략이야. 이것을 더 잘 이해하려고 적고 있는 중이지.

동료: 넌 항상 모든 것을 너무 심각하게 생각해. 단지 게임일 뿐이라고. 네가 경기장에서 즐기기 시작한다면 훨씬 더 좋은 경기를 할 수 있을 텐데.

칼: 이건 내게 있어 게임 이상이야. 간섭하지 마.

분노의 청년으로

하루가 끝날 무렵이 되면 칼은 자신의 노트를 꺼내 내일 코치에게 질문할 것들을 정리했다. 그는 자신에게 주어지는 지시들을 완전히 익히지 못하면 중요한 경기에서 치명적인 실수를 하게 될까 봐 두려워했다. 칼은 경기에서 완벽을 추구했으며, 실수했을 때 무자비하게 자신을 나무랐다. 그의 관심사는 자신이 경기장에서 실수를 하느냐 하지 않느냐 하는 것뿐이었다. 그러나 자신의 농구 실력이 상당히 향상되었음을 인식한 후부터 그는 다른 선수들의 경기 내용을 흠잡기 시작했다. 칼은 농구 경기를 할 때 왜 다른 사람들이 자신만큼 노력하지 않는지 이해하기 힘들었다. 그는 경기를 할 때 자신의 팀 선수들이 실수를 하면 화가 끓어올랐고, 때때로 공격 중에 공을 빼앗기거나 득점할 수 있는 기회를 잃어버리는 등의 실수를 하면 경기 중에 소리를 지르기도 했다. 무엇보다 좋은 자질이 있지만 그것을 키우기 위해 최선을 다하지 않는 동료 선수들에 대해서는 화를 참지 못했다. 그는 그런 선수들과 같은 팀에 있는 것을 참지 못했고, 그들이 팀에 엄청난 문제를 일으키고 있다고 믿었다.

그가 고등학교에서 주장이 되었을 때 참아 왔던 분노는 폭발하기 시작했다. 더 나이 어린 선수들은 그의 지속적인 질책에 못 이겨 팀을 그만두었다. 떠나는 신입생이 칼에게 한 말은 평생 반복되었던 그의 문제를 보여 주는 것이었다. "내가 실수를 할 때마다 선배는 항상 화를 내죠. 하지만 내가 잘했을 때 나에게 어떤 칭찬도 해 주지 않았어요. 단 한 번도." 주심의 오심도 칼의 신경을 자극하는 것 중의 하나였다. 그는 경기 중에 공식적으로 항의를 하면 오히려 역효과를 낼 수도 있다는 것을 충분히 이해했지만 때때로 완전히 이성을 잃어버렸다. 고등학교 3학년 때 챔피언 결정전이 있었고 그 경기에서 심판은 칼에게 세 번씩이나 석연치 않은 파울 판정을 내렸다. 비록 화가 났지만 그는 참았다. 그 경기에서 자신이 속한 팀이 두 점 차이로 지고 있었을 때 칼은 3점 라인 뒤에서 슛을 날렸고 골인되었다. 그러나 칼이 납득하기 힘든 파울 판정을 내린 심판은 또다시 칼의 슛은 2점이라는 판정을 내렸다. 이 판정은 경기를 보고 있는 수많은 사람들이 볼 때에도 오심이었고, 특히 그 슛 하나를 넣기 위해 수없이 연습해 온 칼에게는 더더욱 명백한 오심이었다. 그는 자신이 슛을 던진 지점을 명확히 알았고 확인했으며 그 위치는 3점 라인 밖에 있었다. 이 사건은 오랜 시간 동안 혹독하게 자신을 다스려 온 칼이 참았던 분노를 표출하게 만들기에 충분한 것이었다. 그는 그 심판의 멱살을 잡고 주먹을 얼굴까지 가져갔다. "이 바보야. 넌 정말 멍청한 놈이라고. 당신은 우리 팀의 승리를 빼앗았어. 우리 팀의 시즌 전체를 엉망진창으로 만든 거라고. 당신이 무슨 짓을 한 건지 알기나 해?" 칼의 분노에 찬 주먹으로부터 당황한 심판을 구해 내는 데 수많은 선수들과 코치가 필요했고, 또한 분노한 칼을 진정시키고 끌어내는 데는 더 많은 선수들이 필요했다. 그 경기에서 상대 팀은 칼의 팀으로부터 테크니컬 파울을 얻어내어 승리했다. 경기가 끝난 후에 칼은 자신이 이성을 잃고 흥분했으며, 수많은 가십거리들을 제공했다는 것에 대해 전혀 수치심을 느끼지 못했고 오히려 그가 던졌던 슛이 진짜 3점 슛이라는 사실을 밝혀 줄 비디오테이프를 찾는 데 몰두했다. 그는 자신의 슛이 진정한 3점 슛이라는 것이 밝혀지면 자신을 둘러싼 오해가 다 사라질 것이라고 확신했다. 그가 알고 지내던 상대 팀의 부모를 통해 정지 화면 사진과 테이프를 확보했고 이를 통해 심판의 오심을 증명할 수 있었다. 슛을 던지기 전과 후에 모두 그의 발은 3점 슛 라인에서 몇 인치 뒤에 떨어져 있었다. 농구 코치와 교장 선생님을 비롯한 관계자들로부터 질책을 받았고 또한 주말과 방과 후에 남아서 따로 근신의 시간을 보내야 했지만 그는 결코 자신의 잘못을 인정하지 않았다. '만약 게임의 규칙이 중요하지 않다면 우리가 그것을 왜 지켜야 하지? 만약에 무능력해도 참는 것이 중요하다면 왜 더 뛰어난 선수가 되기 위해 몸부림치면서 노력해야 하지?' 칼은 이 모든 일이 자신의 농구 실력이 고등학교 수준을 벗어나서 생긴 것이라고 생각했다. 그리고 대학에 가면 자신을 알아줄 사람을 만나게 될 것이며 새로운 삶이 펼쳐질 것이라고 믿었다.

최고의 선수가 되다

칼은 고등학교 2학년 때 경기마다 거의 30점 정도 득점을 했고 10개 이상의 도움을 기록했다. 명문 사립학교 리그에서 전례 없이 뛰어난 경기를 했기 때문에 인디애나 대학교와 켄터키 대학교를 제외한 수많은 대학에서 스카웃 제의를 받았다. 그러나 막상 그가 원했던 두 곳으로부터는 별다른 이야기가 없어서 고등학교 코치였던 화이트 씨에게 어떻게 된 것인지 물어보았다. 그와의 대화 내용은 다음과 같다.

화이트 코치: 각 학교의 수석 코치들에게 알아보았다. 네가 인디애나 대학교나 켄터키 대학교에 얼마나 가고 싶어 하는지, 또 얼마나 열심히 노력했는지 알기 때문이야. 그런데 두 대학교 중의 어떤 곳도 막상 너를 원하지는 않더구나.

칼: (흥분하며) 도대체 그 이유가 뭐죠?

화이트 코치: 나도 그게 궁금해서 물어보았지. 그들도 너의 태도와 성실성에는 찬사를 보냈어. 하지만 그들은 뛰어난 선수를 판별하는 그들 나름의 기준이 있다고 했지. 그들은 점프력, 키, 속도, 민첩성에 있어서 네가 자기들의 수준에 맞지 않다는 말을 했어. 아이비리그나 자기들 대학교 외에도 꽤 실력 있는 대학 팀이 많다고 하면서 그쪽으로 추천을 하더구나.

칼: 말도 안 돼요. 나는 아이비리그에 갈 점수도 안 되고 또 그곳에는 장학금도 없다는 것을 코치님도 잘 알고 있잖아요?

화이트 코치: 장학금이 당장 필요하지는 않다는 거 너도 알고 있지 않니? 너의 가족은 그 정도 낼 형편은 되잖아?

칼: 나는 너무나 열심히 노력했다고요. 너무나 열심히 말이죠. 그들은 틀렸어요. 나는 내가 어느 학교에 들어가야 뛰어난 선수가 될 수 있는지를 안다고요. 나는 결코 그렇고 그런 대학에서 선수로 뛸 생각이 없어요. 어쨌든 도와주셔서 감사합니다.

비록 칼은 쓰디쓴 실망감을 맛보았으나 지금의 현실을 받아들이지 않으려 했다. 상위 리그의 대학 농구 팀에서 뛰려면 자신의 장점을 부각시켜야 된다는 생각이 들어서 그의 가장 뛰어난 플레이만을 모아 놓은 비디오테이프를 만들었다. 그리고 여름 농구 캠프 안에서 자신이 일대일로 붙어서 경쟁한 포인트 가드들의 특징과 칼 자신의 성적 통계도 주의 깊게 정리했다. 그리고 각 대학의 농구 프로그램을 코치의 능력을 기준으로 분석해서 자신이 원하는 10개 대학의 목록을 만들었다. 전미대학체육협회, 즉 NCAA의 규정에 따르면 칼은 고등학교 3학년 때 그 10개 대학 중 몇 곳에 방문할 수 있었다. 그는 초대도 받지 않은 채로, 그리고 자신이 지원자라는 사실을 알리지도 않은 상태에서 이들 대학을 방문했다. 이러한 방법은 아주 이례적인 것이었기 때문에 몇몇 코치들은 그를 만나려고도 하지 않았다. 하지만 그들 중 극히 일부는 칼이 준비한 비디오테이프와 선수 때의 기록, 그리고 그의 실제 경기 능력을 살펴보았다. 칼은 연습 경기에서 3점 라인 밖에서 30개의 슛을 던졌고 그중에서 26개를 성공시켰다. 이것은 프로 선수들에게서도 보기 힘든 실력이었다. 결국 두 개의 최상위권 대학에서 장학금을 지급하지 않는 조건으로 칼의 입학을 허락했다. 칼의 고등학교 코치와 아버지는 그가 더 작은 대학에서 농구를 하기를 바랐다. 그들은 대학 시절에는 공부도 중요한 부분이며 작은 대학에서 시작해서 큰 성공의 기회를 잡을 수 있을 것이라는 말로 그를 설득했다. 그러나 칼의 사전에 타협이란 없었고, 최고의 대학 리그에서 농구를 하고 싶다는 그의 욕망을 막을 수는 없었다. 그것은 또한 그에게 NBA에 진출할 기회를 의미하는 것이기도 했다.

대학 시절

머나먼 목표를 향해

칼은 최고의 농구 프로그램을 가지고 있는 중서부 대학에 진학하는 문제에 대해서 깊이 고민했다. 그곳에서는 장학금이 없이 1학년 때 예비 선수로 기용될 수 있다는 조건만을 제시했다. 1학년 때 그가 팀에 분명히 공헌하는 점이 있다고 판단되면 2학년 때부터 장학금을 주겠다는 것이었다. 화이트 코치와 칼의 아버지는 이 조건을 탐탁지 않게 생각했다.

화이트 코치: 솔직히 말해 네가 큰 실수를 저지르고 있는 것 같다. 학문적으로도 평범한 학교이고 네가 4년 동안 주전으로 뛰는 것도 보장해 주지 않았어. 너는 그곳에서 큰 연못에 있는 작은 물고기 신세가 될 거야.

칼: 그게 바로 내가 원하는 거라고요. 뛰어난 코치 밑에서 내 가치를 증명해 보이는 것이죠.

화이트 코치: 다른 대안에 대해서는 생각해 본 적이 없니? 리하이, 라이스, 아미, 밴더빌트 등 작긴 해도 4년 동안 주전 자리를 보장하는 학교들도 있잖아? 넌 농구 외의 다른 진로를 생각하고 싶지 않겠지만 혹시라도 농구를 그만두게 될 경우도 대비해야 해. 다른 대학을 선택하는 편이 훨씬 나을 거야.

칼: 저는 그렇지 않은데요. 나는 더 치열한 경쟁을 원해요. 그리고 더 나은 코치와 더 나은 기회도요. 그리고 그것들을 통해 NBA에 가게 되는 거죠.

화이트 코치: 좀 더 현실적으로 생각해 보자. 어떤 대학 농구 선수가 NBA에 갈 확률은 천분의 일도 안 돼. 더군다나 넌 키가 175센티미터밖에 되지 않는 단신 선수야. 너에게 장학금을 지급하지 않는 대학에서는 너를 꾸준히 경기에 출전시키지도 않을 것이고, 불규칙적으로 출전하면 오히려 부상 위험은 더 커지게 될 거야. 너는 네 인생을 도박판에 던지는 것과 다를 바 없는 행동을 하고 있는 거야.

칼: 코치님 말씀은 알겠습니다. 하지만 저는 제가 지금 어떤 선택을 하고 있는지 정확하게 알고 있습니다.

달갑지 않은 친구 해피

칼은 대학 입학 전에 이미 그 대학의 여름 농구 캠프에 참여했다. 상급생들은 이에 대해서 불만을 제기했고, 정신적인 상태나 체력적인 면을 봐도 그것은 말이 안 된다고 생각했다. 하지만 칼은 자신 있었다. 그는 오랜 시간 동안 농구를 해 왔지만 이 대학에서 연습 경기를 하면서 비로소 처음으로 자기 수준에 맞는 팀을 찾았다고 느꼈다. 그가 비록 빼어난 농구 실력으로 코치들의 주목을 받기는 했지만 정작 놀란 것은 칼 자신이었다. 다른 선수들의 순발력, 반응속도는 놀랄 만큼 뛰어났다. 그중에서도 해리스 '해피' 제퍼슨은 가장 두각을 나타내는 신입생이었다. 그는 그 큰 몸을 움직여 우아하고 완벽한 동작들을 만들어 냈다. 또한 연습할 때 배우게 되는 종합적인 공격 전략을 전혀 이해하지 못했는데도 천부적인 운동신경으로 이를 가볍게 극복해 냈다. 하지만 그는 자신이 가진 가능성을 실현하기 위해서 게임의 복잡 미묘한 요소들을 배워야만 했다. 해피는 행동이나 태도 면에서 주의력결핍 과잉행동장애와 유사한 특성을 갖고 있었고, 이로 인해 팀 내의 임상심리사에게 심리 상태 분석을 받게 되었다. 최종 평가서의 내용은 다음과 같았다.

> 나는 그의 심리적인 상태에 대해서 명확하게 결론을 내릴 수가 없습니다. 왜냐하면 내가 평가를 하는 동안 그는 내내 졸고 있었기 때문입니다. 그러나 한 가지 명확한 것은 그는 성급하며 완벽한 것을 추구하는 A형 타입의 성격 유형이 아니라는 것입니다. 또한 강박성 성격장애와도 전혀 상관이 없는 사람입니다. 그런 유형이라면 검사를 받는 내내 졸 수가 없지요.

여름 집중 훈련 캠프가 끝이 날 무렵 수석 코치인 래리 에버렛이 칼을 호출했다. 칼은 에버렛이 자신을 칭찬하며 가을에 시작하는 시즌에 자신을 출전시키겠다는 말을 할 것이라고 확신했다. 그의 가슴에서 기쁨이 용솟음치기 시작했다.

에버렛 코치: 네가 앞으로 남은 시즌 기간 동안 해피와 같은 방을 써 줬으면 좋겠다. 우리는 네가 해피에게 좋은 영향을 미치게 되길 바란다. 옆에서 잘 지켜보면서 큰 문제를 일으키지 않게 도와주고 그가 숙제를 할 때 힘들어하면 도와주었으면 좋겠다. 넌 고등학교 때 성적이 좋았으니 충분히 할 수 있을 거야.

칼: 물론이죠. 팀에 도움이 되는 일이라면 최선을 다하겠습니다.

에버렛 코치: 해피를 도와주는 게 팀을 돕는 거야. 신입생이기는 해도 올해 많은 경기를 치르게 될 테니까.

칼: 저는 올해에 뛰지 못하는 건가요?

에버렛 코치: 아마도 그럴 것 같다. 우리는 두 명의 뛰어난 포인트 가드를 보강했거든.

여름 훈련에서 열심히 훈련을 받았기 때문에 코치의 말은 너무나 큰 충격으로 다가왔다. 그는 자신과 다른 성향의 사람과 짝이 되어 무언가를 하게 된 것이다. 그는 다음과 같은 결론에 도달했다. "결국 이거였군. 그 녀석의 보모 역할을 해 줄 사람이 필요했던 거야."

기숙사 방에 들어가 보면 아무리 무신경한 사람이라고 해도 분명히 극단적인 차이를 보이는 방을 보고 놀랄 것이다. 한쪽은 수많은 의료 기구가 정렬되어 있는 수술대처럼 완벽하고 깔끔했다. 교과서는 크기 순서대로 책꽂이에 완벽하게 정리되고 있고, 침대 시트도 깔끔하게 당겨져서 그 위에서 트램펄린을 해도 될 정도였다. 그리고 그가 정리한 노트는 네모난 철제 책상의 한복판에 가지런히 놓여 있었다. 한편 해피 쪽의 자리는 마치 쓰레기 매립장이나 하수도 종말처리장 같은 느낌을 주었으며 그 위를 바다 갈매기나 오염 물질에 중독된 새들이 날아다닐 것 같은 분위기였다. 그의 자리는 기름때로 찌든 피자 박스, 먹고 나서 집어던져 버린 콜라 캔, 여기저기 정신없이 널려 있는 잡지들, 분해되어 나뒹구는 덤벨, 그리고 감자 칩 봉지들이 '엉망진창'이라는 말을 너무나 잘 설명해 주고 있었다. 또한 해피의 책상은 아무렇게나 벗어 던진 땀 냄새 나는 양말들, 각종 신체 보호대, 땀에 찌든 속옷들로 덮여 있었다. 칼은 지금보다 더 비참했던 적은 없었다. 해피는 저녁 10시에 소등인 기숙사 규칙을 무시하고 아침까지 깨어 있으면서 친구들과 밤새 전화 통화를 하거나 음악을 크게 틀어 놓고 들었다. 정오 이전에는 일어나지 못했고, 수업에 늦는 것은 물론이고 훈련에 늦을 때도 있었다. 칼은 그런 해피가 곧 많은 문제를 일으키고 그로 인해 학교에서 쫓겨날 거라고 생각했다. 조금만 참고 기다리면 이 모든 문제가 해결될 수 있을 것 같았다.

칼의 불행했던 과거

칼은 한 번도 진정한 친구를 가진 적이 없었으며, 두 형제들과도 잘 지내지 못했다. 그는 형인 노먼을 진심으로 좋아했지만, 형은 그에게 적개심만을 가지고 있을 뿐이었다. 더구나 형은 칼의 동생들과 가까웠고 칼은 외톨이처럼 그 관계에서 배척당했다. 어머니는 아버지의 사업을 돕느라고 바빠서 신경을 쓰지 못했고 칼은 주로 보모에 의해 자라났다. 그에게 남아 있는 어린 시절의 기억은 재미있게 노는 형과 동생을 바라보며 속상해하거나 형제들이 자신에게 짓궂은 장난을 하고 놀리는 것을 당하고 있어야만 했던 상황 같은 것들뿐이었다. 형과 동생은 컴퓨터공학, 화학, 물리학에 있어서 탁월한 재능을 보였고, 형 노먼은 칼에게 이런 재능이 부족하다고 놀리면서 쾌감을 느꼈다. 그러나 운동신경에 있어서는 칼이 두 형제보다 훨씬 뛰어났다.

비록 인디애나 대학교에서 가장 인기 있는 경기 종목이 농구였지만, 칼의 부모나 형제들은 농구에 관심도 없는 전형적인 시골 사람이었다. 그들은 그의 경기에 관심도 없었고, 특히나 중요한 챔피언십 경기조차도 관심을 보이지 않았다. 또한 칼에 관한 기사가 지역 신문에 실려도, 그가 텔레비전 스포츠 뉴스에 나와도 아무도 관심을 가지지 않았으며 이것은 칼에게 큰 실망감을 안겨 주었다. 칼은 자신이 정말 멋진 경기를 펼쳐도 기쁨을 느낄 수 없었다. 다른 사람들이 그에게 보내는 찬사들은 그를 불안하게 만들 뿐이었다. 그는 실수를 하거나 잘못을 했을 때 끊임없이 자책한 반면, 그를 향한 코치들의 건설적인 비판은 야비한 인신공격이라고 일방적으로 매도하며 들으려 하지 않았다. 그에게 남은 것은 외로움과 불행뿐이었다.

'해피'와 함께 춤을

칼은 놀라운 일이 생기는 것을 좋아하지 않았다. 그의 삶에는 거의 군사작전을 방불케 하는 그 무언가가 있었다. 명확한 목표 수립, 자신의 장점과 단점에 대한 명확한 분석, 끊임없는 준비와 완벽한 실행, 성공에 대한 객관적 평가, 실패에 대한 원인 규명. 감정이라는 것은 이러한 목표를 달성하는 데 방해가 되므로 그의 삶에서 지워져야 할 단어였다. 그는 모든 것을 예측하고 조절할 수 있었음에도 불구하고 해피와 같은 부류의 사람을 받아들일 준비는 하지 못했다. 해피의 철저한 자유분방함에 대해서 어떻게 대처해야 할지 알 수 없었던 것이다. 농구 팀의 신입 멤버로서 그들은 매일 함께 훈련을 하게 되었다. 칼은 연습 경기 때마다 해피에게 소리를 지르게 되었다. 해피는 공격과 수비 시에 자신의 위치를 벗어날 때가 많았기 때문이었다. 해피는 공을 받은 이후에 쉽게 득점할 수 있는 위치의 선수에게 패스를 잘 하지 못했다. 그리고 수비 실패로 인해 상대방에게 점수를 쉽게 주기 일쑤였다. 칼은 해피가 도대체 경기 중에 무슨 짓을 한 것인지 설명해 주기 위해 소리 지르면서 혼내는 일이 흔했다. 다른 선수들은 칼의 뼈아픈 질책에 몸서리를 쳤지만 해피는 그렇지 않았다. 놀랍게도 그 팀에서 가장 뛰어난 선수이며 동료들 사이에서도 가장 인기 있는 해피가 칼을 존경하기 시작했을 뿐 아니라 같은 방을 쓰는 룸메이트라는 사실을 자랑스러워하기까지 했다. 칼의 끊임없는 비판에도 불구하고 해피는 다른 코치의 말보다 그의 말을 신뢰했다. 해피는 언제나 그 수많은 파티와 모임들에 칼을 데려가 같이 즐거움을 나누려 했다.

점차로 해피의 좋은 성품과 타인을 존중하는 마음이 칼의 내면에 있는 친밀감에 대한 두려움을 녹이기 시작했다. 가족의 냉대와 인디애나 주에서 겪었던 경제적인 수준에 따른 차별로 인해 얼어붙었던 그의 마음이 녹기 시작했던 것이다. 칼은 에버렛 코치에게 지시를 받았기 때문이 아니라 해피를 진정으로 걱정하게 되었기 때문에 그의 학업을 돕기로 했다. 칼은 해피와 함께 그의 담당교수들을 찾아다니며 학점을 파악했는데 모든 과목에서 낙제 수준이었다. 칼은 해피가 학교에서 농구 선수로 남아 있기 위해 필수적으로 이수해야 할 과목과 점수를 알아보았다. 또한 칼은 해피에게서 무언가를 발견했는데 그것은 지난 18년간 해피의 삶에서 가려져 있던 것이었다. 해피는 뛰어난 운동선수이며 멋진 성격의 소유자였지만, 영리한 머리를 가진 학생이기도 했던 것이다. 해피에게 부족했고 칼이 채워 준 것은 조직화하는 능력과 시간을 조율하는 능력이었다. 생애 최초로 해피는 수업 시간에 늦지 않고 참석했고, 집중할 수 있었으며, 이를 통해 정해진 교과 내용을 익힐 수 있었다. 해피의 학점은 올라가기 시작했다.

바닥을 치다

10월 말이 되었을 때 농구 시즌이 시작되었고 해피가 주전 센터 자리를 차지하게 될 것은 자명한 일이었다. 그러나 강력한 상대를 만나 보여 준 그의 경기력은 만족스럽지 못했다. 수비와 공격에 있어서 자꾸만 중요한 사항을 놓치고 실수를 했다. 시즌이 진행될수록 강력한 적수를 만나면서 팀 성적이 점점 떨어지기 시작했다. 칼은 경기에 출전하지 못하고 말없이 지켜보아야만 했다. 칼은 자신의 팀 전략이 구식이며 각 선수들을 적절한 자리에 배치하지 못하고 있다는 사실을 알고 있었다.

그는 팀이 치욕적인 패배를 당하고 난 이후 자신의 생각을 알리기 위해 에버렛 코치를 만났다. 그의 말을 들은 에버렛은 다음과 같이 말했다. "솔직히 말해 시건방진 것 같군, 자네. 자네는 선수일 뿐이야. 코치는 나라고. 내가 할 수 있는 말은 실력 없는 선수인 자네는 벤치에서 경기를 지켜봐야 할 것 같다는 것뿐이네." 이 말에 큰 상처를 받은 칼은 자신의 능력을 의심하기 시작했다. 그는 장학금을 받지 않고 들어온 학생이었기에 아무도 그를 주목하지 않았고 더 이상 연습할 의욕도 없었다. 비로소 그때 학교를 잘못 선택했다는 것을 깨달았다. 큰 연못에 있는 작은 물고기가 자신이라는 것을 알게 된 그는 시골뜨기로 전락한 자신을 학대하기 시작했다.

드디어 시작된 성공

에버렛 코치가 한 가지 중요한 실수를 저질렀다. 시즌을 끝낸 후 팀의 성적이 13승 12패에 그쳤던 것이다. 포스트시즌 진출은 꿈도 못 꿀 성적이었다. 그는 이로 인해 22년간의 장기 집권을 마치고 학교에서 쫓겨나야 했다. 그 후임으로는 육군사관학교 농구 팀에서 뛰어난 성적을 거둔 수석 코치 출신의 브로디가 임명되었다. 비록 그는 젊었지만 전에 함께했던 다른 코치들을 그의 팀에 합류시켰다. 칼의 2학년 가을 시즌 첫 시범 경기에서 수석 코치 브로디는 다음과 같이 말했다. "나는 여러분의 개인적인 목표와 원하는 것을 알기 위해 한 사람씩 만나 볼 것이다. 연습을 더 재미있게 그리고 더 효율적으로 만들 수 있는 계획이나 의견이 있는지 듣고 싶다. 그리고 그 모든 의견을 전적으로 수용할 용의가 있다." 온몸에 전율을 느끼며 칼은 그의 생각을 브로디에게 이야기해 보기로 했다. 더 이상 그에게는 잃을 게 없었기 때문이다.

칼: 제게 시간을 내주셔서 감사합니다. 저는 팀의 공격과 수비에 도움을 줄 수 있는 방법에 대해서 생각한 게 있습니다. 시간을 줄이기 위해 제가 기록한 노트를 가지고 왔습니다.

브로디 코치: 노트가 네 권이나? 이것에 대해서 정말 많은 생각을 한 거군. 일단 내게 빌려 주겠나? 읽어 보고 연락을 하겠네. 고맙네.

일주일 동안 브로디 코치는 아무런 연락도 없었다. 칼은 자신이 쓴 노트를 코치가 보지도 않았을 거라고 생각했다. 그런데 어느 날 브로디가 나타났고, 연습 후에 잠시 할 이야기가 있다고 말했다. 칼은 직감적으로 이제는 팀에서 쫓겨날 일만 남았다고 생각했다.

브로디 코치: 자네가 준 노트를 잘 보았네. 자네가 제안한 모든 것에 다 동의하지는 않지만 상당히 흥미로운 내용이 많았네. 그 내용들을 좀 더 자세히 읽어 볼 생각이고 자네가 동의해 준다면 그 내용들을 다른 코치들에게 복사해 주고 싶은데 괜찮은가? 그들이 자네의 노트를 검토한 후에 다시 모임을 갖고 이야기를 할 생각이야. 우리와 함께해 주어서 고맙게 생각하네.

칼: 모든 게 다 좋은데요, 전 이 노트를 다른 사람이 볼 거란 생각을 해 본 적이 없네요. 그랬다면 더 꼼꼼하게 기록해 놓았을 텐데 말이죠.

브로디 코치: 이것만으로도 충분하고 더 이상 보탤 게 없다고 생각하네. 일주일 정도 후에 다시 이야기를 해 보세.

토요일 연습은 12시에 끝났고 브로디 코치가 칼을 불러 다른 코치들에게 그의 생각에 대해 설명해 달라고 부탁했다. 그 회의는 밤늦게까지 지속되었다. 코치들은 칼의 방대한 자료와 지식에 대해서 놀랄 수밖에 없었다. 칼의 노트는 그의 소속 팀뿐만 아니라 많은 경쟁 팀들의 주요 선수들에 관한 대단히 방대한 내용으로 채워져 있었기 때문이었다. 칼은 특히 공격 면에서 혁신적인 변화가 필요하다고 주장했다. 그의 말은 지난번 코치였던 에버렛의 지도하에서 팀이 보여 주었던 원칙 없는 경기 운영, 미숙한 속공, 공격에서 수비로의 전환 속도 부족 등 거의 모든 부분의 전술적 변화를 의미하는 것이었다.

칼: 모든 공격의 핵심에는 해피가 있어야 합니다. 공격이 가능한 모든 곳에서 해피가 패스를 받아 시작해야 하고요. 한두 명의 가드가 그를 받쳐 줘서 골대 주변에 있든지 아니면 3점 슛 라인 근처에 있어야 합니다.

브로디 코치: 그럼 상대 팀에서 두 명이나 세 명이 해피를 집중적으로 방어하면

이를 어떻게 뚫어야 하지?

칼: 코치님에게는 3점 슛을 던질 수 있는 두 명의 가드가 있습니다. 해피는 시야가 넓고 판단이 빠른 데다 패스도 아주 잘하죠. 상대 팀의 밀착 방어에서 자유로워진 동료에게 그가 패스를 할 수도 있고, 상대 팀이 외곽을 방어하면 그가 패스를 받아서 슛을 던질 수도 있습니다. 해피는 아직 완전하지는 않지만 6미터 지점에서 순간적으로 점프 슛을 날릴 수 있습니다. 1년 정도 제가 지켜본 후에 얻은 결론이죠. 이번 시즌이 끝날 무렵에는 그가 틀림없이 이런 플레이들을 완벽하게 해낼 수 있을 겁니다. 물론 이외에도 속공이나 다양한 전술이 필요하겠지만요.

시즌 첫 두 경기는 약체 팀을 상대로 승리하기는 했다. 세 번째 게임에서는 거의 패배가 확정적이었다. 상대 팀은 작년에 큰 점수 차로 칼의 팀을 이겼으며 전미 랭킹 세 번째 순위의 강력한 팀이었다. 1쿼터가 끝날 때쯤 벌써 11점의 차이가 났다. 브로디 코치는 벤치 맨 끝에 앉아 있는 칼에게 가서 다음과 같이 말했다.

브로디 코치: 우리는 점점 침몰하고 있네. 가서 포인트 가드로 뛰게. 그리고 해피를 우리가 이야기했던 위치로 가게 하게. 완전히 새로운 전술을 써 보는 거야.

이것이 칼이 대학에 와서 처음 출전하는 경기였다. 고등학교 이후 꿈속에도 그려 온 무대였다. 칼은 3점 라인 뒤에 있었고 해피가 그에게 가볍게 패스를 해 주었다. 상대 팀 선수들은 해피를 집중적으로 방어했고 그 덕분에 칼은 어떤 방해도 받지 않고 두 개의 슛을 연달아 성공시켰다. 세 번째 슛부터는 칼을 막기 위해 상대방이 방어를 했는데 계획대로 칼은 골대 근처에 있는 해피에게 패스를 해 주었고 세 번 연속 골을 넣는 데 성공했다. 그 경기에서 칼은 11개의 3점 슛을 던져 9개를 성공시켰고, 12개의 도움을 기록했는데 그중에 8개는 해피에게 준 것이었다. 물론 7개의 자유투도 완벽하게 성공했다. 19점의 차이로 그 경기를 이겼고 그 이후 칼은 모든 경기에 출전해서 그의 남은 대학 시절을 환상적으로 만들었다. 2학년 때 칼과 해피는 22승 4패라는 놀라운 기록을 이끌어 냈고 NCAA 토너먼트 16강전에서 연장 승부 끝에 패배하기는 했지만 엄청난 성공을 거두었다. 그다음 해 토너먼트에서는 결승전까지 진출해서 준우승을 했다. 또 그다음 해에는 결국 우승을 거머쥐었고 대학 코치들과 뉴욕 타임스 기자들의 투표로 선정되는 올해 최고의 대학 팀에 뽑혔다.

해피는 2학년 때부터 대학 올스타 팀에 들어갔고, 3학년과 4학년 때는 칼도 선정되었다. 해피는 1차 지명에서 NBA에 스카우트되었고, 작은 키로 인해 칼은 3차 지명을 통해 결국 NBA에 입성하게 되었다.

NBA 선수로 인생을 시작한 칼

만족이 없는 선수 생활

22세의 나이에 칼은 인생의 목표를 이루었다. 그의 목표는 NBA 선수로 뛰는 것이었다. 하지만 대학 시절 지역 방어에 익숙했던 칼에게 일대일 방식의 적극적인 대인 방어를 주로 하는 NBA 경기는 큰 부담이 되었다. 그는 항상 그보다 머리 하나가 더 크고 점프력이 월등한 선수들을 상대로 방어를 해야 했다. 결과적으로 그들을 방어하는 데 지쳐 버렸고 슛도 예전처럼 정확하게 던질 수는 없었다. 이를 극복하기 위해 그는 엄청난 체력 훈련을 했고 끊임없이 전술을 익히는 데 몰두했다. 하지만 이런 것만으로는 신체적 한계를 극복하기는 힘들었다. 통계상으로는 3점 슛 성공률, 자유투 성공률, 야투 성공률, 도움을 통한 공격 성공률 등이 모두 리그 내에서 최고를 기록했지만, 평균 득점에 있어서는 항상 다른 선수에게 밀렸다. 대학에서는 최고의 선수였지만, 프로 세계에서는 그는 평범한 선수에 지나지 않았던 것이다. 한 경기마다 15분 정도 뛰었고, 이는 전체 경기의 4분의 1 정도 되는 출전 시간이었다. 그는 주로 교체 선수로서 활약했다. 다른 선수들은 이 정도의 출전 시간만 주어져도 만족했다. 그들은 출전 시간이 적긴 하지만 자신들이 좋아하는 운동을 하고 있고 또한 그에 비해 많은 연봉을 받는다고 생각했다. 무엇보다 선수 생활에 치명적일 수 있는 부상을 당할 가능성이 줄어든다는 생각에 대부분 만족감을 표했다. 그러나 칼은 더 뛰어난 선수가 되기 위해 또다시 몸부림치기 시작했고 결코 현재에 만족할 수 없었다. 그는 불행했고 비참했다.

칼의 동반자 엘렌

첫인상 친밀한 관계를 맺거나 타인에게 의존하는 것을 두려워했기 때문에 칼은 고등학교 때에도 여자를 사귄 적이 없었으며, 대학생이 된 후에도 거의 데이트를 하지 못했다. 그는 여자에 대한 성적인 욕망과 친밀감에 대한 욕구를 극복해야 할 대상으로 여겼다. 대학교 4학년 때 칼은 3학년에 재학 중이었던 엘렌을 처음 만나게 되었다. 칼은 대학 졸업에 필요한 자원봉사 학점을 이수하기 위해 다운증후군 아이들에게 농구를 가르치고 있었다. 사회복지를 전공으로 하고 있으면서 그 아이들을 돌보고 있던 엘렌은 아이들을 향한 칼의 열정을 처음으로 느끼게 되었다. 다른 대학생들은 봉사활동을 단지 통과의례로 여기고 건성으로 하고 있었지만 칼은 그 아이들을 위해 직접 프로그램을 만들고 훈련할 때 필요한 도구들을 만들어 가져왔다. 경기장에서 자신의 위치를 기억하기 힘들어하는 아이들을 위해 각자의 위치에 서로 다른 색으로 표시를 했고 같은 색깔의 팔찌를 만들어 아이들에게 채워 주기도 했다. 그는 각각의 아이들의 재능을 알아보았고, 그것들을 키우기 위해 최선을 다했다. 부모들에게는 집에 가서 연습할 것들을 열심히 설명했고 각 아이들의 성취도를 그래프로 그려서 설명해 주었다. 그는 자신에게 쏟았던 열정과 같은 정도의 집중력을 가지고 그 아이들에게 농구를 가르쳤다. 이를 지켜보던 엘렌은 감동을 받았다. 그녀는 다른 대학생들이 봉사활동을 하러 와서 자기들끼리 이야기를 하며 시간을 보내는 것을 흔히 목격했지만 칼은 단 한 번도 그런 모습을 보이지 않았다. 그녀는 칼이 자신처럼 그 아이들을 깊이 이해하기 때문이라고 생각했고 그로 인해 칼에 대한 관심은 커져만 갔다. 몇 주 동안 조용히 그를 지켜보던 엘렌은 용기를 내어서 그에게 다가갔다. 그녀는 칼이 돕고 있는 몇 명의 아이들을 같이 돌보고 있었기 때문에 그가 아이들의 장애에 대해서 어떻게 생각하고 있는지 그리고 어떻게 도우려 하는지에 대해서 물어볼 수 있었다. 수개월 동안 그들은 자신들을 돌보던 아이들에 대해 진지한 이야기들을 나누었지만, 칼은 엘렌에게 개인적인 질문을 하지도 않았고 자신의 이야기도 하지 않았다. 그녀는 칼이 매우 뛰어난 운동선수이며 챔피언십의 우승컵을 자신이 속한 대학에 가져올 만큼 유명한 사람임을 알지 못했다.

바람이 음산하게 부는 추운 겨울날, 아이들의 부모 중 한 명이 경미한 교통사고로 인해 제시간에 아이를 데리러 오지 못하게 되었다. 아이의 부모가 도착할 때까지 칼과 엘렌은 그 아이와 함께 있었다. 엘렌은 생각지도 못했지만 칼은 그녀에게 대학에 있는 식당에 같이 저녁을 먹으러 갈 것인지 물어보았다. 그때까지 한 번도 이성 교제를 해 보지 못했던 두 사람은 만난 지 1년 후에 결혼하게 되었다.

결혼 생활 엘렌은 야심이 있지만, 정직하고 진지하며 성숙한 면을 가진 칼에게 푹 빠져 있었다. 그녀는 부모님을 '아빠' '엄마'라고 부를 만큼 가족들과 친밀하게 지냈고, 남자 형제들과도 마찬가지였다. 한편 칼은 자신의 가정과는 달리 대가족을 이루고 있으며 구성원들이 감정적으로 매우 친밀하게 얽혀 있는 아일랜드계 미국인 중산층 가정을 보면서 무언가 모를 불편함을 느꼈다. 비록 엘렌의 남동생들이 그토록 유명한 농구 선수가 자신의 집에 있다는 사실에 흥분하여 매 경기를 쫓아다녔지만, 그는 거의 아는 체도 하지 않았다. 6개월 동안 진행되는 NBA 정규 시즌 기간에 그는 엘렌의 동생들에게 단 한 차례의 안부전화도 하지 않았다. 그녀의 부모님들은 그가 우월감을 가지고 자신들을 무시한다고 화를 냈지만 엘렌은 그런 가족들에게 단지 칼이 농구 시즌 동안 너무 큰 스트레스에 짓눌려 무관심한 것뿐이라고 설득하곤 했다.

대학 졸업을 하고 엘렌은 칼의 프로 팀이 속해 있는 지역에서 공립 특수학교 교사로 자리를 잡았다. 칼의 연봉은 30만 달러가 넘었지만 그는 자신이 부상을 당하거나 문제가 생겼을 때 쓸 돈이 필요하다는 것을 이유로 무조건 아끼는 것이 현명하다고 생각했다. NBA 선수들은 사치스럽고 돈을 흥청망청 쓰기로 유명하지만, 두 사람은 2만 6천 달러 정도인 엘렌의 연봉에 맞추어서 생활했다. 침실 하나짜리 월세 집도 엘렌에게는 큰 문제가 되지 않았다. 그러나 칼은 항상 자신이 불행하다고 생각했으며 엘렌에게는 이것이 큰 고통이었다. 그녀는 칼을 행복하게 하는 것에 대해 강한 책임감을 느꼈고 그것이 삶의 목적이라고 믿고 있었다. 칼은 농구 시즌 중에는 거의 볼 수 없을 만큼 바빴기 때문에 그녀는 집안의 거의 모든 일을 도맡아 했고, 그에게 어떤 부담도 주지 않으려고 했다. 쇼핑부터 요리까지, 그리고 세금을 내는 일 등을 모두 혼자서 처리했다. 그녀는 결혼 첫해 농구 시즌이 끝나면 남편이 시간을 내줄 것이라는 기대가 있었다. 하지만 남편인 칼은 여전히 시간이 없었고 시즌 기간과 마찬가지로 엄청난 압박감을 느끼고 있었다. 엘렌은 그때까지도 자신의 헌신과 노력에 대해 남편이 단 한 번도 칭찬하거나 감사하는 마음을 표현한 적이 없다는 걸 미처 깨닫지 못했다. 더구나 칼은 엘렌이 저지르는 작은 실수에도 분노하고 가혹하게 몰아붙이기까지 했다. 칼 명의로 발행된 수표가 은행 잔고 부족으로 인해 부도 처리되었을 때 두 사람이 나눈 대화에서 이를 잘 알 수 있을 것이다.

칼: 이 수표는 집주인에게 낼 월세였어. 이런 일이 생기면 기록이 남는다는 것을 모르겠어? 우리가 월세를 늦게 내서 신용도가 떨어지면 어쩌려고 그래? 은행도 우리의 신용도를 낮출 거 아냐? 언젠가는 대출을 받아야 할지도 모르는데.

엘렌: 미안해요, 칼. 하지만 난 당신이 시키는 대로 하려고 했어요. 당좌예금 통장은 이율이 낮으니까 꼭 필요한 돈만 넣으라고 했잖아요.

칼: 내가 정확하게 하라는 말 안했어? 조금만 더 확인해 보면 그런 일 정도는 막을 수 있었을 거 아냐?

엘렌: 미안해요, 당신을 화나게 해서. 당신이 얼마나 스트레스를 받는데 이런 것까지 힘들게 하다니……. 내가 신경을 더 쓸게요.

칼: 이제는 미안하다는 말이 변명으로밖에는 안 들려. 결과가 중요해, 결과가.

'더 잘하겠다'는 말은 일종의 모토가 되어 엘렌의 삶의 핵심에 자리 잡았다. 하지만 아무리 노력해도 그녀의 남편을 만족시키는 것과 행복하게 하는 것 이 두 가지는 그녀에게 불가능한 것처럼 여겨졌다. 시즌 기간인 6개월 동안에는 칼의 신경질과 짜증이 극도로 심해져서 엘렌에게는 마치 살얼음판을 걷는 것처럼 힘들게 느껴졌다. 그녀는 남편과 대화를 하기 위해서 최선을 다해 적절한 주제를 찾았다. 하지만 그런 시간은 절대 오지 않았다. 그의 관심은 온통 경기에 집중되어 있을 뿐이었다. 충분한 출전 기회를 가지지 못한 것, 자유투나 슛에서 실수한 것, 공격 중에 공을 뺏긴 것, 경기에 지는 것, 그가 막고 있는 선수의 공격을 방어하지 못한 것 등이 칼의 머리를 가득 채우고 있었다. 어쩌다 엘렌에게 말을 걸 때도 있었지만 대부분 자신이 시킨 일을 제대로 처리하지 못한 그녀를 혼내기 위해서였다. 엘렌이 어떤 말이라도 하려고 하면 그는 항상 같은 말로 화를 냈다. "내가 얼마나 힘들고 고통스러운지 당신은 알기나 해? 얼마나 큰 부담을 느끼고 얼마나 집중을 해야 살아남을 수 있는지 말이야. 내가 살아남기 위해 얼마나 힘들게 몸부림치는지 조금이라도 안다면 그런 사소한 것들로 나를 괴롭히지 않을 거야." 하지만 엘렌은 전적으로 칼에 대한 생각뿐이었다. 그녀는 오로지 어떻게 하면 그를 편안하고 행복하게 만들어 줄 수 있을지에 관한 것들에 대해서만 고민했다. 시즌이 끝나고 쉬는 동안에는 칼은 자신이 다른 팀으로 방출되지 않을까 하는 두려움으로 힘들었다. 새로 영입한 가드가 팀에서 자신을 몰아내고 그 자리를 차지할지 모른다는 두려움 때문에 쉬는 기간 동안에도 미친 사람처럼 연습에 몰두했다. 엘렌과 칼은 문제가 생겼을 때 이를 해결하기 위한 대화만을 했으며 정서적 교감은 이루어지지 않았다. 엘렌이 외식하기에 적당한 멋진 식당이나 여름휴가 계획 같은 가벼운 주제로 이야기를 하면 칼은 항상 사소한 일이라고 하면서 대화를 회피해 버렸다.

가족계획 엘렌이 절대로 포기하지 않는 부분이 있었다. 그것은 아기를 가지는 문제였다. 그녀는 결혼한 지 3년 만에 아이에 관한 이야기를 처음으로 꺼내게 되었다.

엘렌: 당신이 바쁘다는 것은 알지만 꼭 해야 할 이야기가 있어요.

칼: 내가 얼마나 바쁜 사람인지 잘 알면서 무슨 말을 하려는 거야? 난 새로운 시즌을 준비해야 한단 말이야. 새로 온 선수가 내 자리를 뺏으려고 해. 그럼 우리가 뭘로 먹고 살겠어? 당신이 말하려는 게 그거야?

엘렌: 이제는 우리가 아기를 가져야 할 것 같아요.

칼: 정말 그런 말을 하기엔 최악의 타이밍이군. 아기를 낳으면 어떻게 먹여 살리려고 해? 당신은 큰돈을 벌지 못하고 난 언제 선수 생활을 그만둘지도 모르는데.

엘렌: 내년 연봉협상에서 50만 달러에 가까운 돈을 받기로 하는 계약이 성사되었다는 걸 신문에서 봤어요. 당신이 이제껏 벌어 온 돈 전부를 모아 왔잖아요. 다른 사람들은 내가 벌어 오는 돈 정도로 가족을 부양하면서 살아요.

칼: 무슨 소리야. 내 연봉에서 상당 부분은 세금으로 빠져나간단 말이오. 신문에는 50만 달러라고 났지만 내가 받는 돈은 훨씬 적단 말이야. 당신이 아는 교사들은 유산을 받아서 넉넉하게 살지 모르지만 우리는 달라. 우리는 부모님들에게 의지할 형편이 아니지 않소?

엘렌: 돈으로 가족의 가치를 계산할 수는 없어요.

칼: 뭐? 돈이 다가 아니라고? 우리가 해야만 하는 첫 번째 일은 집을 사는 거야. 근처에 좋은 학교가 있는 비싼 집 말이오. 세금, 비싼 유지비, 보험에 드는 비용을 합하면 엄청난 돈이 필요할 거라고. 아이를 낳게 되면 당신이 그만두거나 아니면 비싼 돈을 주고 가사 도우미를 써야 한다는 사실을 당신도 알지 않소? 아마도 가사 도우미는 당신이 직장에 가서 벌어 오는 것보다 훨씬 더 많은 돈을 요구하겠지. 엄청난 의료비가 필요할지도 몰라. 만약 애들이 항상 건강하게만 자란다면 그 많은 소아과병원들은 무엇으로 먹고 산단 말이오?

엘렌: 그럼 우리는 영원히 아기를 가질 수 없다는 말인가요?

칼: 중요한 것은 그게 아니라 우리가 아이를 가졌을 때 잘 키울 수 있을 만큼의 충분한 돈을 확보할 수 있는 장기적인 계획이 필요하다는 거야. 당신이

그런 계획을 짜 오면 내가 우리의 수입에 비추어서 타당한지 검토한 이후에 어떻게 할지 말해 주겠소. 그러고 나서 아이를 갖는 문제에 대해 생각해 봐도 늦지 않을 거요.

엘렌은 칼이 원하는 대로 충실하게 계획을 세웠다. 하지만 그런 계획에 대해 칼에게 말하면 그는 세세한 부분까지 따지면서 항상 이렇게 말했다. "지금 우리가 아이를 가지는 것은 무리야. 내년이나 그 이후에 생각해 보자고. 우리의 경제적 상황이 더 나아지면 말이야. 우리의 현재 경제 사정으로는 무리야 무리." 이때마다 엘렌은 좌절했다. 그녀는 돈이 없어서 애를 낳지 못한다는 말을 도저히 이해할 수 없었다. 빚은 하나도 없으면서 한 해에 적어도 수십만 달러의 돈을 저축하고 있었기 때문이다. 돈을 핑계로 아이를 갖지 않으려고 하는 그의 태도는 도저히 이해할 수 없는 것이었다. 그녀는 인생에 있어서 가장 중요한 문제에 대해 남편과 이야기할 기회를 더 이상 얻을 수 없었다. 아이를 낳고 새로운 가족을 만나는 기쁨에 관한 것들을.

엘렌은 아기를 너무 갖고 싶었다. 주변에서 아기와 함께 다니는 엄마들을 볼 때면 커다란 고통을 느꼈다. 그녀는 포기하지 않았다. NBA 시즌이 끝나는 매년 늦은 봄이 되면 그녀는 아이를 낳을 수 있는 '장기적인 가정경제 계획'을 문서로 작성해서 칼에게 보여 주었다. 그 내용은 해마다 추가되고 보완되었지만 그녀의 계획은 매년 거절되었다. 그 이유는 칼이 부상을 당하거나 일찍 은퇴할 경우에 생기는 문제에 대한 대책이 적절하지 못하다는 것이었다.

아들을 얻고 경기력을 잃다

칼은 9년 동안 같은 팀에 있었다. 그가 좋은 선수가 아니었다면 거의 불가능한 일이었다. 평균 득점은 12점에 불과했지만 그는 어떤 경우에도 팀에 도움을 주는 믿을 만한 선수로 명성을 얻었다. 그리고 꼭 필요한 순간에는 득점을 해 주는 선수였다. 그는 경기 초반에는 거의 출전하지 않고 주로 끝나 가는 시점에 기용되었다. 그는 공격 중에 결코 공을 빼앗기지 않았으며, 불필요한 반칙을 하지도 않았다. 그리고 세트플레이에 능했으며 적절한 시기에 정확하게 패스를 하는 데 뛰어났다. 기회만 주어지면 그는 3점 슛을 날렸는데 성공률은 NBA 최고 수준이었다. 파울로 자유투를 얻어 내면 거의 다 성공했다. 수년간의 선수 생활에서 결정적일 때 활약하여 팀을 포스트시즌에 진출시킨 영웅이기도 했다. NBA 선수 생활의 7년 차와 8년 차 때 그는 그의 팀을 챔피언십에 올려놓았으며, 여덟 번째 시즌에서는 두 번이나 경기 종료 직전에 슛을 성공시켜 챔피언십에서 팀이 승리하는 데 결정적 공헌을 했다. 이 경기로 인해 그는 미국 전역의 관심을 집중시켰고 최고의 교체 선수에게 주는 '베스트 식스맨'상을 수상했다.

그해 여름 칼의 소속 팀은 많이 인상된 금액의 3년짜리 재계약을 제안했다. 29세가 된 엘렌은 칼에게 아이를 갖자고 다시 한번 제안했다. 그는 성공적인 연봉협상과 3년짜리 재계약으로 인한 안정감이 생겨 못 이기는 척 아내의 제안을 수락했다. 그로부터 석 달이 안 되어 엘렌은 아이를 가졌고, 칼은 열 번째 NBA 시즌을 시작했다. 그리고 엘렌은 미첼이라는 이름의 아이를 낳았다.

농구 선수로 살아가면서 칼은 철저하게 연습하고 경기 전반에 대한 전술을 연구함으로써 자신의 신체적인 불리함과 한계를 극복했다. 그는 자신의 적수들을 이길 수 있는 비밀은 깊이 생각하고 뛰어난 전술을 구사하는 데 있다고 생각했다. 그러나 10년 차가 되자 그를 지탱하던 가장 큰 장점인 빠른 스피드가 사라져 감을 알 수 있었다. 새로운 경쟁자들은 더 빠른 스피드와 순발력을 보여 주었다. 그들에 관한 자료 화면을 보면서 칼은 그들이 가진 유연함에 놀랄 수밖에 없었다. 공격을 할 때 공을 뺏기는 빈도가 점점 더 늘어 갔고 패스 실수도 늘어 갔다. 경기장에서 무엇을 해야 할지는 정확하게 이해했지만 자신의 몸이 따라 주지 않는다는 것을 알게 되었다. 흔히 쓰는 말로 '한물가 버린' 선수가 되었다. 온몸이 지치고 부상을 당하게 되면서 기능이 떨어져 갔고 '절대 실수를 하지 않고 언제나 팀에 기여하는 선수'라는 그의 명성은 점점 퇴색해 갔다. 그는 이런 자신의 약점을 극복하고자 몸부림쳤고 그럴수록 자신과 엘렌을 미치기 직전까지 몰아붙였다. 공격을 하다가 실수를 하게 된 상황을 생각하고 또 생각했고 그로 인해 그는 화가 나서 미칠 지경이었다. 그는 경기장에서 짜증 많고 같이 경기를 하기에 부담스러운 선수로 전락해 버렸다. 결국 궁지에 몰린 것이다. 스스로 생각할 때는 영웅적인 승리를 거두어 온 선수였지만 다른 선수들 눈에는 우울하고 자신의 생각 속에 갇혀 버린 선수에 불과했다. 이때 엘렌은 자신이 버려졌다는 기분에 빠졌고 아이를 혼자서 키우고 있는 자신을 발견했다. 교회나 이웃에서는 물론이고 아이 때문에 병원을 가더라도 그곳에서 아이를 같이 데리고 다니는 아빠와 엄마들을 볼 수 있었다. 하지만 칼은 아이로부터 전적으로 멀어진 상태였다. 훈련을 마치고 돌아와도 칼은 엘렌에게 그녀의 하루가 어떠했는지, 미첼이 하루 동안 얼마나 자랐는지 결코 묻지 않았다. 그는 그의 아이를 한 번도 안아 주지 않았고 같은 방에 있어도 눈길 한 번 주지 않았다. 그는 훈련을 마치고 집에 오자마자 다쳐서 힘들다는 말과 선수 생활을 그만둘지도 모른다는 두려움만을 토로했다. 그리고 한 시간 정도 스트레칭을 하고 아픈 관절에 얼음찜질을 하고는 자기 방에 들어가서 자는 게 그의 일상이었다. 칼에게 아이를 키우는 기쁨을 일깨워 주기 위해 엘렌이 아무리 노력을 해도 그는 냉담했고 자신의 세계에 빠져서 살 뿐이었다. 그녀는 수년간의 결혼 생활 속에서 그들 부부 사이가 불평등한 관계임을 알고 있으면서도 견뎌 왔지만, 아이에 대한 칼의 냉담함은 더 이상 참기 힘들었다. 그녀는 처음으로 결혼에 대해 회의를 느끼게 되었다.

바닥보다 더 깊은 침체

어느 날 칼은 경기 중에 자신보다 몸무게가 두 배는 더 나가는 거대한 센터와 부딪히게 되었다. 넘어지면서 칼의 오른쪽 다리가 상대 선수의 육중한 몸에 깔리게 되었고 무릎뼈는 산산조각이 났다. 무릎에 있는 중요한 인대까지 끊어졌고, 관절의 기능을 회복하기 위해서는 수술을 통해 뼈와 조직의 손상을 치료해야만 했다. 또한 꾸준한 재활치료도 필수적이었다. 팀 닥터는 그에게 이번 시즌은 뛸 수 없을 거라고 했지만 이 말은 그에게 프로 선수 수준의 경기를 다시는 할 수 없다는 것을 의미했다. 칼은 의사가 말한 무릎 관절의 비관적인 예후에 관해 애써 무시하려고 했다. 그리고 다리 근육과 무릎 관절의 회복을 위한 재활 과정에 필사적으로 매달렸다. 그의 계획은 봄과 여름 동안 재활치료를 철저히 받아 가을부터 시작되는 공식 경기에 선수로서 복귀하는 것이었다. 다리 근육과 무릎 관절의 회복 속도는 관계자들을 놀라게 했지만 정작 코치들은 그의 상태에 대해서 회의적이었다. 코치들은 칼의 오른쪽 다리의 움직임이 늦어져 지시한 대로 움직일 수 없고, 이로 인해 재빠르게 패스를 하는 데 지장이 있다는 것을 알게 되었다. 소속 팀이 칼에 대한 권한을 포기했기 때문에 그는 NBA 규정에 따라 다른 팀으로 옮길 수 있게 되었다. 하지만 그 어느 팀도 칼을 원하지 않았고 그는 크나큰 충격에 빠졌다. 그의 에이전트가 여러 구단에 제의를 해 보았지만 돌아오는 대답은 칼은 부상으로 인해 더 이상 예전 기량을 되찾을 수 없을 거라는 말뿐이었다. 칼에게는 모든 사실이 명백해졌다. 선수로서의 생명이 끝난 것이다.

그의 삶에 최초로 목표도 방향도 잃어버린 순간이 나타났다. 칼이 그토록 헌신했던 팀이 그에게 건재함을 증명할 최소한의 기회도 주지 않았던 것이다. 그는 엘렌에게 불같이 화를 냈다.

칼: 미첼이 태어난 이후로 당신은 나에게 무관심했잖아. 내가 부상에서 벗어나려고 몸부림칠 때 당신은 손가락 하나 까딱하지 않았지. 당신은 내가 얼마나 힘들었는지 관심도 없었어.

엘렌: 그건 말도 안 돼요. 당신이 얼마나 힘들었는지 알고 있다고요. 더 이상 농구를 할 수 없다는 생각에 당신이 얼마나 힘든지 잘 알아요.

칼: 그따위 값싼 동정심은 필요 없고, 도대체 내가 어떻게 해야 하는지 말해 달라고.

엘렌: 그럼 내가 제안을 할게요. 당신의 부상이 어쩌면 우리에게 축복이 될지도 몰라요. 당신 일에 스트레스를 받지 않고 우리가 같이 있을 수 있는 시간이 생긴 거잖아요. 미첼이 태어난 지 2년이 되었는데 당신은 단 한 시간도 그 아이와 같이 있어 본 적이 없어요.

칼: 그런 제안이 내 기분을 좋게 할 거라고 생각한 거요? 프로 선수로서의 내 인생은 완전히 끝났어. 그리고 당신은 내가 남편으로서도 실패했다고 말하는군.

수개월 동안 칼은 점점 더 혼자만의 세계로 빠져 갔다. 부상 이전의 그의 일과는 새벽에 일어나 체육관으로 가서 운동을 하는 것이었다. 하지만 부상 이후에는 위성 방송에서 해 주는 운동 경기를 밤새도록 보고 다음 날 늦잠을 자곤 했다. 그는 잠옷 바람으로 하루 종일 자신의 침대 밖에 나오지 않으려고 했다. (그는 미첼이 태어나자 엘렌에게 각방을 쓰자고 제안했었다. 그녀는 남편의 잠을 방해하지 않기 위해 이에 동의했다.) 그는 모든 일에 흥미를 잃었다. 엘렌은 그의 방에 음식을 가져다주었고, 그는 더 이상 전화를 받지도 메일을 읽지도 않았다. 엘렌은 칼에게 우울증이 있다고 확신했으나 그가 치료를 받도록 설득할 수는 없었다. 그녀는 전과 달리 자신의 기분도 가라앉고 있으며 우울감이 심해지고 있음을 알았다. 결혼 생활의 첫해에 엘렌은 그가 은퇴하게 되면 훨씬 여유롭게 두 사람만의 시간을 보낼 수 있을 것이라고 생각했다. 하지만 그녀는 이것이 착각이었음을 뒤늦게 알게 되었다. 은퇴 이후 그는 점점 더 자기만의 세계에 빠져들었고, 우울해졌으며 무기력해졌다.

그녀는 절박하게 그의 대학 시절 친구와 팀 동료였던 사람들에게 도움을 구했다. 특히 그의 룸메이트였던 해피에게 도와 달라고 부탁했다. 당시 해피는 여전히 NBA의 최고 센터 중의 한 명으로 활발히 활동하고 있었다. 해피는 그의 매니저에게 칼을 치료할 최고의 의사를 알아보도록 했고 내가 칼을 치료하기 위한 정신과 의사로 선택되었다.

엘렌: 칼이 정신과 치료를 받도록 하고 싶은데 현재로서는 방법이 없네요. 그에게 전문가의 도움을 받자고 하면 계속해서 내게 화만 내요. 요즘 같아서는 침대에서 그를 끌어낸 것만 해도 기적 같다는 생각이 들어요.

해피: 진료 예약을 했다든가 나에게 전화를 했다는 말은 아예 하지 마세요. 내

가 진료 예약을 하고 그날 비행기를 타고 집으로 갈게요. 내가 그를 설득해서 진료를 받도록 할 생각입니다.

진료 예약이 된 날 해피는 칼의 집에 나타났고, 의사에게 가 보자고 말했다.

칼: 이렇게 만나게 되니 반갑네. 오늘은 의사와 만나고 싶지 않네. 엘렌에게 그 약속을 취소하게 하고 다른 날 가 보도록 하지.

해피: 내가 숙제를 안 할 때 자네가 나에게 했던 말 기억나나? 자네가 항상 하던 말은 "지금 당장 해."였다고. 그때 자네는 책상을 방문 앞에 옮겨 놓고, 내가 숙제를 마치지 않고서는 밖에 나가지 못하게 했지. 지금의 자네는 도움이 필요해. 내가 캘리포니아에서 머나먼 이곳까지 찾아온 건 자네를 바로 병원에 데리고 가기 위해서였어.

해피는 칼을 리무진에 태워 끌고 가다시피 해서 병원으로 데리고 갔다. 나는 그와 2시간 정도 면담을 했고 그 내용은 아래와 같다.

유도프스키 박사: 엘렌과 해피를 통해서 당신에 관한 많은 이야기를 들었습니다. 내가 볼 때 당신에게는 두 가지 정신과적인 진단을 내릴 수 있을 것 같습니다. DSM에 의한 진단 기준으로 보면 일단 주요 우울증에 해당한다고 볼 수 있지요. 우울증은 행동적인 면, 기분적인 면 그리고 일상생활에 있어서도 큰 영향을 미치는 심각한 뇌질환입니다. 좋은 소식은 약물치료와 정신치료를 병행한다면 빠른 시간 내에 회복할 수도 있다는 겁니다.

칼: 나도 내가 우울증에 해당하는 증상이 있다는 것을 인정합니다. 그리고 이것이 뇌질환이라는 말씀을 하셨는데 이것은 무슨 의미인가요?

유도프스키 박사: 좋은 질문이군요. 오늘 면담이 끝난 후 당신에게 최근의 논문 한 편을 드리겠습니다. 그 내용은 우울증이 뇌의 문제와 관련이 있다는 것을 입증하는 유전학 및 역학 조사 결과입니다. 그것을 읽어 보시기를 바

랍니다. 또한 항우울제가 어느 정도 효과가 있는지를 정리해 놓은 내용도 드리도록 하지요.

칼: 내 머리에 영향을 미치는 약을 먹기 전에 당신이 준 자료들을 모두 검토하도록 하겠습니다. 아, 그리고 당신이 아까 우울증 이외에도 한 가지 더 있다고 한 정신과적 진단은 무엇인가요?

유도프스키 박사: 성격장애라고 불리는 진단입니다. 이 진단 기준은 당신의 우울증 치료가 어느 정도 진행된 다음 좀 더 정확하게 평가할 수 있을 것이라고 생각됩니다.

칼: 나는 코치나 전문가들을 하는 말이 어느 정도 설득력이 있다면 전적으로 신뢰하는 편입니다. 당신이 하는 말이 옳다는 생각이 들고 나에게 도움이 된다면 어떤 환자보다 더 열심히 치료에 임할 생각입니다.

유도프스키 박사: 당신의 우울증과 약물치료에 관해서 조금 더 설명하도록 하겠습니다. 우울증 증상이 호전될 때까지 일주일에 두 번 정도 만나기로 하지요. 당신이 허락한다면 치료 중간중간에 부인이 올 수 있도록 하겠습니다.

나는 6주 동안 정기적으로 칼을 만났다. 이를 통해 엘렌과 칼로부터 이제까지의 이야기를 자세히 들을 수 있었다. 치료를 시작한 지 2주가 지난 후에 나는 그에게 적극적인 운동 요법을 실시하도록 권고했다. 그는 평생 동안 지독하게 운동을 해 왔고 지난 3개월 동안의 우울감은 운동 부족 때문일 수도 있다고 고백했다. 나는 칼에게 그가 강박성 성격장애obsessive-compulsive personality disorder를 갖고 있는 것으로 보인다고 밝혔다. 이 질환의 진단 기준은 〈표 8-1〉에 나와 있다.

표 8-1 강박성 성격장애의 진단 기준(DSM-IV-TR에서 약간 수정됨)

정리정돈에 몰두하고 완벽주의, 마음의 통제와 대인관계의 통제에 집착하는 광범위한 행동 양식으로서, 이런 특징은 융통성, 개방성, 효율성의 상실이라는 대가를 치르게 한다. 성인기 초기에 시작되고 여러 상황에서 나타나며, 다음 중 4개 이상의 항목을 충족시킨다.

1. 사소한 세부 사항, 규칙, 목록, 순서, 시간 계획이나 형식에 집착하며, 일의 큰 흐름을 잃고 만다.
2. 일의 완수에 방해가 될 정도의 완벽주의를 보인다. (예: 자신의 지나치게 엄격한 표준에 맞지 않기 때문에 계획을 마칠 수가 없다.)
3. 여가 활동과 대인관계에 필요한 시간을 희생하고 지나치게 일과 생산성에만 몰두한다. (이러한 경향은 경제적 필요성과는 무관하다.)
4. 도덕, 윤리 문제 또는 가치 문제에 있어서 지나치게 양심적이고, 고지식하며, 융통성이 없다. (이러한 경향이 문화적 또는 종교적 배경에 의해서 설명되지 않는다.)
5. 낡아 빠졌고 실질적인 쓸모가 없을 뿐 아니라 감상적인 가치조차 없는 물건도 버리지 못한다.
6. 자신의 방식을 그대로 따르지 않으면 타인에게 일을 맡기거나 같이 일하기를 꺼려한다.
7. 자신과 타인 모두에게 인색하다. 돈은 미래의 재난에 대비해서 저축해야 한다고 생각한다.
8. 경직성과 완고함을 보인다.

출처: American Psychiatric Association: *Diagnostic and Statistical Manual of Mental Disorders*, 4th Edition, Text Revision. Washington, DC, American Psychiatric Association, 2000, p. 729. 허락하에 사용함.

강박성 성격장애에 관하여

강박성 성격장애의 진단적 특징들(DSM-IV-TR, pp. 725-727에서 약간 수정됨)

강박성 성격장애를 가진 사람은 규칙이나 사소한 사실에 고통스러울 정도로 집중하는 특성이 있다. 그리고 이 때문에 중요한 목적이 가려지게 된다. 어떤 사람들은 한 가지 일을 과도하게 반복하면서 세부적인 사항에 집착한다. 그리고 발생할 수 있는 실수를 대비하기 위해 총력을 기울인다. 그들은 이런 행동들로 인해 일이 지연될 때 다른 사람들이 불편해한다는 사실을 깨닫지 못한다. 예를 들어 대부분의 사람은 자신이 일의 순서를 잘못 정하게 되면 다른 방식으로 바꿈으로써 좀 더 효율적인 방식으로 일을 진행한다. 그러나 강박성 성격장애를 가진 사람은 일의 잘못된 순서를 바로잡기보다는 애초의 계획대로 일이 진행되었는가를 집요하게 확인하는 데 온 신경을 다 쓰게 된다. 그러므로 시간 분배에 어려움을 겪게 되며 가장 중요한 일이 항상 마지막에 놓이게 된다. 완벽주의와 스스로 부과한 높은 수준의 기준을 충족시키느라 실제적으로 상당한 기능 저하를 가져오게 되고 주변의 사람들은 이런 면 때문에 큰 스트레스를 받게 된다. 강박성 성격장애를 가진 사람은 어떤 프로젝트를 맡게 되면 모든 사소한 일을 완벽하게 하기 위해 꼼꼼히 확인하느라고 그 프로젝트를 끝내지 못한다. 예를 들어 강박성 성격장애가 있는 작가는 글을 쓸 때에도 계속해서 반복해서 고치는 작업을 하느라고 원고를 완성하지 못하며 마감 시간을 항상 어기게 된다.

강박성 성격장애를 가진 사람은 일을 하는 데 있어 일 자체와 그 결과만을 신경 쓰게 된다. 그들에게 가족 간의 약속이나 휴가 계획은 항상 부차적인 문제에 불과하다. 그들이 이런 경향을 보이는 것은 꼭 돈을 더 많이 벌기 위해서만은 아니다. 그들은 저녁 시간이나 주말에 쉬는 것을 용납하지 못한다. 즐거움을 얻기 위한 행동은 항상 연기하고 결국 휴가 계획은 없었던 일이 되고 만다. 휴가를 떠나게 되면 항상 불안해하고 그곳에 가서도 일거리를 찾게 된다. 만약에 친구들과 같이 시간을 보낸다면 주로 엄격한 규칙이 정해진 스포츠와 같은 활동을 하게 된다. 취미를 선택할 때조차 극도의 주의력과 고난이도의 활동이 필요한 것들을 선호한다. 그들은 항상 무언가를 완벽하게 하는 데 초점을 맞춘다. 이 사람들에게는 놀이도 하나의 질서를 배우는 방법에 불과하게 된다. (즉, 걷지도 못하는 아이에게 가지고 놀던 플라스틱 링을 제자리에 놓도록 강요하고, 걷기 시작한 아이에게는 세발자전거를 선에 맞추어서 세워 놓기를 원한다. 스스로도 게임을 즐기지 못하고 엄격한 규칙에 집착한다.)

강박성 성격장애를 가진 사람은 윤리나 가치, 혹은 양심에 대해서 경직된 태도를 보이고 과도하게 집착하는 양상을 가진다. 그들은 그들 자신과 다른 사람에게 엄격한 도덕적 규칙을 강요한다. 자신의 실수에 대해서도 무자비하게 자책하는 특성이 있다. 또한 환경이나 상황에 따라서 적절하게 규칙을 변경하지 못하고 규칙과 권위를 지나치게 '숭배'하고 고지식하게 따르는 특성이 있다. '빌리거나 빌려 주는 것은 나쁜 것이다.'라는 규칙을 가진 사람은 친구가 급한 사정으로 전화를 하기 위해 동전을 빌려 달라고 부탁할 때 그러한 원칙 때문에 돈이 있어도 빌려 주지 않게 된다. 이런 사람들은 또한 너무나 낡아서 더 이상 전혀 필요가 없는 물건을 버리지 못하게 한다. 그들은 이런 물건을 버리는 것이 낭비일 뿐 아니라 '언제 다시 필요할지 모르는' 상황을 대비하지 않는 것이라고 여기기 때문이다. 그들의 배우자나 룸메이트는 철이 지난 잡지, 고장 난 기계 등 잡다한 물건 때문에 힘들어하고 고통받는다. 강박성 성격장애를 가진 사람은 다른 사람들과 같이 일하는 것을 극도로 싫어한다. 부득이하게 같이 일하게 되면 다른 사람들에게 자신의 방식을 강요하게 된다. 하다못해 잔디를 깎거나 접시를 닦고, 자전거를 정리할 때도 자신만의 방식을 강요하고 그 밖의 창조적이고 새로운 방법을 경멸한다. 그들은 자신이 일을 어떻게 해야 할지 모르는 상황에서도 다른 사람의 도움을 거절한다. 단지 자신만이 일을 제대로 해낼 사람이라고 굳게 믿기 때문이다.

그들은 자신들이 가진 자산에 비해 터무니없이 적은 비용을 지출하므로 구두쇠라는 말을 들으며 살아간다. 그리고 소비는 엄격하게 통제되어야 하며 미래를 위해 자신의 자산은 반드시 비축되어야만 한다고 굳게 믿는다. 또한 지나치게 엄격하고 심하게 경직되어 있다. 한 가지 방법대로만 일을 하려고 하며 다른 사람의 생각을 배척하고 만다. 모든 일에 과도하게 자세한 계획을 필요로 하며 변화를 싫어한다. 자신의 관점에는 특별한 의미가 있다고 생각하고 이를 지나치게 강요하고 다른 사람들의 의견을 듣지 않는다. 친구나 동료들은 이런 지나친 경직성 때문에 대단히 힘들어하게 된다.

강박성 성격장애에 대한 심리학적 이해

프로이트와 다른 많은 초기 정신분석가들은 강박성 성격장애를 인격적인 문제로 이해하고 이를 진단할 수 있는 기본적인 틀을 만들었다. 이에 따르면, 다른 사람의 의견에 대한 일방적 무시, 완벽주의, 질서에 대한 집착, 과도한 근검절약 등이 강박성 성격장애의 특징이었다. 하지만 중요한 것은 그들이 이런 특징을 아이의 중요한 심리적 발달과 연결시켰다는 것이다. 이들 이론가에 따르면 아기는 자가성애autoeroticism라고 불리는 상태로 태어나는데 이것은 모든 정신적 · 신체적 에너지가 자신에게만 투입되는 상태를 의미한다. 아이는 18개월 전까지 세상을 탐색하면서 새로운 경험을 쌓아 나가는데 주로 구강을 통해 탐색하게 되므로 이 시기를 구강기라고 부른다. 만약 이 시기에 큰 어려움이나 좌절감 없이 발달이 진행된다면 구강기에서 항문기로 넘어가게 된다. 만약 아동에 대한 학대나 무관심한 상태가 지속되면 다음 단계로 넘어가지 못하고 구강기에 고착된다(Freud 1908/1959). 구강기에 고착된 성인은 과도한 의존성을 보이거나 타인을 신뢰하는 데 어려움을 겪게 되고 편집증적 증상, 자기애적 상태, 우울증을 보이게 된다. 항문기(18~30개월 정도)에는 주로 모든 관심이 자신의 신체적 기능에 모이게 되는데 대표적인 것이 배설물에 대한 것이다. 이 시기에 남자아이나 여자아이에게 가장 중요한 발달 과정은 배변 훈련이다. 아이는 점점 자신이 배변을 제대로 하느냐 마느냐가 부모의 기분을 좌우한다는 것을 알게 된다. 이 시기에 부모와 아이 사이에 힘겨루기가 시작되고 아이는 이 시기를 통해서 '싫어'의 의미와 힘에 대해서 알게 된다. 이것을 통해 권위를 어떻게 받아들이는지가 결정되고 '좋은' 사람과 '나쁜' 사람에 대한 개념도 생겨나게 된다. 이 시기에 적절한 발달이 이루어지지 않으면 항문기에 고착되는 현상이 생긴다. 강박성 성격장애의 특징인 권위자에 대한 과도한 순종, 완벽주의, 경직된 사고, 돈에 대한 집착, 다른 사람을 과도하게 통제하려는 시도 등은 모두 바로 항문기의 고착에서 비롯된다. 자신과 다른 사람을 통제하려는 노력이 좌절되면 혼란스러워하고 좌절감에 고통스러하게 된다. 프로이트는 또한 대변을 참고 또 배설하는 과정에서 항문 내부의 민감한 조직을 통해 쾌감을 느낄 수 있다고 믿었다. 이 시기에 문제가 발생하게 되며, 소위 항문가학증anal sadism적인 성향을 가지게 되는데, 이것은 다른 사람이 고통을 당하고 즐거움을 빼앗기는 상황 속에서 쾌감을 느끼는 상태를 의미한다. 프로이트와 그 이후의 정신분석학자들의 이론은 글렌 가바드(Glen Gabbard 1999)와 스티븐 마머(Stephen Marmer 2003)의 저서를 통해 확인해 볼 수 있다.

강박성 성격장애와 강박증의 차이점

DSM-IV-TR에서는 강박성 성격장애와 강박증obsessive-compulsive disorder의 차이에 대해서 기술하고 있다. 진단명도 비슷하고 증상에 있어서도 공통점이 많이 있기 때문에 이 두 가지의 진단은 환자뿐 아니라 치료진들에게도 논란의 대상이 되어 왔다. 통계적으로 보면 강박증 환자의 3분의 1 정도가 강박성 성격장애의 진단 기준을 만족시킨다(Bejerot el al. 1998). 비슷한 점이 많지만 두 진단 사이에는 병의 경과와 치료와 관련하여 큰 차이점이 있다. 결론적으로 말하면 강박성 성격장애는 성격장애에 속해 있고, 강박증은 불안장애에 속해 있다. 불안장애에는 공황장애, 공포증, 범불안장애, 외상 후 스트레스 증후군이 같이 포함되어 있다. 강박성 성격장애를 가진 사람들도 불안을 느낄 수 있지만 그 정도나 강도는 강박증 환자를 따라갈 수가 없다. 또한 강박증 환자들은 자신의 증상이 문제가 있다는 것을 알고 이를 고치려고 하는 특성(자아 이질성)이 있다. 이에 반해 강박성 성격장애를 가진 사람들은 자신의 행동 방식을 스스로 잘 수용하며 바람직하다고 여기는 특성(자아 동질성)이 있다. 강박성 성격장애를 가진 사람은 자신의 증상에 대해서 별로 힘들어하지 않기 때문에 다른 사람들이 자신 때문에 힘들어하는 것을 알게 된 순간 깜짝 놀라게 된다.

강박증의 핵심 증상은 ① 지속적으로 떠오르고, 집중을 못 하게 할 정도로 강력하며, 모든 시간을 소모시켜 버리는 강박사고obsession라 불리는 증상과 ② 강박사고가 떠오를 때마다 이를 줄이기 위해 반복적으로 하게 되는 강박행동compulsion 두 가지로 구성된다. 강박사고는 하나의 사고, 즉 생각이라고 볼 수 있고 강박행동은 충동적인 행동으로 볼 수 있다. 강박사고의 예로는 주변 환경이 더러워서 자신이 죽을지도 모른다는 불안감에 깊이 빠져 있는 것을 들 수 있다. 강박증 환자는 문손잡이, 침실의 물건, 식기도구 같은 것들은 물론이고 버스, 택시, 비행기 같은 대중교통 수단도 치명적인 감염의 통로가 된다고 믿는다. 그들은 하루 종일 감염될 위험에 대해서 걱정하고 이를 막는 방법을 생각해 낸다. 이런 시도들이 성공하지 못하면 불안감을 덜기 위해 다양한 행동을 반복적으로 하게 되는데 이것이 강박행동이다. 강박행동이 시작되면 다른 사람과 만난 이후 하루 종일 손을 씻게 되고, 다른 사람의 손이 닿았다는 생각이 들어 아파트 문손잡이를 세제로 계속해서 씻게 되며, 한 번 쓴 수건은 다시 쓰지 않고 버리게 된다. 이러한 충동을 이겨 내고자 몸부림치지만 결국 굴복하고 반복적인 강박행동에 빠지게 된다. 강박증은 전 인구의 약 2.5%에서 찾아볼 수 있고(Regier et al. 1988), 남자보다 여자의 발병률이 조금 더 높은 것으로 알려져 있다. 그러나 여성의 경우 대체로 20대 때 강박증의 첫 증상이 나타나는 것과 달리, 남성은 첫 증상이 좀 더 일찍(종종 청소년기에) 나타나는 것으로 알려져 있다(Weissman et al. 1994). 90% 이상의 강박증 환자들이 강박사고와 강박행동을 둘 다 보여 주고 있으며, 이들 중에서 28%가 주로 강박사고로 인해 고통스러워하고 20%는 주로 강박행동 때문에 고통스러워하는 것으로 알려져 있다. 양쪽 증상 모두로 고통스러워하는 사람은 강박증 환자 중 50% 정도이다(Foa et al. 1995). 강박증의 진단 기준은 〈표 8-2〉에서 확인할 수 있다.

표 8-2 강박증의 진단 기준(DSM-IV-TR에서 약간 수정됨)

A. 강박사고 또는 강박행동

1. 신경에 거슬리며 부적절하게 느껴지는 반복적이고 지속적인 사고, 충동, 심상이 현저한 불안이나 고통을 불러일으킨다.
2. 그러한 사고, 충동, 심상은 실생활 문제를 단순히 지나치게 걱정하는 것이 아니다.
3. 개인은 이러한 사고, 충동, 심상을 무시하거나 억압하려고 하며 다른 생각이나 행동에 의해 중화하려고 한다.
4. 개인은 강박적인 사고, 충동, 심상이 (사고 주입의 경우처럼 외부에서 강요된 것이 아닌) 자신의 정신적인 산물임을 인정한다.
5. 반복적인 행동(예: 손 씻기, 정돈하기, 확인하기) 또는 정신적인 활동(예: 기도하기, 숫자 세기, 속으로 단어 반복하기)을 보이며, 이러한 증상은 개인의 강박사고에 대한 반응으로, 또는 엄격하게 적용되어야 하는 원칙에 따라 수행되어야 한다는 압박감을 동반한다.
6. 강박행동이나 정신적 활동의 목적은 고통을 예방하거나 감소시키고, 두려운 사건이나 상황을 방지하거나 완화하는 것이다. 그러나 이런 행동이나 정신적 활동은 실제로는 그러한 목적에 부합하지 않으며 명백하게 지나친 것이다.

B. 이 장애가 경과되는 도중 어느 시점에서 강박사고나 강박행동이 지나치거나 비합리적임을 인식한다.
(주의: 이 조건은 소아에게는 적용되지 않는다.)

C. 강박사고나 강박행동으로 인해 하루에 1시간 이상이 소요되며, 그러한 강박사고나 강박행동이 심한 고통을 초래하거나 정상적인 일, 직업적(또는 학업적) 기능, 또는 사회적 활동이나 사회적 관계에 심각한 지장을 초래한다.

출처: American Psychiatric Association: *Diagnostic and Statistical Manual of Mental Disorders*, 4th Edition, Text Revision. Washington, DC, American Psychiatric Association, 2000, pp. 462-463. 허락하에 사용함.

강박성 성격장애의 생물학적 측면

전 인구 중 1% 정도와 외래 치료를 받는 정신과 환자의 3~10% 정도가 강박성 성격장애를 갖고 있는 것으로 알려져 있다. 그리고 남자의 발병률이 여자보다 두 배 정도 높은 것으로 보인다. 아쉽게도 이 질환을 일으키는 유전자에 대한 연구 중에 신뢰할 만한 것이 없는 상태이다. 강박증 환자의 상당수(3분의 1 정도)는 강박성 성격장애의 진단 기준에도 부합하고, 강박증에 대한 신경생물학 및 유전학 연구가 강박성 성격장애에 관한 것보다 훨씬 더 많이 진행되었다. 그러므로 강박증의 생물학적 특성을 참조하여 강박성 성격장애를 설명해도 무리가 없다고 생각한다. 그러므로 강박증에 대한 발견이 강박성 성격장애에도 적용될 수 있을 것으로 판단된다.

강박증의 생물학적 측면

명확하지는 않지만 쌍생아 연구를 통해 볼 때 유전적인 요소가 강박증과 관련되어 있다고 볼 수 있다. 일란성 쌍생아는 이란성 쌍생아에 비해 강박증이 양쪽 모두에게 발생할 가능성이 높은 것으로 나타났다(Andrews et al. 1990; Carey and Gottesman 1981). 가족력 연구에 따르면, 강박증과 아무 상관도 없는 가정에서 태어난 사람에 비해서 가까운 친척 중에 강박증 환자가 있는 사람의 발병률이 네 배 정도 높게 나타난다(Nestadt et al. 2000). 강박증 발생과 관련된 입양아 연구는 찾을 수 없었다. 틱이나 뚜렛과 같은 운동 장애와 강박증의 관계를 연구한 논문도 많지는 않지만 발견할 수 있었다. 뚜렛 장애를 가진 사람의 친척은 그렇지 않은 사람보다 강박증의 발병률이 높다는 보고도 있으며, 강박증 환자는 그렇지 않은 사람보다 틱과 뚜렛의 발병률이 더 높다는 보고도 있다(Fyer 1999).

최근의 연구는 주로 뇌영상을 통해 강박증 환자의 뇌의 어느 부위에 이상이 있는지를 밝혀내는 데 집중되고 있다. 한 연구에서는 강박증 환자의 뇌에서 복내측 피질, 기저핵, 시상 부분의 활동량이 증가된 것이 관찰되었다(Rauch and Baxter 1998). 또 다른 연구에 의하면 대조군에 비해 총 백질의 양이 감소하고 피질이 증가된 것으로 나타났다. 이 부분에 대해서 더 관심이 있는 사람은 스타인과 휴고(Stein and Hugo 2003)의 책이나 피츠제럴드와 동료들(Fitzgerald et al. 1999)의 논문을 찾아보면 도움을 받을 수 있을 것이다.

강박증과 신경전달물질의 관련성은 많이 언급되어 왔으며, 세로토닌과 도파민을 비롯하여 다양한 신경전달물질들에 대한 연구가 이루어져 왔다(Russel et al. 2003, Stein and Hugo 2003, pp. 1054-1055). 항우울제(특히 선택적 세로토닌 재흡수 억제제)가 강박증에 뛰어난 효과를 나타낸다는 사실이 입증되었고 많은 연구가 이를 뒷받침하고 있으므로 강박증과 세로토닌은 밀접한 관련이 있다고 생각된다. 강박증에 대한 치료는 주로 약물치료와 정신치료(예: 인지행동치료) 두 가지를 혼합해서 이루어지게 된다. 〈표 8-3〉에서는 강박성 성격장애 치료에서 중요한 원칙들을 설명해 놓았다.

표 8-3 칼 아들러의 사례를 통해 살펴본 강박성 성격장애 치료의 주요 원칙 Ⅰ: 정신과적 병력

병력적 사실	주요 원칙	해석
칼의 부모는 칼에게 물질적으로는 풍족하게 채워 주었지만 감정적으로 지지해 주지는 못했다.	강박성 성격장애가 있는 사람은 관계보다 물질적인 것에 가치를 둔다.	어린 시절에 무관심이나 거절감 때문에 받은 상처나 분노는 성장한 후에 친밀감을 형성하는 데 어려움을 준다.

칼은 스포츠에 빠져들게 되었다.	강박성 성격장애가 있는 사람은 외적인 성취를 과도하게 중시한다.	강박성 성격장애가 있는 사람 중에서 충분히 사랑을 받지 못했다고 느낀 사람은 외적인 성취로 그것을 대신 채우려 한다.
칼은 성공적인 농구 선수가 되었다.	강박성 성격장애가 있는 사람이 학문이나 스포츠를 비롯한 직장에서 성공하는 경우가 있다.	강박성 성격장애가 있는 사람은 목적, 준비, 조직, 생산성에 몰두하면서 성공적인 결과를 만들 때가 있다.
칼은 자신의 성공에서 만족과 기쁨을 발견하지 못했다.	강박성 성격장애가 있는 사람은 자주 불안과 불행함을 느낀다.	기본적으로 사람들은 자신들이 한 일 때문이 아니라 있는 그대로 사랑받기를 원한다.
칼은 실수를 저지르거나 열심히 하지 않는 사람들에 대해서 분노를 표현했다.	강박성 성격장애가 있는 사람은 그들 자신이나 다른 사람들을 몰아붙이는 경향이 있다.	자신에게 만족하지 못하는 사람이 다른 사람을 따뜻하게 대하기는 어렵다.
칼은 좋은 학교에 다니는 뛰어난 농구 선수였지만 여전히 실패와 거절에 민감한 사람이었다.	강박성 성격장애가 있는 사람은 자신과 주변 사람들에게 도달하기 어려운 목표를 강요할 때가 많다.	강박성 성격장애가 있는 사람은 '자신이 세운 목표를 달성하면 행복해질 거라고' 생각한다. 하지만 그들은 도달할 수 없는 목표를 세우고 끝없이 몰두할 뿐이다.
엘렌은 칼의 좋은 성품과 뛰어난 머리, 겸손함과 정직함에 끌렸다.	강박성 성격장애가 있는 사람이 긍정적이고 매력적인 성품을 가지고 있을 경우가 있다.	엘렌이 칼을 만났을 때 반쯤 찬 물컵을 보고 "와, 물이 반이나 있네."라고 말하는 쪽이었다. 하지만 결혼 후에는 남아 있는 반 컵의 빈 공간을 보게 되었다.
엘렌은 세심하고 헌신적인 아내였고, 남편과 소원한 관계인 시댁 식구들과도 매우 가까운 관계를 유지했다.	강박성 성격장애가 있는 사람은 훌륭한 배우자를 만나는 경우가 있다.	지나치게 꼼꼼하고 세심한 성격이 성숙하고 배려심 많은 배우자를 찾는 데 도움이 되기도 한다.
칼은 엘렌에게 따뜻한 말이나 표현을 거의 하지 않았다.	강박성 성격장애가 있는 사람은 자신을 사랑하는 사람들을 냉혹하고 무자비하게 대할 때가 많다.	자신을 사랑하지 않는 사람은 다른 사람을 사랑하는 데 어려움이 있을 수밖에 없다.
칼은 휴식, 오락, 휴가같이 즐거움을 추구하는 행동을 경멸했다.	강박성 성격장애가 있는 사람은 그들 자신이나 다른 사람들에게 적절한 보상을 주기 어려워한다.	열심히 일하지만 쉼이 없는 삶은 분노, 불안의 악순환을 거치게 만든다.

칼은 10년 동안 부인이 아기를 갖자고 해도 거부했다.	강박성 성격장애가 있는 사람은 고집이 세고 반항적이며 경직된 사고를 할 때가 많다.	강박성 성격장애가 있는 사람들은 항상 반대 의견을 내세우면서 다른 사람을 지배하고 자신이 원하는 대로 움직이려 한다.
칼은 그의 어린 아들과 감정적으로 거리를 두었다.	강박성 성격장애가 있는 사람은 자신에게 의지하는 사람들을 무시하고 냉정하게 대하며 자기중심적일 때가 많다.	강박성 성격장애가 있는 사람이 보여 주는, 끊임없이 일하고 보상을 바라지 않고 몰두하는 행위는 오히려 자신의 이기심을 숨기는 방어막일 수 있다.
칼은 프로 농구 팀에서 방출되었을 때 심각한 우울증에 빠졌다.	강박성 성격장애가 있는 사람은 주요 우울증으로 진단받을 경우가 많다.	강박성 성격장애가 있는 사람은 자신의 불완전함을 인정하고 야망을 포기해야 할 때 우울증에 빠지게 된다.

강박성 성격장애 치료의 실제

치료 자체를 거부함

강박성 성격장애를 가진 사람은 자신들의 문제를 해결하기 위해 전문가의 도움을 구하는 것을 여러 가지 이유로 거부한다. 그들은 치료를 받을 경우 자신에 대한 통제권을 다른 사람에게 넘겨주게 된다고 생각한다. 특히 정신과 치료를 받게 될 경우에는 자신이 전적으로 무기력한 존재이며 스스로에 대해 전혀 통제할 수 없게 되었다고 느끼게 된다. 강박성 성격장애를 가진 사람에 대한 초기 치료에서 가장 중요한 점은 그들에 대한 치료 방식을 의사를 비롯한 치료진이 일방적으로 결정하는 것이 아니라 대화를 통해 가장 적절한 방식을 찾아 가야 한다는 것이다. 모든 것을 좌지우지하고 싶어 하는 환자들의 욕구를 과소평가하면 치료 중에 그들이 숨겨 온 거대한 분노를 마주 대하게 된다. 강박성 성격장애를 가진 사람들은 자신의 내면에 숨겨진 분노를 건드릴 수도 있는 정신치료를 본능적으로 회피하게 된다. 〈표 8-4〉를 보면 강박성 성격장애를 가진 사람이 전문가의 도움을 거부할 때 어떻게 변명하는지 알 수 있을 것이다.

표 8-4 강박성 성격장애가 있는 사람들이 치료를 거부할 때 흔히 하는 변명

1. "정신과 치료는 돈이 너무 많이 들어."
2. "치료를 받을 시간적 여유가 없어."
3. "정신과라는 것이 뭔가 확실한 게 없어, 치료도 진단도."
4. "내가 이상한 사람이라고 누가 그래?"
5. "나도 나를 잘 모르겠는데 누가 나에 대해 잘 안다고 이러쿵저러쿵 이야기를 해?"
6. "정신과 의사들은 논리보다 감정이 중요하다고 우겨 대지?"
7. "정신과 의사들은 자신이 치료하는 환자들에게 정신과적 증상을 핑계로 다른 사람을 비난하는 방법을 가르쳐 주는 나쁜 사람들이야."
8. "정신과 의사들도 완벽하지 않은데 어떻게 나를 도울 거라고 믿을 수 있는 거야?"
9. "옆에 있을 친구가 필요하다면 나는 차라리 강아지를 사겠어."
10. "난 다른 사람의 도움 따위는 필요 없어. 내 문제는 내가 풀 거야."
11. "난 정신과 의사를 찾아가서 그들이 처방하는 약물을 아무 생각 없이 먹고 중독되는 어리석은 짓은 결코 하지 않을 거야."
12. "나는 결코 다른 사람이 내 삶을 통제하게 하지는 않을 거야."

칼에 대한 치료 과정

치료에서 중요한 부분을 같이 결정하다

치료를 시작할 때 칼은 거의 활동을 하지 않았다. 이는 전에 보여 주었던 광적인 운동량과는 너무나 비교되는 모습이었다. 선수 시절에 비해서 체중이 11킬로그램이나 줄었으며 하루에 3~4시간밖에는 자지 않았다. 식욕은 아예 없어졌으며 씻지도 않은 상태로 오래 동안 누워 있곤 했다. 그는 미래에 대한 어떤 계획도 없었으며 수개월 전부터 뚜렷한 자살 사고를 가지고 있었다. 그는 주요 우울증과 강박성 성격장애라는 두 가지 진단 기준을 만족시키는 상태였다. 지금 상태에서 최선은 운동을 시작하고 적절한 식사를 하는 것, 그리고 무엇보다 약물치료와 정신치료를 지속적으로 꾸준하게 받는 것이었다. 그가 현재 가지고 있는 우울증이 회복되고 나서야 성격장애에 대한 치료 계획을 세워 나갈 수 있을 것 같았다. 그는 우울 증상이 심한 상태였으므로 치료 과정에 어느 정도 참여할 수 있을지 판단할 수 없었고, 또 자신에게 맞는 치료를 결정하는 능력도 저하되어 있었기 때문이다. 우울증에 걸린 환자를 치료하는 데 가장 중요한 첫걸음은 우울증이 회복될 때까지 어떤 중요한 결정도 하지 못하게 하는 것이다. 치료 회기가 진행될 때마다 그에게 자살에 대한 생각과 실제로 행할 의도가 있는지 물었다. 아래의 대화는 치료가 진행된 지 4주 후에 이루어진 것이다.

칼: 내 농구 인생은 완전히 끝이 났어요. 다른 어떤 것도 할 수 없는 놈이죠. 차라리 이럴 바에야 주변 사람들을 힘들게 하지 말고 없어졌으면 하는 생각이 들어요.

유도프스키 박사: 우울증이 회복되기만 하면 당신은 직업적으로나 다른 영역에 있어서 여전히 큰 성공을 할 수 있을 것이라고 생각하는데 당신은 어떤가요?

칼: 난 일차원적이고 한 가지 생각밖에 할 수 없는 놈이에요. 나는 평생을 농구만 생각해 왔어요. 난 다른 어떤 것도 할 수가 없어요.

유도프스키 박사: 나는 그렇게 보지 않는데요. 당신은 스스로를 이해할 수 있는 기회를 가지지 못했어요. 당신의 가능성과 진정한 장점이 무엇인지를 발견하고 이해할 기회를 가지지 못한 거죠.

칼: 당신에게 물어보고 싶은 게 두 가지가 있어요. 치료를 얼마나 오랫동안 받아야 할까, 그리고 비용은 얼마나 들까 하는 것이죠.

유도프스키 박사: 당장은 두 가지 질문 모두에 답하기는 힘들겠네요. 그것은 전적으로 당신이 치료를 통해 얻고자 하는 게 무엇인가 하는 것에 달렸죠. 어쨌든 돈에 대해서 염려하는 당신의 목소리를 들으니 당신의 우울 증상이 호전된 것 같군요.

칼: (웃으며) 글쎄요. 사실 치료비 때문에 무일푼이 될지 모른다는 두려움은 여전히 있어요. 어쨌든 치료를 받기 시작한 지 얼마 되지 않았는데 이 정도

로 좋아진 걸 보면 약이 효과가 있는 것 같네요.

유도프스키 박사: 당신이 비싼 치료비를 지불하고 있으니 좀 더 열심히 치료를 해야겠습니다.

칼은 약물치료를 시작한 지 얼마 되지 않아 수면과 식사량에 있어서 놀라운 호전을 보였다. 자살 사고도 사라졌으며 의욕 면에서도 호전되었다. 이 시점에서 그는 앞으로의 치료 계획에 대해 알고 싶어 했다.

칼: 나는 당신이 이 분야의 전문가라고 생각합니다. 다음에는 내가 뭘 더 해야 할까요?

유도프스키 박사: 당신에 대해서 조금이나마 알게 된 상황에서 다소 걱정스러운 점이 있습니다. 다름이 아니라 당신은 스스로에 대해 더 깊이 이해하고 여러 가지 치료 방법 중에서 당신에게 적합한 것을 선택하기보다는 당장 눈에 보이는 문제만을 해결하고 싶어 하는 경향이 있다는 겁니다.

칼: 너무 복잡하게 말하지 마세요. 좀 더 쉽고 직설적으로 말해 주실 순 없나요?

유도프스키 박사: 내가 보기엔 당신은 내가 한 말의 의미를 이해할 정도로 충분히 똑똑합니다. 당신은 오직 농구만이 당신을 표현하고 존재하게 하는 것이라고 믿겠지만, 사실은 그러한 생각 이면에는 당신 안에 있는 갈등과 감정을 느끼기 두려워 도망가려고 하는 감정이 숨어 있지 않을까 생각됩니다.

칼: 그게 무슨 말이죠?

유도프스키 박사: 삶에 대한 뿌리 깊은 불안감, 대부분의 사람들이 자신을 싫어한다는 불신, 친밀감과 삶에 재미를 느끼는 것에 대한 불안감이 당신 안에 있습니다. 그것들은 당신이 아내와 아들에 대한 사랑을 느끼는 것을 가로막고 있습니다.

칼: 너무 직설적인 것 같아 부담스럽네요. 그나저나 내가 해야 할 게 도대체 무엇입니까?

유도프스키 박사: 당신의 삶에서 균형을 맞추기 위해 일 년 정도 쉬라고 말하고

싶습니다. 그 기간 동안 당신의 감정을 조금 더 잘 이해하고 아내와 아들과의 친밀감을 회복하기 위해 집중적으로 정신치료와 가족치료를 받도록 권하고 싶습니다.

칼: 아, 그 말이군요. 정신치료가 무엇인지 저는 잘 모릅니다. 다양한 치료 방법들에 대해서, 그리고 그것들이 어디에 도움이 되는지에 대해 좀 더 자세하게 말해 줄 수 있습니까?

유도프스키 박사: 치료를 마치고 돌아갈 때 어떤 치료 방법이 있으며 당신이 어떤 선택을 할 수 있는지를 알아보는 데 도움이 될 자료를 드리도록 하겠습니다.

장기적인 치료 계획을 '칼'과 '함께' 세우다

개인 정신치료 칼은 우울증과 성격장애의 치료에 대해 기술된 책자들을 자세히 보고 나서 자신의 우울증에 항우울제가 실제로 효과가 있었다는 사실을 이해하고 받아들였다. 그러나 강박성 성격장애에 관한 치료의 필요성에 대해서는 전적으로 인정하지 못했다.

칼: 강박성 성격장애에 관한 책자들을 엘렌에게 전해 주자 그녀는 그 내용이 나에게 전적으로 들어맞다면서 크게 놀랐죠. 마치 비디오카메라로 찍으면서 날 감시했던 것처럼 나에 대해서 정확하게 묘사하고 있다고 하던걸요.

유도프스키 박사: 다른 질병의 경우와 마찬가지로, 강박성 성격장애를 가진 사람들 대부분이 나타내는 핵심적인 징후와 증상에는 일정한 패턴이 있습니다. 하지만 강박성 성격장애라는 질환이 각각의 환자나 그들의 가족에게 항상 똑같이 영향을 미치는 것은 아닌데, 그 이유는 각각의 환자와 그들이 처한 상황이 다르기 때문이죠. 나에게 중요한 치료 철학이 있다면 그것은 '모든 환자에게 공통적으로 적용되는 치료는 없다.'는 것입니다.

칼: 우선은 나는 인지행동치료에 끌리더군요. 일단 문제를 해결하는 방법이 직

접적이에요. 엘렌은 나에게 정신역동적 정신치료가 더 잘 어울릴 것이라고 하더군요. 그녀는 내 모든 문제가 어린 시절의 불행과 잘못된 양육 과정 때문에 생긴 것이라고 했죠.

유도프스키 박사: 어느 하나로 한정할 필요는 없습니다. 다양한 방법을 쓰는 것도 좋습니다.

우울증이 회복되고 난 이후에 나는 칼에게 항우울제를 좀 더 지속적으로 복용하도록 권했다. 항우울제를 지속적으로 복용하면 재발이나 악화를 상당수 막을 수 있기 때문이다. 칼 부부는 항우울제를 복용한 이후에 칼이 사소한 일을 계속해서 생각하고 예민해지는 일이 확실히 줄었다고 말했다. 빠른 회복을 위해 일주일에 세 번 만나기로 칼과 협의했다. 인지행동치료와 정신역동적 정신치료를 병행해서 시행했으며 치료 과정은 뒷부분에 소개되어 있다. 그런데 치료 기간 동안 칼과 엘렌이 새집을 사게 되었고, 그때부터 두 사람 사이에 문제가 일어나기 시작했다.

칼: 엘렌이 새집을 사서 나를 미쳐 버리게 만들었어요. 우리는 이미 두 개의 침실이 있는 공동주택에 세 들어 살면서 매달 1,500달러를 내고 있어요. 새집을 사는 데 드는 비용은 일종의 투자라고 해도, 난 매달 세금으로만 700달러를 지불해야만 해요. 그리고 집을 유지하는 데 매달 700달러 정도는 필요할 거예요. 이렇게 흥청망청 쓰다가는 내 돈이 하나도 남지 않게 될지도 몰라요.

유도프스키 박사: 지금 가장 문제가 되는 게 뭐죠? 집을 사게 되면 당신이 무일푼이 된다는 사실이 두려운 걸까요?

칼: 내가 무엇을 두려워하는지 잘 모르겠네요. 물론 그 집을 산다고 재정적으로 큰 문제가 생기지 않는다는 것을 알아요. 제가 돈을 낭비하지 않으려는 성향을 갖고 있기 때문이겠죠.

유도프스키 박사: 만약 새집을 산다는 것이 당신의 재정 상태에 어떤 영향을 미치는지 좀 더 꼼꼼하게 따져 보는 것이 좋을 듯합니다. 그렇게 되면 당신

이 왜 그렇게 돈 문제에 대해서 염려하는지 알게 되는 데도 도움이 되고요.

칼에게 인지행동치료 기법을 적용하면서 나는 그에게 새집을 샀을 때 발생할 수 있는 가장 두려운 결과가 무엇인지 떠올려 보라고 말했다. 오랜 시간 이야기를 한 이후에 그는 집을 사는 것이 현재의 상태에서는 경제적으로 아무런 타격을 주지 않음을 인정하게 되었다.

치료가 진행되어 감에 따라 그는 치료자인 나를 신뢰하게 되었고 조금씩 자신의 이야기를 하기 시작했다. 프로 농구 선수로서 그는 수년간 높은 연봉을 받았고 특유의 절약 정신과 현명한 투자를 통해 이미 수백만 달러를 가진 자산가가 되었다. 하지만 정작 그의 부인인 엘렌은 그가 얼마나 돈을 모았는지 몰랐다. 그는 이 사실을 알면 아내가 돈을 마구 써 버릴까 봐 두려웠던 것이다. 그는 새집을 사면 무일푼이 될지도 모른다는 두려움에는 별다른 근거가 없음을 알게 되었다. 그는 비록 똑똑한 사람이기는 했지만 집을 소유했을 때 갖게 되는 위험성을 과대평가했던 것이다. 예를 들면 새집을 사는 것과 관련하여 그가 느끼는 두려움 중의 하나는 화재에 관한 것이었다. 그는 집에 불이 나서 가족들이 다치게 될 경우 경제적으로 감당할 수 없을 만큼 큰 손실을 입게 될 것이라고 걱정했다. 또 개인주택에 살게 되면 화재와 이로 인한 부상 가능성이 더욱 높아질 것이라는 이유로 지금 살고 있는 공동주택을 고집하기도 했다. 나는 그에게 개인주택에 대한 우려를 실제적으로 증명할 만한 근거를 제시해 보라고 요청했지만 그는 찾아내지 못했다. 인지행동치료 과정을 통해 칼은 집을 사는 문제와 관련된 자신의 긴장감과 불안이 얼마나 비현실적인가를 알게 되었다.

한편 정신역동적 정신치료를 받음으로써 칼은 자신이 어린 시절에 감정적으로 거의 무시당했었다는 것을 알게 되었다. 또한 그는 나이 많은 형에 의해서도 학대를 받았다. 그의 부모님들은 바빠서 그에게 관심을 거의 보여 주지 못했지만 대신 돈과 선물은 부족함이 없이 채워 주었다. 시간이 갈수록 그는 돈을 사랑, 자존감, 감정적인 안정감과 동일시하게 되었다. 이런 이유로 그는 돈을 쓰는 것을 싫어했고 그의 연봉은 그의 가치와 자존감을 결정하는 요소가 되었다. 자신보다 돈이 많은 사람들에게는 위축되었고 그렇지 않은 사람은 무시했던 것이다.

정신치료와 변화 개인 정신치료를 18개월 정도 지속했는데 주로 지지적인 방법을 통해서였다. 그와 그의 부인은 규칙적인 부부치료를 받았다. 그는 점점 더 엘렌과 아들의 삶에 다가갔고 훨씬 더 유연한 사고를 할 수 있게 되었다. 또한 중요한 결정을 내릴 때에도 망설이거나 불안해하지 않았다. 새집을 샀으며, 둘째 아이를 갖는 것에 동의했다. 새로운 곳에 휴가를 떠나는 것도 계획하게 되었다. 또한 지역 대학에서 보조 코치로서 일해 달라는 제안을 받았으며 그는 이것을 받아들였다. 이제부터 그는 생애 최초로 복잡한 인간관계가 얽혀 있는 곳에서 일하게 되었다. 젊은 운동선수도 대해야 했고, 과거에 동료였던 다른 코치들도 만나야 했다. 또한 모집하려는 학생의 부모님도 만나야 했다. 열성적인 농구팬이었던 졸업생들을 만나는 업무를 맡기도 했다. 그는 이 일들을 하면서 농구 외에 실제 삶에 대해서는 아무것도 모른다는 것이 실제적으로 큰 문제가 되지 않음을 알게 되었다. 여전히 그는 열정적이고 최선을 다하는 사람이었다. 첫 3년간의 치료는 주로 대인관계를 회복하는 데 초점이 맞추어졌다.

계속 치료를 받는 과정에서 칼은 자신이 현재 하고 있는 일과 관련된 두 가지 예를 들면서 사람들을 대하기가 힘들다고 털어놓았다. 그는 성실성이 부족하고 노력을 하지 않아 실력이 늘지 않는 학생들에게 화를 잘 낸다는 것과, 농구를 잘한다고 해도 시건방지고 스스로에 대한 확신에 찬 학생에 대해서도 똑같이 화를 잘 낸다는 것이었다. 실력이 부족한 선수를 보면 그 선수를 무시하고 위협하는 말들이 반사적으로 그의 입에서 튀어나왔다. "최선을 다해야지. 너는 항상 나를 실망시키는군. 어차피 넌 잘릴 몸이야." "만약 더 열심히 뛰지 않는다면, 넌 더 이상 경기장에서 뛸 수 없을 거야. 아마 너의 장학금이 취소될 수도 있어." 그는 자신의 문제를 이야기하면서 대학에서 학생을 훈련시키는 자신의 역할이 결국엔 배워야 하는 내용을 따라오지 못하는 학생을 혼내는 선생님과 닮아 있다는 사실을 이해하게 되었다. 그는 항상 재능이 있는 선수들에게 대부분의 시간을 할애해 왔다. 우리는 칼의 과거를 돌이켜 보고 그가 운동 실력이 떨어지는 선수들을 향해 무서운 질책을 하는 것은 어린 시절에 그를 잔인하게 대했던 형 때문임을 알게 되었다. 형은 그를 무시했고 학대했다. 그리고 작은 약점만 있으면 그를 놀려 대고 괴롭혔다. 그는 이것을 극복하기 위해 항상 몸부림치며 애쓰는 선수였던 것이다. 하지만 그의 형제들과 부모님은 그의 놀라운 성취를 인정해 주지 않았다. 치료를 통해 그는 자신이 나태하거나 자만심이 강한 선수들을 예전에 그의 형이 혼내던 방식으로 괴롭히고 있다는 사실을 알게 되었다. 또한 아무리 노력해도 자신을 무시했던 가족들에 대한 분노를 실력이 늘지 않는 선수들을 향해 쏟아 내었음을 이해하게 되었다. 이것은 그가 지도를 받는 학생들을 대하는 태도에, 그리고 무엇보다 아들 미첼을 대하는 태도에 본질적인 변화를 가져다주었다.

삶의 중요한 변화는 시건방진 학생들에 대한 칼의 극단적인 분노의 이유를 이해할 때 시작되었다. 그는 이기적인 학생도 싫어했지만 권위적인 냄새를 풍기는 학생을 더욱 싫어했다. 그 이유는 바로 아버지와의 관계 때문이라고 봐도 틀리지 않을 것 같다. 성공적인 사업가로서 인디애나폴리스에서 유명하고 잘 알려진 사람이었던 칼의 아버지는 자식들과 함께 보낼 시간이 없었다. 칼은 어려서부터 아버지의 관심을 끌기 위해 눈물겨운 노력을 했지만 대부분 헛수고로 끝나 버렸다. 그의 아버지는 중요한 고등학교 행사나 대학교 행사 때 거의 나타나지 않았다. 또한 아들이 뛰는 농구 시합이 있을 때도 마찬가지였다. NCAA 토너먼트의 결승전 때에도, NBA에서 최종 결정전을 할 때에도 아버지는 나타나지 않았다. NCAA에서 우승을 했을 때 다른 선수들은 가족들을 얼싸안으며 승리의 기쁨을 나누었지만 그의 옆에는 아무도 없었고 혼자서 우두커니 그 상황을 바라보아야만 했다. 그는 시간이 지나면서 키가 작고 느리다고 말하는 전문가들의 의견이 잘못되었다는 것을 증명하기 위해 몸부림을 쳤다. 하지만 놀라운 결과들을 얻어 냈을 때에도 그는 즐거움도 만족감도 기쁨도 느낄 수가 없었다. 치료를 통해서 알게 된 것은, 그가 진정으로 받고 싶었던 것은 아버지의 인정이라는 사실이었다. 치료를 통해 칼은 두 가지 중요한 사실을 발견했다. 한 가지는 아버지의 칭찬을 받지 못했다는 사실이 수많은 권위적인 인물에 대한 반감으로 나타났고 이 때문에 그는 권위를 행사해야 할 때 위축되어 있었다는 것이다. 다행스러운 것은 그가 진실을 깨닫게 되면서 자기를 파멸시키고 있는 수많은 내적 생각을 이기고 대학 코치로서의 권위를 찾게 되었다는 것이다. 또 한 가지는 아무리 노력해도 부모님의 사랑을 받을 수 없다는 불신이 자기 안에 있다는 것이었다. 이것을 이해했을 때 그는 그의 아내와 아들에 대한 친밀감을 회복할 수 있었다. 그는 삶의 우선순위를 바꾸어 사랑을 주고받을 수 있는 존재로 성장하는 것을 최고의 목표로 삼게 되었다.

강박성 성격장애에 대한 근거 중심의 치료

의학 발달의 역사를 볼 때 새로운 치료 방법들이 효과가 없을 뿐 아니라 환자를 위험하게 만들었던 사례들이 많다. 이러한 이유로 임상의들은 대부분 엄격하게 통제된 상태에서 안정성과 효과가 입증된 치료 방법을 통해 진료를 하게 된다. 이런 방식의 치료를 근거 중심 의학evidence-based medicine이라고 부른다. 불행하게도 고통을 주며 기능을 손상시키고 한 사람의 삶을 파괴하는 질환들이 있으며 이 질환들에 대한 뚜렷한 치료가 알려져 있지 않는 경우가 많다. 이 때문에 근거에 의해 입증된 새로운 치료 방법을 찾아내고 이것을 환자에게 적용하고 치료해 나가는 것은 임상의들에게는 반드시 필요한 부분이다.

정신과 진료를 하다 보면 한 질환에 대한 치료 효과는 연구를 통해 충분히 입증되어 있지만 그와 유사한 질환에 대해서는 그렇지 않은 경우가 있다. 공황장애 치료에 항우울제를 처음 사용한 것이 그 예가 될 수 있다. 이미 1970년대와 1980년대에, 우울증 치료에 항우울제가 안전하며 치료 효과가 뛰어나다는 것이 밝혀졌다. 도널드 클라인Donald Klein과 다른 연구자들은 우울증과 공황장애의 증상이 비슷한 부분이 있다는 것을 알아냈다. 그리고 더 나아가 이 두 질환이 신경생리학적으로 관련이 있을 것이라고 믿게 되었다. 클라인과 동료 연구자들은 증상이 심각한 공황장애 환자들을 대상으로 항우울제를 투여했다(Klein and Fink 1962). 초기 연구 결과에서 효과적이라고 판명되었기 때문에 나를 비롯한 많은 정신과 의사들이 항우울제를 공황장애의 치료에 적용하게 되었다. 많은 환자들에게서 극적인 효과가 나타났음에도 불구하고 공황장애 치료에 대한 항우울제 처방을 미국식약청FDA이 공식적으로 승인하는 데 10년이 넘게 걸렸다. 한 질환에 대해 효과가 입증되어 정식으로 미국식약청의 승인을 받은 치료 방법을 그 밖의 유사 질환에 처방하는 것을 '승인범위 초과 처방off-label'이라고 한다. 비록 이것이 합법적인 처방이기는 하지만 이 모든 사실이 환자에게 알려져야 하고 투약 후에 최선을 다해 환자의 상태를 지켜봐야 한다. 사실상 나에게 진료받는 환자들의 대부분은 이러한 승인범위 초과 처방에 의해서 치료를 받는다고 할 수 있다. 불행하게도 현재로서는 강박성 성격장애에 대한 근거 중심 치료 방법이 확립되지 않았다. 그러나 강박증의 치료에는 두 가지 치료 방법이 효과적이라는 것이 입증되었다. 첫 번째는 항우울제이고, 두 번째는 인지행동치료이다. 현재 많은 정신과 의사들이 항우울제와 인지행동치료를 같이 쓰고 있으며 그 효과는 아주 좋은 편이다.

정신치료에 관하여

인지행동치료 인지행동치료cognitive-behavioral therapy는 급작스러운 불안과 공포에 취약한 환자를 돕는 데 효과적인 것으로 알려져 있다. 이 기법은 환자가 강박적으로 반복적인 의식에 가까운 행동을 할 때, 그 행동을 하기 전과 하는 동안 그리고 하고 난 이후의 감정과 생각을 드러낼 수 있도록 돕는다. 환자들은 어떤 결정을 하게 되면 주로 그 결정을 한 이전과 이후에 대해서 계속해서 생각하게 된다. 치료자는 환자들이 생각하는 결과가 어떤지 끝까지 생각해 보도록 격려한다. 생각의 회로를 추적하다 보면 자신이 비논리적으로 사고하고 과도한 책임감을 느끼고 있다는 것을 자연스럽게 이해하게 된다. 이 치료 방법이 강박증에 효과가 있다는 것은 충분히 입증되었다. 하지만 강박성 성격장애의 경우에는 아직까지 충분한 자료가 없다. 그럼에도 불구하고 인지행동치료는 강박성 성격장애를 가진 사람을 치료하는 데 활용되고 있으며, 이미 어느 정도 성과를 거두고 있다.

정신역동적 정신치료* 그 효과가 과학적으로 입증된 것은 아니지만, 정신역동적 정신치료psychodynamically informed psychotherapy는 강박성 성격장애의 치료에 가장 많이 사용되는 기법 중 하나이다. 정신역동적 정신치료에서 가장 중요한 이론적 바탕은 인지되지 않거나 무의식에 숨겨진 감정이 증상을 일으키고, 이러한 감정을 이해하게 될 때 비로소 성격장애에 대한 치료도 가능하다는 것이다. 프로이트의 치료 기록을 잘 살펴보면 가장 중요한 개념이 두 가지 나오는데 치료자에 대한 전이transference와 환자의 방어기제defence mechanism가 그것이다. 강박성 성격장애를 가진 사람에게서 가장 흔하게 볼 수 있는 방어기제는 감정의 분리isolation of affect이다. 문제를 일으키는 생각들을 덮어 버리기 위해 감정을 분리시키고 아예 느끼지 않기로 하는 것이다. 다른 방어기제로는 취소undoing가 있다. 그것은 어떤 상징적 행동을 함으로써 지속적으로 반복해 온 추악한 생각이나 습관을 없던 일로 만들 수 있다고 믿는 것을 의미한다. 반동형성reaction formation이라는 방어기제도 있다. 이것은 받아들일 수 없는 생각이나 행동, 감정들이 떠오를 때 오히려 반대되는 생각이나 행동, 감정을 떠올리거나 행동으로 옮기는 것을 의미한다.

이런 방어기제는 사례를 통해서 쉽게 이해할 수 있다. 강박성 성격장애를 가진 사람을 치료할 때 과거에 학대나 무시를 받았던 경험이 있는 환자들을 만날 수 있다. 이때 어떤 환자들은 무의식적으로 분노나 슬픔에 대해서 단 한마디도 하지 않으려 하는데 이것은 감정의 분리라는 방어기제라고 볼 수 있다. 이때 치료자는 환자에게 과거에 겪었던 사실과 현재 느끼는 기분과의 관계를 설명해 주고 무의식적인 감정을 탐색해 보도록 도와줄 수 있다. 취소의 경우도 예를 통해

---

* 원서에서 이 제목 부분은 insight-oriented psychotherapy이므로 본문의 다른 곳과 같이 '통찰 지향 정신치료'로 번역하는 것이 원칙상으로는 맞다. 이 제목만 '통찰 지향 정신치료'가 아닌 '정신역동적 정신치료'로 번역한 것은 제목 뒤에 이어지는 본문에서는 정신역동적 정신치료, 즉 psychodynamically informed psychotherapy에 대해서만 기술하고 있기 때문이다. 통찰 지향 정신치료는 정신역동적 정신치료 기법의 하위 유형 중의 하나인데 원저자는 이 두 가지를 명확하게 구분하지 않고 쓴 것으로 생각된다(역자 주).

이해할 수 있다. 아버지의 안전을 빌며 보도블록의 금을 밟지 않는 행동을 하는 경우가 있다. 이는 두려운 사건이 발생하는 것을 막기 위해 주술에 가까운 의식을 스스로 행하고 있는 것이다. 치료자는 이러한 행동을 보면서 환자의 무의식에 숨겨진 감정, 즉 아버지에 대한 분노를 읽어 낼 수 있다. 이 경우 치료자는 환자가 내면에 감추고 있는 아버지에 대한 적개심과 분노를 언어적으로 표현하도록 도와줌으로써 환자의 증상을 치료하는 데 도움을 줄 수 있다.

전이에 관한 문제는 주로 환자가 치료의 방향과 기법을 스스로 결정하고 제한하려 하는 경우에 나타난다. 이러한 환자는 치료자가 공격적이고 편견에 사로잡혀 있으며 자기 마음대로 모든 것을 결정하는 사람이라고 느낀다. 그리고 이런 환자는 자신으로 하여금 억눌려 온 감정에 직면하게 하고 증상 이면에 숨어 있는 것을 찾도록 돕는 치료자에게 치료비를 지불하지 않거나 의도적으로 약속 시간보다 늦게 찾아오는 경우가 있다. 이와 같은 행동을 통해 자신이 강력한 힘을 가진 사람이라는 것을 보여 주고 싶어 하는 것이다. 이것을 전이의 일종으로 볼 수 있다. 그들은 "나는 과거 따위에는 관심이 없단 말이에요. 아무리 과거를 파헤쳐 본들 내게 무슨 소용이 있다는 말인가요?"라고 말하면서 어린 시절에 관한 이야기를 하지 않으려고 한다. 다음에 소개된 대화를 통해 칼의 치료 중에 나타난 전이 과정을 볼 수 있다.

칼: 왜 자꾸 시계를 봐요? 내가 여기서 나가기까지 기다리기가 그렇게 힘든가요?

유도프스키 박사: 왜 그렇게 생각하시는 궁금해지는데요?

칼: 그렇게 말하니까 더 화가 나요. 항상 왜 그렇게 돌려서 말하나요? 좀 더 직설적으로 말해 주세요. 당신이 하는 거라곤 내 질문을 받은 후 또 다른 질문을 하는 것뿐이에요.

유도프스키 박사: 내가 시계를 본 것은 지금 몇 시인지 알고 싶었고 치료 시간이 얼마 남아 있을까 궁금해서입니다. 그런데 아직도 궁금한 점은 왜 내가 당신을 쫓아내고 싶어 한다고 생각했나 하는 점입니다. 내가 시계를 보고 있으면 어떤 사람은 '더 오랜 시간 함께 있고 싶어서 그러는구나.'라고 생각

할 수도 있으니까요.

칼: 잠깐만요. 나는 당신과 함께 이 방에 있기 위해 비싼 돈을 지불하고 있어요. 그리고 당신과 나는 알고 있죠. 내가 돈을 지불하지 않는다면 당신은 나와 1초도 더 함께 있고 싶어 하지 않는다는 것을 말이죠.

유도프스키 박사: 글쎄요. 내가 잠시 시계를 본 것 가지고 당신은 내가 돈만 밝히는 의사라고 확신하고, 나쁜 의사로 보시는 것 같은데요? 맞나요?

칼: 그럼 내가 치료 중에 시계를 보는 행동을 다르게 해석할 수 있을 거라고 생각했어요?

유도프스키 박사: 그 문제에 대해서는 내가 뭐라고 말할 입장이 아니군요. 그러나 내가 알고 싶은 것은 내가 당신을 거부하고 착취했다고 생각하는 이유가 무엇인가 하는 점입니다.

칼: 생각해 보니 당신이 나를 이용하지 않는다는 것도 알겠고, 미워하지 않는다는 것도 알겠네요. 내 부모가 나에게 전혀 관심이 없었기 때문에 당신마저도 나에게 아무런 관심이 없을 거라고 생각하게 된 것 같아요.

나를 향한 칼의 강력한 분노는 전이 감정으로 밝혀졌다. 그에게 무관심하며 냉대했던 부모님에 대한 커다란 분노가 나에게 치료 중에 표현된 것이었다.

약물치료

정신치료의 경우와 마찬가지로, 약물치료 역시 강박증 환자에 대한 치료 경험을 통해 근거 중심 의학적으로 입증되었으며 강박성 성격장애를 가진 사람에게도 적용할 수 있다. 강박성 성격장애의 치료와 관련하여 미국식약청의 공식적 승인을 받은 약물은 없지만 몇몇 항우울제가 강박증에 치료 효과가 있는 것으로 밝혀졌다. 일반적으로 세로토닌과 관련된 약물이 효과가 좋았다. 삼환계 항우울제 중에 그 효과가 최초로 입증된 것은 클로미프라민clomipramine이었다. 최근에는 선택적 세로토닌 재흡수 억제제가 많이 쓰인다. 통상적으로 강박증이나 강박성 성격장애에는 우울증의 경우보다 더 고용량의 약물이 필요하다고 알려져 있다. 초기에는 강박증의 급성 증상 완화를 위해 높은 농도가 필요하지만 유지 요법을 실시할 때에는 농도를 낮추는 것도 가능하다는 연구도 있다(Mundo et al. 1997). 알코올중독이나 다른 약물중독이 같이 나타날 때도 약물치료가 필요하다.

치료 후 15년 경과: 칼의 회복

코치가 된 칼은 2년 정도 치료를 하기로 마음먹었고 나와 일주일에 두 번 만나기로 했다. 놀랍게도 그는 치료를 재미있고 즐거운 것으로 생각했고 이를 통해 직업적인 면이나 개인적으로 큰 변화를 얻었다. 2년이 지났을 때 그는 치료를 연장하기를 원했다. 과거 농구에 대해서 관심을 쏟았던 것만큼 이제는 치료에 대해서 열정적으로 임했다. 그는 치료 중에 자신에 대해 발견한 것들을 그의 가족, 훈련을 받는 학생, 대학에서 일하는 동료들에게 적용하고 이를 통해 점점 더 변해 갔다. 그는 가족들에게 쏟는 시간을 늘렸고, 골프나 휴가의 즐거움을 알아 갔다. 코치직을 수행하면서 그는 참을성이 있고 지지적이며 남을 다독일 줄 아는 사람이 되어 갔다. 그가 훨씬 더 유연한 사고를 하게 되자 자신이 알고 있는 농구의 기술적인 면과 전략적인 면들을 효율적으로 가르칠 수 있게 되었다. 그는 수석 코치가 되었고 10년이 넘는 기간 동안 수많은 승리를 거두었고 선수 때보다 코치로서 더 큰 존경을 받았다. 그에게 선수나 코치로서의 성공보다 더 가치 있는 것은 인격적인 성장과 성숙이었다. 그는 코치 중의 코치로 불릴 만큼 뛰어난 사람이었지만 젊은 선수들을 가르치는 좋은 선생님으로 불리기를 더 좋아했다. 〈표 8-5〉에서는 칼 아들러의 사례와 함께 강박성 성격장애 치료의 원칙에 대해 살펴보았다.

표 8-5 칼 아들러의 사례를 통해 살펴본 강박성 성격장애 치료의 주요 원칙 II: 치료

병력적 사실	주요 원칙	해석
칼은 심각한 우울증임에도 불구하고 치료를 거부했다.	강박성 성격장애가 있는 사람은 치료를 받는 것이 주도권을 포기하고 무능력함을 인정하는 것이라고 생각한다.	강박성 성격장애가 있는 사람 억눌렀던 감정을 깨닫게 되는 에 대한 두려움과 치료자를 의 하는 것에 대한 두려움으로 인 치료를 거부할 때가 있다.
칼의 성격장애를 치료하기에 앞서 그가 갖고 있는 우울증부터 치료하기 시작했다.	강박성 성격장애가 있는 사람은 우울증과 불안장애에 취약하다.	칼이 가진 우울증은 오히려 그 성격장애에 대한 치료를 시작 수 있는 좋은 계기가 되었다.
유도프스키 박사는 칼에게 일 년 정도는 새로운 직장을 가지지 말고 치료에 중점을 두도록 했다.	강박성 성격장애가 있는 사람은 일하는 것이 일상으로부터 벗어나는 방법이라 생각한다.	칼이 갑자기 어떤 결과를 만들 내려고 성급히 행동했다면 그 성격적인 변화는 생기지 않았 것이다.
유도프스키 박사는 칼에게 어떤 종류의 치료 방법이 있는지 알려주고 그가 선택해 적극적으로 참여하도록 했다.	신뢰, 의존, 힘겨루기에 관한 문제들은 치료 초기에 다루어져야 한다.	정신치료가 효과를 거두기 위 서는 치료자가 일방적으로 결 하는 구도보다는 서로 간에 상 하여 치료에 대한 결정을 하 것이 좋다.
칼은 권위가 있는 인물에 대해서 강한 거부감을 가지고 있었다.	강박성 성격장애가 있는 사람은 권위적인 사람을 만나면 자기파괴적이고 반항적인 행동을 하게 될 때가 있다.	칼은 권위에 대한 강한 거부감 있어 남편이나 아버지와 같이 더십이 필요한 역할을 떠맡지 으려 했다.
항우울제는 칼의 우울증 치료뿐 아니라 강박성 성격장애의 치료에도 도움이 되었다.	항우울제가 우울증 치료 및 강박성 성격장애에도 효과가 있음이 입증되었다.	강박성 성격장애가 있을 때 항 울제가 도움이 되며 우울증을 께 갖고 있을 경우에는 더 큰 움을 받을 수 있다.
칼은 정신치료에 집중해서 참여했으며 이후 그의 성격이나 직업적인 면에서 많은 변화를 가져왔다.	강박성 성격장애가 있는 사람이 우수한 지적 능력, 강한 도덕성, 세부 사항에 대한 주의력, 정직성 등의 장점을 갖고 있을 경우 정신치료의 과정과 성과에 긍정적인 영향을 주게 된다.	정신치료는 자신을 이해하고 장시키는 것을 목표로 하며, 자가 스스로를 속이고 자기파 적인 행동을 하는 것을 멈추 한다.

칼은 수년간 치료를 받아 왔다.	심한 성격장애를 가진 사람의 경우 지속적인 치료를 통해서 새로운 삶을 사는 데 도움을 얻을 수 있다.	장기간 정신치료를 받는다는 것이 그것에 의존하게 된다는 것을 의미하지는 않는다. 오히려 문제를 해결하고 직면하는 용기가 있다는 의미도 된다.

강박성 성격장애를 치료하는 데 있어 특수한 문제들

이 부분을 쓰게 된 이유는 강박성 성격장애를 가진 사람의 관계 패턴이나 문제들을 좀 더 명확하게 살펴볼 수 있도록 하기 위해서이다.

강박성 성격장애를 가진 사람의 배우자

강박성 성격장애를 가진 사람과 결혼한 사람이 어려움을 호소하는 경우가 많다. 〈표 8-6〉은 이 질환을 가진 배우자와의 결혼 생활 패턴을 정리한 것이다.

표 8-6 강박성 성격장애가 있는 배우자와의 결혼 생활: 세 가지 단계

A. 결혼 전 교제할 때: 이상화 단계
- 상대방은 강박성 성격장애가 있는 사람의 뛰어난 지성, 정직성, 성실함, 조직화하는 능력 등에 끌리게 된다.
- 직업적인 성취나 명확한 방향 제시에 감사함을 느낀다.
- 세심함과 미래를 위한 거대한 계획에 감탄하게 된다.

B. 의심이 생기는 단계
- 배우자가 비현실적인 기대를 가지고 밀고 나갈 때 불안해지고 마음이 불편해지기 시작한다.
- 배우자의 끊임없는 비판적인 말과 감사할 줄 모르는 냉정함 때문에 좌절감을 느낀다.
- 배우자가 일에만 몰두하기 때문에 상대방은 외로움과 분리된 기분을 느끼지만, 배우자 본인은 성공으로 인한 재산 증식과 성취로 인해 만족해한다.

- 의견이 다를 때마다 배우자의 결정에 무조건 따라야 하기 때문에 자존감의 저하를 겪게 된다.
- 배우자가 오락이나 여행에 대해 강박적으로 거부하고 지속적으로 일 중심의 사고를 나타내기 때문에 상대방은 감정적 · 신체적 피로감을 경험한다.
- 상대방은 사랑받지 못하고 존중받지 못한다는 생각이 지속적으로 들어 우울감에 빠져든다.

C. 배우자의 문제를 명확하게 인식하고 좌절하게 되는 단계
- 배우자가 자신에게 절대 만족하지 못할 것임을 알게 된다.
- 배우자가 경직된 사고방식을 갖고 있고, 반대를 일삼으며, 상대방을 통제하려 하는 사람이라는 것을 알게 된다.
- 배우자가 냉혹하며, 공격적이고, 가학적이며, 사랑이 없는 사람이라는 것을 알게 된다.
- 배우자는 자신의 문제를 받아들이지 못하여 치료나 전문가의 도움을 강하게 거부하고, 이 때문에 그와 결혼한 상대자는 심각한 좌절감을 느낀다.
- 배우자가 이기적이고 자기중심적이라는 것을 알게 된다.
- 현재의 배우자와 결혼한 것이 큰 실수일지 모른다는 생각에 불안하고 두려워진다.

강박성 성격장애를 가진 사람이 직장 상사인 경우

강박성 성격장애가 있는 사람은 직장에서 많은 문제를 일으킨다. 직원인 경우는 물론이고 상사가 되어도 문제를 일으키고 심지어는 고객일 때도 문제를 일으킨다. 〈표 8-7〉에는 강박성 성격장애를 가진 사람들과 일하게 될 때 생기는 문제들을 적어 보았다. 〈표 8-7〉을 보면 왜 강박성 성격장애를 가진 사람들이 직장에서 무능력하며 나쁜 상사가 되는지 알 수가 있다. 그들의 우유부단함, 회의주의, 경직된 사고, 다른 사람을 통제하려는 욕구, 절대 칭찬하지 않고 냉혹하게 공격하는 성향이 팀워크를 깨고 직장을 파괴하는 작용을 한다.

표 8-7 강박성 성격장애가 있는 사람이 직장 상사일 때 나타나는 모습

1. 지배하고자 함: 업무를 위임하지 않아 오히려 무능해짐.
2. 완벽주의적: 직장 내에서 비현실적이고 완벽한 목표를 내세우게 됨.
3. 경직된 사고: 다른 사람의 조언이나 충고를 듣지 않음.

4. 우유부단함: 일을 하기 전에 끊임없이 고민하고 결정을 계속해서 바꿈.
5. 근시안적임: 눈앞의 결과에만 집착해 큰 그림을 못 봄.
6. 상상력이 결여됨: 창의성을 잃은 채 양적 측면만을 강조함.
7. 구두쇠임: 모든 것을 모으기만 할 뿐 직장 내에서 그 누구와도 가진 것을 나누지 않으려 함.
8. 고집이 셈: 다른 사람이 주도권을 쥐는 것을 용납하지 않음.
9. 독점적임: 정보나 자원을 절대로 공유하지 않음.
10. 냉정함: 부하직원들의 사생활이나 직장 밖에서의 책임을 존중하지 않음.
11. 타인을 인정할 줄 모름: 칭찬을 하지 않고, 부하직원을 단지 그들이 한 일로만 평가함.
12. 비판적임: 실수를 찾는 데 빠르고 다른 사람들 앞에서 이를 공격함.
13. 분노에 사로잡혀 있음: 부하직원들이 게으르고 자신의 일에 최선을 다하지 않는다고 생각함.
14. 비생산적임: 부하직원들의 자기계발에 관심이 없고 그들에 대한 멘터링을 하지 않음.
15. 자기중심적임: 부하직원들의 요구에 관심이 없고, 그들의 성취를 가로채 감.
16. 회의적임: 기회를 놓치고 최악의 결과만 생각함.
17. 항상 결핍을 느낌: 목표와 결과에 집착하지만 그것이 달성되어도 만족을 못함.
18. 불행함: 자신과 다른 사람에게서 삶의 재미와 기쁨을 느끼지 못함.
19. 고립됨: 팀으로 어떤 일을 진행하지 못함. 사람들을 밀어냄.
20. 무능력함: 1번에서 19번까지의 결과로 무능력해짐.

강박성 성격장애가 있는 사람이 고객인 경우

〈표 8-8〉은 강박성 성격장애가 있는 사람이 사업상의 고객일 때 생기는 문제들을 적어 놓은 것이다. 〈표 8-8〉에서 볼 수 있듯이 강박성 성격장애를 가진 사람과 경제적인 거래를 할 경우 좌절감을 느끼기 쉽고 사업 전체로 볼 때 손해가 나기 쉽다. 이 사람들의 특성을 잘 안다면 이들과 사업적인 거래를 지속적으로 하지 않고 미리 피할 수 있는 지혜를 얻게 될 것이다. 예방이 최고의 전략이다.

표 8-8 강박성 성격장애가 있는 사람이 고객인 경우 나타나는 모습

1. 시간을 끔: 끊임없이 물건을 살 때 세세한 것까지 물어봄. 서비스나 물건의 작은 부분까지 확인을 하고 앞으로 생기게 될 문제에 대해서까지 질문을 함. 하지만 결정적으로 살지 말지 고민하게 됨.
2. 싼 것을 요구함: 자신이 살 물건에 대해서 합리적인 가격을 지불하는 데 강한 저항감을

가지고 있음. 적정한 가격을 받아들이지 못하고 항의함. 자신에게만 가격을 깎아 주기를 바람. 사업을 하는 데 이윤을 남기는 것이 필요하다는 사실을 받아들이지 못하고 돈을 지불하는 것도 가급적 미룸.

3. 만족도가 낮음: 구입한 물건에 대한 비현실적 기대를 가지고 있음. 완벽한 것을 기대함. 주문 내역을 바꾸고 나중에 환불을 하거나 구매를 취소함.
4. 소송을 일삼음: 자신의 기대가 지나치거나 비현실적이라는 것과는 상관없이 그 기대가 무너지면 분노하고 공격적인 태도를 보임. 타협은 불가능하고 힘을 과시하며 소송을 걸게 됨.
5. 앙심을 품음: 자신이 이용당하고 착취당했다고 느낌. 이로 인해 사업체를 고발하거나 소비자 단체에 지속적으로 문제를 제기함.

강박성 성격장애가 있는 사람들을 대할 때 유의해야 할 원칙들

좋든 싫든 간에 우리는 살아가면서 강박성 성격장애를 가진 사람들을 만나게 된다. 이들과의 관계를 피할 수 없다면 여러 가지 문제들이 생기게 마련이다. 〈표 8-9〉를 보면 이들에게 대처할 수 있는 유용한 방법들을 발견할 수 있을 것이다.

표 8-9 강박성 성격장애를 가진 사람들과 갈등을 피하고 원만하게 지내는 방법

1. 힘겨루기를 피하는 것이 좋다. 강박성 성격장애를 가진 사람과 사업적 관계를 시작할 때에는 미리 명확한 목표나 계획을 설정해 놓았다는 인상을 주지 않는 것이 좋다. 대신 구체적인 수치나 결과들을 설명하고 오해를 피하는 전략을 취하는 것이 적절하다. 그렇지 않게 되면 그들의 경직된 사고와 완고함 때문에 의견의 차이가 전투로 변해 버린다. 이 상태에 있는 사람들과 타협에 대해 이야기하지 않는 것이 좋다. 강박성 성격장애가 있는 사람은 타협이 곧 주도권의 상실이나 패배로 직결된다고 믿기 때문이다.
2. 감정적 교감의 기대치를 낮추는 것이 중요하다. 강박성 성격장애가 있는 사람은 다른 사람의 입장을 공감하고 감사하거나 따뜻함을 내보이는 데 인색하다. 그들은 돈에 인색한 것만큼 감정에 있어서도 인색하다. 그러므로 강박성 성격장애가 있는 사람에게 감정적 교감을 기대했다가 큰 좌절을 맛보게 될 수 있다.
3. 상대에게 휘둘리지 말고 자신만의 가치를 지켜라. 강박성 성격장애를 가진 사람은 보통 세밀한 것, 조직화하는 것, 수량화하는 것에 천부적인 재능을 가지고 있으며 이를 과대평가한다. 하지만 다른 사람들이 가진 창의성, 비전, 원만한 대인관계의 능력은 평가절하하고 만다. 그들은 당신에게 완벽함을 요구하고 자신의 욕구를 만족시켜 주길 기대한다. 당신이 그것을 채워 주지 못한다는 생각이 들면 그때부터 그는 당신을 위협하고, 공격하

고, 비난할 것이다. 비현실적인 기대를 하고 이를 만족시키지 못하면 상대를 평가절하하는 그들의 평가에 휘둘리지 말고 자신만의 가치와 자존감을 지켜 나가는 것이 중요하다.

4. 섣부르게 부모나 치료자의 역할을 떠맡으려고 하지 않는 것이 좋다. 강박성 성격장애를 가진 사람과 지속적으로 관계를 맺고 지내다 보면, 그들의 양육자가 그들의 욕구를 채워 주지 못하고 오히려 학대하기까지 했다는 것을 알게 될 것이다. 이때 섣불리 치료자나 양육자인 부모의 역할을 하려고 하지 않는 것이 중요하다. 당신이 이 역할을 하다 보면 어느 순간 그들은 자신의 욕구를 완전히 채워 주지 못한 것에 대해 당신에게 분노를 표현할 것이다. 강력한 전이적 감정들을 견딜 수 있는 훈련이 된 정신과 의사나 이와 관련된 전문가들을 만나 치료를 받도록 하는 것이 좋다.

후기

강박성 성격장애를 가진 사람을 대하다 보면, 그들과 함께 지내는 것은 힘들고 괴로운 일임을 자주 느끼게 될 것이다. 그들의 완고함과 고집스러움에 부딪히면 두 가지 선택을 할 수밖에 없다. 그들이 물러설 때까지 심하게 싸우든지, 아니면 당신의 모든 주도권을 그들에게 넘겨주며 조용히 살아야 하는 것이다. 그들에게 당신의 최소한의 권리를 주장한다면 지속적으로 전쟁이 벌어질 것이다. 그들과 당신의 의견이 불일치하면 그것은 바로 힘겨루기가 시작된다는 것을 의미한다. 당신이 양보를 하면 당신은 저평가되고 비난받을 각오를 해야 한다. 결국 당신은 끊임없이 작은 문제에 집착하고, 끝없이 일하고, 돈을 아예 쓰지 못하게 하고, 완벽을 요구하는 사람에게 포위되었다는 느낌이 들 것이다. 어느 순간 당신은 자발성과 즐거움, 창의성이 다 사라진 것을 발견할 것이다. 이 관계를 끝낼 때 당신은 고유의 장점이 다 사라져 버린 자신의 모습을 보면서 쓰디쓴 후회를 하게 될 것이다.

칼의 경우를 볼 때 우리는 강박성 성격장애가 있다고 해도 진지하게 치료를 받을 의지가 있다면 얼마든지 변화할 수 있다는 것을 깨닫게 된다. 그러나 그 사람과의 오랜 만남에도 불구하고 행복과 희망의 결실이 자라지 않는다면 떠날 생각을 하는 것이 좋을 것이다.

참고문헌과 추천도서

American Psychiatric Association: Diagnostic and Statistical Manual of Mental Disorders, 4th Edition, Text Revision (DSM-IV-TR). Washington, DC, American Psychiatric Association, 2000

Andrews G, Stewart G, Allen R, et al: The genetics of six neurotic disorders: a twin study. J Affect Disord 19:23-29, 1990

Bejerot S, Ekselius L, von Konorring L: Comorbidity between obsessive-compulsive disorder (OCD) and personality disorders. Acta Psychiatr Scand 97:398-402, 1998

Carey G, Gottesman II: Twin and family studies of anxiety, phobic, and obsessive disorders, in Anxiety: New Research and Changing Concepts, edited by Klein DF, Rabkin J. New York, Raven, 1981, pp 117-136

Fitzgerald KD, MacMaster FP, Paulson LD, et al: Neurobiology of childhood obsessive-compulsive disorder. Child Adolesc Psychiatr Clin N Am 8:533-575, 1999

Foa EB, Kozak MJ, Goodman WK, et al: DSM-IV field trial: obsessive compulsive disorder. Am J Psychiatry 152:90-96, 1995

Freud S: Character and anal eroticism (1908), in The Standard Edition of the Complete Psychological Works of Sigmund Freud, Vol 9. Translated and edited by Strachey J. London, Hogarth Press, 1959, pp 169-175

Fyer AJ: Anxiety disorders, genetics, in Comprehensive Textbook of Psychiatry, 7th Edition. Edited by Sadock BJ, Sadock VA. Philadelphia, PA, Lippincott Williams & Wilkins, 1999, pp 1457-1464

Gabbard GO: Theories of personality and psychopathology: psychoanalysis, in Comprehensive Textbook of Psychiatry, 7th Edition. Edited by Sadock BJ, Sadock VA. Philadelphia, PA, Lippincott Williams & Wilkins, 1999, pp 563-607

Klein DF, Fink M: Psychiatric reaction patterns to imipramine. Am J Psychiatry 119:4324-4338, 1962

Marmer S: Theories of the mind and psychopathology, in American Psychiatric Publishing Textbook of Clinical Psychiatry, 4th Edition. Edited by Hales RE, Yudofsky SC. Washington, DC, American Psychiatric Publishing, 2003, pp 107-152

McCullough MD, Maltsberger JT: Obsessive-compulsive personality disorder, in

Treatments of Psychiatric Disorders, 3rd Edition. Edited by Gabbard GO. Washington, DC, American Psychiatric Publishing, 2001, pp 2341-2351

Mundo E, Bareggi SR, Pirola R, et al: Long-term pharmacotherapy of obsessive-compulsive disorder: a double-blind controlled study. J Clin Psychopharmacol 17:4-10, 1997

Nestadt G, Samuels J, Riddle M, et al: A family study of obsessive-compulsive disorder. Arch Gen Psychiatry 57:358-363, 2000

Rauch SL, Baxter LR: Neuroimaging in obsessive-compulsive and related disorders, in Obsessive-Compulsive Disorders: Practical Management, 3rd Edition. Edited by Jenike MA, Baer L, Minichiello WE. St. Louis, CV Mosby, 1998, pp 289-316

Regier DA, Boyd JH, Burke JD Jr, et al: One-month prevalence of mental disorders in the United States, based on five Epidemiologic Catchment Area sites. Arch Gen Psychiatry 45:977-986, 1988

Russell A, Cortese B, Lorch E, et al: Localized functional neurochemical marker abnormalities in dorsolateral prefrontal cortex in pediatric obsessive-compulsive disorder. J Child Adolesc Psychopharmacol 13 (suppl 1):S31-S38, 2003

Stein DJ, Hugo FJ: Neuropsychiatric aspects of anxiety disorders, in American Psychiatric Publishing Textbook of Neuropsychiatry and Clinical Neurosciences, 4th Edition. Edited by Yudofsky SC, Hales RE. Washington, DC, American Psychiatric Publishing, 2003, pp 1049-1068

Weissman MM, Bland RC, Canino GJ, et al: The cross national epidemiology of obsessive-compulsive disorder: the Cross National Collaborative Group. J Clin Psychiatry 55 (suppl):5-10, 1994

Chapter 09

편집성 성격장애

카시우스는 마르고 굶주린 모습이었다. 그는 생각이 너무 많다. 저런 남자는 위험해.

– 윌리엄 셰익스피어, 〈줄리어스 시저〉

핵심

난데없이 그가 당신에게 "난 네가 내 마누라와 벌이고 있는 짓을 알고 있어. 너희들이 어물쩍 넘어가려 했다면 착각한 거야. 나는 네가 생각한 것처럼 바보가 아니야."라고 말한다. 일순간 당신은 그가 농담을 하는 것 같다고 생각했지만 그의 화난 눈빛을 보면 장난이 아닐까 하는 의구심조차 가질 수 없다. 당신은 당혹감에 사로잡힌 채 당신의 어떤 말과 행동 때문에 상대방이 그런 결론을 내리게 된 것인지 고민하게 된다. 당신은 그의 아내가 매력적인 몸매와 유쾌한 성격을 지녔다는 사실 이외에 어떤 특별한 것도 생각할 수 없다. 당신은 언제나 그녀를 좋아하긴 했지만 둘 사이에 별다른 일이 있었던 것은 아니다. 당신은 이제 단지 그녀를 좋아했고 그녀가 예쁘다는 것 때문에 불편함을 느끼게 된다. 당신은 "나는 당신이 정말 무슨 말을 하는지 모르겠네요."라며 말을 더듬는다. 이러한 반응은 그를 더욱 화나게 한다. 그는 "네가 하고 있는 그 추잡스러운 일을 내 입으로 말해 봐야 내 수준이 떨어질 뿐이야. 나를 바보 취급하지 말라고 이미 말했을 텐데. 그리고 나를 과소평가하지 말라고. 내 마누라에게 접근하지 마. 그렇지 않으면 다음에 재미없을 줄 알아."라고 대답하며 갑자기 돌아서 가 버린다. 매우 당혹스럽고 속상해 이 일을 아내와 이야기해 볼까 생각하지만, 그냥 내버려 두고 잊기로 한다. 사건은 끝나지 않는다. 일주일 후 그는 당신에게 헬스클럽 회원권을 포기하라고 요구하는 내용증명을 보낸다. (당신과 그, 그리고 두 사람의 아내는 모두 같은 헬스클럽 회원이다.) 당신은 아는 변호사 친구에게 당신이 어떻게 해야 하는지를 묻는다. 친구는 "내버려 둬. 그 사람은 미친놈이야. 그냥 놔두면 알아서 사라질 거야." 하지만 그는 사라지지 않는다. 어느 날 저녁 당신이 집에 와 보니 부인이 하얗게 질려 넋을 잃고 있다. 무엇 때문인지 물어도 부인은 "아무것도 아니에요."라고 대답한다. 마침내 당신은 아내가 괴로워하는 이유를 캐내게 된다. 그가 당신의 아내에게 전화하여 "당신 남편이 내 마누라랑 바람을 피우고 있는 것을 알고 있나?"라고 물었던 것이다. 당신은 며칠간 아내를 안심시키려고 하지만 위험천만한 상황에 처해 있는 자신을 발견하게 된다. 아내는 "당신은 이전에 그녀가 매력적이라는 말을 한 적이 없어요. 왜 그녀의 남편이 당신과 그녀가 바람을 피웠다고 주장한다는 사실을 내게 숨긴 거죠? 나한테 말하지 않은 게 또 있나요?" 이후에 당신은 냉정함을 유지하려 애쓴다. 그리고 처음에 어떻게 이런 구렁텅이에 빠지게 되었는지를 자문한다. 그리고 어디로 흘러가게 될까? 안타깝게도 이것은 단지 시작에 불과한 일이었다.

윌마 워런의 사례

이디스 브룩 교수로부터의 도움

이디스 브룩 교수는 미국에서 가장 존경받는 여성 중 한 명이다. 그녀는 노스웨스턴 대학교 학부에서 최고의 연구실적과 경력을 유지했으며, 유전학에서 중요한 학문적 발견을 이뤄 낸 사람이었다. 브룩 교수는 성실하고 혁신적이고 생산적이고 창조적이며 상냥한 사람이었고 학생들과 동료들에게 사랑받는 교수였다. 그녀는 자연과학부의 학장이 된 최초의 여성이었으며 과학자로서 그리고 좋은 지도자로서 인정받았다. 또한 저명한 학자들을 교수로 초빙했기 때문에 그녀의 학부는 곧 미국 최고의 학부로 인정받게 되었다. 브룩 교수는 자신의 학부가 전 세계 대학의 과학자들과 공동작업을 하는 것에 자부심을 가졌다. 연구자로서 뛰어난 업적을 이룬 그녀와 경쟁할 수 있다는 것 역시 대학원생들과 학부 구성원들에게는 하나의 선물과도 같았다. 그녀는 학생들의 경력을 발전시키는 데 개인적이며 지속적인 관심을 보였고, 그들의 학문적 발전을 가로막을 수 있는 개인적이거나 전문적인 문제들을 해결하는 데 도움을 주었다. 자연스럽게 브룩 교수는 여성 대학원생들과 학부의 여성들에게 학문적으로나 인간적으로 중요한 역할모델role model이 되었다. 그러한 학부 연구자 중의 한 명이 27세의 물리학부 강사인 윌마 워런 박사였다. 그들의 첫 대화는 다음과 같았다.

워런 박사: 시간 내어 주셔서 감사합니다. 교수님이 얼마나 바쁜지 알고 있습니다. 본론만 간단하게 말씀드리겠습니다.

브룩 교수: 당신을 만나는 것은 나에게도 귀중한 경험입니다. 서두를 필요 없어요. 시간은 충분해요. 나는 당신과 같이 젊고 능력 있는 연구자들과의 만남을 통해 더 많이 배웁니다.

워런 박사: 제 경력과 관련해서 사적인 조언을 받으러 왔어요. 아시다시피 물리

학부에는 여성이 드물어요. 솔직히 뛰어난 경력을 가진 사람이 없어요. 저는 여성 멘터가 필요해요.

브룩 교수: 난 엘리자베스 코스터의 경력이 나보다 부족하다고 생각하지 않아요. 그녀는 종신재임 자격의 전임교수이며 더 중요한 것은 훌륭한 스승이라는 점이에요. 수년간 그녀의 물리학 수업은 학부 과정에서 가장 인기 있는 과목이었어요. 그리고 그녀가 쓴 책은 전 세계 대학에서 교과서로 사용되고 있지요. 또한 대학원생들에게도 능력 있는 지도교수로 평가받고 있어요.

워런 박사: 그 말씀에 동의합니다만 저는 코스터 교수님의 전문 분야가 아닌 영역의 연구에 대한 열망이 있어요. 저는 어린 딸을 가진 편모입니다. 가정생활과 학술적 경력 사이에 균형을 맞추는 것에 대한 교수님의 조언이 필요해요. 교수님은 대학에서 가장 성공한 여성 과학자이시며, 때때로 저의 경력과 관련해서 교수님의 조언이 필요하다고 생각해 왔어요. 물론 교수님이 너무 바쁘시다면 어쩔 수 없겠지요.

브룩 교수: 솔직히 저는 물리학에 대해서는 잘 알지 못해요. 하지만 연구비 지원 신청서grant proposal를 어떻게 써야 하는지는 알아요. 먼저 물리학부 학과장이신 밸러드 교수님과 이야기해 봐야겠습니다. 밸러드 교수님이 허락하신다면 기꺼이 박사님의 지도교수 역할을 맡겠어요.

워런 박사: 이 문제로 교수님을 뵈어도 되는지에 대해서는 이미 밸러드 교수님께 허락을 받았습니다.

브룩 교수: 그래도 한 팀이 되려면 밸러드 교수님께 확인해 보는 것이 낫겠어요. 이번 주말까지 연락을 드리도록 하지요.

약속을 한 후 브룩 교수는 그 주에 물리학부 주임교수인 레스터 밸러드 교수를 만났다.

브룩 교수: 교수님 학부의 윌마 워런 박사가 저에게 지도교수가 되어 달라며 찾아왔어요.

밸러드 교수: 그녀가 교수님을 찾아갈 것이라 하더군요. 그녀에 대해 어떻게 생각하세요?

브룩 교수: 겨우 몇 분간을 만났을 뿐이에요. 물리학에서 두드러지는 연구 경력을 쌓는 것에 대해 아주 진지해 보이더군요.

밸러드 교수: 의문의 여지없이 윌마는 지난 수년간 우리 학부에서 가장 우수한 연구자 중 한 명입니다. 그녀는 끈 이론string theory에 관한 수학적 반박 논거와 같은 주제를 다룬 뛰어난 박사논문을 썼어요. 그녀는 아주 좋은 자리로 옮길 수 있었는데도 결국 여기 남으라는 우리의 제안을 받아들이기로 결정했어요. 그러나 한편으로는 그녀가 다듬어지지 않은 사람은 아닐까 염려되기도 합니다.

브룩 교수: 정확히 말해서 '다듬어지지 않은' 것이 무슨 뜻이지요?

밸러드 교수: 먼저 좋은 소식부터 말하자면, 우리 물리학부와 다른 대학의 물리학계 원로들은 대부분 그녀를 좋아하는 편입니다. 그녀의 지식과 아이디어는 아주 매력적입니다. 하지만 일부에서는 그녀를 아주 괴짜로 여깁니다. 그녀는 조교였을 때 연구에 참여한 학부생처럼 그녀에 비해 지적인 측면에서 뒤처지는 사람들에 대해서는 인내심을 가질 수 없는 것 같았어요. 그리고 다른 우수한 여성들과도 약간의 문제를 갖고 있는 것처럼 보였어요. 사실 그녀는 학부의 우수한 동료 여성들과는 거의 말을 하지 않아요. 유감스럽게도 이 때문에 실험실은 아주 긴장된 분위기입니다. 그러고 보니 브룩 교수님, 그녀는 다른 사람들과 잘 지내는 방법을 배우는 데 있어 교수님의 도움이 필요할 겁니다.

브룩 교수: 교수님께서 허락하신다면 제가 윌마와 함께 일을 해 보겠어요. 아시다시피 우리 대학에서는, 특히 교수 중에는 여성 과학자가 부족합니다. 우리가 그들의 경력 초기 단계에서부터 도움을 준다면, 그들은 우리 시스템의 발전에 크게 기여할 수 있을 것입니다. 저는 윌마 워런과 함께 그런 일을 이루어 보겠어요.

브룩 교수는 윌마 워런을 그녀의 휘하에 두고 2주마다 한 번씩 만나서 그녀의 학술 작업을 검토하고 진전을 도왔다. 대학 내의 주요 인사들과 더 큰 학술 단체들을 소개해 주었고 핵심 위원회에서 일정한 직책을 맡을 수 있도록 기회를 주었다. 브룩 교수는 워런 박사가 국립과학재단에 첫 번째 연구비 지원 신청서를 제출하도록 격려했고, 많은 시간을 들여 그녀가 신청서를 쓰고 수정하는 것을 도와주었으며, 프로젝트를 진행할 때는 학술 고문 역할을 맡아 조언을 해 주었다. 결국 워런 박사는 젊은 과학자로서는 보기 드물게 처음 제출한 신청서에 대해 지원을 받을 수 있게 되었고, 이때 두 사람 모두 기뻐했다. 브룩 교수는 물리학이 주요 관심 분야가 아닌데도 헌신적으로 자신의 시간을 들여 학술 모임에 참석하여 워런 박사의 발표를 들었다. 브룩 교수의 보호하에 윌마 워런의 경력은 화려해졌고 학계에서 떠오르는 스타로 발돋움했다. 곧 워런 박사는 조교수 자리를 제안받게 되었고, 엄격하기로 악명 높은 심사위원회의 자격 심사 없이 그 자리를 얻게 되었다. 브룩 교수와 워런 박사의 다음 만남에서 이루어진 대화의 내용을 소개한다.

워런 박사: 제가 이제 교수가 된다고 생각하니 전율이 느껴져요. 교수님의 지도와 도움에 어떤 말로도 감사를 표할 수가 없을 거예요. 교수님의 도움 없이는 이렇게 빨리 도달할 수 없었을 거예요.

브룩 교수: 현재의 상황에 너무 휩쓸리지 않는 것이 좋겠어요. 다음 단계는 더욱 어려워요. 대학의 규정에 따르면 당신이 종신재임직인 부교수 자리에 도달하기까지 최대 7년간의 시간이 있어요. 승진을 위한 기준은 훨씬 높아요. 그리고 이 단계에서 많은 사람들이 주저앉고 말아요. 잘 알겠지만 윌마, 우리는 '승진하거나 퇴출되는' 정책에 직면해 있고, 이것은 당신이 승진하지 못한다면 대학을 떠나야 한다는 것을 의미해요. 계속 갑시다. 낭비할 시간이 없어요.

워런 박사: 7년의 시간이 주어졌으니 최소한 축하 파티를 할 시간은 있네요.

관계가 틀어지다

이후 5년 동안 브룩 교수는 지속적으로 워런 박사를 도왔고, 워런 박사는 점차 대학 위원회와 국립물리학자 연합회에 참여하게 되었다. 워런 박사는 리더십과 책임감을 갖춘 위치의 학자들과 특별한 관계를 맺는 데 능숙해지게 되었다. 그들의 만남 중에 브룩 교수는 워런 박사에게 여러 학술대회 참여로 인한 장거리 여행과 '중요한 관계'에 대한 몰두로 인해 정작 그녀의 연구와 학업적 성과는 점점 뒤처지고 있는 것에 대해 염려하는 표현을 했다.

브룩 교수: 윌마, 당신의 학술적 성취도가 뒤처지는 것 같아 염려됩니다. 앞으로 종신재임직 심의까지는 2년밖에 남지 않았어요. 시간이 많지 않아요.

워런 박사: 제 생각은 달라요. 잘 아시다시피 저보다 더 열심히 그리고 오랜 시간 동안 일하는 사람은 없어요.

브룩 교수: 종신재임직 심사위원회는 일한 시간은 신경 쓰지 않아요. 중요한 것은 결과예요. 아주 단순하게 예를 들면 우수한 논문의 수, 제 1저자로 참여해서 전문가 검토를 받은 논문, 이들 논문의 질과 영향력, 연구 지원금을 얼마나 얻어 냈는지 등이 중요해요. 그리고 내가 말할 수 있는 것은 윌마, 이런 기준들로 볼 때 우리는 그다지 잘하고 있지 않아요. 당신은 첫 번째이자 유일한 학술대회 수상에 대한 갱신 신청서도 제출하지 않았어요. 그리고 지난 5년 동안 오직 3편의 논문만 발표했을 뿐이에요. 최소한 연간 3편의 논문은 발표했어야 해요. 당신이 다른 활동들과 위원회들 때문에 마음이 산란해져 있는 것이 아닌지 염려돼요.

워런 박사: (격렬히 화를 내며) 교수님, 말씀하시는 게 지나치시군요. 저는 정말 화가 나요. 제가 논문을 얼마나 출간했는지 확인하기 위해 저의 사적 자료를 검토한 건가요?

브룩 교수: 우리는 5년 동안 만나 왔어요. 당신의 출간물들을 알기 위해 확인할 필요도 없어요. 그것들은 인터넷 검색엔진을 통해 즉시 확인할 수 있는 공

적 기록이기도 해요. 학술적 성취를 위한 기본적 요건들을 따라잡기 위해 너무 늦을 때까지 기다릴 수 없어요. 너무 서두르는 것처럼 보였다면 미안해요. 하지만 윌마, 나는 당신을 도우려는 거예요.

워런 박사: 그동안 몰래 내가 뭘 하는지 확인해 왔었다는 건가요? 내 면전에서 나의 학술대회 수상과 논문에 대해 물어볼 생각은 안 해 봤어요? 다른 사람들과 달리 교수님은 내가 학술 심포지엄에 참석하거나 대학에서 중요한 책임을 맡게 되는 것을 막으려 하고 있어요. 교수님은 대학 사람들 대부분을 알고 있고 대학에 있는 중요한 위원회에 전부 참석하고 있잖아요.

브룩 교수: 윌마, 학자의 경력에 있어 가장 중요한 것은 무엇보다도 학술적 성취도예요. 당신의 경우엔 연구, 논문 출간, 그리고 학생지도가 특히 중요하겠지요. 위원회 모임에 나가고 유명한 사람들을 만나는 것은 이차적이고 당신의 경력에서 훨씬 나중에 할 일이에요. 나는 조교수일 때 큰 학술대회에서 세 차례 수상을 했고 이것들이 나의 최우선이었어요. 나머지는 그냥 장식품들일 뿐이에요.

워런 박사: 지금 당장 알고 싶은 것은 교수님이 이런 문제에 대해 우리 학과의 다른 사람과 이야기한 적이 있는가입니다. 밸러드 교수님에게 뭔가 이야기한 것 있어요?

브룩 교수: 아니요, 전혀. 하지만 진지한 과학자이자 경험 있는 학과장으로서 그는 이 문제에 대해 나와 같은 생각일 겁니다.

워런 박사: 확신하지 말아요. 저의 경력에 대해 우리 대학과 다른 대학의 물리학 권위자들이 한 이야기들은 교수님의 의견과는 전혀 달라요. 아마도 교수님은 우리 분야에 대해 잘 모르는 것에 대한 열등감을 갖고 계신 것 같군요. 이제 저에 대한 질책이 끝났으면 전 이제 나가 보겠습니다.

브룩 교수는 혼란스럽고, 좌절하고, 의기소침해졌다. 대학 교수로서의 지금까지 경험을 돌이켜 볼 때, 다른 연구원들과는 그런 씁쓸한 만남을 가진 적이 없었다. 그녀는 워런 박사의 학문적 진전에 대해 자신이 염려하는 것을 밸러드 교수에게 알려야 할 책임이 있다고 느끼며 그날 밸러드 교수에게 전화했다.

브룩 교수: 오늘 윌마 워런과의 다소 불편한 만남이 있었어요. 교수님께서도 아시다시피 전 지난 5년간 그녀의 멘터와 지도교수 역할을 했어요. 오늘 만났을 때 그녀의 학술적 성취에 대한 염려를 이야기했는데 그녀가 전혀 받아들이려 하지 않더군요.

밸러드 교수: 그녀가 시작 단계 외에는 수상 내역도 없고 실질적인 제 1저자로 참여한 논문도 없다는 사실을 말씀하시는 것이라면, 저 역시 그녀에게 종신교수직을 얻기에는 너무 뒤처져 있다고 2년 전에 이야기한 적이 있습니다.

브룩 교수: 교수님의 평가를 받아들이던가요?

밸러드 교수: 전혀요. 사실 그녀는 아주 방어적이고 공격적이었습니다. 그녀가 말하기를 물리학부에서, 물론 저를 의미하는 것이겠지만, 학술적 진전을 위해 그녀에게 기준을 명확하게 제시하지 않거나 그녀의 작업을 적절히 지지해 주지 않아 실망했다고 하더군요. 저는 그건 중요한 것이 아니라고 했죠. 모든 연구자들은 이 대학이나 다른 대학에서도 종신교수로 승진하기 위해 학술대회 수상과 논문이 필요하다는 것을 알고 있어요. 필수 자격 요건은 물론 학장의 웹사이트에도 나와 있지요. 또 그녀에게 단지 유명한 사람들에게 깊은 인상을 남겼다고 해서 종신교수로 승진할 것이라고 생각한다면 그건 너무 순진한 생각이라고 말했어요. 우리 대학의 종신재임직 심사위원회는 결과물을 가장 중시한다고 이야기했습니다. 결과물이 없다면 종신교수직도 없다고…….

브룩 교수: 그녀가 우리의 이야기를 들으려 하지 않는 것 같아 걱정입니다.

밸러드 교수: 그녀는 더 이상 제게 어떤 말도 하려 하지 않고 제 말을 들으려 하지도 않아요. 저와 꼭 필요한 이야기를 할 때에도 목소리에서 의심과 분노, 빈정거림이 엿보이곤 하죠.

수일 후 브룩 교수는 워런 박사로부터 다음과 같은 이메일을 받았다.

> 저는 지난주에 만났을 때 당신에게 경고한 바 있습니다. 전 당신이 학과장인 밸러드 교수에게 이야기하지 말라는 제 경고를 듣지 않았다는 사실을 알게 되었습니다. 당신이 저의 능력과 작업에 대한 그의 생각을 흐려 놓았다는 명백한 증거가 있습니다. 이것은 명예훼손에 해당됩니다. 말할 것도 없이 앞으로 당신과의 모든 만남을 거부할 것이며 저에게 전화하거나 어떤 식으로든 접근하지 말아 줄 것을 요청합니다. 또한 누구에게라도 저의 작업이나 사생활에 대해 이야기함으로써 비밀보장에 대한 저의 권리를 침해하지 않기를 경고합니다. 당신은 이미 저를 이용해 왔고 저의 경력에 손상을 입혔습니다.

브룩 교수는 즉시 대학의 위기관리국에 전화를 걸었다. 위기관리국 변호사는 브룩 교수에게 워런 박사와 최근 만났을 때는 물론 이전에 만났을 때 주고받은 말 중에서도 기억나는 내용은 모두 문서화하라고 조언했다. 비록 변호사는 워런 박사가 공식적으로 문제를 제기할 만한 근거가 없을 것이라고 설명했지만, 브룩 교수는 안심할 수 없었다. 그녀는 이런 상황에서 승리하지 못할 수도 있다는 사실을 잘 알고 있었다. 다음 해 동안 그녀는 워런 박사와 어떤 접촉도 하지 않았다.

브룩 교수가 거절할 수 없었던 제안

1년 후 브룩 교수는 대학 이사장인 클라이드 포스터 씨와의 회합에 호출되었다.

> 포스터: 교수님, 저는 정중하게 요청하고 싶습니다. 아시다시피 버틀러 총장은 우리 대학을 훌륭하게 이끌어 오시다가 최근 은퇴하셨습니다. 우리는 새로운 총장을 찾기 위해 조사위원회를 모집했지요. 이사회의 결정과 대학의 정책에 따라 나는 위원회의 교수들과 이사들에게 자문하여 최종적인 결정을 내릴 권한을 위임받았습니다. 조사위원회는 여러 지역 학술위원들

에게 지원자 추천을 위한 편지를 발송했습니다. 결과적으로 교수님이 우리 대학의 관련자는 물론 외부 인사들로부터도 가장 많은 추천을 받았습니다. 대부분의 사람들이 최선의 선택은 바로 제 앞에 계신 교수님이라 말하는 것 같습니다. 다른 대학에서도 그들의 대학 총장으로 교수님을 초빙하려 시도했었는데 소용이 없었다는 반응이 많더군요. 교수님은 이런 간청을 받은 것에 대해 우리에게 이야기한 적이 없습니다.

브룩 교수: 의장님, 저는 이런 제안들에 대해 심각하게 받아들이지 않았기 때문에 그동안 이야기하지 않았습니다. 저는 지금 여기서 행복하고, 떠나고 싶지 않아요. 그리고 다른 일 때문에 저의 연구를 포기하고 싶지도 않아요. 저는 언제나 완벽한 직업을 가지고 있다고 말해 왔어요.

포스터: 오늘 뵙자고 요청한 이유가 바로 그것입니다. 조사위원회의 결론에 따라 교수님께 대학 총장직에 지원해 달라고 요청하겠습니다. 위원회는 교수님이 앞으로도 연구와 학생지도를 수행하고 싶어 하는 것을 이해하고 있으며, 그것이 교수님을 바로 가장 존경스럽고 적절한 지원자로서 고려하게 된 이유였습니다. 교수님은 우리 대학의 사명과 이상을 상징하는 인물입니다.

브룩 교수: 이 대학의 총장이 된다는 것은 가장 유능한 행정가이며 지도자로서 전적으로 헌신하겠다고 서약하는 것입니다. 그러나 전 과학자로서 연구하고 학생을 지도하는 것이 제 천직이라고 생각해요.

포스터: 분명히 타협해야 할 것이 있겠지요. 저는 다만 총장 지원 문제에 대해 긍정적으로 검토해 달라는 것입니다.

브룩 교수: 요청하신 것에 대해 신중하게 고려하겠습니다. 현재로서는 제가 그러한 직위에 오를 자격이 있다고 생각하지는 않습니다. 아무튼 내일 결정하여 전화를 드리겠습니다.

포스터: 교수님, 좀 더 시간을 갖고 천천히 생각해 보셨으면 합니다. 일주일 후 다시 알려 주시는 것이 어떻겠습니까?

브룩 교수는 확실하게 이 제안을 거절하며 포스터의 사무실을 떠났다. 하지만 그 한 주 동안 그녀는 거의 모든 조사위원들로부터 제안을 받아들일 것을 권하는 전화를 받게 되었다. 겸손한 사람인 브룩 교수는 자신이 총장직의 적임자라는 그들의 주장과 호의적인 태도에 적잖이 놀랍고 감동했다. 그들은 과학자로서 그녀가 가진 우수한 지능과 정열, 빛나는 평판을 언급했을 뿐만 아니라, 총장의 자리에 걸맞은 그녀의 가치관, 진정성, 소통능력 등을 강조했다. 브룩 교수는 특히 대학의 인문학부 위원의 강력한 지지에 마음이 움직였고, 총장의 위치가 새로운 분야의 지식을 제공해 줄 것임을 깨닫게 되었다. 그다음 주에 그녀는 포스터에게 전화를 걸어 대학 총장 지원자가 되어 달라는 제안을 받아들였다.

고발

대학 총장을 초빙하기 위한 활동은 비밀리에 수행하기로 되어 있음에도 불구하고 대학 교수들 사이에서 오랜 시간이 걸리지 않아 이디스 브룩 교수가 유력한 총장 후보로서 물망에 올라 있다는 말이 새어 나갔다. 대학 교수들 사이에서는 브룩 교수가 실험실을 떠나 총장으로 임명되기만 한다면 직분을 충분히 잘 수행할 수 있으며 대학에도 큰 도움이 될 것이라는 의견 일치가 있었다. 하지만 조사위원들은 그녀를 총장 후보로 추천했을 때 앞으로 무슨 일이 벌어질지에 대해서는 알지 못했다. 조사위원회의 의장인 애니타 와이스 교수는 다음과 같은 편지를 받았다.

> 친애하는 와이스 교수님,
>
> 저는 이디스 브룩 교수가 대학 총장으로서 부적합하다는 의견을 가진 많은 교수들로부터 그들의 의견을 대표해서 전달해 달라는 요청을 받았습니다. 저는 최종 결정을 내리기 전에 교수님께서 반드시 아셔야 하고 고려하셔야 할 사실들을 알려 드리기 위해 개인적인 만남을 가졌으면 합니다.
>
> 윌마 워런 박사
>
> 물리학부 조교수

여러 가지 면에서 와이스 교수는 이 편지로 인해 마음이 불편해졌다. 무엇보다도 그 편지의 내용은 모호했으며 교수들 중 도대체 누가 브룩 교수에 대해 부정적인 생각을 하는지 알 수 없었기 때문이었다. 그럼에도 불구하고 와이스 교수는 포스터에게 전화를 걸어 "이 젊은 조교수가 지난 25년간 대학에서 존경받아 온 교수에 대해 그렇게 할 말이 많을 것 같지는 않습니다만 그래도 그녀에게 말할 기회를 주어야 합니다."라고 말했다. 워런 박사는 이번 총장 선임 과정에서 브룩 교수에 대해 부정적인 이야기를 하는 첫 번째 사람이었을 것이다. 와이스 교수는 약속을 잡고 그녀를 만났다.

와이스 교수: 이틀 전 편지를 받았습니다. 하고자 하는 말씀이 무엇인지 궁금하군요.

워런 박사: 무엇보다도 제가 이 대학을 위하여 용기를 냈다는 것을 아셨으면 해요. 이번 일로 제가 얻을 것은 전혀 없고 오히려 모든 것을 잃을 수도 있어요. 제가 말한 모든 것들을 비밀로 해 주실 거라고 보증할 수 있나요?

와이스 교수: 확실히 보증할 수는 없습니다. 무엇을 말씀하실지 모르겠습니다만, 당신이 폭로한 것이 조사위원들이 논의해야 할 내용에 해당한다면 저는 그 정보를 위원들과 공유해야 할 의무가 있습니다.

워런 박사: 이해합니다만 회의에서 저의 이름을 밝히지 않으셨으면 해요. 제가 보복을 당할 수도 있습니다.

와이스 교수: 분명히 말해 주세요. 저는 당신이 말씀하시려는 것과 관련해서 어떤 것도 약속할 수 없습니다. 제게 먼저 연락을 취한 것도 당신이니, 브룩 교수에 대해 하시고자 하는 말이 있다면 먼저 들어 봅시다.

워런 박사: 여기서 교수님과 다투기 위해 온 게 아니에요. 저는 단지 위원회와 대학에 도움을 드리고자 할 뿐입니다. 저에게는 매우 어려운 일이라는 것을 이해해 주세요. 이 질문을 먼저 드리도록 하지요. 교수님은 브룩 교수의 성적 취향에 대해 알고 계세요?

와이스 교수: 저는 브룩 교수의 사생활에 대해 아는 바도 없고 알고 싶지도 않습

니다. 그것이 폭로하고자 하는 내용이라면 더 이상 할 말이 없을 것 같군요.

워런 박사: 선임 교수가 자신의 권력을 남용하고 후임 교수를 착취하는 데 영향을 미치는 일이라면 폭로할 만한 일이라고 생각하는데요. 브룩 교수는 저의 학술적 성취를 돕는다는 미명하에 저를 이용했습니다. 저를 돕기는커녕 오히려 기회가 있을 때마다 성적으로 접근했습니다. 제가 그녀의 의도를 알아채고 거절하자 그녀는 저를 공격하고, 위협하고, 대학에서 쫓아내려는 시도를 했습니다.

와이스 교수: 그녀가 당신을 위협했다고요?

워런 박사: 그녀가 제게 대놓고 저의 종신재임 지원서를 거절하겠다고 말했어요. 또 저의 학과장님이신 밸러드 교수님께 전화해서 저에 대한 압력을 행사했습니다. 제가 밸러드 교수님과 이미 껄끄러운 관계인 것을 털어놨었기 때문에 이건 정말 잔인한 짓입니다. 또 그녀가 학계에서 저의 평판을 떨어뜨리기 위한 시도를 했다는 이야기를 제3자로부터 들은 적도 있습니다.

와이스 교수: 브룩 교수에게 직접적으로 당신의 입장을 밝힌 적이 있습니까?

워런 박사: 아직 없어요. 하지만 지금 진지하게 고려하고 있어요. 이제 브룩 교수는 대학의 총장 후보자가 되었지만, 이런 정보를 제공하는 것이 저의 의무라고 생각합니다. 그녀가 저의 경력을 고의적으로 망칠 수도 있기 때문에 두렵기도 하지만, 대학의 이익을 위해 그런 두려움을 버리기로 했습니다.

와이스 교수: 아시다시피 워런 박사, 모든 이야기에는 항상 양쪽의 입장이 있습니다. 대학의 고충처리 위원회에 공식적인 불만을 제기하지 않고서 조사위원회에 당신이 제기한 혐의를 전달하기는 곤란할 것 같습니다. 그것이 명백히 입증되지 않았다는 것을 아셔야 합니다.

워런 박사: 브룩 교수에 대한 공식적인 소송을 제기하라고 권하는 것 같으니 저는 다시 생각해 보고 알려 드리겠습니다.

와이스 교수: 잘못 이해하고 계시는 것 같습니다. 저는 어떤 종류의 조치를 취하라고 권하는 것이 아닙니다. 단지 조사위원회에 사실 여부가 입증되지 않은 혐의를 제기할 수 없다고 말씀드리는 것입니다. 그러한 혐의의 진실성

에 대한 어떤 판결을 내리는 것은 우리 위원회의 역할이 아닙니다.

워런 박사: 교수님이 이런 식으로 브룩 교수 편을 드는 것이 놀랍지는 않아요. 사실 다른 사람들은 종신교수들과 다른 이해관계자나 내부자들이 서로를 보호하기 위해 밀접하게 엮여 있다는 경고를 했어요. 제가 단지 옳은 일을 했기 때문에 이제는 난처한 입장에 처하게 됐네요.

와이스 교수: 저는 당신이 말한 대로 따르지는 않을 겁니다. 하지만 저의 입장을 말씀드리자면, 당신의 이야기만 듣고 어떤 조치를 취하기에는 증거가 부족하다는 것입니다. 혐의가 입증되지는 않았지만 당신이 브룩 교수에 대해 주장한 내용을 포스터 씨와 조사위원회에 보고하겠습니다. 그리고 그 주장이 공식적으로 밝혀질 때까지는 브룩 교수를 포함해서 누구에게도 그 문제에 대해 이야기하지 않을 것입니다.

수일 후 버틀러 총장은 브룩 교수를 그의 사무실에 불러 워런 박사가 그녀를 공식적으로 고발한 것에 대해 이야기했다. 버틀러 총장은 그녀가 후임 교수에 대한 성적인 가혹행위 및 이와 관련된 행동으로 고발되었음을 설명했다.

버틀러 총장: 나는 이번 고발의 심각성과 영향에 대해 당신이 더 잘 알 거라고 생각합니다, 브룩 교수. 나는 교수들로 구성된 특별 위원회에 이 문제를 세심하게 조사해 달라고 요청했습니다. 윤리학자인 마셜 킹 교수가 위원장이 될 것입니다.

브룩 교수: 리처드, 저는 이번 혐의로 충격을 받았습니다. 지금 당장 그런 주장이 근거 없는 모함이란 걸 입증해 보일 수 있습니다. 월마 워런은 정서적으로 불안정한 것이 틀림없어요.

버틀러 총장: 아마도 그럴 겁니다만 브룩 교수, 충고를 하나 하자면 당신은 공식적인 고발에 대응해야 하고 조사에 응해야 합니다. 당신이 말씀하신 것처럼 워런 박사에게 정서적인 문제가 있다고 해도 그것에 대해 불필요하게 거론할 경우엔 문제가 복잡해질 수도 있으니 주의해 주시기 바랍니다. 두

번째 충고는, 이번 조사에 대비하기 위해서는 법률 전문가의 도움을 받아 당신의 권리를 보호해야 한다는 것입니다.

브룩 교수는 오랫동안 동료와 친구들 사이에서 이런 불쾌한 경험을 한 적이 없었다. 그녀의 충격과 불신은 급격히 공포와 분노로 변해 갔다.

브룩 교수: 이번 일이 대학 총장 지원 자격에 대해 어떤 영향을 미칠 것이라고 생각하세요?

버틀러 총장: 오늘 와이스 교수 그리고 포스터 씨와 이야기했습니다. 우리는 이러한 혐의가 모두 해소될 때까지 당신의 지원 자격을 보류하는 것이 대학과 관련자들에게 최선일 것이라는 데 동의했습니다. 특별 위원회가 워런이 제기한 주장의 근거를 발견하지 못하고 조사위원회가 그때까지 포스터 씨에게 다른 후보자를 추천하지 않으면, 당신의 후보 자격은 유지될 것입니다.

브룩 교수: 달리 말하면 저의 개인적이고 전문적인 명성과 경력과 관련해서는 무죄가 입증될 때까지는 유죄로 추정되겠군요.

버틀러 총장: 나는 특별 위원회에 발 빠르게 움직여 사실관계를 확인하고 필요한 사람을 만나라고 권고했습니다. 두 위원회에 참석한 사람들을 제외하고 누구도 당신의 상황에 대해 알 필요가 없습니다.

브룩 교수: 결국 총장님의 말을 듣고 중요한 사실을 깨닫게 되었어요. 고발당한 사실로 인해 저의 총장 후보 자격이 보류되었다는 걸 모든 교수가 알게 된다는 거죠. 아시다시피 우리 대학을 포함해서 어떤 대학의 교수 위원회도 100%의 비밀보장을 유지하지 못합니다. 그리고 워런 박사가 우리가 했던 말들을 퍼트리지 않을 것이라 믿지 않으시겠지요? 이런 것들이 결국 잠재적으로 마녀사냥으로 작용하게 될 것입니다.

이디스 브룩에 대해

그녀의 첫 번째 성적 경험

버틀러 총장과 대화를 나누던 때에 이디스 브룩 교수는 52세였다. 어린 시절 그녀는 평범하고 말수가 적으면서도 다소 산만해 보이는 부모 슬하의 외동딸로 태어났다. 부모님 모두 심각한 건강상의 문제가 있었는데, 아버지는 이디스가 일곱 살이었을 때 파킨슨병으로 사망했고 어머니는 이디스가 10대일 때 말기 유방암을 앓았다. 이디스는 17세 때 대학에 들어갔을 때 생애 최초로 '가족'이라는 것을 발견한 듯한 느낌을 받았다. 그녀는 영국 케임브리지 대학교 세포생물학과에서 4년간 대학원 과정을 밟았고, 성인기의 대부분을 이 대학교에서 보냈다. 그녀는 연구에만 몰두했고, 성적 관계보다는 학문적인 관계에 치중했다. 10대 때 그녀는 자신이 동성, 즉 여성에게 매력을 느낀다는 사실을 알았지만 이후 오랜 기간 동안 이런 감정의 함축적 의미를 이해하지는 못했다. 그녀가 대학에 다니던 시절은 동성애적 관계를 개방적으로 표현하지 못하던 때였다. 학문적 영역에서조차도 동성애적 성향의 연구자에 대한 수용과 신뢰를 기대하기는 힘든 분위기였다. 이디스는 케임브리지에서 석사학위 과정을 밟고 있던 22세 때 처음으로 성적인 접촉을 했다. 그 후 2년 이상의 기간 동안 그녀는 결혼해서 두 아이를 가진 교수 한 명과 강렬한 성적 · 감정적 관계를 맺었다. 결과적으로 그녀의 연인의 남편은 이들의 불륜을 알게 되었고, 그의 부인에게 이디스와의 관계를 중단하거나 이혼을 하자는 최후통첩을 내리게 되었다. 수개월 동안 이디스의 연인은 미국으로 이주해서 이디스와 함께 사는 것을 고려했지만, 결국 아이 때문에 남편과 함께 영국에 남기로 결정했다.

그녀의 첫 번째 성 경험 이후의 여파

이디스 브룩은 2년간 관계를 맺어 왔던 연인과의 결별이라는 갑작스러운 사건에 대해 받아들일 준비가 되어 있지 않았다. 그녀의 강렬한 애도 반응은 생활을 마비시키는 우울증으로까지 악화되었다. 슬픔, 외로움, 연인에 대한 참을 수 없는 갈망보다 더욱 나쁜 것은 공허감과 자기혐오감이었다. 그녀는 절망을 느끼며 심각하게 자살을 고려했다. 그녀가 조교수로 대학에 돌아왔을 때, 그녀는 일에 집중할 수 없었고 동료들과의 관계를 피했다. 그녀의 학과장은 이디스 브룩 교수의 심각한 변화를 감지하고 내게 정신과적 평가를 위해 의뢰했다. 내가 처음 브룩 교수를 만난 것은 그녀가 25세 때였다.

브룩 교수: 선생님 만나 주셔서 감사합니다만, 선생님께서 저를 도울 수 있으리라 생각하지 않습니다. 사실은 저는 도움을 받고 싶지도 않고, 받을 만한 가치도 없습니다.

유도프스키 박사: 왜 도움을 받고 싶지 않은지에 대한 이야기부터 시작하면 되겠군요.

브룩 교수: 세상에서 내가 살아갈 수 있도록 하는 유일한 것이 있었는데 이제 더 이상 존재하지 않아요. 이것에 대해서는 더 이상 말할 것이 없어요. 말할수록 내게는 더욱 상처를 줄 뿐이에요. 선생님도 그리고 그 누구도 저를 도울 수는 없어요.

유도프스키 박사: 당신에게 중요한 누군가를 잃으셨나요? 그렇다면 이 상실감에 대해 다른 누군가와 이야기하는 것이 도움이 될 수 있습니다.

브룩 교수: 그렇다고 무엇이 달라지겠어요?

유도프스키 박사: 관계의 궁극적인 결과는 변하지 않을지라도, 상실에 대해 어떻게 느끼는가는 달라질 수 있습니다. 당신은 변화할 수 있어요.

브룩 교수: 솔직히 선생님을 믿지 못하겠어요. 하지만 저는 지금 선택의 여지가 없어요. 선생님께 치료를 받든가 아니면 자살을 하든가……. 더 이상 이 고통을 견딜 수 없어요.

브룩 교수는 자살 사고와 관련된 치료를 위해 나와 일주일에 3회 만나는 것에 동의했다. 나는 그녀에게 치료 회기가 없는 날 내게 전화해서 기분이 어떤지에 대해 알려 달라고 요청했다. 또한 그녀가 받아들이려 하지 않았던 항우울제를 복용하도록 권했다.

브룩 교수: 아주 고통스러워요. 고통은 여전히 내게 머물러 있어요. 고통이 생기는 것은 내가 살아 있기 때문이에요! 저는 약물을 도움을 얻어 내 마음을 감추고 싶지는 않아요.

유도프스키 박사: 맞습니다, 브룩 박사. 어떤 약물은 감정을 감추거나 줄이기도 합니다. 저는 그런 약물을 처방하지 않습니다. 그런 약들은 일반적으로 중독성이 있고 우울증을 악화시키기도 합니다. 그러나 항우울제는 당신이 당신 자신이 되는 것을 방해하는 질병, 즉 '주요 우울증'이라 불리는 뇌질환을 치료해 줄 겁니다.

브룩 교수: 선생님은 제가 '병든 뇌'를 가지고 있다고 말씀하시는군요. 하지만 저는 약을 먹는 것에 대해 스스로 충분히 이성적인 결정을 내릴 수 있어요. 저의 뇌는 건강해요. 선생님은 저에 대해 너무 심하게 말씀하시는군요.

유도프스키 박사: 당신이 약물치료를 받아들이건 그렇지 않건 간에 최선을 다해 치료하겠습니다.

항우울제를 복용하지 않고도 브룩 교수는 점진적으로 기분이 호전되었다. 그녀는 자신에 대해 새롭게 이해하게 되었고, 종결된 관계에 대해 새로운 관점을 갖게 되었다. 그녀는 현재의 절망과 자포자기의 심정은 성장기에 그녀가 겪었던 개인적 관계의 결핍과 빈곤에서 기인한 것임을 이해하게 되었다. 그녀는 물에 빠진 기분이었고 그녀의 연인이 황량한 바다에서 삶의 뗏목이 되어 주었다는 사실을 깨닫게 되었다. 브룩 교수는 친밀한 관계를 만들어 가는 방법을 몰랐기 때문에 절망감을 느꼈고, 이러한 기술을 익히는 것이 치료의 우선순위가 되었다. 치료를 받고 나서 수개월 후, 그녀는 성적 성향에 대한 다음과 같은 질문을 던졌다.

브룩 교수: 저의 문제가 얼마나 저의 성적 성향과 관련되어 있나요?

유도프스키 박사: 당신은 내성적이고 모든 친밀한 관계에 대한 자신감이 결여되어 있습니다.

브룩 교수: 사람들이 저의 동성애적 성향에 대해 알게 된다면 저를 좋아하지 않거나 받아들이지 못할 것이라고 생각하니 자신감이나 자존감을 지키기가 어렵네요. 사회를 바꾸는 것보다 저의 동성애적 성향을 바꾸는 것이 쉽지 않을까요?

유도프스키 박사: 전 사회를 바꾸는 방법에 대해서는 잘 모릅니다. 정말로 당신의 성적 성향을 바꾸기를 원하십니까?

브룩 교수: 제가 선생님을 시험한다는 것을 알아차리셨군요. 그렇지요? 저는 단지 선생님이 제가 성적 성향을 바꿔야 한다고 생각하시는지를 알고 싶어요.

유도프스키 박사: 당신의 성적 성향은 당신의 일입니다. 제 일이 아니지요. 있는 그대로의 당신을 제가 받아들일 수 있는지를 물으신다면 대답은 '그렇다'입니다. 하지만 이 경우에 적절한 질문은 '당신이 스스로를 받아들일 수 있는가?'입니다.

브룩 교수: 스스로에 대해 전부를 이해하지는 못해요, 선생님. 하지만 확실히 알 수 있는 것은 여성에 대한 성적 성향을 바꿀 수 있는 방법은 없다는 것입니다.

브룩 교수는 치료에서 꾸준한 진전을 보였고, 이러한 진전은 학자로서의 성공과 인간관계에서의 자신감의 증가로 이어졌다. 그녀는 더 이상 첫 번째 사랑의 파탄으로 인해 세상이 끝났다고 믿지 않게 되었다. 사실 그녀는 이 경험으로부터 몇몇 가치 있는 교훈을 얻게 되었다. 그중에서도 가장 중요한 교훈은 그녀가 다른 여자를 사랑함으로써 행복, 성취감을 얻을 수 있고 자신의 가치를 인식할 수 있으며, 이러한 감정은 그녀의 학문적 성공 같은 다른 영역에서의 성취에서 얻을 수 있는 감정과는 전혀 다르고 오히려 그보다 훨씬 더 강렬하다는 것이었다. 두 번째 교훈은 관계가 끝났을 때 그녀가 아주 깊은 상처를 받을 수 있다는 것이었다. 그녀는 다시는 어떤 이유로든 지속적인 관계를 유지할 수 없는 여자와는 사귀지 않기로 맹세했다. 세 번째는 사회적 관습을 고려할 때 장래의 관계에서도 신중해지는 편이 낫다는 것이었다. 브룩 교수에게 신중해진다는 것은 전문가적인 생활과 개인적인 사생활을 분리하고 개인적인 사생활에 대해 동료들에게 이야기하지 않는 것을 의미했다. 그녀는 이 세 가지 원칙들에 따라 성인기를 보냈고, 크리스틴 놀런을 포함한 다양한 사람들과 성숙한 관계를 맺을 수 있게 되었다.

브룩 교수가 가족을 발견하다

워런 박사가 고발을 할 무렵, 브룩 교수는 수년 전부터 크리스틴 놀런과의 관계를 유지해 오고 있었다. 브룩 교수와 달리 크리스틴은 서로 친밀한 관계를 이룬 대가족의 일원이었고, 크리스틴의 가족은 브룩 교수를 환영해 주었다. 브룩 교수는 크리스틴 그리고 그녀의 가족들과 함께 대부분의 주일을 함께 보냈다. 브룩 교수는 그녀와 크리스틴이 거의 친자식처럼 여기는 크리스틴의 세 조카들과 가깝게 지냈다. 크리스틴은 가족이 경영하는 부동산 중개회사의 사장으로서 오빠와 함께 일했다. 회사는 놀런 가문에서 삼대에 걸쳐 성장해 왔고, 브룩 교수가 학계에서 성공했던 것처럼 크리스틴은 사업계에서 성공했다. 브룩 교수는 자신에 대한 워런 박사의 고발과 대학의 반응에 대해 크리스틴과 다음과 같은 대화를 나누었다.

크리스틴: 일이 어떻게 되어 가고 있는지 정말로 모르겠어.

브룩 교수: 내가 가장 염려하는 것은 네가 이 시궁창에 빠지지 않기를 바라는 거야.

크리스틴: 이 문제에 대해 정말 이해할 수 없어, 이디스. 나는 우리의 관계에 대해 나의 친구들과 직장 동료들에게 숨긴 적이 없어. 그들이 우리의 관계를 받아들이지 못한다면 그건 그들의 문제이지 내 문제가 아니야. 반면에 우

리는 너의 동료들에게는 우리 관계에 대해 숨겨 왔어. 그건 마치 두 개의 분리된 삶을 사는 것과 같은 거야. 진짜 중요한 문제는 '너의 사생활에 대한 사람들의 호기심에 네가 어떻게 반응할 것인가?'야. 나는 너를 사랑하고, 너를 믿고, 어떻게 되든 너를 지지할 거야.

브룩 교수: 모든 일들이 어떻게 될지 모르겠어. 예전 정신과 의사를 만나 보는 것은 어떨까? 나는 정말 불안하고 좀 우울해졌어. 그리고 다시 심리적 문제로 시달리고 싶지는 않아. 수년 동안 그를 못 봤지만 그는 나를 잘 알아.

크리스틴: 그 사람을 신뢰하는구나. 그를 만나는 것에 찬성이야.

브룩 교수는 나와 만나서 몇 시간 동안 크리스틴 놀런과의 현재 관계와 워런 박사와 관련된 현재의 상황에 대한 이야기를 했다. 그리고 다음과 같은 질문을 했다.

브룩 교수: 그녀는 정신적으로 어떤 문제가 있나요?

유도프스키 박사: 그녀를 직접 평가하지 않고 확신할 수는 없습니다만 편집적인 성격 특성을 보이는 것 같군요. 편집성 성격장애를 가지고 있는 것으로 추정된다고 말할 수 있습니다. 물론 순전히 추측일 뿐임을 이해해 주세요.

브룩 교수: 그런 가정하에 제가 어떻게 대응하는 것이 최선일까요?

유도프스키 박사: 그녀가 편집성 성격장애를 가지고 있다면, 이성적으로 처리하기는 어렵습니다. 그녀는 자신이 생각하는 것이 실제로 일어난 일이라고 확신할 겁니다. 이러한 사람들에겐 중간 영역이 없습니다. 진단이 맞다면 그녀를 이성적으로 설득할 수 없습니다.

브룩 교수: 그녀가 자신의 환상을 실제와 구별할 수 없다면 제가 그녀의 고발로부터 스스로를 보호할 수 있는 최선의 방법은 무엇일까요?

유도프스키 박사: 제 말에 놀라실 수도 있겠습니다만, 우리가 함께 작업했던 지난 수년 동안 '항우울제를 복용하는' 문제 외에 제가 직접적인 조언을 했다고 생각하지는 않아요. 당신은 제 조언을 듣지 않았지만 어쨌든 점점 좋아

졌어요. 이전과는 달리 지금 직접적인 조언을 해 드려도 괜찮으시겠어요?

브룩 교수: 신경 쓰지 마세요, 스튜어트. 이제는 도움이 되지 않는다고 생각하면 충분히 거절할 수 있을 정도의 자신감이 있어요. 괜찮아요.

유도프스키 박사: 저는 공청회에서 당신을 변론할 변호사를 구하라는 버틀러 총장의 제안에 동의합니다. 당신을 보호할 수 있는 가장 좋은 방법은 로버트 켈리를 고용하는 것이라고 생각합니다. 그는 명석하고 실력 있으며 신뢰할 만한 변호사입니다. 그는 교수님들로 구성된 '특별 위원회'에 겁을 먹지 않을 겁니다.

브룩 교수: 그를 알아요. 그는 존경받는 변호사예요. 그리고 그의 로펌 동료는 우리 대학 졸업생이자 현재 대학 이사회의 임원직을 맡고 있을 거예요. 하지만 그런 연줄을 이용한다는 것은 문제를 너무나 정치적으로 해결하는 것이고 공정하지 않은 일이겠죠. 선생님은 여전히 저를 돌봐야 한다는 책임감을 가지고 있는 것 같아요.

유도프스키 박사: 당신의 사생활이 이제 공개되기 직전이에요. 당신에게 닥쳐올 변화의 영향을 탐색해 보기 위해 몇 차례 더 만나도록 하지요. 나는 이런 만남을 통해 많은 사람들의 생각을 바꿀 수 있었다고 믿습니다. 어쩌면 당신의 사생활을 많은 직장 동료들에게 밝히는 문제에 대해 다시 생각해 보면 이 끔찍한 먹구름 속에서 희망을 찾게 될지도 모릅니다.

워런 박사가 특별 위원회에 참석하다

워런 박사는 처음으로 위원회에 참석하여 30페이지 분량의 증거자료를 제시했다. 이 문서에서 그녀는 두 당사자 간의 상세한 사건과 대화를 기술했고, 어떻게 브룩 교수가 그녀에게 성적으로 접근했으며 원하는 바를 얻었는지에 대해 기술했다. 또한 그녀는 지난 5년간 브룩 교수를 만나 논의한 내용과 그녀가 다른 대학에 재직 중인 친구와 주고받은 이메일의 인쇄물을 제시했다. 이메일에는 그녀에 대한 브룩 교수의 의도가 순수하지 않은 것 같다고 적혀 있었다. 그녀는 브룩 교수의 성적 접근을 거절한 결과로 경력상의 불이익을 얻었다고 믿는 근거를 위원회에 제시했다. 그녀는 또한 브룩 교수를 조사하기 위해 고용한 사설탐정의 보고서를 제시했다. 사설탐정은 브룩 교수와 크리스틴 놀런과의 관계에 대한 상세한 자료를 제공했다. 다음은 브룩 교수의 혐의를 조사하기 위해 열린 특별 위원회에서 워런 박사와 위원장인 킹 교수가 대화한 내용이다.

킹 교수: 위원회는 당신이 제시한 자료를 읽고 논의했습니다. 우리는 당신이 했던 진술을 주의 깊게 들었습니다. 브룩 교수는 그녀의 고문 변호사인 로버트 켈리 씨가 이번 회의에 동석하기를 요청했습니다. 그는 단지 듣고 메모만 할 수 있을 뿐이며, 지금은 어떤 질문이나 진술도 허용되지 않을 것입니다. 저의 첫 번째 질문은 둘 사이에 어떤 성적인 행위가 있었는가에 관한 것입니다.

워런 박사: 물론 그렇지 않습니다만, 그것은 제가 허락하지 않았기 때문입니다.

킹 교수: 브룩 교수가 명백하게 제안한 적이 있었습니까?

워런 박사: 여러 번이요.

킹 교수: 예를 들어 주시죠.

워런 박사: 그녀는 항상 함께 학회에 가기 위해 저와 일정을 맞췄어요. 그리고 방을 함께 써서 비용을 줄여도 되는지 묻곤 했고요. 그녀가 대학 밖에서는 완전히 동성애자로 살고 있다는 것을 이해해 주세요. 브룩 교수가 남성 선임교수였고 함께 여행을 가서 한방을 쓰자고 제안했다면, 위원회에서는 분명이 그것이 부적절한 일이라고 보고 즉시 조사에 착수했겠죠.

킹 교수: 브룩 교수가 당신에게 어떤 신체적 접근을 한 적이 있었나요?

워런 박사: 우리가 만날 때마다요. 그녀는 항상 제 몸에 손을 대려 했어요. 아주 사적인 장소에서도요. 그리고 제가 거부하면 그녀는 화가 나서 저를 위협했어요.

킹 교수: 위원회에 그녀가 당신을 어떻게 위협했는지 예를 들어 주시죠.

워런 박사: 그녀는 제가 좋은 과학자가 아니라고 말했어요. 그리고 제가 부교수

> 로 승진할 수 없을 것이고, 그녀로서는 제가 종신교수직에 오를 수 있도록 도와줄 방법이 없다고 했어요. 저를 믿으세요. 저는 상황을 정확히 파악할 줄 안다고요.

특별 위원회는 워런 박사에게 한 시간 이상 질문을 했다. 그녀는 평정심을 유지하고 확신에 차 보였다. 또한 아주 이성적이고 지적으로 보였다. 그녀의 증언이 끝났을 때 사태가 브룩 교수에게 불리하게 돌아가는 것처럼 보였다. 대학 측은 최근에 교수가 저지른 성적 학대에 대해 무관용 정책을 채택하고 있었다. 그 의미는 특별 위원회가 브룩 교수의 성적 착취나 학대가 실제로 있었다고 판단한다면, 그녀는 직장과 명성을 완전히 잃게 된다는 것을 의미했다.

브룩 교수의 변론

윌마 워런에 대해

변호사인 로버트 켈리는 자기 분야의 전문가였고 매우 냉철했다. 그가 처음 워런 박사에 대한 철저한 배경조사를 통해 알게 된 것은 매우 흥미로웠다. 윌마 워런이 브룩 교수 외에 이전에도 다른 연구자들과 적대적인 의견 충돌을 겪어 왔다는 것이었다. 다른 대학에서 석사학위를 취득할 때 그녀는 논문의 저자 표기 문제로 지도교수와 격렬한 싸움을 벌였다. 연구 결과를 독차지하기 위해 그녀는 지도교수가 표절을 저질렀다며 고발했다. 학과장은 연구실에서 근무하는 대학원생들의 논문에서 선임 연구자가 저자로 포함되는 것이 관행적인 표준이라는 것을 알려 중재를 하려 했다. 윌마 워런은 논문에 발표된 모든 연구 작업을 자신이 했고 논문의 대부분을 작성한 사람도 자신이라며 반박했다. 그녀는 실질적으로 대학원생들이 논문을 집필한 상황에서 지도교수를 해당 논문의 공저자 또는 대표저자로 명기하는 것은 대학원생들을 착취하는 것이라며 항의하는 내용의 서신을 물리학회 측에 보내 압박했다. 결국 교수는 마지못해 동의할 수밖에 없었다. 많은 논문을 발표하고 연구 업적을 쌓아 온 종신교수였던 그는 자신의 이름을 다른 논문에 올리기 위해 싸울 가치가 없다고 판단했다. 뿐만 아니라 켈리는 윌마 워런이 대학원생이었을 때 연구장비에 대한 접근 시간과 실험실 공간 문제로 동료들과 여러 차례 분란을 일으켰고, 문제가 지속되자 결국 현재의 대학교로 옮기게 된 사실을 알게 되었다.

이메일 증거

워런 박사가 브룩 교수의 사생활에 대한 정보를 공개했기 때문에 켈리는 워런 박사의 사생활에 대해서도 알아내야만 공정한 게임을 할 수 있다고 생각했다. 그는 여러 분야에 속한 많은 사람들이 그녀를 좋아하고 존경한다는 것을 알게 되었다. 그녀는 젊은 연구자로서는 드물게 요직에 있는 친구들이 많았고, 자신의 우수한 지능과 열정을 이용하여 많은 전문기관과 시민단체에서 지도자의 위치를 얻게 되었다. 그리고 이러한 조직에서 여러 가지 책무를 훌륭하게 완수했다. 또한 워런 박사는 많은 분쟁에 연루되었고, 대부분 승리한 것으로 보였다. 법정 기록을 통해 켈리는 그녀가 이혼 과정에서 심각한 분쟁을 거쳤다는 사실을 알게 되었다. 그녀는 남편이 지난 5년간의 결혼 생활 동안 외도를 했다며 고소했다. 비록 그녀가 확실한 증거를 제시할 수 없었지만 그녀는 남편에 대해 더욱 심각한 혐의를 제시했다. "그는 항상 내 딸을 만지려 하고, 벗은 몸을 몰래 쳐다보는 성도착자입니다. 내 딸은 아버지로부터 떨어져 있어야만 안전해질 수 있어요." 워런 박사의 남편은 자신이 실제로는 한 번도 바람을 피운 적이 없는데도 아내가 오랜 기간 동안 자신의 외도를 의심해 왔다고 항변했다. 그는 법정 측과 아내에게 자신이 어떤 부정을 저질렀다면 그 증거를 제시하라고 요구했다. 아무도 그러한 증거를 제시하지는 못했다. 그는 이렇게 말했다. "윌마와 함께 사는 것은 언제나 지금 이 순간과 같은 식이었습니다. 그녀는 항상 내가 뭔가 죄를 지었다고 비난했고, 나는 항상 변론을 해야만 했지요. 나는 내가 항상 피고석에 앉아 있는 것 같고 그녀가 검사나 판사, 배심원인 것 같은 느낌을 받으며 살아왔습니다. 우리의 결혼 생활 내내 그녀는 자신의 잘못을 인정한 적이 없어요. 반면에 그녀 말에 따르면 나는 거의 항상 잘못을 저지르는 사람이었죠." 이혼 소송의 결과는 워런 박사의 완벽한 승리로 끝났다. 그녀는 딸에 대한 양육권을 얻고 전 남편이 딸을 만날 권리를 제한할 수 있게 되었다. 그리고 상당한 액수의 자녀 양육비와 위자료를 얻어 냈다.

켈리는 월마 워런이 싸움을 두려워하지 않는다는 것을 알게 되었다. 그녀의 지역에 있는 수재방지 위원회가 그녀의 집을 경유하는 새로운 배수관을 건설하려 했을 때 그녀는 대규모 지역시위대를 조직했다. 그녀는 배수관의 경로를 바꾸는 데 성공했을 뿐만 아니라 투쟁 과정에서 자신과 맞섰던 지역위원장에 대한 가차 없는 정치적 보복을 시작했다. 지역 언론과 텔레비전 뉴스 매체를 이용하여 지역위원장이 고액의 계약을 통해 부정 축재를 했다고 폭로한 것이다. 어떤 혐의도 입증되지 않았지만 여론의 악화로 인해 그는 재선에 실패했다. 워런 박사는 금전적 문제와 관련된 분쟁도 여러 차례 겪었다. 많은 경우에 그녀는 과다 청구로 인해 재산상의 피해를 입게 되었다며 계약자에게 항의했다. 결과는 항상 같았다. 그녀는 결국 서비스에 대한 지불을 하지 않았다. 그녀는 두 차례나 자동차 대리점이 불량품을 팔았다는 이유로 소송을 했다. 두 차례 모두 자동차 대리점은 이미 많은 거리를 운행한 그녀의 자동차를 새 차로 교체해 주었다. 켈리 변호사는 그녀가 매우 호전적인 이력을 지녔음을 확인할 수 있었지만, 이러한 정보들이 브룩 교수의 현재 혐의에 대한 무죄를 입증하기에는 충분하지 않다고 생각했다. 그는 더욱 대담한 다음 단계가 필요하다고 생각했으며 일을 진행하기 위한 허락을 받기 위해 브룩 교수를 만났다.

켈리: 워런 박사의 증언에서 그녀는 당신의 혐의를 입증하기 위해 이메일 기록을 제시했습니다. 그녀는 이 서신들을 보내는 데 대학의 이메일 시스템을 사용했지요. 제가 이 시스템과 관련된 대학의 정책을 살펴보고 알게 된 것은 매우 흥미롭더군요. 대학이 이 정보들에 대한 소유권을 갖고 있습니다. 대학 측의 이익에 부합된다고 판단되면 언제든 이메일들을 읽을 권리가

있는 거죠. 대학이 당사자의 동의 없이 (혹은 반대를 무릅쓰고) 교수들의 이메일을 조사했던 많은 전례가 있었습니다. 워런 박사는 종이에 쓴 편지는 태워 버릴 수 있지만 이메일 기록을 파괴하는 것은 불가능하다는 사실을 미처 알지 못할 겁니다. 교수님께 물어볼 것은, 당신의 이메일 서신들 중에 숨겨야 할 것이 있느냐는 것입니다.

브룩 교수: 이걸로 어떻게 하시려는지 모르겠지만 로버트, 저는 대학의 일과 관련해서는 오직 대학 이메일 시스템만을 사용했습니다. 제 생각에는 제가 쓴 것 중에서 누구도 읽어서는 안 되는 이메일이 있다고 생각하지 않아요.

켈리: 교수님, 혹시 워런 박사와 관련해서 보낸 이메일 중에서 당신에게 불이익을 줄 만한 것들이 있습니까?

브룩 교수: 그 반대예요. 지난 수년간 그녀에게 보냈거나 관련된 서신들은 모두 제가 그녀의 경력을 발전시키기 위해 얼마나 열심히 도왔는지 보여 주는 것들입니다. 또 제가 얼마나 그녀를 존중하고 건설적인 방식으로 도와주었는지를 보여 줄 겁니다. 그리고 지난번에 저에게 경고하는 내용의 편지를 제외하고는 월마가 제게 보낸 이메일들도 한결같이 따뜻하고 긍정적인 것들이었어요.

켈리: 워런 박사가 위원회에 제시했던 이메일 사본들은 모두 작년에 보내진 것들이었습니다. 저는 특별 위원회가 공정한 판단을 하기 위해서는 워런 박사가 교수님에 대해 언급한 모든 이메일 서신을 확보해야 한다고 생각합니다. 그렇게 하려면 대학 데이터베이스에 접근해야 하고 당신의 동의를 얻어야 합니다.

브룩 교수: 동의해야 할지 잘 모르겠습니다. 저의 동료 교수들은 그런 종류의 사생활 침해에 불편해할 것입니다. 표면적으로 이것은 그녀의 사생활과 학문의 자유를 침해하는 것으로 보입니다.

켈리: 당신이 매우 원칙주의적인 사람인 것을 알고 있습니다만, 당신은 이번 워런 박사의 고발로 인해 커다란 불이익을 당할 위험에 처해 있어요. 그렇게 된다면 당신의 모든 경력은 끝납니다. 이번 분쟁에서 당신의 적수를 과소

평가하지 마세요. 불에는 불로 싸워야 합니다.

켈리는 크리스틴 놀런과 함께 마침내 브룩 교수를 설득했고 모든 관련 이메일을 얻는 데 필요한 동의를 얻었다. 그가 특별 위원회에 그의 의도를 알리자 폭풍 같은 불길이 일었다. 위원회의 대부분의 위원들이 브룩 교수가 예상했던 이유로 반대했다. 위원회 측을 대표하여 킹 교수가 로버트 켈리를 만나 이런 방침을 철회해 달라고 요청했다.

킹 교수: 워런 박사의 이메일과 관련하여 당신이 대학에 요청한 것을 재고해 주셨으면 합니다. 위원회는 브룩 교수가 자의로 제공한 본인의 이메일 전부를 주의 깊게 검토할 것입니다. 하지만 우리는 그녀의 서신 모두를 요청함으로써 사생활에 대한 권리를 침범하는 것은 상상도 할 수 없습니다.

켈리: 잘 이해하시겠지만 교수님, 대학의 규정에 따르면 대학의 컴퓨터 시스템을 사용하고 있는 어떤 연구원들도 그것을 막을 권리는 없습니다.

킹 교수: 법적으로는 당신이 옳아요. 하지만 당신이 제안한 것들은 위원회를 화나게 할 것이며 이런 식으로 주장한다면 브룩 교수의 사건이 더욱 악화될 수도 있습니다.

켈리: 분명히 하고 싶습니다. 워런 박사는 자신의 주장을 입증하기 위해 이메일을 제시했습니다. 저는 그녀가 위원회에 완벽한 자료를 제공했는지 알아낼 권리가 있습니다. 대학이 제게 이 정보들을 제공할 수도 있고 내부의 방침으로 중단될 수도 있겠지요. 저의 요청이 묵살된다면 저는 즉시 대학 당국이 브룩 교수의 정당한 권리를 침해한 것에 대해 법적 조치를 취하겠습니다. 그러면 그 이메일 기록들을 검색하는 데 5분이면 되겠지요.

킹 교수: 브룩 교수가 기꺼이 자신의 치부를 대중에 공개하려 할까요?

켈리: 죄송합니다만 교수님, 브룩 교수의 사생활에는 문제가 될 만한 부분이 없습니다. 저는 교수님이 사생활 보호라는 명목으로 그녀의 사생활과 사적인 기록들을 일방적으로 덮지 않기를 원합니다. 또 교수님께 상기시켜 드

> 리고 싶은 것은, 지금 이 과정들이 대학에서 일어나고 있는 것일지라도 우리는 여전히 미국에서 살고 있다는 것입니다. 다른 시민들과 기관들처럼 대학도 이 땅의 법을 준수해야 합니다. 바로 지금 대중에게 공개되지 않는다면 이 사실은 대학의 치부가 될 것입니다. 제가 48시간 안에 그 기록들을 손에 넣지 못한다면 저는 대학 당국의 책임자를 법정에 세우기 위해 준비하겠습니다.

킹 교수는 즉시 켈리의 요구에 대해 대학의 고문 변호사와 의논했다. 고문 변호사는 켈리를 잘 알고 있었고 그가 허세를 부리는 것이 아님을 알았다. 그는 켈리가 워런 박사의 이메일을 얻기 위해서라면 법정에 서는 것도 불사할 것임을 즉시 간파했다. 사태가 건잡을 수 없이 커지고 대학이 막대한 손실을 입게 되는 것을 방지하기 위해 그는 킹 교수에게 관련된 이메일 내용을 양측에 제공하고 가능한 한 빨리 위원회의 결정을 앞당기도록 충고했다. 버틀러 총장과 의논한 후 킹 교수는 상대방의 이름이 언급된 양측의 모든 이메일을 공개하도록 명령했다. 즉시 컴퓨터 프로그램 작업이 이루어졌고, 브룩 교수와 워런 박사, 위원회의 모든 위원들이 이메일 내용을 열람할 수 있게 되었다. 워런 박사는 브룩 교수와 관련하여 자신이 주고받은 모든 이메일 내용이 공개된다는 것을 알았을 때 분노를 참기 어려웠다. 그녀로서는 자신이 보낸 이메일에 대한 권한이 자신이 아닌 대학에게 있다는 것을 알지 못했었다. 그리고 자신이 개인 컴퓨터에서 삭제했던 이메일을 대학 측의 네트워크 시스템에서는 복구할 수 있다는 것조차 예상하지 못했기 때문에 그녀는 자신의 허점을 완벽하게 간파당했다고 생각했다. 그녀는 이런 가능성을 예견하지 못한 변호사를 즉시 해고했다.

로버트 켈리는 워런 박사와 브룩 교수의 이메일들을 주의 깊게 검토했다. 변호사와 위원들은 워런 박사가 작성한 메일 중에서 브룩 교수의 이름이 언급된 서신들의 내용을 보고 놀라게 되었다. 첫 5년 동안 워런 박사가 보냈던 모든 이메일에서는 브룩 교수를 지극히 호의적으로 묘사하고 있었기 때문이었다. 대부분의 이메일은 학문적인 내용이었고, 브룩 교수가 워런 박사의 연구 작업을 개념화하고 그녀를 학문적으로 성장시키기 위해 애썼다는 것을 보여 주는 것들이었다. 개인적인 표현들은 드물었고, 규칙을 위반할 만한 요소도 없었다. 켈리는 워런 박사가 최근 자신의 개인 컴퓨터에서 호의적인 내용의 이메일들을 삭제한 것을 발견할 수 있었다. 같은 기간 동안 작성했던 다른 이메일들은 삭제하지 않았다. 브룩 교수를 고발하는 내용의 이메일은 지난해에 작성되었던 것이며, 워런 박사는 이 내용들을 특별 위원회의 모든 위원들에게 유포했다. 워런 박사는 인터넷을 통해 다른 대학의 교수가 저지른 유사한 사건과 결과들을 검토했고, 다른 도시의 믿을 만한 친구와 앞으로의 대책에 대해 의논했다. 이들 서신들을 통해 켈리는 워런 박사가 다른 대학에서 있었던 사례를 참조하여 브룩 교수에게 혐의를 씌운 것으로 생각했다. 워런 박사의 행동 중에서도 가장 정략적인 행동은 보수적인 정치적 관점을 지지하는 것으로 알려진 대학 이사회 임원과의 서신이었다. 워런 박사는 그 임원에게 브룩 교수의 성적 성향에 대해 알렸고, '우리 대학에서 가장 두드러진 상징적 인물이자 여학생들의 역할모델로서의 적합성'에 대해 의문을 제기했다. 그 임원은 워런 박사에게 "저는 브룩 교수의 사생활에 대해 오랫동안 버틀러 총장과 논의했고, 그녀가 차기 총장에 임명된다면 위원회 승인에서 격렬하게 반대할 것이라고 버틀러 총장에게 이야기했습니다."라고 답장을 보냈다.

반면에 브룩 교수가 워런 박사에게 보낸 이메일은 아주 바쁜 사람답게 간결하게 요점만을 적었으며, 모두 업무와 관련된 것들이었다. 비록 그녀의 이메일 내용이 친근하고 지지적이었지만 개인적인 성적 관계를 의심할 만한 내용은 없었다. 중요한 것은 지난 6년 이상의 기간 동안 다른 지역의 심포지엄에 함께 참석하자고 요청한 사람은 언제나 브룩 교수가 아닌 워런 박사였다는 사실이었다. 대부분의 경우 브룩 교수는 다른 업무 때문에 예의 바르게 거절했다. 하와이 컨퍼런스에 함께 참석하자면서 브룩 교수를 초청한 이메일이 특히 켈리의 관심을 끌었다. 수개월 후 워런 박사는 친구에게 "브룩 교수가 날 보러 온다고 했어."라는 이메일을 친구에게 보냈다. 브룩 교수는 그때 갈 수 없다고 회신했었으며, 워런 박사는 하와이 컨퍼런스에 등록하지 않았다. 켈리는 워런 박사가 브룩 교수를 함정에 빠뜨리기 위한 어떤 계획을 세운 것이 아닌가 하는 의심이 들었다. 특별 위원회가 열리기 전까지는 반론할 기회가 없었기 때문에 켈리는 이메일을 통해서 얻었던 핵심적 증거와 결론을 위원회에 제출하기 위해 준비했다.

브룩 교수가 위원회에 참석하다

킹 교수: 위원회는 당신에게 워런 박사의 고발에 대해 간결한 답변을 하시도록 미리 말씀드린 바가 있습니다. 질문을 시작하기 전에 하실 말씀이 있습니까?

브룩 교수: 없습니다.

킹 교수: 그러면 시작합시다. 워런 박사는 그녀에 대한 당신의 관심이 개인적인 것이며 업무와 관련된 것이 아니라 주장하고 있습니다. 사실입니까?

브룩 교수: 그렇지 않습니다. 저는 그녀의 지성을 존중하고 그녀의 학문과 학자로서의 경력에 도움이 되길 바랐습니다.

킹 교수: 그녀는 당신의 사적 관심이 부적절했다고 고발했습니다. 이것이 사실입니까?

브룩 교수: 불필요한 말로 시간 낭비를 하지 않길 바랍니다, 킹 교수님. 리처드 버틀러 학장은 내게 워런 박사가 나를 고발했다고 말했고, 어떤 증거도 발견되지 않았어요. 저는 그것에 대해 더 이상 할 말이 없습니다. 제가 이 대학에서 평생에 걸쳐 헌신해 왔다는 것은 모두들 알고 계실 겁니다. 그런데 저는 위원회에 질문이 하나 있습니다. 그녀의 고발을 입증해 줄 어떤 한 조각의 증거라도 제시할 수 있습니까? 그렇다면 듣고 싶군요. 그렇지 않으면 저는 연구실에 돌아가 제 연구를 하고 싶습니다만.

킹 교수: 당신이 말씀하고자 하시는 것은 요약하자면 그녀의 의견에 반대한다는 것이군요. 그렇다면 당신 생각에 워런 박사가 도대체 왜 이런 일을 벌였다고 생각하십니까?

회의 진행 도중 처음으로 공학부 교수인 노마 퍼슨이 나섰다.

퍼슨 교수: 한 가지 말씀을 드려야겠군요, 킹 교수님. 워런 박사의 연구 태만에 대해 브룩 교수가 진심으로 충고했음을 간과해서는 안 됩니다. 브룩 교수는 자기 자랑을 일삼는 사람이 아니라 아주 겸손하고 성숙한 사람입니다. 저는 그녀를 믿고 신뢰합니다. 그녀는 300편 이상의 논문을 냈고 6권의 저서를 집필했습니다. 그녀는 자신의 분야에서 중요한 발견을 해 왔습니다. 또한 40명 이상의 박사들의 지도교수였고, 그들 모두 그녀를 존경하고 있습니다. 하지만 브룩 교수와 달리 워런 박사는 많은 이메일을 썼고 여러 중요한 사람들을 알고 있지만 연구비 지원을 받기 위해 준비하거나, 논문을 쓰거나, 책을 낼 시간은 없었나 봅니다. 7개월 후면 그녀는 종신재임직인 부교수 승진 심사를 받아야 하는데, 연구 실적으로 볼 때 승진할 만한 어떤 이유도 없습니다. 아시다시피 우리 대학은 '승진하거나 퇴출되어야' 합니다. 그녀는 인정받지 못하면 대학을 떠나야 합니다. 그녀에게 유일한 방법이 있다면 브룩 교수에 대한 고발을 통해 심사를 지연시키는 것뿐입니다. 우리 위원회가 브룩 교수에 대한 워런 박사의 고발 내용에 개연성이 있다고 판단한다면, 그녀는 우리 대학에 대한 법적 소송을 진행할 것이라고 확신합니다. 왜 그렇냐고요? 종신재임직 심사가 연장되더라도 그녀는 이미 너무 뒤처져 있기 때문입니다. 우리는 이 순간 충분히 바른 결정을 할 수 있다고 생각합니다. 저는 더 이상 우리의 시간을, 그리고 브룩 교수의 시간을 이런 우스꽝스러운 일에 낭비하고 싶지 않습니다.

결과

퍼슨 교수의 발언이 끝난 후 브룩 교수를 향한 더 이상의 질문은 없었다. 브룩 교수와 로버트 켈리는 위원회장을 빠져나왔다. 간단한 논의 후 위원회는 증거가 불충분하다고 판단했고 브룩 교수에 대한 워런 박사의 고발을 만장일치로 부결시켰다. 4주 후 조사위원회는 브룩 교수를 단독후보로 대학 총장직에 추천했고, 이사회는 만장일치로 이를 승인했다. 그녀의 파트너 크리스틴 놀런은 취임식에 그녀와 함께 참석했고, 브룩 교수가 대학 총장으로서 길고 성공적인 임기를 보내는 동안 대학이 여러 가지 면에서 발전하는 데 도움을 주었다.

워런 박사는 특별 위원회의 결정에 불응하고 대학 측이 성차별을 자행했을 뿐 아니라 브룩 교수의 부적절한 행동을 은폐했다고 주장하며 1,000만 달러짜리 소송을 제기했다. 그러나 판사들은 소송의 근거가 없다고 판단하여 이를 기각했다. 워런 박사는 승진심사 전에 대학을 떠났다. 그녀는 버틀러 총장에게 대학을 떠나기로 한 결정을 알리면서, 다음과 같은 편지를 보냈다.

> 끔찍한 경험들을 통해 저는 이제 이 대학이 학생들과 젊은 연구자들을 희생시켜 가며 소수의 특권층 교수들의 특별한 이익만을 위해 존재할 정도로 부패했다는 것을 알게 되었습니다. 저는 선입견을 가지고 저를 학대하고 착취하는 교수들이 휘파람을 불며 보복하려는 것을 잘 알기에 승진심사를 거부합니다. 저는 이로 인하여 사직서를 제출하며, 저의 명성과 경력 그리고 건강을 훼손한 사실에 대해 대학에 소송을 제기할 권리가 있다는 것을 밝힙니다.

워런 박사는 서부 해안 지역으로 옮겼고, 다른 대학에서 자리를 얻으려 했으나 실패했다. 필수적인 배경조사와 추천서 요구를 만족시킬 경력이 없었기 때문이었다. 워런 박사는 그녀의 명성이 음모와 부패한 대학 체제에 의해 망쳐졌다고 믿을 것이다. 워런 박사가 치료를 받았다는 증거는 없지만 그녀가 했던 행동들로 보아 〈표 9-1〉에 정리된 DSM-IV-TR의 편집성 성격장애paranoid personality disorder 진단 기준을 충족시키는 것으로 보인다(American Psychiatric Association 2000, pp. 690-694).

표 9-1 편집성 성격장애의 진단 기준(DSM-IV-TR에서 약간 수정됨)

A. 타인들의 동기를 악의에 찬 것으로 해석하는 등 광범위한 불신과 의심이 성인기 초기에 시작되어 여러 가지 상황에서 나타나며 다음 중 4개 이상의 항목을 충족시킨다.

1. 충분한 근거 없이도 타인들이 자신을 착취하고 해를 주거나 속인다고 의심한다.
2. 친구나 동료의 성실성이나 신용에 대한 부당한 의심에 사로잡혀 있다.
3. 정보가 자신에게 악의적으로 사용될 것이라는 부당한 공포 때문에 터놓고 이야기하기를 꺼린다.
4. 사소한 말이나 사건 속에 자신의 품위를 손상시키려 하거나 위협하는 의도가 숨겨져 있다고 해석한다.
5. 원한을 오랫동안 풀지 않고 모욕, 상해, 혹은 경멸을 용서하지 않는다.
6. 타인들에게는 그렇게 보이지 않지만 자신의 성격이나 명성이 공격당했다고 느끼고 즉시 화를 내거나 반격한다.
7. 이유 없이 배우자나 성적 상대자의 정절에 대해 자꾸 의심한다.

B. 이러한 증상이 정신분열증, 정신병적 양상을 보이는 기분장애, 혹은 기타 정신병적 장애의 경과 중에만 나타나는 것이 아니어야 하고 일반적인 의학적 상태의 직접적인 생리적 효과에 의한 것이 아니어야 한다.

출처: American Psychiatric Association: *Diagnostic and Statistical Manual of Mental Disorders*, 4th Edition, Text Revision. Washington, DC, American Psychiatric Association, 2000, p. 694. 허락하에 사용함.

편집성 성격장애의 특징들(DSM-IV-TR, pp. 690-692에서 약간 수정됨)

진단적 특징들

편집성 성격장애의 필수적인 특징은 무조건적으로 타인들의 동기를 악의에 찬 것으로 해석하는 등의 광범위한 불신과 의심의 양상이다. 이들 양상은 성인기 초기에 시작되며 여러 가지 상황에서 나타난다. 이 장애를 가진 사람은 의심을 입증할 만한 명백한 증거가 없을 때조차도 타인이 자신을 착취하고, 해를 주거나 속인다고 추정한다. 그들은 합당한 근거 없이 타인이 자신에 대한 음모를 꾸민다고 의심하고 언제라도 갑자기 자신을 공격할 수도 있다고 생각한다. 객관적인 증거가 없을 때에도 그들은 종종 타인이 자신에게 치명적이고 되돌릴 수 없는 상해를 입힐 것 같은 느낌을 받는다. 그들은 친구와 동료의 신뢰나 믿음에 대해 의심하며, 악의적인 의도의 증거를 찾기 위해 자세히 조사하기도 한다. 신뢰나 믿음의 변화가 인지되면 이를 그들의 왜곡된 생각을 뒷받침하는 근거로 삼는다. 그들은 친구나 동료들이 자신에 대한 신뢰를 보였을 때 오히려 놀라며, 그들을 믿지 못한다. 자신이 곤란한 상황에 처한다면, 그때를 노려 친구나 동료가 자신을 공격하거나 무시할 것이라 생각한다.

이 장애를 가진 사람들은 그들이 말한 내용이 타인에 의해 악용될 것이라는 공포 때문에 털어놓기를 꺼리거나 타인과 가까이하지 않으려 한다. 그들은 종종 개인적인 질문에 대해 대답하기를 거부하고 그 정보가 '당신과는 상관없는 일'이라고 대답한다. 그들은 우호적인 발언이나 행동에서 비하나 위협이 내포된 숨은 의도를 읽으려 한다. 이 장애를 가진 사람은 가게 점원의 단순한 실수를 거스름돈을 적게 주기 위한 악의적인 시도로 해석하거나 동료들의 우연한 농담을 악랄한 인신공격으로 해석하기도 한다. 다른 사람의 칭찬을 잘못 해석하는 경우도 많다(예: 무언가를 성취했다고 칭찬하면 자신의 이기적 행동에 대해 비난하는 것이라고 해석하고, 성취에 대한 칭찬을 더 많은 일을 수행하라는 압박으로 해석하는 것). 도와주겠다는 제안을 받았을 경우에도 그들은 이러한 제안이 그들 스스로는 제대로 할 수 없다는 비판일 것이라고 해석한다.

이 장애를 가진 사람들은 그들이 받았다고 생각되는 모욕, 상해, 경멸에 대해 용서하려 하지 않으며 오랜 기간 동안 원한을 품는 경향이 있다. 사소한 경멸도 거대한 분노를 낳고, 분노감은 오랫동안 지속된다. 그들은 타인의 해로운 의도를 지속적으로 경계하기 때문에 그들의 인격이나 명성이 공격당했거나 어떤 식으로든 모욕당했다고 느낀다. 그들은 인지된 모욕에 분노로 반응하며 빠르게 반격을 한다.

이 장애를 가진 사람들은 병적으로 질투한다. 종종 정당한 이유 없이 그들의 배우자나 성적 파트너가 외도를 하고 있다고 의심한다. 그들은 의심을 뒷받침할 만한 사소하고 지엽적인 증거들을 모으기도 한다. 그들은 친밀한 사람들에게 배신당하는 것을 피하기 위해 그들을 완벽히 통제하려 하고, 끊임없이 그들의 배우자나 파트너의 행방, 행동, 의도, 신의 등에 대해 묻고 시비를 건다.

연관된 특징들

일반적으로 편집성 성격장애를 가진 사람들과 함께 지내는 것은 어려우며, 그들은 친밀한 관계에서 종종 문제를 겪는다. 그들은 극도로 의심이 많고 적대적이고 논쟁적이고 냉담하다. 가상의 위협에 대해 경계를 하기 때문에 그들은 방어적이고 비밀스럽고 기만적인 방식으로 행동하며 차가워 보이고 다정한 느낌이 결핍되어 있다. 비록 그들이 객관적이고 이성적이고 침착할 수 있을지라도, 종종 자기중심적이고 고집스럽고 냉소적인 태도를 보이기도 한다. 그들이 가진 호전적이고 의심하는 성향은 타인의 적대적인 반응을 불러일으키곤 하며, 그들은 이로 인해 타인이 그들을 싫어하고 부당하게 대우한다는 가정이 맞다고 확신하게 된다.

편집성 성격장애를 가진 사람은 타인을 믿지 못하기 때문에 과도하게 혼자서 모든 것을 하는 데 몰입한다. 그들은 또한 주변 사람들을 지나치게 통제하려 한다. 그들은 종종 완고하고 비판적이고 타인과 협조하지 못하며, 자신에 대한 비평을 수용하는 데 어려움을 겪는다. 그들은 자신의 결점에 대해 오히려 타인을 비난한다. 그들은 인지된 위협에 반응하여 빠른 역공을 하려 들기 때문에, 소송을 일삼으며 법적 분쟁에 관여한다. 그리고 자신이 세상에 대해 부정적으로 인식하는 것은 타인이 먼저 자신을 악의적으로 보기 때문이라고 믿고 있으며, 이에 대한 증거를 찾는 데 혈안이 되어 있다. 이런 속성 때문에 그들은 자신의 내면에 있는 분노와 공포감을 타인이 가진 것으로 간주하게 된다. 그들은 드러내지 않으려 하고, 자신의 능력에 대한 지나친 환상을 보이기도 하고, 종종 권력과 서열의 문제에 관심을 갖고, 특히 그들과 다른 집단의 사람들에 대해 부정적인 고정관념을 갖는 경향이 있다. 일부는 세상을 지나치게 단순하게 공식화하는 특이한 법칙에 매료되기도 한다. 그들은 타인에게 광신도로 보이기도 하고, 실제로 그들의 편집증적인 믿음 체계를 공유하는 광신집단을 구성하기도 한다.

편집성 성격장애를 가진 사람들은 스트레스에 반응하여 단기간 동안 정신병적 삽화를 경험하기도 한다. 이 장애를 가진 사람들은 일반적으로 알코올 및 그 밖의 약물에 대한 남용이나 의존 같은 문제를 함께 갖고 있는 경우가 많다. 편집성 성격장애를 가진 사람들은 또한 종종 분열형 성격장애, 자기애성 성격장애, 경계성 성격장애 진단을 받는다.

편집증에 관하여

편집증이 있는 사람이 느끼는 것들

나는 컬럼비아 대학교 정신과, 그리고 뉴욕 주립대학교 정신의학연구소에서 전공의로서 수련을 받으면서 정신분석가이자 의사인 아널드 M. 쿠퍼Arnold M. Cooper에게 배울 기회가 있었는데 이것은 내게 아주 소중한 경험이었다. 그는 교육가이며 작가로서 여러 가지 뛰어난 재능을 보여 주었지만, 가장 천부적인 재능은 자신이 치료해 온 환자들의 정신적인 그리고 감정적인 내면세계를 정확하게 표현하는 능력이었다. 〈표 9-2〉에서 쿠퍼가 편집성 성격장애를 가진 사람들의 심리적인 상태를 표현하고 있는데 이것은 DSM 진단체계에서 설명할 수 없었던 부분을 보충해 주고 있으며 편집증paranoia을 명확하게 이해하는 데 도움을 준다.

표 9-2 편집증을 가진 사람이 느끼는 것들

1. 지금 이 순간 나는 내 삶이 위태롭다고 느낀다.
2. 어디선가 나타날지 모르는 삶의 위협으로부터 나 자신을 지키기 위해서는 한시도 쉴 수가 없다.
3. 보이는 것이 다가 아니다. 중요한 본질은 숨겨져 있으며 볼 수가 없다.
4. 나의 적들은 나를 항상 속이려고 한다. 자신의 진짜 목적을 위장하고, 의도를 숨긴다. 그들은 진정한 의도를 은폐하며 항상 비밀스럽게 움직인다.
5. 나는 많은 적들이 있다. 그러나 내가 가장 미워하는 적은 친구인 척하면서 다가오는 적이다.
6. 비록 내 삶의 매 순간이 위험한 전투라고 할 수 있지만, 나는 쉽게 물러서지 않을 것이다.

7. 나의 적들은 나를 저평가한다. 나는 그들보다 더 똑똑하며, 또한 확실히 더 똑똑해질 것이다.
8. 파멸에 이르는 사람은 적과 나 둘 중의 하나이다.
9. 눈에는 눈으로, 이에는 이로 맞서는 수밖에 없다. 나는 내 적을 파멸시킬 것이고, 그들은 그런 대접을 받는 것이 당연하며 어쩌면 그 이상의 대가를 치러야 한다.
10. 나는 나일 뿐이지 다른 어떤 누구도 아니다. 나는 나를 도와주는 그 어떤 사람도 의지하지 않겠다.

출처: Cooper 1994.

편집성 성격장애를 가진 사람에 대한 치료의 주요 원칙을 윌마 워런 박사의 사례를 참조하여 〈표 9-3〉과 같이 제시할 수 있다.

표 9-3 윌마 워런 박사의 사례를 통해 살펴본 편집성 성격장애 치료의 주요 원칙

병력적 사실	주요 원칙	해석
워런 박사는 처음에는 브룩 교수를 이상화했다.	편집성 성격장애를 가진 사람들은 자신이 가진 긍정적인 감정을 왜곡한다.	워런 박사의 믿음 중에 브룩 교수가 그녀에게 먼저 접근했다는 믿음은 그녀 안에 숨겨진 감정일 수 있다.
워런 박사는 학문적 성취 면에서 뒤처졌다.	편집성 성격장애가 있는 사람은 다른 사람들의 숨겨진 의도를 생각해 보는 데 엄청난 시간을 쓴다.	워런 박사는 음모를 꾸미고 타인을 모함하는 데 엄청난 시간을 썼으며, 그것은 실제 업무와는 상관없는 일이었다.
워런 박사는 브룩 교수가 자신의 학문적인 성취도에 대해 지적하자 격분했다.	편집성 성격장애가 있는 사람은 건설적인 비평과 솔직한 피드백을 자신에 대한 공격으로 받아들인다.	워런 박사는 자신의 학문적 발전을 가로막는 문제의 원인이 바로 자신에게 있음을 이해하지 못했다.
워런 박사는 자신의 문제에 대해 브룩 교수와 학과장이 논의했다는 사실 때문에 분노했다.	편집성 성격장애가 있는 사람은 자신에 관한 모든 이야기들을 통제하며 감시하려고 한다.	워런 박사가 연구에 집중하지 못했다는 사실에 대해 브룩 교수와 학과장이 논의했다는 것이 워런 박사가 분노한 직접적인 이유였다.
워런 박사는 그녀의 직장 동료들과 심각한 논쟁이나 힘겨루기를 하곤 했다.	편집성 성격장애가 있는 사람은 유능한 동료에게 실제적인 위협을 느끼게 된다.	워런 박사는 직장 동료와의 심한 논쟁과 힘겨루기를 통해 그녀가 가진 질투와 경쟁심을 보여 주었다.

워런 박사는 남편이 외도를 했다고 의심했다.	편집성 성격장애가 있는 사람의 문제는 믿을 만한 가치가 있는 일조차도 믿지 못하는 것이다.	워런 박사는 그녀의 배우자를 통제하려는 욕구와 끊임없는 의심으로 결혼 생활을 파탄에 이르게 했다.
워런 박사는 그녀가 지불해야 하는 비용에 대해서도 지불하기를 거절했다.	편집성 성격장애가 있는 사람은 자기 잇속만 챙기려 한다.	워런 박사는 항상 완벽을 요구하며 다른 사람의 잘못을 찾아내기를 좋아하지만 자신의 행동에 대해서는 책임을 지지 않으려 한다.
워런 박사는 관계자에게 요청하여 브룩 교수로부터 더 이상 지도받지 않으려 했고, 특별 위원회의 소집을 이용했으며, 법정을 통해 대학의 결정을 반박했다.	편집성 성격장애가 있는 사람들은 책임질 일을 회피하며, 권위가 있는 사람이나 권력을 통해 자신에게 유리한 상황을 만들려 한다.	워런 박사는 학술적인 부분에서 자신의 성취가 뒤처진 것을 다른 사람의 탓으로 돌리기 위해 절박하게 매달렸다.
워런 박사는 대학을 떠날 때 그곳의 교수들에게 심각한 문제가 있다고 확신했다.	편집성 성격장애가 있는 사람들은 자신의 감정과 동기가 모두 다른 사람으로 인한 것이라고 생각한다.	워런 박사는 브룩 교수의 명성을 떨어뜨리려고 몸부림쳤지만, 자신은 단지 다른 교수들이 원하는 것을 대행하는 것뿐이라고 생각했다.

어디까지를 편집증으로 볼 것인가

정신과 치료의 역사를 통해 볼 때, 편집증은 주로 현실 검증력의 저하라는 측면에서 정신병적인 영역에 포함된다. 20세기 초기에 모든 유형의 망상장애들은 대부분 편집증으로 통했고, 그 후에는 이 증상의 대부분이 정신분열병이라는 진단에 포함되었다. 편집증과 망상장애에 대한 권위자인 알리스타 먼로Alistair Munro는 환자가 망상장애를 가지고 있다면 DSM 진단 체계하에서는 편집성 성격장애로 진단할 수 없기 때문에 이러한 증상에 대한 다른 명칭이 필요하다고 주장했다(Munro 1999). 나는 편집증을 진단 기준이 아니라 하나의 증상으로 보고자 한다. 신체적 질환의 예를 들자면 폐렴이 생긴 경우에 열이 나는 것처럼, 편집증은 하나의 중요한 증상으로 보는 것이 더 타당하다는 것이다. 첫째, 나는 편집증을 환자가 자신이 억울하게 핍박을 받고 있으며 죽을지도 모르는 급박한 위험에 직면해 있다는 잘못된 믿음을 갖는 것으로 정의한다. 둘째, 잘못된 믿음이 어느 정도까지 그것을 가진 사람의 생각을 지배하느냐에 따라 결정된다. 이때에는 잘못된 믿음에 따라서 감정과 행동의 변화도 수반되느냐가 중요한 판단 기준이 된다. 셋째, 대부분의 정신과적인 상태가 그렇지만 문제 있는 사고가 실제 삶에 얼마나 파괴적인 영향을 미치는가가 평가 기준을 결정하게 된다. 나는 편집성 성격장애가 편집성 장애의 스펙트럼에서 가장 증상이 약한 경우이고, 편집성 정신분열병은 증상이 가장 심각한 경우라고 보고 있다. 월마의 경우를 통해 볼 때, 편집성 성격장애가 있는 사람들은 자신의 일과 가정생활에서 비교적 기능이 잘 유지되고 있으며 편집증과 관련되지 않은 부분에 있어서는 명확하고 이성적인 사고가 가능할 수도 있다. 다른 극단의 예인 정신분열병의 경우에는 환청과 이와 관련된 기괴한 망상이 있어서 그 어떤 원활한 인간관계도 지속적으로 유지하기 어려운 상태가 된다. 정신분열병 환자의 경우, 자신의 아이가 악마의 화신이라고 여기며, 그 아이를 제물로 바치라는 요구를 환청을 통해서 듣게 될 수도 있다.

생존, 인간의 뇌, 그리고 편집증

나의 임상 경험으로 볼 때 인간의 뇌에는 내과적 혹은 정신과적 질환에 취약한 부분이 있으며 이때 편집증이 나타나게 된다. 내가 이 현상을 이해하는 방식은 다음과 같다. 뇌는 인간의 생존에 있어서 핵심적인 역할을 하는 부분이다. 뇌의 바깥쪽에 위치한 피질이라는 곳은 논리적으로 사고하며, 추상적 사고(숫자 사용과 같은)를 가능하게 하고, 계획을 짜고 실행하도록 해 주고, 복잡한 사회생활 속에서 결국 안전한 먹을거리를 확보하고 외부적인 환경에서 안전을 유지할 수 있게 해 준다. 예를 들어 정글에서 사는 원주민의 경우 어떤 파충류가 독을 갖고 있는지, 그리고 어떤 식물이 먹을 수 있는 것인지를 기억하고 이에 따라 적절한 결정을 내리는 것이 그들의 생존에 필수적이다. 기술적으로 더 진화된 세상에서 복잡한 자료를 분석해 생존에 결정적인 영향을 미치는 것도 대뇌

피질이다. 예를 들어 상어를 보고 '투쟁 또는 도피fight-or-flight' 반응을 보이는 정도는 모기를 만났을 때에 비해서 훨씬 더 클 것이다. 이와 같이 위험에 반응하는 반사적인 부분은 변연계를 포함한 뇌의 훨씬 내부에 위치한 원초적인 구조에 의해 조절되고 있다. 그러나 상어가 작고 약한 모기에 비해서 훨씬 더 위험해 보이긴 하지만 해마다 상어의 습격에 의해 죽는 사람은 100명이 채 되지 않는다. 하지만 모기는 말라리아와 같은 전염병 바이러스의 전달자 역할을 하며 이와 같은 질병으로 인해 죽는 사람은 해마다 수백만 명에 달한다. 다행스럽게도 우리의 대뇌피질의 기능이 변연계의 기능을 조절하고 있기 때문에 생존을 위한 합리적 선택을 할 수 있다. 이러한 이유로 산업화된 사회에서는 상어와 싸우는 데보다는 모기와 싸우는 데 훨씬 더 많은 돈과 노력을 투입했고, 결과적으로 수많은 사람들의 목숨을 구할 수 있었다. 만약 대뇌피질의 기능이 외상이나 약물, 독성 물질 혹은 다양한 질환에 의해 손상된다면 우리의 생존이 위협을 받게 될 것이다. 여러 가지 이유로 대뇌 기능의 손상이 생기면 우리는 편집증을 가지게 되며, 지나치게 예민해지고 의심이 급격하게 증가하고 사소한 일에도 공격적인 태도를 취하게 된다.

대뇌피질에 직접적으로 영향을 미치며 편집증을 유발하는 내과적 상태들은 다음과 같다. 알코올에 대한 (중독 및 금단을 포함한) 여러 가지 반응, 코카인이나 암페타민과 같은 마약성 물질에 대한 중독, 약물의 부작용, 수술 직후의 상태 등이 그것이다. 알츠하이머병, 뇌종양, 간질, 다발성 경화증 혹은 외상성 뇌손상과 같은 뇌질환도 편집증이나 편집성 정신병을 유발할 수 있다. 외상성 뇌손상의 후유증으로 편집성 정신병이 발생할 수 있다는 것은 알려져 있다. 외상성 뇌손상을 입은 환자 중 정신병적 증상이 생긴 45명과 외상성 뇌손상을 입었으나 정신병적 증상이 생기지 않은 45명을 대조군으로 하는 연구가 이루어진 적이 있다(Sachdev et al. 2001). 이 연구자들은 가장 흔한 정신병적 증상은 편집성 망상장애이며, 해당 증상은 뇌손상을 입은 후 4.5년 정도의 평균 잠복 기간을 거쳐 서서히 발생한다고 주장했다. 그리고 이 증상으로 인해 가장 큰 영향을 받는 부위는 좌측 측두엽과 우측 두정엽일 것이라고 추정했다. 편집성 증상은 정신분열병, 양극성 정동장애, 주요 우울증과 같이 더욱 심각한 정신과적 질환을 가진 환자들에게서도 흔하게 나타난다. 신경과적 질환과 정신과적 질환 모두에서, 과연 편집증이라는 것이 실제적인 뇌손상의 직접적 효과인지 아니면 외부세계에 적응하지 못한다는 불안감으로 인한 이차적인 효과인지 분명하게 밝히기는 힘들다. 감각 기능의 상실이 편집증을 야기할 수 있는 것으로 밝혀져 있다. 그러한 환경에서는 외부적인 자극에 반응하기 어려우며, 이 때문에 무력감을 느끼게 된다.

편집증의 생화학과 유전학

진료 중에 비교적 흔하게 관찰되는 양상으로, 코카인이나 암페타민과 같은 마약성 물질이 뇌에서 도파인의 양을 증가시켜 편집성 정신병을 유발하는 경우가 있다. 뇌의 특정 영역에서 도파민을 차단하는 클로르프로마진chlorpromazine(소라진Thorazine)이나 할로페리돌haloperidol(할돌Haldol) 등의 약물은 편집성 정신병을 치료하는 데 매우 효과적인 약물이다. β-수산화효소β-hydroxylase 같이 도파민을 대사시키는 효소가 감소하면 뇌에서 도파민의 농도가 증가하게 되고 이렇게 될 때 편집성 정신병이 발생하게 되는 것으로 알려져 있다. 유전적인 요인으로 인해 혈장이나 뇌척수액의 도파민 β-수산화효소 농도가 낮다면 코카인을 사용할 경우(Cubells et al. 2000)나 주요 우울증이 있을 경우(Wood et al. 2002)와 마찬가지로 편집증이 발생할 가능성이 높아진다. 이와 같은 연구들을 살펴볼 때 편집증의 발생은 유전적 요인과 관련이 있는 것으로 보인다.

가족력 연구, 입양아 연구 그리고 쌍생아 연구들을 볼 때, 편집성 정신병이 흔히 수반되는 정신분열병이나 양극성 정동장애의 발생에 가족력이 상당히 큰 영향을 미치고 있다는 것을 알 수 있다. DSM 진단 기준을 충족시키는 편집성 성격장애에 대한 연구가 아직 진행된 부분이 없기 때문에 이 질환과 유전적 요인 및 가족력과의 관련성은 알려지지 않았다. 어떤 연구가들은 정신분열병과 편집성 성격장애의 유전학적 관련성을 연구하기도 했다(Akhtar 1990; Kendler and Gruenberg 1982). 하지만 아직까지 확실한 관계는 알려지지 않았다.

편집증에 대한 심리학적 이해

편집증에 대한 심리학적인 이해의 시작은 프로이트가 쓴 1911년의 논문으로 거슬러 올라간다. 그때 그는 슈레버라는 환자의 심리를 분석한 것을 통해 자신의 이론을 소개했다. 다니엘 파울 슈레버Daniel Paul Schreber는 망상 때문에 수년간 정신병원에서 치료받은 것으로 유명한 독일 판사였다. 1903년에 그는 『나의 신경학적 질환에 대한 기억Memoirs of My Nervous Illness』이라는 제목의 책을 출판했는데(Schreber 1988), 이 책은 자신의 편집성 망상에 대해 생생하게 기록한 자전적인 내용을 담고 있었다. 프로이트는 슈레버의 책에 자세하게 기술된 그의 삶의 기록을 통해 편집증의 기저에 있는 무의식적 원인에 대한 자신의 이론을 제시하고 심화시켰다. 이 책에서 슈레버는 그의 정신과 의사였던 플레지히Flechsig에 대한 양가감정을 자세히 표현하고 있다. 프로이트는 슈레버가 자신의 주치의였던 플레지히에 대해 동성애적 감정을 느꼈고 의식상에서 이를 도저히 받아들일 수 없었기 때문에 이러한 감정을 일차적으로 억압한 것이라고 보았다. 그래서 슈레버는 무의식적으로 자신이 느끼는 동성애적인 감정을 주치의에게 투사했고, 결국 자신이 성적으로 파괴될지도 모른다는 두려움을 갖게 되었다고 본 것이다. 이런 사례에서 나타난 사실을 바탕으로 프로이트는 수용할 수 없는 동성애적 감정이 편집성 장애의 원인이라고 주장했다. 비록 거의 100년이 지난 논문이긴 하지만 슈레버의 편집증에 대한 프로이트의 논문은 편집증 연구의 시발점이 되었고 오늘날에도 많은 시사점을 던져 주고 있다. 슈레버뿐 아니라 편집증을 가지고 있는 많은 환자들은 어렸을 때 학대와 방임을 당한 경험이 있다. 이를 주목한 치료자들은 내재된 분노, 무기력함, 타인과 소통하고 싶은 욕구의 좌절 등이 편집증의 발생에 영향을 미친다고 본다. 심각한 공격성이나 성적인 감정과 같이 받아들이기 힘들고 강력한 충동이 환자 자신이 가진 것이 아니라 환자를 두렵게 하고 파괴하려 하는 타인이 가진 것이라고 믿는 투사projection라는 방어기제에 대한 이해는 오랜 시간이 지나도 그 가치를 인정받고 있다. 편집증에 대한 정신분석학적 혹은 심리학적 이해에 관심이 있는 독자에게는 『편집증:

새로운 정신분석학적 접근Paranoia: New Psychoanalytic Perspectives』(Oldham and Bone 1994)이 도움이 될 것이다.

편집성 성격장애의 치료

치료의 시작을 방해하는 요소들

이 책에 전반적으로 강조되어 있듯이 정확한 진단이 정확한 치료 이전에 선행되어야 한다. 컬럼비아 대학교 정신분석 센터에서는 입원 치료를 받는 환자들을 대상으로 연구를 실시했다. 이 연구는 입원 당시의 진단과 구조화된 면담 방법을 통한 진단 사이에 어느 정도의 차이가 있는가에 관한 것이었다(Oldham and Skodol 1994). 그 결과 다음과 같은 놀라운 사실을 발견했다. "구조화된 면담 방법인 PDE 혹은 SCID-II를 통해 편집성 성격장애로 진단된 12명 중 그 누구도 입원 당시에 의료진에 의해 평가받을 때는 '편집증'이라는 단어를 들어 보지도 못했다는 것이다."(Oldham and Skodol 1994) 이 연구를 통해 추론할 수 있는 점은 정신과 질환의 전문가들도 편집성 성격장애에 대한 정확한 평가를 하기는 쉽지 않다는 것이다. 그럴 경우에는 정확한 진단이 내려진다고 해도 환자들이 치료를 거부하게 될 수 있다. 〈표 9-4〉를 통해 이 질환을 가진 사람들이 치료를 받기 힘든 이유를 알 수가 있다.

표 9-4 편집성 성격장애의 치료를 가로막는 장벽들

1. 편집성 성격장애를 가진 사람은 기본적으로 사람을 신뢰하는 데 어려움이 있다. "어떻게 내가 이렇게 비밀스럽고 중요한 정보를 당신에게 말해 주었는데도 당신이 내 뒤통수를 치지 않을 거라고 믿을 수 있죠?"
2. 편집성 성격장애를 가진 사람은 자기 혼자서 살 수 있다고 믿는다. "나는 전문가에게 전적으로 의지하는 그런 나약한 인간이 되고 싶지 않아요."

3. 편집성 성격장애를 가진 사람은 자신이 다른 어떤 사람보다 똑똑하다고 믿는다. "나조차도 모르는 나에 대한 진실을 치료자가 말해 주면 어떻게 하죠?"
4. 편집성 성격장애를 가진 사람은 자신의 문제들에 대해서 다른 사람을 비난한다. "진짜 문제가 있어서 도움을 필요로 하는 사람이 따로 있는데 내가 왜 치료를 받아야 하죠?"
5. 편집성 성격장애를 가진 사람은 자신을 힘들게 하는 심리적 원인을 찾는 데 관심이 없다. "내가 화가 나서 그를 의심하는 게 아니라고요. 그는 날 괴롭히고 싶어 한단 말이에요."
6. 편집성 성격장애를 가진 사람은 격렬한 감정을 왜곡해서 해석한다. "나는 이 치료자가 나에게 성적인 매력을 느낀다는 걸 안다고요."
7. 편집성 성격장애를 가진 사람은 사고가 경직되어 있으며 치료와 관련된 논쟁을 불러일으킨다. "나는 내 일 하기에도 바쁘단 말이오. 내게 가장 소중한 시간은 저녁 8시 이후란 말이지. 치료하는 사람들이 어떻게 자기가 편한 시간에만 면담을 하려고 하느냐는 말이오."
8. 편집성 성격장애를 가진 사람은 소송을 제기하는 것을 좋아한다. "의사의 충고는 나를 더 바쁘게 만들었단 말이에요. 그의 엉터리 같은 충고가 문제를 만들었다니까요? 난 진료비를 낼 생각이 전혀 없고, 오히려 엉터리로 진료한 그 사람을 고소하고 말 거예요."
9. 편집성 성격장애를 가진 사람은 극도로 위험한 일을 실행에 옮길 가능성이 있다. "알았어! 모든 게 다 어떻게 돌아가는지. 내 주치의가 나를 괴롭히고 있었던 거야. 내가 나에게 이야기해 준 모든 것들로 인해 나는 지금 엄청난 어려움에 처해 있어. 그가 나를 위협하기 전에 내가 먼저 나서야겠군."

〈표 9-4〉를 보면 편집성 성격장애를 가진 사람이 왜 치료를 받지 않으려고 하고, 또한 그것을 위협적으로 받아들이는지 알 수 있다. 정신과 환자를 치료하는 데 전문적인 경험이 있는 사람들은 편집증이 있는 환자들을 치료하는 과정에서 생기는 장애와 문제들을 너무나 잘 알고 있기에 이들을 진료하기를 꺼리게 된다. 결과적으로 치료가 반드시 필요한 환자들이 충분히 진료를 받지 못하는 경우가 생길 수 있다. 만약 치료자가 이런 환자들을 대하는 데 필요한 기술을 갖추지 못했거나 충분한 훈련을 받지 못했다면 환자와의 관계가 심각하게 악화될 수 있을 뿐 아니라 치료자 자신도 위험에 처할 수 있다.

효과적인 치료

편집성 성격장애를 가진 사람은 자신에게 치료가 필요하다는 사실을 받아들이지 않으려 하며 의료진에 대해 불신하는 경향이 있다. 따라서 그들이 처음으로 만난 정신건강 전문가에 대한 경험은 종종 이후에도 상당한 압력으로 작용하게 된다. 고용주는 편집증을 가진 직원이 다른 동료를 고소하는 일이 생기면 결국 고소한 사람이 회사를 그만두게 할 수밖에 없다. 노조 측 변호사는 동료들이나 고용주에 대해 끊임없이 반복하는 고소에 지쳐 그 혹은 그녀의 정신적 상태가 어떤지 알아보려 할 것이다. 이 질환을 가진 사람을 배우자로 둔 남편이나 아내는 지속적인 의심과 상대의 외도에 대한 망상이 치료를 통해 나아지기를 바랄 것이다. 이런 과정을 거쳐 치료를 받게 되는 환자들은 대부분 치료에 대해 거부적이고 회의적이기까지 하다. 숙련된 치료자는 이 질환을 가진 사람이 자신을 믿지 않는다는 전제하에 최대한 세심하게 대하려고 하고, 힘겨루기를 피하려고 한다. 이 질환을 치료하는 데 있어 최종적인 목표는 다름이 아니라 환자가 통찰insight을 가지게 하는 것이다. 여기서 통찰이란 현재 발생하는 문제들에 대해서 다른 사람이 아닌 자신의 책임이 있다는 것을 이해하고 받아들이게 되는 것을 의미한다. 갈등이 생기면 그들은 항상 다른 사람을 비난하는데, 그들에게 단 한 가지 해결책이 있다면 상대방이 처벌을 받거나 사라지는 것이다. 이들을 치료하는 사람은 그들이 상대방을 비난하는 것에 대해서 끌려다니는 입장을 취해서는 안 된다. 이 질환을 가진 사람을 치료할 때 과도하게 분석적인 태도는 좋지 않다. 왜냐하면 그들은 경직된 사고를 하는 사람들이므로 자신들을 비난하고 조롱하다고 생각할 수 있기 때문이다. “내가 그에게 성적으로 끌린다는 그런 미친 말을 내가 듣고 있어야 한단 말인가요? 나는 남자에게 끌려 본 적이 없단 말이오. 나를 동성애자로 몰고 가는 거요?” 따라서 간결하면서도 효과적인 접근을 해야 한다. “당신도 나도 그 사람을 변하게 할 수는 없겠죠. 하지만 당신의 마음을 괴롭히지 않는 방법을 같이 찾아봅시다.”

편집성 성격장애를 가진 사람들은 보통 우울감과 불안감을 갖고 있다. 약물치료를 받으면 이런 증상들에 대해서 도움을 받을 수 있지만 그들은 치료를 거부한다. 약물이 그들 자신의 통제력을 약화시킬 것이라고 굳게 믿기 때문이다. “무언가가 내 머릿속에 들어와서 내 생각과 느낌들을 가져가 버릴 거야.” 이러한 생각은 환자들에게서 비교적 흔히 볼 수 있는 것들이다. 그럼에도 불구하고 숙련된 정신과 의사가 이 질환을 가진 사람이 약물치료를 받도록 설득하는 데 성공한다면 뚜렷한 효과를 기대할 수 있다. 비록 항정신병 약물이 편집성 정신병의 치료에 효과적이지만, 편집성 성격장애를 가진 사람들이 보여 주는 의심과 분노를 조절하는 데는 큰 도움이 되지 않는다. 알코올과 불법적인 약물에 대한 의존은 더 심각한 문제를 일으킬 수 있다. 그러므로 이러한 동반질환을 정확하게 진단하고 치료하는 것이 가장 중요한 요소 중의 하나가 된다. 환자가 받아들일 수 있다면 부부치료를 받는 것이 배우자와 치료자가 '미리 짜고' 자신을 괴롭힌다는 두려움에서 벗어나게 하는 데 도움을 준다. 부부치료는 관계적인 면에서 공격성을 줄이고, 소통을 향상시키며, 친밀감을 회복하는 데 초점을 맞춘다. 또한 배우자의 부정에 대한 불필요한 염려를 누그러뜨리는 것도 포함된다. 대부분의 집단치료는 이 질환을 가진 사람에게 지나친 긴장을 유발하는 경향이 있다.

편집성 성격장애를 가진 사람에 대한 대처 방법

먼저 당신의 안전을 확인하라

만약 당신이 편집성 성격장애를 가진 사람과 알고 지내거나 그들로부터 괴롭힘을 당하고 있다면 당신이 현재 안전한지 확인하는 것이 가장 중요하다. 당신이 안전한지 확인하는 가장 빠르고 효과적인 방법은 이런 질환을 가진 사람을 평가하고 치료한 경험이 있는 전문가를 찾아가는 것이다. 다른 말로 하자면, 치료자들이 다른 사람들에게 적절한 조언을 하기 위해서는 이 질환의 정신병리학적 특성을 정확하게 이해하고 있어야 한다는 것이다. 7장의 〈표 7-11〉을 참조한다면 성격장애로 진단받았을 때 도움을 줄 수 있는 정신과 의사를 찾는 데 도움이 될 것이다. 만약에 이런 전문가와 당신이 모두 위험한 상태라는 데 동의한다면, 가장 중요한 해결책은 실제로 어떻게 그 사람에게 접근하느냐일 것이다.

이 질환을 가진 사람이 주변에 있다고 해도 당신이 직접적으로 조언을 하거나 도와주려 하는 것은 바람직하지 않다. 그를 도우려 하는 당신의 의도가 그에게는 위협으로 느껴질 수 있으며, 만일 그렇다면 당신은 편집증이라는 거대한 방앗간에 들어가 가루가 된 당신을 발견하게 될지 모르기 때문이다. 특히 그에게 폭력이나 무기를 사용한 경험, 전과 기록, 정신병의 병력이 있다면 더욱 그러하다. 편집성 성격장애를 가진 사람들은 도움을 주려 하는 타인의 의도를 왜곡해서 자신을 해치려는 것으로 받아들여 충동적으로 공격적인 행동을 할 수 있다. 이럴 경우라면 이 분야의 전문가와 상의해서 당신이 어떤 조치를 해야 하는지 주의 깊게 의논할 필요가 있다. 만약 경찰의 도움을 받아야 할지 의심스러운 상황이라면 경찰, 담당 의사, 법원 담당자들과 긴밀한 연락을 하는 것이 중요하다.

효과적으로 반응하고 응답하기

〈표 9-4〉에 요약되어 있는 내용에 대한 효과적인 각각의 대처 방법이 〈표 9-5〉에 기록되어 있다. 각각의 장벽을 넘어서는 방법들을 보고 독자들이 도움을 받을 수 있을 것이다.

표 9-5 편집성 성격장애를 가진 사람들과 효과적으로 소통하기 위한 제안들

장벽 #1: 편집성 성격장애를 가진 사람들은 기본적으로 사람을 신뢰하는 데 어려움이 있다.
제안: 그들에 대해 어떤 행동을 하게 될 때는 당신의 진정한 의도가 전해지도록 명확하게 설명하라.

장벽 #2: 편집성 성격장애를 가진 사람은 자기 혼자서 살 수 있다고 믿는다.
제안: 당신이 그 사람을 조종하며 억지로 원하는 대로 끌고 가려 하는 것이 아님을 명확하게 하라.

장벽 #3: 편집성 성격장애를 가진 사람은 자신이 다른 누구보다도 똑똑하다고 믿는다.
제안: 당신을 평가절하하려는 그들의 노력을 인정하지도 말고 또한 당신 자신을 변호하려고 하지도 말라.

장벽 #4: 편집성 성격장애를 가진 사람은 자신의 문제들에 대해서 다른 사람을 비난한다.
제안: 방어적인 태도를 취하지 않고 분노를 조절할 준비가 되어 있다면, 그들이 당신을 고소할 명확한 이유가 없다는 것을 사실에 기초해서 설명해 줄 수 있다.

장벽 #5: 편집성 성격장애를 가진 사람은 자신을 힘들게 하는 심리적 원인을 찾는 데 관심이 없다.
제안: 눈에 보이는 것이 전부가 아니라는 것을 이해하도록 도와줄 필요가 있다. 어떤 문제가 다소 신경에 거슬리더라도 그러한 문제가 곧 위협이 되지는 않는다고 설명해 주는 것이 좋다.

장벽 #6: 편집성 성격장애를 가진 사람은 격렬한 감정을 왜곡해서 해석한다.
제안: 이 질환을 가진 사람과는 격렬한 감정(그것이 긍정적이든 부정적이든)을 불러일으킬 수 있는 관계를 맺지 않는 것이 좋다.

장벽 #7: 편집성 성격장애를 가진 사람은 사고가 경직되고 논쟁을 불러일으킨다.
제안: 논쟁과 힘겨루기를 가급적 피하라.

장벽 #8: 편집성 성격장애를 가진 사람은 소송을 제기하는 것을 좋아한다.
제안: 이 질환을 가진 사람들과 사업적인 관계를 맺거나 계약적 관계를 가지는 것을 피해야 한다. 피할 수 없다면 계약서의 구체적인 내용을 최대한 주의 깊게 확인해야 한다.

장벽 #9: 편집성 성격장애를 가진 사람은 극도로 위험한 일을 실행에 옮길 가능성이 있다.
제안: 이 질환을 가진 사람들을 궁지에 몰지 않는 것이 중요하다. 그들이 옳든 그르든 책임을 요구하고 압박을 가하는 것을 피하는 것이 좋다.

피하는 것이 상책

나는 편집성 성격장애를 가진 사람들과 의사소통할 때 〈표 9-5〉에 제시된 방법들이 항상 효과적일 것이라고 말하고 싶지는 않다. 이러한 질환을 가지고 있는 사람과 끊임없는 갈등을 겪으며 살아가는 사람들은 그 어떤 것도 해결책이 될 수 없다는 것을 깨닫게 되는 경우가 많다. 아마도 당신은 때때로 이 질환을 가진 사람과 오랜 시간 갈등을 겪으면서 이 사람이 그럴 만한 가치가 있는 사람인가 수없이 반문하게 될 것이다. 대부분의 경험을 통해 보건대 이런 생각이 든다면 그 생각은 맞는 것이다. 이 책은 당신이 이 질환을 가진 사람과 만나거나 맞닥뜨릴 때 어떤 선택을 해야 할지 답을 얻는 데 도움이 될 것이다. 가능하다면 편집성 성격장애를 가진 사람을 피하는 것이 상책이다.

후기

윌마 워런 박사의 사례에서 보듯이, 편집성 성격장애를 가진 사람과의 관계가 처음에는 긍정적인 모습으로 시작되기도 한다. 처음에는 그들이 사려 깊고 배려심이 많으며 헌신적인 사람으로 보일 수도 있다. 그러나 그들이 가진 내적 불안과 자기중심성, 전적인 통제를 원하는 욕구, 자신의 격렬한 감정에 대한 왜곡된 사고방식 등이 곧 당신과의 관계를 위협하게 될 것이다. 그들은 당신의 동기를 의심하고, 당신의 모든 행동을 감시하며, 당신이 했던 이야기에 숨은 의미를 왜곡해서 찾아낼 것이다. 그리고 당신이 그들에게 해를 끼쳤다는 증거를 찾기 위해 혈안이 되어 있을 것이다. 그들의 경직된 사고로 인해 당신이 어떤 말을 해도 받아들이지 않을 것이다. 그들은 당신에게 원한을 가지고 공격적인 태도를 취하며 언제든지 고소할 준비가 되어 있다. 그들은 끊임없이 불평하고 당신을 물어뜯을 준비가 되어 있다. 그들은 그 어떤 정신과적 치료도 받아들이지 않을 것이다. 그들의 의견에 동조하지 않는 사람들은 당신과 같이 그들의 공격 대상 목록에 올라갈 것이다. 결국 당신은 스스로에게 묻게 될 것이다. "어떻게 내가 이런 사람과 엮이게 되었을까?" "내가 이 시점에서 어떻게 이 사람과 관계를 정리할 수 있을까?" "그의 무자비한 공격에서 나를 어떻게 지키지?" 당신의 고통스러운 과거로부터 얻은 교훈과 이 책을 통해서 편집성 성격장애를 가진 사람을 파악하는 능력이 생겼다면 당신이 할 수 있는 가장 현명한 조치는 그 사람들과 멀리 떨어져 있는 것이다.

참고문헌과 추천도서

Akhtar S: Paranoid personality disorder: a synthesis of developmental, dynamic, and descriptive features. Am J Psychother 44:5-25, 1990

American Psychiatric Association: Diagnostic and Statistical Manual of Mental Disorders, 4th Edition, Text Revision. Washington, DC, American Psychiatric Association, 2000

Cooper AM: Paranoia: a part of every analysis, in Paranoia: New Psychoanalytic Perspectives. Edited by Oldham JM, Bone S. Madison, CT, International Universities Press, 1994, pp 133-149

Cubells JF, Kranzler HR, McCance-Katz E, et al: A haplotype at the DBH locus, associated with low plasma dopamine beta-hydroxylase activity, also associates with cocaine-induced paranoia. Mol Psychiatry 5:56-63, 2000

Freud S: Psychoanalytic notes on an autobiographical account of a case of paranoia (dementia paranoides) (1911), in The Standard Edition of the Complete Psychological Works of Sigmund Freud, Vol 12. Translated and edited by Strachey J. London, Hogarth Press, 1958, pp 3-82

Kendler KS, Gruenberg AM: Genetic relationship between paranoid personality disorder and the "schizophrenic spectrum" disorders. Am J Psychiatry 139:1185-1186, 1982

Munro A: Delusional Disorder: Paranoia and Related Illnesses. New York, Cambridge University Press, 1999

Oldham JM, Bone S (eds): Paranoia: New Psychoanalytic Perspectives. Madison, CT, International Universities Press, 1994

Oldham JM, Skodol AE: Do patients with paranoid personality disorder seek psychoanalysis? In Paranoia: New Psychoanalytic Perspectives. Edited by Oldham JM, Bone S. Madison, CT, International Universities Press, 1994, pp 151-164

Sachdev P, Smith JS, Cathcart S: Schizophrenia-like psychosis following traumatic brain injury: a chart-based descriptive and case-control study. Psychol Med 31:231-239, 2001

Schreber DP: Memoirs of My Nervous Illness. Translated and edited by Macalpine I, Hunter RA. Cambridge, MA, Harvard University Press, 1988

Wood JG, Joyce PR, Miller AL, et al: A polymorphism in the dopamine betahydroxylase gene is associated with "paranoid ideation" in patients with major depression. Biol Psychiatry 51:365-369, 2002

Chapter 10

경계성 성격장애

상처 입은 적이 없는 자는 다른 사람의 아픔을 비웃는다.

– 윌리엄 셰익스피어, 〈로미오와 줄리엣〉

핵심

당신을 끊임없이 비난하고, 평가절하하며, 지배하려는 욕구를 가진 사람과 관계를 맺어 본 적이 있는가? 믿을 수 없을 정도의 독설과 성마름으로 당신을 비난하여 고통스럽게 하고 관계에 문제를 일으키는 사람과 가까워진 적이 있는가? 당신 스스로가 피고인이 된 것처럼 느껴진 반면, 그 사람은 변호사나 판사, 배심원인 것처럼 느껴진 적이 있는가? 그 사람과의 관계에서 비롯되는 감정이 지나치게 격렬하거나 기복이 심하지는 않은가? 어느 날 그 사람이 당신을 세상에서 가장 훌륭한 사람으로 치켜세우다가, 바로 다음 날에는 당신을 세상에서 가장 형편없는 사람으로 몰아세웠던 적은 없는가? 그 사람과의 관계 때문에 당신의 자존감과 자신감이 지속적으로 손상된 적은 없는가? 그 사람이 격렬하게 당신을 공격하는 상황에서도, 그 사람이 너무 예민하기 때문에 당신이 방어하거나 대항해 싸우지 못했던 적은 없었던가? 당신이 그 사람과의 관계를 끊으려 할 때, 그 사람이 당신의 '유기'가 본인에게는 치유될 수 없는 상처를 남기게 될 것이라고 말한 적이 있는가? 그 사람과의 관계를 청산하려 할 때 그 사람이 자해를 하거나 자살 시도를 할 것 같아 불안해한 적은 없는가? 낭떠러지에 걸린 통나무의 한쪽 끝에 당신이, 다른 한쪽에는 그 사람이 걸쳐 있는 것 같은 느낌을 받은 적은 없었는가? 당신이 움직인다면 통나무가 균형을 잃고 그 사람이 낭떠러지 아래로 추락할 것 같아 염려되지는 않았는가? 당신이 쉽게 변하는 감정과 혼란스러운 행동의 그물에 걸려 지배당하는 것 같은 느낌을 가진 적이 있는가? 당신이 이 질문들에 대해 '그렇다'고 대답한다면, 당신과 관계를 맺고 있는 그 사람은 경계성 성격장애borderline personality disorder를 갖고 있을 가능성이 높다. 이번 장은 이러한 장애를 가진 사람들, 그들과의 관계, 또 다른 사람들의 정신과적 상태, 그리고 당신 자신에 대한 이해를 얻는 데 도움을 줄 것이다. 이번 장을 주의 깊게 읽으면 경계성 성격장애를 가진 사람과 당신에게, 그리고 양자 간의 관계에 좀 더 유익한 결과를 얻을 수 있을 것이다.

제시카 휴스의 사례

의사의 딜레마: 별난 의뢰서

시카고 대학교에서 휴스턴의 베일러 의과대학으로 적을 옮길 무렵 나는 저명한 심혈관외과 의사인 친구 보즈웰 휴스 박사로부터 전화를 받았다. 휴스 박사는 그의 아들 문제로 걱정하고 있었고 나의 조언이 필요하다고 했다. 그의 목소리에서 불안과 다급함이 느껴졌기 때문에 나는 전화로 다룰 수 있는 문제가 아니라고 판단했고, 그에게 즉시 나의 사무실로 올 수 있는지 물었다. 그는 15분 거리에 있었고 스케줄에 있던 수술 예약을 연기했다. 이것은 아주 이례적인 상황이었으므로 휴스 박사에게 아주 심각한 문제가 발생했음이 틀림없었다. 내 사무실에 도착한 그는 다음과 같은 일들을 이야기했다.

휴스 박사: 내 생각에 제임스는 일종의 납치를 당했거나 그렇지 않으면 세뇌를 당한 것 같아. 마음을 진정시키고 이야기를 시작하겠네. 내 막내아들인 제임스는 이제 스물네 살이네. 어릴 때부터 제임스는 대단한 아이였어. 남들에게 친절하고 감수성도 풍부하고 인기도 있었지. 언제나 좋은 학생이었고 교과 외 활동에도 적극적이었다네. 미시간 대학교 상급반이었을 때는 사교클럽과 학생회의 회장도 했었지. 대학을 졸업하고 휴스턴에서 교사가 되어 저소득층 중학교 아이들에게 수학과 과학을 가르치게 되었어. 그 아이는 그 일을 사랑했고 잘했어. 제임스의 계획은 중서부로 돌아와 물리학 석사과정을 마치고 고등학교 교사가 되는 것이었지. 그런데 지금은 모든 것이 변했어. 제임스는 지난 2년 동안 아무것도 하지 못했어.

유도프스키 박사: 무슨 일이 있었나?

휴스 박사: 그 아이는 1년 전에 텍사스에서 제시카라는 여자를 만났어. 그녀에겐 이전 결혼에서 얻은 열한 살 된 딸이 있다네. 제임스가 제시카를 만났을 때 그녀의 딸은 제임스의 수학반 학생이었네. 제시카는 제임스보다 세 살 연상이야. 제시카는 딸을 이용해서 제임스를 유혹했지. 그녀가 내 아들을 만난 지 일주일 만에 그 모녀는 제임스의 작은 아파트로 이사를 했다네. 나는 그 일이 그녀가 이혼을 한 직후에 벌어졌다고 생각하고 있네. 제임스가 나와 집사람인 로이스에게 전화를 걸어 제시카에 대해 이야기를 했을 때 그 두 사람은 이미 결혼한 상태였네. 사실 제임스가 이 모든 과정에 대해 이야기했을 때는 이미 결혼한 지 6개월이 지났을 때였지. 우리는 모두 깜짝 놀랐어. 이 일이 있기 전에 제임스는 우리에게 솔직하고 터놓고 이야기하는 아이였지. 그때 우리에게 전화한 이유는 임대료를 낼 돈이 필요해서였어. 전화 통화로 제임스가 일을 그만두었다는 것을 알게 되었어. 제시카는 뭔가 알 수 없는 이유로 제임스가 일을 그만두게 했다네. 우리는 즉시 임대료를 보냈고, 제임스에게는 곧바로 휴스턴으로 가서 아들과 며느

리를 만나고 싶다고 했어. 제임스는 우리가 와도 좋을 때가 되면 다시 전화로 알려 주겠다고 했어. 일주일 동안 아무 연락이 없었고 우리는 다시 전화를 했지. 그 녀석은 우리에게 지금 방문하면 안 되고 조만간 연락하겠다고 했다네. 우리는 제임스에게 며느리와 통화하고 싶다고 말했지만, 지금 집에 없다고 하더군. 수화기를 통해 여자의 비명소리가 들렸기 때문에 우리는 그 말을 믿을 수가 없었지. 제임스는 이전에 한 번도 거짓말을 한 적이 없었어. 이건 굉장히 낯설고 혼란스러운 일일세. 자네는 전에 이런 종류의 이야기를 들어 본 적이 있나?

유도프스키 박사: 이보게 보즈웰, 자네가 말한 내용과 비슷한 이야기를 들어 본 적이 있네. 계속 이야기해 보게.

휴스 박사: 수개월 넘게 우리는 제임스와 이야기할 수 없었고, 우리는 아들에게 뭔가 이해할 수 없는 일이 벌어지고 있다는 것을 알게 되었어. 제임스는 자기들에게 돈이 필요할 때에만 전화를 했어. 솔직히 말해 우리는 제임스가 우리에게 처음 전화한 이후로 제임스와 제시카 모녀의 생계를 돌봐 주었네. 제임스는 다시 직장으로 돌아가지 않았어. 그 아이는 더 큰 아파트로 이사하겠다면서 돈을 요구했네. 우리는 여유가 있었기에 내키지 않았지만 돈을 줬네. 그들은 침실 하나짜리 아파트에서 휴스턴 교외의 호사스러운 아파트로 이사를 했네. 우리는 아들 식구가 사는 아파트의 유지비와 세금으로 한 달에 2,800달러를 썼네. 사실 우리는 그들을 위해 음식비, 의류비, 의료비, 아이 학비 등등 모든 돈을 지불했지. 제시카와 엮이기 전까지는 제임스는 검소하고 스스로 해결할 수 있는 아이였네. 지금하고는 전혀 달랐어. 물론 내가 느끼기에 그 아이는 제시카에게 이용당하고 있는 것 같아.

약 한 달 전쯤, 우리 부부는 휴스턴에 찾아가서 아들 내외를 만나기 전까지는 더 이상 돈을 주지 않기로 결정했네. 이 사실을 알렸을 때 제임스는 매우 당황하고 흥분했어. 그는 제시카가 우리를 만나기를 원치 않는다고 했지. 이유를 묻자 제임스는 이렇게 대답했지. 제시카는 우리가 그녀에 대한 편견을 가지고 있을 거라고 걱정하고 있고, 백인들은 대체로 그렇다고 말하기까지 했다는 거야. 기절할 것 같았지. 그녀는 우리에 대해 전혀 알지 못해. 제임스에게 그녀가 어떻게 그런 황당한 결론을 내리게 되었는지 묻자, 남편인 제임스가 우리에 대해 했던 이야기들을 통해 알 수 있었다는 거야. 그때 나와 집사람은 심리학자에게 조언을 구했고, 그는 '엄격한 사랑'이 필요하다는 이야기를 해 주면서 그들을 만나서 대화를 하기 전에는 더 이상 돈을 주지 말라고 조언하더군. 나는 그러고 싶었는데 로이스는 제임스와 가족들이 굶주리거나 다시는 우리와 이야기하지 않을까 두려워했어. 그럼에도 불구하고 우리는 매달 아파트 유지비 외에는 돈을 보내지 않았지. 2주 후, 제임스로부터 식료품을 살 돈조차 없다고 전화가 왔어. 나는 휴스턴에 돈을 보내기 전에 조금 더 버텨야 한다고 로이스를 설득했어.

일주일 후, 제임스에게서 타협을 하자는 전화가 왔어. 우리가 신용카드 빚을 갚아 주고 항공권을 보내 주면 혼자 비행기를 타고 우릴 보러 오겠다는 거야. 우리는 심리학자의 조언에 따라 우리에게 신용카드 영수증을 보내 주면 바로 빚을 갚아 주겠다고 이야기했네. 우리를 만나러 시카고에 올 때까지 더 이상 돈은 보내지 않겠다고 했어. 그 녀석은 계속 항의하는 전화를 하더니 결국 신용카드 영수증을 보내 왔어. 놀랍게도 제임스는 다섯 개의 신용카드로 26,000달러가 넘는 빚을 지고 있었고 이자만으로도 많은 돈을 지불하고 있었어. 신용카드 중 일부는 제시카의 명의로 되어 있었고 심지어는 제임스를 만나기 전에 진 빚도 있었어. 이제 그들에게 무슨 일이 일어나고 있는지를 알수록 점점 나빠지고 있는 것 같아.

유도프스키 박사: 그다음엔 무슨 일이 있었나, 보즈웰?

휴스 박사: 이 시점부터 우리는 제임스를 믿을 수 없었네. 우리가 바로 카드 빚 26,000달러를 갚아 주면 그는 약속을 지키지 않을 것 같았어. 우리는 그와 제시카가 그 돈을 다른 곳에 쓰고 카드 빚을 갚지 않을까 봐 걱정됐어. 또 미리 갚아 주면 약속했던 대로 시카고에 오지 않을 것이 확실했지. 대신에 우린 카드를 발급한 은행과 접촉하여 제임스와 제시카의 빚 26,000달러를 갚겠지만 앞으로는 더 이상 지불할 수 없을 것이라고 이야기했어. 우리는

은행 측에 아들 부부의 신용카드 사용 한도를 크게 줄여 달라고 요청했지. 물론 은행 측에서도 동의했고. 우리는 제임스에게 우리의 계획, 즉 우리를 만나러 온 후에 빚을 갚아 주겠다는 것에 대해 이야기했네. 그런데 전화기 너머로 제시카가 제임스에게 울부짖는 소리가 들려 왔네. 우리 뜻대로 결국 제임스는 홀로 시카고로 왔고 우린 빚을 갚아 줬네. 우린 2년 넘게 아들을 보지 못했었고, 그를 만났을 때 우린 깜짝 놀랐네. 마지막으로 봤을 때 80킬로그램밖에 안 되던 아이가 110키로그램이 넘을 정도로 몸이 불었더군. 마약을 하는 것이 아닐까 싶을 정도로 멍해 보였지. 우리가 마약을 하냐고 묻자 "아니요"라고 대답하더군. 우리는 아들이 이전에 마약을 한 적이 없다는 것을 알기 때문에 그 말을 믿었지. 제임스는 술조차도 즐기지 않았으니까. 우리와 이틀간 함께 있기로 했음에도 불구하고 아들은 거의 매 시간마다 우리를 피해 방에 들어가 휴스턴에 있는 부인에게 전화를 걸었어.

우리는 제시카와 그들의 생활에 대해 조금 알게 되었네. 무엇보다도 아들은 제시카가 세상에서 가장 빛나고 아름다운 여자라고 믿었어. 그녀는 불우한 가정환경에서 자랐더군. 그리고 경제적인 이유로 열일곱 살 때 집을 떠났어. 분명히 대학엔 가지 않았고 고등학교조차 졸업했는지 알 수가 없지. 열일곱 살 때, 그녀는 래리라는 스물네 살 된 남자와 결혼을 했네. 제임스는 그가 생계를 위해 무슨 일을 했는지 확실히 알지 못하지만 자동차 정비공이었을 거라고 하더군. 래리는 어린 딸의 아버지였어. 그런데 제시카의 말에 따르면 그는 술주정뱅이인 데다 그녀를 학대했다고 하네. 제임스가 그를 만난 적은 없기 때문에 나는 믿어야 할지 모르겠지만 제시카는 그가 딸에게 나쁜 영향을 주었다고도 하더군. 제임스는 그녀가 가족으로부터 떠났기 때문에 더 이상은 모르겠다고 했네. 제임스는 제시카의 부모를 본 적도 없고 딱 한 번 그녀와 함께 그녀의 두 자매를 만났을 뿐이었지. 그 만남은 아주 짧게 끝났고 제시카와 자매들 사이에는 불편한 긴장감이 돌았다고 하네.

제시카는 자기 딸을 제임스의 양녀로 만들려고 했다네. 그리고 거기에 드는 비용을 우리에게 받아 내라면서 제임스를 꼬드겼어. 우린 이런 요구에 대해 더 생각해 봐야겠다고 했네. 앞으로 어떻게 생계를 유지할 생각이냐고 묻자, 제임스는 은행원 같은 직장을 알아볼 생각이지만 제시카는 직장을 구할 계획이 없다고 대답했지. 제임스가 휴스턴으로 돌아갈 준비를 할 때, 우린 거기서 정신과 의사를 만나서 도움을 받으라고 권했네. 아들의 반응은 우리를 당혹스럽게 했어. 제시카가 절대 동의하지 않을 거라더군. 그리고 그녀는 정신과 의사를 증오한다고도 했지. 제임스는 그런 주제에 대해 이야기를 하면 제시카가 분노할 것이라고 말했어. 오, 그런데 제임스 말로는 자기가 대학의 옛 친구들에게 전화하려 할 때도 제시카는 같은 반응을 보인다는 거야.

유도프스키 박사: 그림이 그려지네, 보즈웰. 어떻게 도와주면 될까?

휴스 박사: 자네가 시카고 대학교를 떠나 휴스턴에 있는 베일러 의과대학 정신과 주임교수로 간다는 소문을 들었네. 사실이라면 내 아들을 치료해 주게. 원인을 알 수는 없지만 그 아이의 정신 상태가 아주 심각한 것만은 분명해. 물론 모든 비용은 지불하겠네.

유도프스키 박사: 제임스가 나를 만나려 할까? 아니면 제시카가 허락을 하겠나?

휴스 박사: 그가 자네의 도움을 거절한다면 우린 앞으로 경제적인 도움을 주지 않기로 결심했네. 이건 제임스에게서 아파트를 돌려받는 것도 포함한 것일세. 그 아이가 전문가의 도움을 받지 않는 상태에서 내가 생계비를 대 주면 앞으로 최악의 상황이 닥칠 수도 있다는 생각이 드네.

유도프스키 박사: 자네는 치료적인 관계를 만드는 데 있어서 강제적인 정신과 치료는 일반적이지도 않고 이상적인 방법이 아니라는 것을 알아야 하네. 하지만 지금은 일반적이지도 이상적이지도 않은 상황이지. 몇 개월 후 휴스턴으로 옮겨 가는 것은 사실일세. 그가 나를 만나는 데 동의한다면 기쁜 마음으로 치료하겠네. 제임스가 내게 전화하는 것이 최선이겠지. 두 가지만 더 말하자면, 첫 번째로 나도 부모이기 때문에 자네와 로이스가 지금 겪고 있는 개인적인 고통과 공포를 상상할 수 있네. 두 번째로 자네 아들을 치료해 달라고 요청한 것은 그만큼 나를 신뢰한다는 뜻이니 감사할 따

름이네. 최선을 다해 돕겠네.

치료적 관계의 수립: 1회기 일정

휴스턴으로 옮겨 간 후 6개월이 지났을 때, 처음으로 제임스 휴스가 내 비서에게 전화를 해서 그의 아내 제시카가 약속을 잡기 위해 연락할 것이라고 알려 주었다. 그녀가 처음 전화를 걸었을 때, 나는 본과 2학년 학생들에게 강의를 하고 있었다. 처음에 제시카는 비서에게 그날 오후에 약속을 잡아 줄 것을 요구했다. 그날 오후는 이미 수주 전에 약속이 잡혀 있었기에 불가능했다. 제시카는 격분했다.

제시카: 당신이 이해를 못하는군요. 이건 응급상황이라고요! 나는 심혈관외과 보즈웰 휴스 박사님의 며느리예요. 유도프스키 박사님이 내가 누군지 모른다면 빌어먹을 휴스 박사님이 누군지는 아실 거예요. 당신 쫓겨나고 싶지 않으면 박사님께 전화해서 당장 내게 연락하라고 하세요!

비서: 박사님은 지금 강의 중이십니다. 그런데 지금 응급상황이시라면 박사님께 전달해 드릴 수는 있습니다. 그럼 박사님이 최대한 빨리 연락하실 거예요. 번호를 알려 주시면 박사님이 시간이 나실 때 바로 전화를 드릴 겁니다.

제시카: 더 좋은 생각이 있어요. 당신 사무실의 다른 전화 회선으로 당장 그에게 연락하세요. 나는 이 전화를 끊지 않고 대기하고 있을 거예요. 그가 응답하자마자 내게 연결해 주세요.

비서는 내 호출기로 연락을 했다. 그녀는 미안해하면서도 화가 나 있었다.

비서: 강의를 방해해서 죄송합니다만, 제시카 휴스라는 분이 박사님이 자기를 아실 거라며 연락을 해 달라고 해서요. 오늘 만날 약속을 잡기 위해 이야기하고 싶다고 합니다. 박사님께서도 만나 보시면 아시겠지만 그녀는 아

주 거만하고 무례해요.

유도프스키 박사: 무례했다니 유감스럽군요. 휴스 부인을 연결해 주세요.

제시카: 먼저 유도프스키 박사님, 내가 알 바는 아니지만 직원관리 좀 잘하세요. 제가 보기에는 아주 무능해 보여요. 제 남편인 제임스 말로는 박사님이 우리 시아버님이신 보즈웰 휴스 박사님께는 우리가 연락하면 바로 만나 주기로 약속하셨다던데요? 저는 오늘 만나기를 원해요. 제임스는 오늘 기분이 별로라 갈 수 없어요.

유도프스키 박사: 괜찮으시다면 오늘 오후 2시에 제 사무실에서 만나도록 하지요.

사무실에 돌아왔을 때, 비서는 다음과 같이 이야기했다.

비서: 박사님이 오늘 휴스 부인을 만나시겠다니 믿을 수가 없어요. 박사님 스케줄을 다시 조정하는 데 몇 시간이 걸린다고요. 그녀는 우리에게 무례를 저지르고도 결국 목적을 달성했네요. 우리와 박사님을 모욕하고 마음대로 하려는 거예요. 난동을 부릴 때마다 우리가 규칙을 어겨야 한다면 도대체 사무실 규칙은 왜 있는 거죠?

제시카 휴스에 대한 치료적 접근 |

내가 환자를 평가하고 진단에 도달하는 데 필요한 첫 자료는 사무실에서 환자를 만나기 전에 얻어질 때가 많다. 이 자료들의 출처는 주치의, 성직자, 관련된 가족들처럼 환자를 의뢰한 사람을 포함하여 매우 다양하다. 게다가 첫 방문 전에 환자들은 의무기록의 지참 여부나 치료비 지불과 같은 문제에 대해 사무실 직원들과 많은 대화를 한다. 나의 사무실 직원들은 그들이 보기에 환자가 적절한 판단 능력을 갖고 있는지, 심각한 정신적 고통을 겪는 것으로 보이는지 등에 대한 정보를 주기도 한다. 비서는 환자가 그들에게 무례하거나 반대로 지나치게 친절한지도 알려 준다. 때로는 환자가 내게는 존경을 표하면서도 그들에게는 무례하게 대할 수도 있다. (혹은 그 반대의 경우도 있다.) 이러한 정보는 환자가 다양한 상황에서 어떻게 행동하는지를 이해하는 데 도움이 될 수도 있다. 제시카 휴스의 사례에서는 이미 그녀의 시아버지 휴스 박사로부터 상세한 정보를 얻었다. 이 대화를 통해 그녀가 남편의 생활 중에서 많은 부분을 통제하려 한다는 것을 알게 되었다.

나는 제시카가 나의 사무실 직원들을 대하는 방식과 그에 대한 직원들의 반응에서도 무엇인가를 알게 되었다. 사무실 직원들은 정신과적 응급상황을 다루는 데 익숙하기 때문에 효율적으로 업무를 처리하고 공감을 보이며 환자를 존중한다. 그들은 응급상황에 처한 환자의 특징적인 불안, 절박함, 취약성에 대해 잘 이해하고 있으며, 이러한 상황으로 인해 곤란을 겪지 않는다. 하지만 그들은 제시카와의 짧은 접촉만으로도 그녀와 나에게 분노하게 되었다. 결국 그들은 그녀의 무례하고 주제넘은 행동에도 불구하고 내가 그들보다 제시카를 더 존중했다고 믿게 되었다.

나의 사무실 직원들이 제시카에게 보인 강렬한 반응은 중요한 진단적 정보를 주었다. 제시카와 사무실 직원 그리고 나 사이에 일어난 일은 분열splitting이라는 현상이다. 분열이란 환자와 관련된 사람들 사이에 강렬한 불화를 일으키는 행동을 의미한다. 분열 행동을 보이는 사람들은 전반적으로 버림받는 것(유기)에 대한 공포심을 갖는다. 그들은 다른 사람들이 서로 대치하게 만듦으로써 관심과 호의를 얻기 위한 경쟁을 줄일 수 있다고 믿는다. 더 심층적인 단계에서, 분열은 원초적인 방어기제(사람들을 좋은 사람all good과 나쁜 사람all bad의 두 집단으로 나누는 무의식적 과정)이다. 이 무의식적 역동은 종종 어린아이가 자신과 타인을 개념화하는 방식에서 기원한다. 자신과 타인에 대해 더 성숙한 방식으로 사고하도록 발달되지 못한 성인은 중요한 사람에게 '좋은 사람'이라는 평가를 받기 위해 특별히 노력한다. 그들은 사람들이 자신을 완벽하다고 여기지 않을 때 크게 당황한다. 그러한 상황에서 그들은 거절당했다고 느끼며 가장 강렬한 불안과 분노를 느끼게 된다. 거절당했다고 느낄 때, 그들은 거절한 상대를 '나쁜 사람'으로 지각하고 깔보는 감정과 행동으로 혐오감을 드러낸다. 경계성 성격장애 진단을 받은 사람들에게서 이러한 사고와 행동 양상은 흔하게 나타난다. 제시카가 전화로 소동을 벌인 후, 나는 그녀가 이러한 상태가 아닌가 하고 추측했다. 그러나 나는 개인에 대한 철저한 평가에 착수하기 전에 절대 환자의 정신역동을 짐작하지 않으려 한다. 모든 의학의 특수성과 마찬가지로, 다양한 종류의 잠재된 병리 현상이 유사한 증상을 보일 수 있기 때문이다.

제시카에게 내릴 수 있는 진단과 그녀의 정신역동에 대한 나의 의견은 치료에 활용된다. 그녀가 실제로 경계성 성격장애로 판명된다면 치료의 모든 단계에서, 특히 치료의 초기 단계에서 그녀와의 힘겨루기를 피하는 것이 중요하다. 경계성 성격장애를 가진 사람은 힘겨루기에 들어가 남을 조종하고 특정 목적을 얻는 데 익숙하다. 복서로 치자면, 그들은 '받아치기의 명수'이다. 제시카가 나와 만나기를 요구했을 때 나나 직원들이 퉁명스럽게 "당신이 몇 달 동안 기다려 온 다른 환자와 달리 특혜를 받아야 한다고 생각하세요?"라는 말을 했다면, 제시카는 시아버지인 휴스 박사에게 전화해서 다음과 같이 말했을지도 모른다. "내가 약속을 잡기 위해 유도프스키 박사님의 직원과 통화했을 때 그들은 아주 거만했어요. 그들은 유도프스키 박사님이 얼마나 중요한 사람인지, 그리고 그와 약속을 잡는 데 얼마나 오래 기다려야 하는지에 대해 이야기했어요. 아버님이 제임스와 나를 그 박사님께 의뢰하신 것이 별로 의미가 없었어요. 사실 그 박사님과 직원들은 아버님에 대해 들어 본 적도 없다는 듯이 행동했어요. 그들이 관심 있어하는 것은 내가 보험을 가지고 있는지와 언제 돈을 지불할 것인지 따위였어요. 지금 드는 생각은 그가 지구상의 유일한 의사일지라도 다시는 만나고 싶지 않다는 거예요." 이와 같이 허위로 말하는 이유는 (물론 실제로는 그렇게 말하지 못했지만) 나와 휴스 박사를 분열시키기 위해서이다. 제시카의 궁극적인 목적은 그녀가 아주 의심스러워하는 치료의 과정을 조종하려는 것이었다. 경계성 성격장애를 가진 사람의 두 번째 일반적 특징은 이간질하기 위해 타인들의 대화를 왜곡하는 것이다. 이것을 물론 사실을 허위로 전달하거나 거짓말을 하는 것이다. 일반적으로 왜곡은 무의식적으로 이루어지므로 듣는 사람은 그것이 거짓인지를 모른다.

제시카가 나를 만나려 했던 주된 이유(아마도 유일한 이유)는 휴스 박사로부터 돈을 얻어 내려는 것이며, 나는 그녀가 치료를 피하기 위해 어떤 구실을 댈 것임을 깨달았다. 나의 직원들을 화나게 하고 다른 환자들을 불편하게 한(스케줄 조정을 한) 대가로, 나는 그날 그녀를 만났다. 그리고 어떤 혐오감도 노여움도 표출하지 않았다. 내가 그녀를 수용했던 임상적 이유 때문에 노여움이나 적개심을 억누르고, 제시카와의 비생산적인 대화를 피하려 했다. 나는 또한 그녀와의 관계에서 적절한 경계를 유지하는 동시에 힘겨루기를 피하는 것이 어렵다는 것을 잘 알고 있었다. 이것은 경계성 성격장애를 가진 사람을 다루거나 치료하는 데 포함되는 전형적인 '외줄타기 행동'이다. 예를 들어 보면, 나의 직원들이 지적한 것처럼, 나는 이미 그녀의 부당한 요구를 수용하여 사무실 규칙을 변경함으로써 제시카가 마치 특권이 있는 것처럼 대우한 것이라고 할 수 있다. 치료적 관계를 수립하기 위해 예외적으로 원칙을 어긴 셈이었지만 나는 그녀가 앞으로도 타인의 규칙과 권리를 무시하고 자기 마음대로 할 것임을 알고 있었다. 이것을 알았을 때, 나는 그녀와의 임상적 관계에 포함된 다른 많은 경계에 대해 분명히 해야 한다는 것을 깨달았다. 그래서 제시카가 그날 오후 2시에 만나기를 요청했음에도 불구하고, 나는 비서에게 '그녀에게 전화해서 요청대로 정확히 오후 2시에 만날 준비가 되었으며 첫 면담은 정확히 오후 3시 30분까지만 이루어질 것'이라 설명하라고 지시했다. 너무 냉담한 말로 들릴지도 모르겠지만, 그녀가 한 시간 늦게 나타나 90분간의 상담을 기대한다면 힘겨루기는 계속될 것이다. 이러한 기술은 힘겨루기를 최소화하기 위한 치료 규칙과 경계에 대한 정보를 명확히 제공하는 것이다. 비서가 제시카에게 전화를 걸어 이러한 메시지를 전달했을 때, 그녀는 "맙소사! 내가 3시 29분에 심장발작을 일으켜도 유도프스키 박사님은 나를 죽게 내버려 두고 골프를 치러 가신단 말씀인가요?"라고 대답했다.

제시카와의 첫 번째 치료 회기

제시카는 첫 회기에 정시에 도착해서 다음과 같은 질문을 했다.

제시카: 대답해 주세요, 유도프스키 박사님. 여기서 이야기한 모든 것들이 내게 불이익으로 작용하는 것인가요?

유도프스키 박사: 정신과 치료는 당신을 이해하기 위한 것이지 비판하기 위한 것이 아닙니다. 그 말은 저는 당신에게 도움을 주기 위해 여기 있다는 것과 같은 의미입니다. 그런데 '불이익으로 작용한다'는 것이 무슨 뜻이지요?

제시카: 내가 박사님께 이야기한 모든 것들을 제 시아버님인 휴스 박사님께 이야기하실 건가요? 죄송하지만 저는 특별히 박사님의 도움이 필요하다고 생각하지 않아요. 시아버지께서 우리가 박사님과 상담하지 않으면 남편에게 생활비를 주지 않겠다고 하셔서 온 거니까요. 저에 대한 어떤 보고서를 아버님께 보내는 데 저의 허락이 필요한 것인가요? 그렇다면 저에 대한 것을 누구에게라도 이야기하는 것을 허락하지 않겠어요. 전 아버님께서 박사님을 만나 보라고 하셔서 여기 있는 거예요.

유도프스키 박사: 당신이 위험에 처해 있거나 남을 위험에 빠트리지 않는 한, 당신의 허락 없이 제게 말한 것들을 누구에게라도 누설하지 않을 것입니다. 하지만 판사의 요구가 있을 경우에는 상담과 관련된 저의 개인 노트를 포함한 의무기록을 법정에 제출해야 함을 양해해 주십시오.

제시카: 오늘 박사님과 논의하고 싶은 것은, 제가 오늘 박사님을 만나러 왔으니 이제는 아버님께 돈을 받을 차례라는 거예요. 그리고 제가 이야기한 것들을 아버님께 이야기하지 않으셨으면 해요.

유도프스키 박사: 그렇게 하지요. 그런데 휴스 박사는 아드님 역시 저와 만나서 상담받기를 원하지 않나요?

첫 회기의 대부분은 제시카와 내가 어떻게 그녀에 대한 비밀보장 원칙을 위반하지 않고 휴스 박사와 소통할 것인지에 대해 의논하고 협의하는 데 할애되었다. 우리는 또한 치료의 구조에 대해 상세히 의논했다. 제시카는 남편이 어떤 정신과 의사도 만나는 것을 원치 않았기 때문에, 내가 휴스 박사를 설득하여 남편을 제외하고 그녀 자신만 정신과 치료를 받는 조건으로 생활비를 지원받게 되기를 바랐다. 휴스 박사가 생각하기에 정신과 치료를 진정으로 필요로 하는 사람은 그의 아들이었기 때문에 나는 그녀의 요구가 비현실적이라는 것을 알려 주었다. 제시카는 그녀와의 상담 내용을 그녀의 남편에게 알리지 않기를 바랐고 내게 남편을 개인적으로 상담하지 말아 달라고 요청했다. 결국 우리는 그녀의 남편을 다른 정신과 의사에게 의뢰하는 데 동의했고, 그녀가 그 의사와 접촉할 수 있도록 했다. 그녀는 그것이 남편에게도 좋을 것이라 했다. 나와 제시카는 다음 회기의 대부분 시간 동안 경계 문제boundary issue에 대해 검토했다. 우리는 이와 관련하여 다음과 같은 대화를 나누었다.

제시카: 그런 일이 생길 것 같지 않지만, 응급상황에서는 어떻게 연락을 하지요? 저를 치료하는 다른 의사들은 집 전화번호를 알려 주었어요.

유도프스키 박사: 응급상황인 경우에는 자동응답 서비스를 이용하시거나 무선호출기에 번호를 남기시면 됩니다.

제시카: 박사님께서는 저를 믿지 못하시겠다는 말씀이신가요? 무슨 일이라도 생길 거라 생각하시나요? 내가 당신의 아이들을 납치라도 하겠어요?

유도프스키 박사: 자동응답 서비스를 통해 충분히 연락할 수 있습니다.

제시카: 아량이 넘치시는군요. 저를 돕겠다고 하시면서 본인 마음대로 하지 마세요. 그런데 정말 의사 맞아요?

유도프스키 박사: 무슨 의미인지 정확히 모르겠군요, 휴스 부인.

제시카: 다 아시면서. 진짜 약을 처방할 수 있는 진짜 의사가 맞냐고요?

유도프스키 박사: 물론입니다. 전 의사이고 필요할 경우에는 약을 처방할 수 있습니다.

제시카: 대단하군요. 그럼 제 피임약이나 요통 때문에 먹는 퍼코댄Percodan(옥시

코돈oxycodone/아스피린aspirin)도 처방해 주실 수 있겠네요.

유도프스키 박사: 그 약의 처방에 필요한 자격을 갖춘 의사가 처방할 수 있도록 하겠습니다. 필요할 경우 정신과 약물은 제가 처방해 드리지요.

제시카: (성나고 비꼬는 어조로) 대단히 도움이 되겠군요.

보즈웰 휴스 박사는 제시카와 제임스가, 의사의 개인 사정이 있을 때나 휴가 기간을 제외하고, 매주 한 차례씩 정신과 의사와 상담하는 조건으로 향후 2년 동안 생계비 명목으로 매달 3,000달러씩을 지원하기로 했다. 그리고 결국 그 둘은 한 달에 한 차례 이상 휴스 박사가 용인할 수 없는 사유로 불참했을 경우 그 다음 달부터 생활비를 받지 않기로 했다. 휴스 박사는 또 아들 부부가 아무리 곤경에 처해도 새로운 빚은 더 이상 갚아 주지 않기로 했다.

제시카에 대한 치료적 접근 II

경계 설정

나는 이전에 한 번도 제시카와 제임스 사이에 만들어진 제약과 같은 구조하에 치료를 시행해 본 적이 없다. 하지만 나는 정신과 치료와 관련하여 수립된 경계와 규칙이 엄격하게 유지되는 한, 환자를 치료하는 데 있어 상당한 융통성과 여지가 필요하다고 믿는다. 나는 이것을 농구 경기에 비유하는데, 농구 경기에는 워킹, 파울, 아웃오브바운즈 등에 관한 많은 규칙이 있음에도 불구하고 경기 진행 중에 선수들의 개성과 창의성을 발휘할 수 있는 기회가 있다. 나는 모든 환자를 융통성 없는(일반적으로 질병에 관한 원인론에 근거한) 방법으로 비슷하게 치료하는 의사는 많은 환자를 치료하는 데 성공적일 수 없을 것이라고 믿는다. 모든 환자는 각기 다른 유전학적 · 생화학적 경향, 뇌, 기질, 인생 경험 그리고 영적 성향을 가지고 있고, 능력 있는 정신치료자는 이러한 차이를 수용하여 각각의 환자를 치료하는 데 적용한다. 많은 치료자들은 그들만의 엄격한 규칙에 환자들이 적응하기를 기대한다. 나는 종종 처방한 약을 먹지 않는 환자들에게 "약을 병 속에 그대로 두면 효과가 없을 겁니다."라고 말하곤 한다. 이와 마찬가지로 환자를 치료하는 데 있어 너무 완고한 치료자에게 "환자가 당신을 보러 다시 오지 않으면 치료는 효과가 없을 것입니다."라고 이야기한다. 하지만 효과적으로 치료하기 위해서 가장 중요한 것은 환자와 치료자 간에 명확한 규칙과 경계가 수립되고 유지되는 것이다. 이번 장에서는 경계성 성격장애를 가진 사람에 대하여 이러한 규칙과 경계를 수립하고 유지하는 방법에 대해 기술할 것이다.

치료를 받기 시작한 후 4개월 동안 제시카는 이와 같은 규칙에 대해 '정신과 치료상의 편의만을 위해 만들어진 얄팍한 규칙'이라고 평가절하하며 치료에 대한 언쟁을 하곤 했다. 예를 들어 그녀는 전체 회기 동안 서로를 호칭하는 문제로 나와 협상을 하려 했다. 그녀는 나를 스튜어트라 부르길 원했고 내가 제시카로 불러 주기를 바랐다. 나는 확고부동하게 그녀를 '휴스 부인'이라 불렀고, 그녀가 나를 유도프스키 박사로 부르는 것이 낫겠다고 설득했다. 다음은 그 예시이다.

제시카: 저는 왜 박사님이 제가 원하는데도 저의 이름을 부르지 않는지 모르겠어요. 치료받는 저는 그런 권리도 없나요?

유도프스키 박사: 나는 그것이 제가 당신을 존중하고 있고 우리가 진지한 작업을 하고 있음을 나타내는 증거라고 생각합니다. 왜 당신의 이름을 부르는 것이 중요하지요?

제시카: 그것이 더 공평하고 친근감이 있잖아요. 왜 여기서는 그렇게 의례적이고 비인간적이지요? 그리고 박사님은 자신에 대해서 한 가지도 이야기하지 않았어요. 박사님이 서먹서먹하다면 어떻게 제가 솔직하게 이야기할 수 있겠어요? 박사님이 저의 이름을 부르지 않아도 전 앞으로 박사님을 스튜어트라 부르겠어요.

신뢰

의사와 환자가 서로를 어떻게 부를 것인가에 대한 오랜 토론이 엄청난 시간 낭비로 보일지 모르지만, 이 주제는 생각보다 심각한 문제이다. 경계성 성격장애를 가진 사람들 중 상당수는 아동기에 (종종 부모나 중요한 가족 구성원에게) 신체적 혹은 성적 학대를 당한 경험이 있다. 당연하게도, 가족의 학대를 경험한 사람들은 타인과의 신뢰관계를 구축하기 어렵다. 예를 들어 '왜 상대방이 단지 의사라는 이유만으로 자신의 부모조차 신뢰할 수 없는 상황에서 낯선 사람을 신뢰해야 하는가?'라는 생각으로 경계심을 갖게 될 수 있다. 둘째로, 아동기에 신체적 혹은 성적 학대를 경험한 사람은 성인이 되어서 자신의 감정과 욕망을 조절하는 데 있어 큰 혼란과 어려움을 겪게 된다. 그들은 끊임없이 화난 말투로 시비를 걸거나 유혹하면서 자신이 안전한지를 시험한다.

반복 강박

프로이트는 아동기에 고통스러운 경험을 했던 사람들이 성인기에 자신이 선택한 사람과의 관계에서도 그러한 경험을 반복하는 것에 대해 설명하기 위해 반복 강박repetition compulsion이라는 개념을 창안했다. 종종 그들은 가학적인 사람과 결혼하게 되고, 아동기의 주요 갈등이 결혼 생활과 그들의 아이들에게 끊임없이 재현된다. 학대의 순환은 비극적으로 지속된다. 뿐만 아니라 성숙하고 예의 바른 사람들을 자극함으로써 그들 역시 학대적인 반응을 하게 만든다. 분별력 있는 사람과의 친밀한 관계는 그들로 하여금 통제 불능감과 취약함, 그리고 위협을 느끼도록 만든다. 육체적으로나 성적으로 학대당한 사람들은 타인과 가까워지려 하지 않고 적대적이고 평가절하하는 관계를 지속하는 등의 다양한 방법으로 과거를 반복한다. 면담이 지속되면서 치료적 관계가 만들어지면 환자는 보호받는 느낌을 받고, 시간이 흐름에 따라 충분히 안전함을 느끼게 되고, 무력하게 만드는 정신과적 증상을 유발했던 억압된 감정과 기억을 탐색하고 이에 대해 의사소통을 할 용기를 가지게 된다. 이러한 소통은 치료적 환경에서 행동이 아닌 말로 표현하도록 격려했던 치료자와의 사이에 맺어지는 치료적 관계에 의해 가능해진다. 이러한 치료 과정을 위해 명료하고 정중한 치료적 경계의 수립과 유지가 필요하다. 공식적인 치료 환경에서 벗어난 개인적인 관계를 허용한다면 이러한 경계는 파괴될 것이다. 즉, 환자의 증상이 악화될 뿐만 아니라 치료자 역시 좌절감을 느끼고 전문가로서의 미래가 위태롭게 될 것이다.

6개월 동안 나는 제시카에게 지속적으로 정신치료의 규칙과 경계에 대해 설명했다. 솔직해 말해서, 그 기간 동안 나는 그녀의 분노 폭발에 친절하게 응대하거나 유혹적인 행동에 반응하지 않았다. 시간이 흐를수록 제시카는 안전함을 느끼게 되었고, 그녀의 어린 시절에 대해 자세히 회고하기 시작했다. 동시에 그녀는 나를 충분히 믿지 못해 그녀의 가장 개인적인 생각과 감정을 탐색하고 소통하지 않으려는 모습을 보였다. 치료의 초기부터 그녀는 내게 분노와 적대감을 드러냈다.

자기반성

제시카가 나와 직원들에게 적대적인 태도를 취한 데는 이유가 있었다. 하지만 그 당시에 나는 그 이유를 알지 못했고 그녀와의 치료적 관계가 수립될 때까지는 치료와 관련하여 객관적인 태도를 유지했다. 나는 그녀가 일반적인 상황에서도 비슷한 방식으로 사람들과 대립하는 관계로 지낼 것이라고 확신했고, 이러한 관계가 그녀와 주변 사람들에게 파괴적인 결과를 낳을 것이라 생각했다. 나의 야심 찬 목적은 제시카와 신뢰할 수 있는 치료적 관계를 수립하는 것이었다. 나는 다음의 사항들을 평가했다.

- 어떻게 그리고 왜 그녀는 사람들을 역기능적인 방식으로 다루는가?
- 타인에 대한 그녀의 행동의 결과로 어떻게 그리고 왜 그녀가 상처를 받고 타인과 소원해지는가?

- 왜 그리고 어떻게 그녀의 생각과 행동을 변화시키는가?

그들 자신에 대한 것이든 타인에 대한 것이든, 그들이 나타내는 행동의 의미를 이해하려는 동기와 능력을 가지고 있는지에 대한 평가가 필요하다는 사실을 주목해야 한다. 경계성 성격장애를 가진 사람들의 이런 종류의 자기반성self-reflection의 어려움은 중요한 주 양육자(일반적으로 어머니)와의 생애 초기의 애착 문제로부터 비롯된다(Fonagy 2000). 반성적 기능reflective function이라는 용어는 자신이나 타인이 특정 자극에 대해 특정한 방법으로 느끼고 행동하는 다양한 이유를 숙고할 수 있는 능력을 의미한다. 치료 초기에 제시카는 고통스러워하며 사무실에 도착한 적이 있었다.

제시카: 정신과 상담 같은 바보 같은 짓으로 시간을 낭비하고 싶지 않아요. 난 지금 죽을 것 같아요.

유도프스키 박사: 왜 그렇게 생각하시죠?

제시카: 지난 두 달 동안 가슴 왼편에 통증을 느꼈어요. 오늘 아침까지도 심장에 문제가 있음에 틀림없다고 생각했어요. 유방에 멍울이 느껴졌어요. 움직일 때 아파요. 암이 분명해요. 저를 돕고 싶으시면, 진찰을 해 보시고 제가 죽을지 말씀해 주세요.

유도프스키 박사: 무슨 말씀인지 알겠습니다. 그런데 내가 당신의 유방을 진찰하는 것은 적절치 않은 것 같군요. 이 분야의 전문가를 통해 자세히 검사하실 수 있는 베일러 유방센터로 즉시 의뢰를 하겠습니다.

제시카: 그러면 일주일은 걸린다는 것을 알고 있어요. 저는 지금 무섭다고요! 제가 원하는 것은 그 멍울이 암인지에 대한 박사님의 의견이에요. 진찰을 하실 수 없으시면 왜 의과대학에 진학하신 거죠? 제가 요구하는 것은 저를 위해 실질적으로 도움이 되는 일을 해 달라는 거예요. 박사님은 저를 내팽개치고 있어요!

유도프스키 박사: 당신의 유방을 진찰하지 않는 이유는 다른 가능성을 고려하

기 때문입니다.

제시카: 그래요, 아마도 박사님이 제 몸이 혐오스럽다고 생각하시는 거예요. 그래서 제 몸을 만지고 싶지 않은 거예요. 다른 이유가 있다면 그 빌어먹을 의자에서 일어나기 싫으신 것이겠죠. 이리 와서 진찰을 하란 말이에요.

유도프스키 박사: 제가 당신을 도울 가치가 없는 사람이라 여기고 있다는 의미인 것 같군요. 그런데 사실 그 반대입니다. 첫째, 저는 당신의 경계를 존중하는 것이 중요하다고 생각합니다. 나는 정신과 의사입니다. 제가 당신의 몸을 진찰하는 것은 적절하지 않아요. 둘째, 당신이 진짜 유방암 전문가에게 진찰을 받아야 한다고 생각합니다. 그런 전문가가 멍울을 검사해서 조언을 해 줄 수 있을 겁니다. 저는 당신이 이 문제에 대해 최선의 치료를 받을 가치가 있는 사람이라고 생각합니다.

이 대화에서 제시카에게 전하고 싶었던 것은, 당황스럽고 거절당했다고 느낄 때에도, 고정관념에 따른 결론을 내리기 전에 많은 대안을 고려해 볼 수 있다는 것이었다. 그녀는 낮은 자존감과 자신이 무가치하다는 생각 때문에 내가 진찰하지 않으려 했을 때 거절당하고 버림받았다고 느꼈다. 나는 그녀가 이와 같은 결론을 내리게 된 다른 이유에 대해 회고해 보도록 격려했고, 주어진 상황에서 나의 반응이 그녀의 어머니나 그녀를 방임하고 거절하고 유기했던 사람들의 반응과는 완전히 다르다는 것을 이해하기를 기대했다. 제시카가 거절당하고 유기되었다고 지각할 때 폭발적으로 반응하는 경향은 주로 타인이 어떻게 느끼고 생각하는지 이해하기를 거부하기 때문에 나타나는 것이었다. 이번 일화는 제시카를 위한 치료 전략의 두 가지 기본 목적을 보여 준다.

1. 제시카가 버림받았거나 거절당했다고 느낄 때 그녀 자신의 느낌, 행동과 상대방의 느낌, 행동을 포함한 모든 범위의 가능성을 고려하는 것을 배우도록 한다.
2. 그녀를 이용하고 거절하려는 사람을 식별하여 그들과의 관계를 피하는 것

을 배우도록 한다.

경계성 성격장애를 가진 사람은 중요한 인간관계에 있어서 그들을 평가절하하거나 이용하는 사람들을 선택함으로써 어린 시절의 가장 고통스러웠던 경험을 되풀이한다. 치료에서 중요한 부분은 그러한 사람들을 식별하는 방법을 배워 그러한 관계를 종식시키도록 돕는 것이다. 경계성 성격장애를 가진 사람은 제시카가 남편 제임스와 시부모에게 그랬던 것처럼 학대하고 착취하는 부모상을 자신과 동일시하여 그러한 행동을 보이게 된다.

제시카의 정신과적 병력: 부모와 자매 관계

제시카가 충분한 친밀감을 가지게 되어 개인력과 중요한 인생 사건에 관련된 감정을 이야기하기까지 수개월이 걸렸다. 세 자매 중 둘째인 그녀는 어머니로부터 끊임없이 비난받은 것을 기억했다.

제시카: 우리 어머니는 저의 모든 것을 증오했어요. 어머니는 아버지 쪽 식구들을 몹시 경멸했는데 제가 그들을 닮았다고 생각했거든요. 제가 아주 어릴 적에 어머니가 저를 보며 악마같이 비열한 눈을 가졌다고 말했던 적이 있어요. 제가 무엇을 할 수 있었겠어요? 밤이면 침대 구석에서 웅크리고 떨면서 시간을 보냈어요. 어머니는 저의 두 자매들은 아주 좋아했어요. 어머니는 저와의 싸움에 자매들은 끌어들였죠. 그들이 나타나서 저를 괴롭혔어요. 내가 울면 어머니는 저를 울보라고 부르며 벌을 주었어요. 내가 맞서 싸워 자매들은 다치게 하면 어머니는 저를 벨트로 때렸어요.

유도프스키 박사: 그런 상황에서 아버지는 뭘 하셨지요?

제시카: 제 생각에 아버지는 저를 아끼셨는데 그게 상황을 더욱 악화시켰어요. 어머니는 언제나 아버지가 돈을 충분히 벌어 오지 못한다고 비난했어요. 아버지가 곁에 있으면 조금 나은 편이었는데 대부분은 곁에 없었어요. 가

장 끔찍했던 것은 아버지가 없을 때 어머니가 다른 남자들과 성관계를 가지는 걸 목격하는 것이었어요. 그녀는 그 남자들이 누구인지에 대해 거짓말을 했고, 보통 삼촌이나 사촌 같은 친척이라고 했어요. 내가 열한 살 때 어머니가 아버지를 집에서 쫓아냈어요. 1주일 후에 제이크라는 남자가 이사를 왔죠. 그는 일을 하지 않았고 하루 종일 집에 있었어요. 얼마 안 가 그 남자가 저에게 추근거리기 시작했어요. 그건 말하고 싶지 않아요.

제시카에 대한 치료적 접근 III

나는 제시카가 성추행을 당했으리라 추측했지만, '제이크가 추근거리기 시작했다'는 것이 무엇을 의미하는지 묻지는 않았다. 제시카는 성폭행을 당한 아픈 기억을 들춰내는 것은 너무 가학적이라고 생각했을 것이다. 경계성 성격장애를 가진 사람을 치료하는 데 있어서 치료자는 인내심을 유지해야 하며 언제나 환자들이 사적인 문제로 여기는 것에 대해 존중해야 한다. 제이크에 대해 이야기한 이후 제시카는 휴스 박사가 '거짓말'로 여길 듯한 핑계를 대며 2번의 회기에 불참했다. 휴스 박사는 이미 경고했다시피 다음 달 생활비를 보내지 않았다. 나는 그녀가 제이크에게 당한 성폭행을 회상했을 때 유발된 강렬한 감정과 이러한 정보를 나와 공유하게 되었다는 갈등 때문에 회기에 불참했으리라 믿었지만, 휴스 박사와 그녀 사이에서 그녀의 편을 들어 중재하지는 않았다. 제시카는 내가 자기 편을 들지 않은 것에 대해 실망했을 수도 있지만, 만약 그렇게 했더라면 치료를 더욱 복잡하게 만들 수 있었기 때문이다. 나는 그녀가 무의식적으로 내가 그녀의 아버지가 되어 그녀의 편에서 중재하도록 하는 장치(치료에 불참하고 휴스 박사와의 약속을 어기도록 하는 장치)를 설치했다고 믿는다. 무의식적으로 제이크로부터 그녀를 보호하지 못한 아버지에 대한 분노의 감정이 나에게 전이되었기 때문에 그녀는 내게 매우 화가 났으리라 추측되었다(전이의 개념에 대한 개관은 6장 참조). 나는 제시카가 나에게 심각한 분노를 표출하게 만드는 근본적 원인에 대해 전략적으로 짚어 보기로 했다. 나는 그녀와의 힘겨루기를 피하기 위해 치료자로서 주의해 왔고, 그녀의 무의식적 행동에 대해 언급하는 것을 조심스럽게 피해 온 이유는 결국 그녀 스스로 자신의 분노와 편집 증상의 내적인 근원을 찾아보기를 바랐기 때문이었다.

제시카에 대한 치료 전략을 상세하게 기술한 이유는 다음과 같다.

1. 실생활에서 일어나고 있는 일과 그와 관련하여 발생하는 무의식적 감정에서 기인하는, 경계성 성격장애를 가진 사람들의 특징적인 증상과 행동 패턴을 독자들이 이해할 수 있게 하기 위해
2. 경계성 성격장애를 가진 사람을 치료하면서 겪게 되는 어려움과 그로 인한 환자의 변화를 독자들이 이해할 수 있게 하기 위해
3. 경계성 성격장애를 가진 사람과 관계를 맺고 있는 독자가 그들에게 받는 영향에 대해 이해하고, 여러 상황에서 강렬하고 개인적인 영향을 받을지라도 그러한 영향이 더 이상 확대되지 않도록 하는 방법에 대해 이해할 수 있게 하기 위해
4. 경계성 성격장애를 가진 사람과 관계를 맺고 있는 독자들이 갈등과 오해의 정도를 줄이는 데 도움이 될 행동 모델을 이해하고 대처하는 방법을 알도록 하기 위해

제시카의 정신과적 병력(계속)

제시카가 어머니의 남자 친구였던 제이크에 대해 이야기하고 나서 수개월이 지난 후, 그녀는 다시 제이크가 자신에게 저지른 행동에 대해 이야기하기 시작했다.

제시카: 물론, 저는 어머니의 남자 친구들이 불편했어요. 하지만 제이크는 나머지 다른 사람들보다 훨씬 심했어요. 그는 하루 종일 집 주변을 맴돌았고 그가 항상 저를 주시하고 있는 것이 느껴졌어요. 어느 날 제가 목욕을 하

고 있을 때, 그가 욕실로 불쑥 들어왔어요. 저는 나가라고 비명을 질렀지만 그는 면도기를 찾는 척했지요. 저는 욕조에 있었고 그는 저를 계속 쳐다보며 나가라는 저의 요구를 무시했어요. 결국 그가 면도기를 찾았고 내가 살면서 들어 본 가장 혐오스러운 이야기를 했어요.

그때 제시카는 흐느껴 울기 시작했고 20여 분 동안 말을 할 수 없었다. 그녀가 치료 중에 울었던 것은 처음이었다. 그녀는 다시 이야기를 시작했다.

제시카: 제이크는 면도기를 든 손으로 저의 은밀한 부위를 가리켰어요. 저는 물속에 몸을 숨기려 했어요. 제이크가 "그 예쁜 거시기를 밀어 버리고 싶다."고 했어요. 저는 얼어붙어서 아무 말도 할 수 없었어요. 그 순간 저는 아무것도 느낄 수 없었어요. 그냥 멍해졌어요. 마침내 그는 욕실을 떠났어요. 그날 다시 그를 만났을 때 그는 아무 일도 없었던 것처럼 행동했어요. 저는 혐오감을 느꼈고 화가 났어요. 저는 이제 겨우 열두 살이었고, 가슴이 커지고 음모가 자라기 시작했기 때문에 특히 예민할 때였어요. 제 동생은 항상 그걸로 놀리곤 했었어요. 저는 감히 어머니에게 말할 수 없었어요. 그녀가 믿지 않거나, 저에 대해 그동안 무조건 비난했던 것처럼 모든 것이 저 때문이라고 욕할 것 같았어요.

다음 5번의 회기 동안 제시카는 제이크에게 당했던 끔찍한 성폭행과 위협에 대해 회고했다. 그는 여러 방법으로 그녀를 혼자 있도록 했고, 그때마다 치근덕거렸다. 처음에는 제시카에게 심부름을 시켜 차 안에 있게 한 후 성적으로 농락했다. 제시카가 열세 살이었을 때 그는 그녀를 모텔 방에 데려가 완전한 성관계를 맺었다. 그리고 그녀에게 온갖 종류의 혐오스러운 짓을 시켰다. 제시카는 이 사건들로 느꼈던 감정을 다음과 같이 이야기했다.

제시카: 제이크와 함께 있을 때면 저는 완전히 멍해졌어요. 아무것도 느낄 수 없

었어요. 저는 그가 마음대로 가지고 노는 노리개 같았어요.

제이크와 제시카의 어머니는 종종 싸우면서도 수년 동안 그럭저럭 함께 지냈고, 이 기간 동안 제시카에 대한 성폭행은 상습적으로 이루어졌다. 동시에 제시카는 학교와 친구들에게 무관심해졌다. 그녀는 고등학교 1학년 때 유급을 했고, 학교에 마리화나를 가져가 문제를 일으켰다. 그녀는 매일 마리화나에 빠져 지냈고, 술을 마셔 댔으며, 구할 수 있는 마약에 손을 댔다. 그녀가 가장 좋아하는 것들은 술과 마리화나가 되었다.

열일곱 살이 되었을 때, 그녀는 학교를 중퇴한 연상의 남자들과 난교를 벌였다. 그녀는 정서적으로 매우 불안정해졌고 학교 친구들과 싸움을 벌이곤 했으며 심지어는 데이트하는 남자 친구와 싸우기도 했다. 다른 때에는 깊은 우울감에 빠졌고 자기혐오를 느꼈다. 그녀는 제이크의 면도날로 자해를 하기 시작했다.

제시카: 처음에는 손목 바로 위의 팔 안쪽에 십여 군데를 칼로 그었어요. 긋고 나면 기분이 좋아졌어요. 마약을 할 때도, 우울해서 멍하게 있을 때도, 제이크와 있을 때도 저는 언제나 감각이 없었기 때문에 그건 결코 아프지 않았어요. 전 특히 상처에서 피가 흘러나오는 것을 보는 것이 좋았어요. 그건 저에게 진정제 같은 것이었어요. 나중에는 몸 전체에, 특히 가슴 밑이나 허벅지 안쪽같이 보이지 않는 곳에 상처를 내게 되었죠.

제시카는 몇 차례 지역 병원 응급실에 실려 갔다. 대부분의 경우 누군가 그녀가 자해하는 것을 발견하곤 했다. 몇 번은 고등학교 상담사나 친구들의 부모에게 자살 위협을 한 후에 자해를 하기도 했다.

그녀는 열일곱 살에 임신하게 되었는데 누가 아이 아버지인지 확신할 수 없었다. 그러나 그녀는 지속적으로 자신을 성폭행한 제이크의 아이일 거라고 생각했다.

제시카: 저는 임신을 자매들과 어머니 그리고 제이크로부터 벗어날 수단으로 이용했어요. 그 외에 중요한 건 없었죠. 저는 그들 모두를 증오했어요. 저는 저와 데이트했던 남자들 중 한 명인 래리에게 그의 아이를 가졌다고 속이고 함께 도망쳤어요. 그리고 그와 결혼했고 제 딸 호프가 태어났죠.

래리 비숍이 제시카와 결혼했을 때 그는 스물세 살이었다. 그 역시 심각한 문제가 있는 집안에서 태어났다. 그의 아버지는 만성 알코올중독자였고 어머니도 헤로인 등을 상습적으로 투약했던 마약중독자였다. 래리는 고등학교 때 마약과 싸움으로 문제를 일으켰고, 결국 마약과 관련하여 유죄 판결을 받고 소년원에서 수년간 지냈다. 소년원에서 래리는 자동차 수리를 배웠고 열여덟 살 때 석방된 후 이를 직업으로 삼기로 했다. 그는 큰 자동차 판매점의 서비스 부서에서 수년간 일했으나 갑자기 결근을 하고 상사에게 대들어 해고되었다. 하지만 다행스럽게도 래리는 정비에 재능이 있었고 일에 점점 숙달되었다. 그의 꿈은 자신의 수리점을 차리는 것이었다.

래리는 기대하지도 않았던 딸 호프를 얻었다. 그리고 그는 책임감 있는 아버지, 믿음직한 남편, 그리고 훌륭한 부양자가 되기로 결심했다. 목표를 이루기 위해 그는 마약을 끊고 그동안의 행동을 청산했으나 매일 밤 몇 병씩 맥주를 마시게 되었다. 그러나 그는 일에 열중했고 결국 그가 일하던 큰 서비스 부서의 감독자가 되었다. 하지만 일에 지쳐 감에 따라 그는 제시카와 안정적인 관계를 유지할 수 없었다. 그는 퇴근해서 집에 돌아온 후 그녀의 기분이 어떨지를 전혀 예측할 수 없었다. 그녀는 항상 화가 나 있는 것처럼 보였다. 예를 들면 래리가 퇴근한 날 저녁에 제시카는 그에게 화를 내면서도 아무 말도 하지 않았다. 결국, 래리는 제시카가 화를 내는 이유를 다음과 같은 대화를 통해 알 수 있게 되었다.

래리: 너는 화가 난 채 노려보기만 하고 일주일째 내게 아무 말도 안 하고 있어. 계속 이런 대접을 받다가는 병이라도 날 것 같아.

제시카: 웃기시네. 너한테 할 말 없어.

래리: 네가 무슨 말을 하는지 영문을 모르겠어.

제시카: 아직도 그년이랑 자?

래리: 누구랑 잔다는 거야?

제시카: 직장에서 네 밑에서 같이 일하는 그년 말이야. 무슨 말인지 알 텐데. 부품 부서에 마빈 대신 들어온 어린 계집애.

래리: 제시카, 정신 나갔구나. 나는 그 여자 이름조차 몰라. 그녀에 대해 아는 것이 아무것도 없어.

제시카: 넌 나랑 처음 잘 때도 내 이름을 몰랐었지. 너는 빌어먹을 정도로 취했었으니. 너는 새로 온 계집애에 대해 내게 한 마디도 하지 않았어. 내가 어떻게 생각할 것 같아?

래리: 너는 병원에 가 봐야 할 것 같아. 너는 일주일째 나를 괴롭히고 일어나지도 않은 일들로 우리 딸 호프를 놀라게 하고 있어. 그녀의 이름조차 모른다고 말했지? 난 그녀에게 한 마디도 한 적도 없어.

제시카: 그럼 처음부터 왜 그녀에 대해 말하지 않았지? 뭘 숨기고 있는 거야?

래리: 그 여자 이름이 무엇이든 간에 차라리 그녀와 자는 게 낫겠다. 잤건 안 잤건 더 이상 무슨 의미가 있어?

그때 제시카는 난로 위에서 끓는 물 주전자를 집어 들어 래리에게 던졌다. 정확하게 맞지는 않았지만 그는 팔에 약간의 화상을 입었다. 제시카는 래리에게 달려들어 욕설을 하고 비명을 질렀다. 래리는 호프를 안고 집에서 뛰쳐나왔다. 몇 시간 후 집에 돌아온 그는 집안이 난장판이 된 것을 보고 깜짝 놀랐다. 가구는 뒤집혀 있었고, 전등은 산산조각이 나 있었으며, 래리의 옷들은 바닥에 흩어져 있었다. 그의 유일한 정장은 갈기갈기 찢겨 있었다. 욕실에서 그는 피가 흥건하게 고인 욕조 안에 제시카가 의식을 잃은 채로 누워 있는 것을 발견했다. 자세히 들여다보니, 그녀는 숨을 쉬고 있었지만 왼쪽 손목과 팔, 양쪽 허벅지 등 여러 곳에 깊은 자상을 입고 있었고, 그 상처들에서 피가 쏟아져 나오고 있었다.

급히 병원으로 옮겨야 할 상황이었다. 두 명의 외과의가 수 시간 동안 지혈을 하고 자상을 소독하고 봉합했다. 흘린 피를 보충하기 위해 많은 양의 혈액을 수혈해야만 했다. 제시카는 의식을 회복한 후 병원 의료진에게 적대적인 태도를 보였다. 그녀는 팔에서 정맥 주사를 뽑고 즉시 집으로 돌아가겠다며 비명을 질렀다. 그녀는 자신이 불법적으로 감금되었다고 주장했다. 정신과적인 응급상황에 대응하는 팀이 출동하여 그녀를 병원 내의 보호병동에 입원시켰다. 래리는 합법적인 절차를 거쳐 법정 위원회에 보호자의 자격으로 출석했고 제시카의 입원에 동의했다.

정신과 병동에서 제시카는 진정 작용이 있는 고용량의 항정신병 약물을 투약받았고, 병원 의료진은 자살 행동을 예방하기 위해 그녀를 지속적으로 관찰했다. 그녀는 환청과 편집형 망상을 보이지 않았음에도, 병원 의료진에 대한 강렬한 분노와 적대적인 행동을 보였으며 정신병에 가까운 상태였다. 5일 동안의 고용량 항정신병 약물 투여 후 제시카는 진정되었다. 수차례의 상담 후 제시카가 언급했던 여자와 래리 사이에는 아무런 관계도 없음이 증명되었다. 래리는 그녀와 말조차 해 본 적도 없었다. 그러나 제시카는 보호병동 입원을 위해 래리가 법정 위원회에 보호자 자격으로 참석한 것에 대해 분노를 표출했다.

제시카: 여기서 나가는 대로 이혼을 신청하겠어요. 자기 아내를 배반하고 정신과에 감금하는 남자를 어떻게 믿겠어요? 평생 기억에 남을 거예요. 앞으로 사소한 불화가 생기면 언제라도 다시 가두지 않는다고 어떻게 장담하겠어요?

사회복지사: 래리는 당신을 도우려 했고 당신의 생명을 구했어요. 그는 부인이 그런 심각한 자살 시도를 한 이후에 책임 있는 남편으로서 해야 할 일들을 했습니다. 병원에 입원하게 된 것은 당신의 행동 때문이었다고 생각하지 않으세요?

제시카: 시간 낭비하지 마세요. 우리 사이는 모두 끝났어요. 여기서 나가는 대로 이혼과 양육권을 신청하겠어요.

제시카는 더 이상 래리와 이야기하기를 거부했다. 그녀는 경계성 성격장애 진단을 받고 병원에서 퇴원했다. 퇴원한 날 제시카는 이혼 전문 변호사를 고용했다. 래리는 호프가 태어난 이후로 수년간 마약에 손대지 않았고 술조차 끊었음에도 불구하고, 제시카와 그녀의 변호사는 그의 약물남용 과거력을 문제 삼아 호프에게 잠재적인 위험이 될 것이라고 주장했다. 제시카는 래리로부터 호프에 대한 양육권뿐만 아니라 위자료와 양육비를 얻어 내는 데 성공했다.

제시카에 대한 치료적 접근 IV: 경계성 성격장애를 가진 사람의 자해와 자살 경향

자해

자해는 자살 시도와 구별될 수 있다. 자해와 자살 시도는 경계성 성격장애를 가진 사람들 사이에서 흔하게 발생하는데, 정신과 의사는 이 두 가지 행위를 적극적으로 그리고 명확하게 평가하여야 한다. 환자들이 신체에 자해를 가하는 이유와 방법은 매우 다양하다. 성냥이나 담배로 화상을 입히기, 예리한 물건이나 심지어 손톱으로 여러 곳에 상처를 내는 것, 주먹이나 다른 도구로 신체 일부에 둔기에 의한 외상을 일으키는 것 등이 일반적인 자해 방법이다. 많은 환자들이 자해를 하는 이유를 설명하지 못하지만 그 행위를 하는 동안 어떤 기분이 드는지 묘사할 수는 있다. 그들은 다음과 같이 말한다.

> 내가 왜 베였는지 모르겠어. 난 이상한 느낌에 압도된 채 팔에 상처를 내고 있었어.
>
> 나는 분노와 자기혐오감에 압도되었어. 내 몸에 화상을 입히면 더 차분해지고 스스로를 제어할 수 있게 되는 것 같아.
>
> 내 피부에 따듯한 피의 느낌이 감도는 게 좋아. 그때 살아 있는 것을 느끼며 덜 무감각해지는 것 같아.
>
> 내 다리에 타박상을 입힐 때 아무 느낌도 없었어. 마치 누군가 나를 때리는

것 같았고 나는 그 위에 둥둥 떠서 그가 내게 하는 짓을 내려다보는 것 같았어.

정신과 의사가 이들 환자에게 그들이 스스로를 죽이려 했는지 혹은 죽고 싶은지를 물으면 그들은 다음과 같이 대답한다.

아니에요, 박사님. 죽으려 한 것은 아니에요. 사실은 살고 싶다는 욕구가 더 강해요. 내가 자해를 할 때 스스로를 죽이려는 의도는 없어요.

제시카에 대한 나의 치료 전략은 먼저 그녀로 하여금 자해 행동이 그녀 자신에게 심각한 위해를 가하는 것임을 명확히 알도록 하고, 이러한 행동을 조절하고 중단할 수 있는 방법을 찾는 작업을 하는 것이었다. 나는 치료적 중립성을 이유로 그녀의 자해 행동을 방관해서는 안 된다고 생각했다. 오히려 나는 의사로서 제시카와 이 문제에 관해 대화하고자 했고, 그녀의 신체에 잠재적으로 해가 될 수 있는 것을 식별하고 예방하고 치료하기 위해 그녀와 함께 공동 작업하는 것을 나의 책임으로 삼았다. 둘째, 나는 그녀가 자해를 시도하게 만드는 상황적 · 심리적 촉진물을 탐색하는 데 그녀를 참여시킬 것이다. 그녀가 자신에게 중요한 대상에 의해 버려지거나 거절당한다고 느낄 때 미쳐 날뛰고, 화가 나고, 취약해지고, 조절력을 상실하게 된다는 것이 곧 명확해졌다. 셋째, 우리는 그녀가 이러한 상황과 감정을 확인하고 자신의 감정을 다루기 위한 대안을 찾을 수 있는 전략을 개발했다. 나는 그녀가 그 이후에 유사한 감정과 상황에 직면했을 때 관련된 상대방과 그러한 감정에 대해 이야기하도록 격려했다. 그러한 대화를 통해서 그녀는 더욱 안전해지고 자신을 통제할 수 있음을 느꼈다. 넷째, 나는 제시카와의 공동 작업을 통해 그녀가 어머니에게 받은 심리적 학대와 제이크에게 받은 성적 학대 등에 격렬하게 반응하는 것, 즉 인생 경험과 관련된 감정에 대해 이해할 수 있게 했다. 이러한 통찰은 그녀가 이러한 경험과 관련된 자기비하를 멈추고 자존감을 증진시키는 데 도움이 되었다. 시간이 흐르자 그녀의 자해 빈도는 점진적으로 줄었다.

자살

경계성 성격장애를 가진 사람들 사이에서 자살 시도는 일반적이며, 이러한 환자들 중 8~10% 정도는 결국 자살에 성공하는 것으로 알려져 있다(American Psychiatric Association Practice Guideline 2001). 이러한 이유로 정신건강 전문가들은 경계성 성격장애를 가진 사람들의 자살 가능성을 정기적으로 평가해야 하고 적절하게 대응해야 한다. 환자들을 보호하기 위해 입원을 고려할 수 있고 그들이 외부 환경으로 돌아갈 수 있을 정도로 안전해질 때까지 치료를 제공하는 것 역시 대응 방법에 포함된다. 모든 자살 위협은 최대한 심각하게 받아들여야 하며, 정신과 의사와 가족은 그러한 위협이나 제스처가 타인을 조종하려는 목적으로 행해지는 것이라는 선입견을 피해야 한다. 〈표 10-1〉에서는 경계성 성격장애를 가진 사람의 자살 가능성에 대응하는 주요 원칙에 대해 요약했다. 〈표 10-2〉에서는 제시카 휴스의 사례를 예로 들어 경계성 성격장애를 가진 사람의 정신과 치료에 대한 주요 원칙을 요약했다.

표 10-1 경계성 성격장애를 가진 사람의 자살 경향성에 대응하는 지도원칙

1. 자살 시도와 최종적인 자살 성공은 경계성 성격장애를 가진 사람들에게 일반적이다.
2. 모든 위협과 이른바 '제스처'는 심각하게 받아들여져야 하며 정신과 의사와 가족 구성원은 즉각 대응하여야 한다.
3. 자격 있고 경험 많은 정신과 의사가 규칙적으로 회기를 갖고 자살 위험성을 규칙적으로 평가해야 한다.
4. 가족 구성원과 그 밖의 중요한 타인들은 자살 위험성을 식별하는 방법을 교육받아야 하며, 위험성이 높아졌을 때 정신과 의사에게 알리도록 하여야 한다.
5. 자살 행동을 유발할 수 있는 자극(예: 거절당하거나 버려졌다는 느낌)을 미리 알고 있는 것이 환자를 이해하고 이러한 스트레스 요인들을 피하거나 다루는 데 도움이 될 것이다.
6. 동반된 주요 우울증, 양극성 정동장애, 알코올장애, 약물남용, 충동성과 격렬한 분노와 같은 증상의 약물학적 그리고 정신사회적 치료가 자살을 예방하는 강력한 수단이다.

출처: "American Psychiatric Association Practice Guidelines: Practice Guideline for the Treatment of Patients With Borderline Personality Disorder." Am J Psychiatry 158(10 supl): 24, 2001. 허락하에 사용함.

표 10-2 제시카 휴스의 사례를 통해 살펴본 경계성 성격장애 치료의 주요 원칙 Ⅰ: 초기 정신과 병력

병력적 사실	주요 원칙	해석
제시카는 어머니에게 친밀감을 느끼지도 신뢰하지도 않았다.	경계성 성격장애를 가진 사람의 일생에 걸친 강렬하고 불안정한 대인관계 양상은 종종 한쪽 부모 혹은 양쪽 부모와의 관계 문제에서 비롯된다.	어머니로서 긍정적이고 잘 양육하는 역할모델을 갖지 못한 것이 제시카의 낮은 자존감과 부족한 자신감의 원인이었다.
제시카의 어머니와 아버지는 끊임없이 싸웠고 제시카의 자매들은 그녀에게 적대적이었다.	제시카의 어머니 역시 경계성 성격장애를 가진 것으로 추정된다. 경계성 성격장애를 가진 사람의 직계가족인 경우에는 같은 장애가 발생할 가능성이 일반 인구 대비 5배 정도 높다.	유전적 경향과 심리발달적 측면에서 제시카는 경계성 성격장애로 진행될 가능성이 높은 상태였다고 볼 수 있다.
제시카는 아동기와 청소년기에 어머니의 남자 친구 제이크에게 성폭행을 당했다.	경계성 성격장애를 가진 사람의 약 50%는 아동기 혹은 청소년기에 성폭행을 당한 경험이 있다. 그리고 25%는 아버지와 같은 일차적 주 양육자에 의해 성폭행을 당한다.	그녀의 어머니에게 심리적 · 육체적 학대를 당했고 제이크에게 성폭행을 당했기 때문에 제시카는 남자와 여자 모두와 친밀하고 신뢰할 수 있는 관계를 형성할 수 없었다.
제이크의 학대가 반복되는 동안 제시카는 '느끼기'를 거부했다.	부정하고 억압하기 시작하면서 그녀의 증상이 발생하게 되었다.	제시카는 제이크의 성폭행으로 인한 고통스러운 감정을 느끼지 않기로 함으로써 스스로를 보호하고자 했다. 성인기에는 부정과 해리가 지속되었고 이것이 그녀의 방어기제가 되었다.
제시카는 면도날로 자신의 몸에 수없이 많은 상처를 냈다.	경계성 성격장애를 가진 사람은 자해를 통해 일시적인 안정을 구한다. 자해는 스스로가 '나쁜 사람'이라는 자책에 대한 처벌이 되기도 하며, 살아 있음을 느끼기 위한 방법이 되기도 한다.	사랑하는 사람으로부터 버림받았다고 느낄 때, 제시카는 그 분노를 상대가 아닌 자신에게 표출하는 방법으로 자해를 선택했다.

극심한 스트레스 상황에서 제시카는 죽고 싶었고 자살을 시도했다.	경계성 성격장애를 가진 사람의 8~10%는 자살을 시도한다. 모든 자살 시늉과 자살 시도는 심각하게 받아들여야 할 의학적 응급상황이다.	제시카는 경계성 성격장애뿐만 아니라 DSM 진단 기준의 주요 우울증과 알코올남용에도 해당되었다. 이처럼 여러 가지 정신과적 질환이 동반될 경우 자살 위험성은 기하급수적으로 높아진다.
래리가 다른 여자에게 관심을 갖고 있다고 생각했을 때, 제시카는 난폭하고 자기파괴적인 행동을 보였다.	유기나 거절로 인식했을 때의 과대 반응은 경계성 성격장애를 가진 사람의 핵심적 문제이다.	제시카는 래리에게서 버려질지도 모른다는 유기불안으로 인해 그를 거부하게 되었다. 그러한 불안은 그녀에게 실재하는 위험으로 인식되었다.
법정에서 제시카는 딸에 대한 양육권을 획득했고 이혼으로 래리로부터 위자료를 얻어 냈다.	경계성 성격장애를 가진 사람들은 짧은 기간 동안 위기에 대처할 수 있고, 합리적이고 설득력 있어 보이는 행동을 할 수 있다.	그녀는 많은 경우에 자제가 안 되고 정신병적으로 보일지라도, 다른 때에는 냉정하고 설득력 있어 보이기도 한다. 또한 의도적으로 진실을 왜곡하기도 한다.
제시카는 두 번째 남편인 제임스가 그의 가족이나 친구들과 접촉하지 못하게 했다.	경계성 성격장애를 가진 사람들은 그들에게 중요한 사람들의 외부 관계와 소통을 지배하려 한다.	제시카는 제임스의 부모를 평가절하하고 그들과 남편의 관계를 끊으려 하면서도 동시에 그들로부터 많은 돈을 요구하고 받아 냈다.
제임스는 자신이 아는 여성 중에서 제시카가 '가장 아름답고 현명한 여자'라고 믿었다.	경계성 성격장애를 가진 사람들은 중요한 관계에 있는 사람들에게 이상화되고자 한다.	제시카는 제임스가 그녀를 현실적으로 평가한다면 버림받을 것이 두려웠다.
제시카와 결혼한 후 제임스는 직장을 그만두었고 살이 쪘으며, 점점 그녀와 부모에게 의존하게 되었다.	경계성 성격장애를 가진 사람들은 그들과 중요한 관계에 있는 사람들의 성공과 안정감이 자신을 떠날 신호라고 여겨 불안해한다.	제시카는 제임스를 가차 없이 비난하여 그를 나약하고 의존적으로 만들었다. 제임스가 성공하고 안정감을 갖게 된다면 자신을 떠날지도 모른다는 것이 두려웠기 때문이었다.
제시카는 정신과 의사들을 경멸했다.	경계성 성격장애를 가진 사람들은 자격 있고 윤리적인 정신건강 전문가들의 공정성과 권위에 위협을 느낀다.	제시카는 자살 시도를 한 후 종합병원에 입원하여 정신건강 전문가들에게 치료를 받게 되었는데, 그들은 다른 사람들과는 달리 쉽게 조종되거나 통제되지 않는 사람들이었다.

제시카 사례에 대한 진단

다양한 출처를 통한 자료

보즈웰 휴스 박사로부터 제시카에 대한 이야기를 처음 들었을 때, 나는 그녀가 경계성 성격장애를 갖고 있을지도 모른다고 가정했다. 그리고 이러한 가정은 치료 초기 단계에서 그녀가 나타낸 행동으로 확인되었다. 〈표 10-3〉에서 제시카의 행동과 그에 대한 타인의 반응을 정리했고, 이는 이러한 진단을 입증하는 데 도움이 된다.

표 10-3 제시카가 경계성 성격장애를 갖고 있음을 입증하는 근거

1. 제임스가 자유롭게 부모와 관계하는 것을 방해하면서도 그의 부모로부터 많은 돈을 요구하고, 기대하고, 받아들이려는 행동
2. 첫 회기 약속 스케줄을 정할 때 그녀가 나의 사무실 직원들에게 보였던 적대적인 행동
3. 제시카에 대한 나의 사무실 직원의 평소와 다른 강렬하고 부정적인 반응
4. 나에게 정신치료의 표준적인 경계와 규칙을 변경하도록 강요하는 지속적인 노력
5. 내가 정신치료의 표준적인 경계와 규칙을 변경하려 하지 않았을 때 그녀가 보였던 분노와 평가절하
6. 어린 시절 그녀의 어머니에 의한 신체적 · 심리적 학대와 제이크에 의한 성폭행 등의 과거 경력
7. 청소년기와 성인기의 잦은 주요 우울증 삽화
8. 청소년기와 성인기의 불법약물(주로 마리화나)의 규칙적인 사용
9. 그녀의 첫 남편인 래리 비숍에 대한 유기불안으로 보였던 심한 공격성과 자살 행동
10. 래리 비숍과 다른 여자와의 관계에 대한 사실무근의 망상적 불신
11. 지속적인 거부와 과민성
12. 그녀를 칭찬한다고 생각되는 사람들을 이상화하고 그 외의 사람들을 평가절하하는 분열splitting을 주로 사용하는 심리적 방어기제
13. 사람들의 소통과 상호작용을 제한함으로써 그들을 조종하려는 강박충동
14. 가족관계에서 지속적이고 긍정적인 정체성을 수립하지 못함(딸로서, 자매로서, 혹은 부인으로서); 학업 혹은 직업(그녀는 학업을 중단했고 오랜 기간 동안 직업훈련을 하거나 직장 생활을 하지 못함)

경계성 성격장애에 대한 DSM-IV-TR 진단 기준

〈표 10-4〉는 경계성 성격장애에 대한 DSM-IV-TR 진단 기준이다(American Psychiatric Association 2000).

표 10-4 경계성 성격장애의 진단 기준(DSM-IV-TR에서 약간 수정됨)

대인관계, 자아상 및 정동에서의 불안정성, 심한 충동성이 광범위하게 나타나며, 이러한 특징적 양상은 성인기 초기에 시작하여 여러 가지 상황에서 일어난다. 다음 중 다섯 가지 이상의 항목을 충족시킨다.

(1) 실제적이거나 가상적인 유기를 피하기 위한 필사적인 노력
(주의: 진단 기준 5에 열거한 자살 행동 또는 자해 행동은 포함되지 않음)
(2) 극적인 이상화와 평가절하가 반복되는, 불안정하고 강렬한 대인관계 양식
(3) 정체감 혼란: 심각하고 지속적인, 불안정한 자아상 또는 자아 지각
(4) 자신에게 손상을 줄 수 있는 충동성이 적어도 두 가지 영역에서 나타난다.
(예: 낭비, 성관계, 약물남용, 무모한 운전, 폭식)
(5) 반복적인 자살 행동, 자살 시늉, 자살 위협, 자해 행동
(6) 현저한 기분의 변화에 따른 정동의 불안정성(예: 간헐적으로 나타나는 심한 불쾌감, 과민성, 불안 등이 수 시간 정도 지속되지만 수일은 넘지 않음)
(7) 만성적인 공허감
(8) 부적절하고 심한 분노 또는 분노를 조절하기 어려움(예: 자주 울화통을 터뜨림, 항상 화를 내고 있음, 자주 몸싸움을 함)
(9) 스트레스에 의해 일시적으로 나타나는 망상적 사고 또는 심한 해리 증상*

출처: American Psychiatric Association: *Diagnostic and Statistical Manual of Mental Disorders*, 4th Edition, Text Revision. Washington, DC, American Psychiatric Association, 2000, p. 710. 허락하에 사용함.

* 해리 증상은 인간의 의식, 기억력, 지각, 정체성의 일시적 혹은 영구적인 심리적 붕괴 상태를 의미한다. 해리성 장애는 중요한 개인 정보 혹은 중요한 사건을 기억하지 못하는 해리성 기억장애 혹은 집이나 직장을 떠나 헤매면서 자신이 누구인지 그리고 어떻게 그곳에 가게 되었는지를 기억하지 못하는 해리성 둔주의 형태를 띨 수 있다. 이러한 상태들은 일반적으로 특별한 신체적 · 성적 · 심리적 외상에 따른 이차적인 심리적 고통과 관련이 있다. 제시카가 제이크로부터 성폭행을 당했을 때 '마비된' 느낌이었을지라도, 그녀는 외상적 사건을 기억했고 정체감을 유지했다. 제시카는 경계성 성격장애 진단 기준의 아홉 가지 항목에 모두 해당되었다.

경계성 성격장애의 진단적 특징(DSM-IV-TR, pp. 706-708에서 약간 수정됨)

경계성 성격장애의 본질적 특성은 대인관계, 자아상 및 정동에서의 불안정성,

심한 충동성이 광범위하게 나타난다는 데 있으며, 이러한 특징적 양상은 성인기 초기에 시작하여 여러 가지 상황에서 일어난다. 경계성 성격장애를 갖고 있는 사람들은 실제적이거나 가상적인 유기를 피하기 위한 필사적인 노력을 한다. 분리나 거절이 임박했다고 지각하거나 외적 구조를 잃어버렸을 때 자기상, 정동, 사고 및 행동에 심대한 변화가 일어난다. 이러한 사람들은 환경에 극도로 예민하다. 그들은 현실적으로 시간제한이 있는 분리에 접했거나 계획상 피할 수 없는 변화가 있을 때조차도 격렬한 유기불안과 부적절한 분노를 경험한다(예: 의사가 곧 휴가를 떠날 예정임을 알릴 때 갑작스러운 절망감을 보임, 그들에게 중요한 누군가가 단지 몇 분 늦거나 약속을 취소할 때 공황 상태가 되거나 극심한 분노를 보임). 그들은 이러한 '유기'가 그들 자신이 '나쁘다'는 것을 암시하는 것이라고 믿는다. 그들의 유기를 피하기 위한 필사적인 노력으로 자해나 자살 행동과 같은 충동적 행동을 하기도 한다.

경계성 성격장애를 갖고 있는 사람들은 불안정하고 강렬한 대인관계 양식을 갖는다. 그들은 처음이나 두 번째 만남에서 잠재적인 양육자caregiver나 구혼자를 이상화하고, 함께 많은 시간을 있어 주기를 요구하며, 관계의 초기부터 매우 깊은 친밀함을 공유하려 한다. 하지만 그들은 곧 그들이 느끼기에 자신을 충분히 돌봐 주지 않거나, 충분한 시간을 함께 보내지 않거나, 함께 있지 않았다는 이유만으로 이상화 과정에서 평가절하하는 과정으로 돌변하게 된다. 경계성 성격장애를 갖고 있는 사람들 중 일부는 타인에게 공감하거나 심지어 돌봐 주기도 하지만, 이런 예외적인 사례 역시 그러한 보살핌의 대가로 타인을 자신의 곁에 붙잡아 두려는 목적을 가진 경우가 대부분이다. 그들은 다른 사람을 대할 때 긍정적이고 지지적인 모습을 보이다가 갑자기 잔인하고 처벌적인 모습으로 바뀌는 극적인 변화를 반복적으로 보이기 쉽다. 그러한 변화는 종종 그들이 어렸을 때 양육자에 대해 때로는 이상화하고 때로는 그들로부터 갑작스러운 거절을 당하는 과정을 반복했었다는 사실을 의미하기도 한다.

현저하고 지속적이며 불안정한 자아정체성의 혼란으로 목표, 가치, 직업적 야망과 같이 삶에서 중요한 부분에 있어 갑작스럽고 극적인 변화를 보이기도 한다. 경계성 성격장애를 갖고 있는 사람은 직업, 성적 정체성, 가치, 친구의 유형에 대한 의견과 계획에서 갑작스러운 변화를 나타낼 수 있다. 그들은 급히 도움을 요구하는 모습을 보이다가 과거에 자신이 받았던 학대에 대한 복수를 하려는 모습을 보이기도 한다. 이들은 일반적으로 자신의 모습을 분노에 찬 악인으로 생각하다가도 때로는 존재에 대한 공허함을 느끼기도 한다. 그러한 자아정체성에 대한 혼란은 그들이 관계의 무의미함, 양육이나 지지의 불충분함을 느끼는 상황에서 발생하게 된다.

경계성 성격장애를 갖고 있는 사람은 자신에게 손상을 줄 수 있는 충동성을 적어도 두 가지 영역에서 나타낸다. 그들은 무책임하게 돈을 낭비하고, 폭식을 하고, 약물을 남용하고, 안전하지 않은 성관계를 일삼고, 무모한 운전을 하기도 한다. 그들은 종종 반복적인 자살 행동, 자살 시늉, 자살 위협, 자해 행동을 보인다. 그들 중에서 8~10%는 자살에 성공하며, 자해 행동(절단 혹은 화상)과 자살 위협 및 시도는 매우 흔하다.

경계성 성격장애를 갖고 있는 사람의 자살 행동은 종종 정신과 의사가 처음으로 그들의 증상을 경계성 성격장애로 판단하는 근거가 되기도 한다. 그들의 자기파괴적 행동은 분리나 거절의 위협으로 촉발된다. 자해는 해리 경험 중 발생하기도 하며, 지각할 수 있는 능력을 재확인하거나 자신의 사악함에 대해 속죄함으로써 안도감을 느끼게 해 준다.

경계성 성격장애를 갖고 있는 사람은 사건에 대한 과도한 민감함으로 인해 불안정한 감정을 보이곤 한다. 경계성 성격장애를 갖고 있는 사람의 기본적인 우울감은 강렬한 분노, 공황 상태, 절망의 기간 동안 두드러진다. 편안함이나 안도의 기간은 극히 드물고 짧다.

경계성 성격장애를 갖고 있는 사람은 만성적인 공허감으로 고통을 받는다. 쉽게 지루해지는 그들은 지속적으로 새로운 무언가를 추구하기도 한다. 그들은 종종 부적절하고 강렬한 분노를 표현하며 분노를 조절하는 데 어려움을 겪는다. 분노의 표출은 극도의 빈정거림, 신랄함 혹은 언어 폭발과 같은 형태를 띠기도 한다. 분노는 자신을 돌보는 사람이나 구혼자가 거부적이고, 자신과 거리를 두고 대하며, 자신을 세심하게 돌보지 않거나 유기한다고 여겨질 때 나타난다. 그러한 분노의 표출 후에 자신이 나쁜 사람이 되었다는 느낌으로 수치감과 죄책감이 따르기도 한다.

경계성 성격장애를 갖고 있는 사람은 극심한 스트레스 상황에서 일시적으로 망상적 사고 혹은 해리 증상을 경험하기도 한다. 이러한 증상은 실질적인 유기나 가상의 유기에 대한 반응으로 발생하는 경우가 가장 많다. 자신을 돌보는 사람과의 친밀감이 회복되어 안정감을 찾았을 때 그들의 해리 혹은 정신병적(주로 망상) 증상은 완화된다.

의학적 질병으로서의 경계성 성격장애

역학

경계성 성격장애는 가장 흔하게 진단되는 성격장애라고 생각된다. 경계성 성격장애를 갖고 있는 사람들의 비율은 전체 인구의 약 2%로 추정되며(Clarkin and Sanderson 1993; Swartz et al. 1990), 그중에서 약 75%는 여성이다. 여성 환자의 비율이 높게 나타나는 것은 문화적 요인 때문이라고 생각된다. 경계성 성격장애가 있는 여성들은 정신건강 관련 프로그램에서 많이 관찰되며, 이와 같은 프로그램에 참여하는 외래 환자 중 약 10%, 입원 환자 중 약 20% 정도가 경계성 성격장애로 진단된다. 경계성 성격장애를 가진 남성은 진단이나 치료를 받지 않는 경우가 많으며, 남성 환자에 대한 조사 및 연구에서는 일반인보다 수감자에 지나치게 초점을 맞추게 되는 경향이 있다. 남성의 경우에는 강렬한 분노, 충동성 그리고 약물남용 등이 두드러지게 나타나면서 더욱 큰 위험성을 갖게 되므로 여성보다 폭력적인 행동을 하기 쉽다는 특징을 가졌다고 볼 수 있다. 반면에 (경계성 성격장애의 발병과 밀접한 관련이 있는) 아동기 성적 학대 경험은 남아보다 여아에게 더욱 흔하므로 여성이 더욱 높은 유병률을 보일 수 있다. 일부

소아정신과 의사들은 아동도 경계성 성격장애 진단의 많은 증상과 징후를 보일 수 있다고 믿지만, 대부분의 정신건강 전문가들은 이 진단은 사춘기 전에 할 수도 없고 해서도 안 된다고 믿는다. 나는 이러한 견해에 전적으로 동의하며, 사실 아동기나 사춘기에 이러한 진단을 하는 것이 그들에게 도움이 된다고 생각하지 않는다. 경계성 성격장애 환자로 진단된다는 것은 심각한 낙인이 찍히게 됨을 의미한다. 그러므로 환자 및 그 가족들과의 힘겨루기로 인한 시간 낭비와 정서적 소진을 경계하는 정신건강 전문가들도 경계성 성격장애 진단을 내리는 데 있어 신중을 기해야 한다. 나는 또한 청소년들에게 흔하게 나타나는 감정의 불안정성과 대인관계상의 돌출 행동 같은 것들이 경계성 성격장애의 증상과 쉽게 혼동된다고 생각한다.

유전적 형질과 유전학

많은 연구자들은 경계성 성격장애를 갖고 있는 사람의 가족 구성원에게도 같은 질환이 발병할 가능성이 높다는 것을 입증했다. 메리 C. 재너러니Mary C. Zanarini 등의 연구에 따르면, 경계성 성격장애를 갖고 있는 사람의 직계가족이 동일 질환에 걸리는 비율은 25%에 달하며(일반 인구의 경계성 성격장애 유병률이 2% 정도인 데 비해 크게 높은 비율임), 이러한 직계가족은 주요 우울증(31.2%)과 알코올중독(24.3%)의 발생률 역시 일반 인구에 비해 다소 높다(Zanarini et al. 1988). 그러나 쌍생아 연구와 입양아 연구에서는 이러한 발견에서 나타나는 '유전적 성향 대 양육'의 측면을 분리할 필요가 있다. 비록 그런 연구들이 수행되면서 알코올중독, 분열형 성격장애 및 반사회적 성격장애의 유전성에 대한 강력한 증거가 되어 왔지만, 쌍생아 비교 연구에서는 경계성 성격장애와 유전적 요인의 관련성을 확증하지 못했다. 최근 실시된 유일한 쌍생아 연구에서는 일란성 쌍생아가 이란성 쌍생아에 비해 양쪽 모두 경계성 성격장애 진단을 받게 될 가능성이 높다는 것을 확증하지 못했다. 그러나 이 연구는 표본 크기가 매우 작았다(Torgersen 1984). 입양아 연구 중에서는 경계성 성격장애를 갖고 있는 사람을 대상으로 한 것이 없다. 따라서 성격장애 사례의 30~60%를 차지하는 질환인 경계성 성격장애에 대한 유전적 연구는 심각하게 부족한 수준이다.

주요 우울증과 경계성 성격장애의 강한 연관성은 경계성 성격장애를 갖고 있는 사람이 아동기에 경험한 심리적 · 육체적 외상 때문인 것으로 보인다. 달리 말하면, 성격장애를 유발한 외상이 부분적으로는 기분장애를 발생시키기도 한다는 것이다. 또한 두 정신과적 질환의 연관성은 하나의 유전자 혹은 두 질환의 기초가 되는 일련의 여러 유전자로 인한 결과일 가능성이 있다. 긍정적으로 보자면, 경계성 성격장애를 갖고 있는 사람들에게 일반적으로 나타나는 성격상의 특정 측면과 유전적 요인의 관련성을 입증할 근거를 발견했다고 볼 수 있다. 예를 들면 보상의존성(사회적 애착 vs 혐오감과 고립)과 자극추구성(충동성 vs 느린 분노)과 같은 특성에 대한 쌍생아 및 입양아 연구가 이루어졌고, 이러한 특성들의 유전성이 쌍생아 사이에서는 다른 가족 구성원들에 비해 40~60% 정도 더 높게 나타났다(Knowles 2003). 다른 자료가 없는 상황에서, 이러한 결과들은 충동성, 감정적 불안정성, 공격성, 그리고 유기에 대한 민감성 같은 유전적으로 나타나는 성향 혹은 경향이 일차적인 생물학적 현상primary biological phenomena일 수도 있으며, 이로 인해 이차적인 행동 패턴 혹은 경계성 성격장애의 진단 기준을 구성하는 자해와 분노 폭발 같은 행동 문제를 일으킬 수 있다는 것을 시사한다.

내가 경계성 성격장애의 일차적인 생물학적 현상으로 간주했던 것들 중에서 공격성에 대한 유전학적 연구가 가장 많이 이루어졌다. 나는 공격성의 일반적인 정의(타인에 대한 폭력)를 자해나 자살 행위와 같은 자신을 향한 폭력에까지 확대하려 한다. 또한 신체적 폭력뿐만 아니라 '외현적 공격성 척도Overt Aggression Scale'(Yudofsky et al. 1981)에 따라 언어폭력으로 분류된 것들(예: 협박, 악의적인 비난, 심리적 학대)도 포함시키려 한다. 이러한 기준에 따라 20개 이상의 개별 연구에서 쌍생아 및 입양아 관련 내용을 추출한 바에 의하면, 환경적 · 경험적 요인보다 유전적 요인이 공격적 행동과 훨씬 더 밀접한 관련이 있는 것으로 나타났다(Miles and Carey 1997; Tecott and Barondes 1996). 나는 미래에는 공격성 장애에 대한 쌍생아 및 입양아 연구를 통해 인간의 비정상적인 공격성의 원인이 되는 유전자를 찾게 될 것이라고 생각한다. 그리고 이러한 발견은 공격성과 폭력을 유발하는 뇌 문제에 대한 이해를 증진시킬 미래 연구를 위한 과학적 기틀을 마련하게 될 것이다. 이와 관련된 지식은 자신과 타인에 대한 적개심과 폭력이 일반적으로 나타나는 경계성 성격장애를 포함한 다양한 종류의 공격성 장애를 가진 사람들을 치료하기 위한 새로운 유전학적 · 약리학적 발전으로 이어지게 될 것이다.

경계성 성격장애와 뇌의 관련성

경계성 성격장애를 갖고 있는 사람들에게 뇌와 관련된 심각한 기능 저하가 발생할 가능성이 높다는 것은 매우 다양한 자료를 통해 입증되어 왔다. 다시 말해, 뇌 생물학을 모든 유형의 성격장애에 적용하는 데 있어 가장 중요한 원칙은 뇌의 이상과 그 밖의 생물학적 이상은 진단 기준보다는 비정상적인 행동 및 감정과 더욱 밀접한 관련이 있다는 것이다.

실행 기능 저하

여러 가지 신경심리학적 검사에 따르면, 경계성 성격장애를 갖고 있는 사람들은 복잡한 사고를 요하는 계획(예: 사업체 이전)을 수립하거나 청각적 기억과 시각적 기억이 복합적으로 필요한 작업을 수행하는 데 장해가 있는 것으로 보인다(Burgess 1991). 따라서 그들은 여러 가지 작업을 동시에 수행하거나 연속적 · 단계적으로 진행할 수 있는 능력이 저하된다. 계획하고 복합적 · 연속적 작업을 수행하는 능력을 실행 기능executive function이라 하며, 이러한 기능은 대부분 뇌의 전전두엽 피질prefrontal cortex에서 결정된다.

신경학적 연성 징후

신경학적 검사에 따르면, 경계성 성격장애를 갖고 있는 사람들은 틱tics과 같은 불수의적 운동 문제나 빠르게 양손을 교차시키는 것과 같은 복합 형태의 운동 문제를 나타낼 가능성이 높다(Gardner et al. 1987). 이러한 기능들은 방대한 뉴런neuron 연결망, 피질cortex과 뇌 심부deeper region의 연결을 포함한 뇌 체계system와 경로pathway에 의해 조절된다. 이러한 기능장애를 뇌의 특정 영역 병변으로 인해 발생하는 다른 종류의 운동장애 및 감각장애와 구분하여 연성 징후soft sign라 한다. 이러한 연성 징후가 뇌의 문제로 인한 장애들 중 일부와 관련이 있긴 하지만, 경계성 성격장애를 갖고 있는 사람들에 대한 신경학적 검사는 임상적으로 특별히 유용하지는 않다.

탈억제

충동성, 예민함, 정동의 불안정성 및 낮은 좌절에 대한 내성 등은 경계성 성격장애의 핵심 증상이다. 이러한 증상들은 분노와 공격적 행동의 탈억제disinhibition에 관여하는 뇌의 특정 부분 병변의 특징이다. 일반적으로, 뇌의 전전두엽 피질prefrontal cortex 부분은 투쟁 또는 도피fight-or-flight 행동에 관여하는 변연계limbic system(편도체amygdale와 측두엽 피질cortex of temporal lobe) 같은 심부의 뇌 영역deeper brain region을 조절 혹은 억제한다. 예를 들면 출생 시 외상, 뇌손상, 뇌 감염 혹은 독성에 대한 노출로 인한 어떤 종류의 병변은 전전두엽 피질의 뉴런에 영향을 미치게 되고, 이로 인해 전두엽frontal cortex이 변연계를 조절하는 능력이 손상된다(Ovsiew and Yudofsky 1993). 결과적으로 사소한 자극에 대해 과도한 분노와 공격성의 반응이 나타난다. 연구자들은 경계성 성격장애 환자 집단(81%)의 경우 연령, 성별, 인생 경험 등을 일치시킨 대조군(22%)에 비해 뇌손상의 발생률이 증가되었음을 발견했다.

뇌 생화학

인간 두뇌의 비교할 수 없는 복잡성과 잠재성의 근원은, 뇌의 기본 단위 세포인 수십억 개의 뉴런을 연결하는 신경전달물질이라 불리는 화학적 전달체의 시스템에 있다. 개략적으로 설명하자면, 인간의 기능은 (마치 자동차의 액셀과 브레이크처럼) 서로 대립되는 뇌의 체계 및 작용에 의해 조절된다고 할 수 있다. 예를 들어 뇌는 이두박근을 수축시키는 것과 동시에 삼두박근을 이완시킴으로써 팔의 굴곡 작용을 조정한다. 다른 뇌 시스템은 감정과 행동을 조절하기 위해 특수한 화학적 전달물질을 사용한다. 경계성 성격장애 특유의 증상으로는 주기적 우울감, 예민함, 폭력성, 자해 행동 및 자살 행동이 있다. 정신과학은 이들 증상의 기저가 되는 뇌 생화학에 대해 이해하면서 발달하게 되었다. 예를 들어 우리가 아는 신경전달물질인 세로토닌serotonin, 에피네프린epinephrine, 도파민dopamine 및 노르에피네프린norepinephrine 등은 이들 증상의 발생에 영향을 미치게 된다. 알다시피 이러한 신경전달물질에 영향을 미치는 약물은 여러 가지 증후군과 증상의 치료에 도움이 될 수 있다. 예를 들어 선택적 세로토닌 재흡수 억제제SSRI는 경계성 성격장애를 갖고 있는 사람들의 우울증 치료뿐만 아니라 그들의 예민함, 공격성과 자해 행동을 완화하는 데에도 효과적이다.

투쟁 또는 도피 행동과 관련된 감정은 부분적으로 교감신경계sympathetic nervous system라 불리는, 뇌와 신체의 일부를 포함하는 시스템에 의해 조절된다. 투쟁 또는 도피 행동을 개시하는 것과 관련된 신경전달물질군은 카테콜라민catecolamine이라 불리는데 에피네프린, 도파민 및 노르에피네프린이 이에 포함된다. 이들 신경전달물질의 농도를 증가시키는 코카인cocaine이나 암페타민amphetamine과 같은 약물의 장기간 사용은 예민함, 편집증, 분노 및 폭력성 등의 증가와 밀접한 관련이 있다. 투쟁 또는 도피 행동은 세로토닌과 가바GABA를 포함한 신경전달물질 시스템에 의해 억제된다. 이들 신경전달물질을 증가시키는 약들은 기분을 차분하게 하고 기분과 관련된 행동을 수정하는 효과가 있다. 어떤 연구자들의 견해에 따르면, 충동적인 공격성을 나타내거나 폭력적인 자살 시도(예: 약물 과다 복용이 아니라 흉기를 사용한 자살 시도)를 하는 사람은 세로토닌 및 그 수용체를 포함한 뇌 체계에 이상이 있고 그러한 이상의 근본적 원인은 유전적 위험인자이다(Mann et al. 2000, 2001). 또 다른 우수한 논문에서는 폭력적인 자살 시도를 한 사람들이 낮은 농도의 세로토닌 대사 부산물과 높은 농도의 에피네프린의 대사량을 유지함을 보여 주었다(Traskman-Bendz et al. 1992). 이와 같은 발견은 세로토닌이 자기학대적 행동을 억제하는 반면 교감신경계의 지나친 활성화는 그러한 행동을 증가시킨다는 이론을 지지한다. 이러한 이론들은 경계성 성격장애를 갖고 있는 사람들에 대한 약물치료에 있어 참고할 만한 가치가 있다. 그러나 나는 인간의 뇌가 대단히 복잡하기 때문에 이러한 이론들 대부분이 시간이 지남에 따라 크게 수정되거나 폐기될 것이라고 생각한다.

경계성 성격장애를 가진 사람들을 치료하는 정신건강 전문가에게 필요한 자격

기본 교육상 필요조건

경계성 성격장애를 가진 사람들을 치료한 경험이 없고 필수적인 수련을 받지 않은 치료자는 곧 스스로의 역량이 부족함을 깨닫게 될 것이다. 어떻게 이러한 환자들을 치료하는 데 능숙하고 경험 많은 전문가가 될 수 있는가? 물론 치료자는 먼저 정신의학(의과대학과 정신과 전공의 과정), 심리학(임상심리학 대학원, 심리학 인턴십), 혹은 사회복지학(사회복지 대학원 석사과정, 정신치료 또는 정신분석 대학원 과정) 같은 정신건강 전문가 훈련 과정에서 정식 교육을 받아야 한다. 그러한 수련은 최소한의 필요조건이긴 하지만, 경계성 성격장애를 가진 사람들을 치료하는 데는 이것만으로는 불충분하다.

치료자의 교육과정에서 지도감독자의 필수적인 역할

치료자는 책이나 강의실에서 이러한 장애를 가진 사람을 치료하는 방법을 배울 수 없다. 수술실에서 기술을 습득하는 젊은 외과의에게 지도교수의 감독이 필요하듯이, 초보 치료자가 경계성 성격장애를 가진 사람을 치료할 때에도 숙련된 지도감독자가 (정기적이고 지속적으로) 함께 참여하면서 치료 과정을 안내해야 한다. 지도감독자는 이러한 장애를 가진 사람에 대한 치료의 각 단계를 고려하면서 초보 치료자를 지도해야 한다. 치료 과정에서 환자가 제시하는 모든 주제에는 중요한 의미가 함축되어 있으며, 초보 치료자가 올바른 대응과 중재를 하기 위해서는 이러한 주제들의 의미를 이해해야 한다. 지도감독은 초보 치료자가 각각의 치료 회기 중에 환자와 나눴던 대화를 가능한 한 정확하게 기술한 문서를 통해 이루어진다. 이때 초보 치료자는 정기적이고 지속적인 방법으로 지도감독자와 함께 주의를 기울여 치료 회기를 되짚어 보고, 환자에 대한 이해를 얻고, 어떤 반응이 도움이 되고 안 되었는지를 배워야 한다.

경계성 성격장애의 치료에 대한 부당한 비관론

많은 정신건강 전문가들은 경계성 성격장애에 대한 치료의 효과에 대해 회의적인 시각을 갖고 있다. 그들의 비관론은 경험이 없는 치료자에 의한 치료의 결과로 환자들이 겪게 되는 끔찍한 경험에서 기인한 바가 크다. 그런 치료자들은 어떤 의미 있는 변화가 생기기 전에 반드시 달성해야 할 필수적인 치료의 첫 단계인 환자와의 치료적인 경계를 수립하지 못하는 경우가 종종 있다. 그리고 환자가 치료의 표준적인 계약을 자신이 원하는 방식으로 바꾸는 일이 빈번하게 생긴다. 치료가 진행됨에 따라 치료자가 정해진 치료 회기 이외의 시간에 환자에게 접근하거나 자신의 개인적인 정보를 환자와 공유하는 경우가 있다. 초기에는 환자가 치료자를 다소 완고한 자동기계가 아니라 실질적으로 돌봐 주는 사람으로서 특별하게 여기고 이상화하는 '치료적 밀월기'가 존재한다. 이 기간 이후에 상당수의 환자는 아이 때 받지 못했던 부모의 독점적 사랑과 양육을 치료자로부터 받게 되기를 무의식적으로 기대한다. 물론 치료자는 부모의 역할을 대체할 수도 없고 대체해서도 안 된다. 치료자가 '좋은 부모'가 되기를 시도한다면, 어느 순간에 환자는 치료자가 수용할 수 없는 요청이나 요구를 하게 될 것이다. 대표적인 예로 ① 환자가 치료자와 함께 휴가 기간을 보내려 하는 것, ② 환자가 불안감이나 스트레스를 느꼈을 때 치료자의 집에서 자려고 하는 것, ③ 환자가 치료자의 아이에게 생일 선물을 보내는 것 등이 있다. 경험이 없는 치료자가 환자의 반복적인 요구에 더 이상 참지 못하고 이러한 요구를 명백하게 거절할 때, 환자는 배신감과 버림받았다는 느낌을 갖게 된다. 그 순간에 관계의 방향은 극적으로 변하게 되고, 환자는 부모의 박탈과 학대로부터 기원한 극도의 분노를 경험하고 표출하게 된다. 이제 전이적 상황은 통제불능 상태가 되며, 환자는 치료자를 학대적인 부모와 구별하지 못한다. 종종 환자는 이러한 분노를 직장에 결근하거나 치료 회기에 불참하거나 자살 시도를 하는 것과 같은 자기혐오적 행동으로 표출하곤 한다. 이때 환자가 치료자에게 보내는 메시지는 '당신은 나를 도울 수 없을 뿐만 아니라, 오히려 나를 악화시켰다.'는 것이다.

많은 연구에 따르면, 다행스럽게도 경계성 성격장애를 가진 사람들은 잘 숙련되고 경험 많은 치료자에 의해 치료를 받게 될 때 많은 도움을 받고 호전될 수 있다고 알려져 있다(Koenigsberg et al. 2000; Stone 1990, 2000).

제시카에 대한 초기 치료: 첫 6개월

치료와 관련된 제한

제시카에 대한 치료의 초기 회기는 끝없는 형식과 절차—① 서로를 어떻게 호칭할지, ② 왜 그녀는 나의 집 전화번호를 얻을 수 없는지, ③ 왜 그녀에게 특정 약품을 처방할 수 없는지—에 대한 논쟁으로 이루어졌다는 것을 기억하라. 제시카는 나의 융통성 부족에 대해 분노했다. 나는 제시카의 요구에 대한 명확한 제한을 통해 다음과 같은 몇 가지 중요한 치료적 목표를 달성했다.

- 그녀는 내가 헌신적인 어머니가 아기의 욕구에 반응하는 것처럼 그녀의 모든 욕구를 충족시킬 수는 없다는 것을 배웠다.
- 치료 초기에 그녀는 나에 대해 분노와 실망을 신랄하게 표현함으로써 오히려 나를 이상화하지 않게 되었다. 그러지 못했다면 나는 결국 치료를 위협할 만큼 이상화되었을 것이고 곧바로 추락했을 것이다.
- 그녀는 내가 그녀의 위협, 평가절하 혹은 다른 종류의 위압에 지배되지 않는 독립된 개인이라는 것을 배웠다.

나에 대한 이상화를 포기하고 내가 설정한 경계를 존중하게 함으로써(그리고 나 역시 그녀를 존중함으로써), 나와 치료에 대한 그녀의 기대를 절도 있고 현실적으로 유지할 수 있었다. 따라서 내가 비현실적이거나 비합리적인 그녀의 기대를 충족시키지 못했을 때에도 제시카는 버림받았다는 감정을 느끼지 않게 되었다. 생애 최초로 제시카는 학대하지도, 착취하지도, 지배하지도 않는 중요하고 지속적인 관계를 유지할 수 있게 되었다. 이러한 관계는 미래에 좀 더 건강한 관계를 위한 시험장이나 모델로서의 역할을 하게 될 것이다. 가장 가치 있는 성과는 제시카가 나를 그녀의 소유물이 아니라 독립된 개인으로 보게 되었고, 그녀의 남편이 다른 정신과 의사에게 치료받는 것에 동의하게 되었다는 것이다. 나는 제시카가 과거에 남편의 모든 것을 구속하려 했음을 알고 있었기 때문에, 남편이 정신과 의사에게 치료받는 것을 허락한 것은 그녀가 정신과 치료로 도움을 받고 있음을 보여 주는 긍정적인 신호라고 생각했다. 나는 이러한 변화가 제시카가 만성적으로 힘들어했던 상당한 심리적 고통, 그리고 어린 시절에 그녀가 경험했던 학대의 반복으로 인해 그녀의 딸인 호프가 고통받게 하지 않으려는 희망으로부터 비롯된 것으로 추측했다.

제시카가 갖고 있는 정신과적 증상의 목록 만들기

제시카는 처음엔 정신과 치료가 필요하다고 믿지 않았지만, 그럼에도 불구하고 다양한 범위의 증상을 보고했다. 치료 초기에 제시카가 보인 정신과적 증상은 〈표 10-5〉에 요약되었다.

표 10-5 치료 초기 단계에 제시카가 보인 정신과적 증상

1. 슬픔
2. 자기혐오감, 무가치감, 절망감
3. 공허함
4. 만성 불안
5. 불면증과 악몽
6. 예민함, 일시적인 분노발작 및 폭력성
7. 알코올 폭음
8. 주기적인 마리화나 사용(주 1회 정도)
9. 퍼코댄(옥시코돈/아스피린) 사용
10. 자살 사고suicidal thought
11. 주기적인 자해(면도날로 팔, 다리, 허벅지에 상처를 냄)
12. 해리(기억상실, 둔주 및 다중인격을 포함한 증상을 보일 수 있는 의식 혹은 정체성의 변화)
13. 소수의 지인들과의 적대적 관계를 포함한 사회적 고립

제시카의 주요 생애 사건에서 병력 얻기

심리적 · 성적 추행 및 심하게 손상된 대인관계를 포함한 제시카의 병력은 앞의 '제시카 휴스의 사례'에서 제시했다.

제시카의 공격적 · 자기파괴적 행동을 그녀의 감정에 연결시키는 작업

다른 이들에게는 명확한 일이겠지만, 제시카는 대체로 자신의 분노, 이러한

감정을 유발한 사건, 이들 감정과 자신의 자기파괴적 행동 간의 관계에 대해서는 대체적으로 알지 못했다. 나는 그녀로 하여금 그녀 자신이 관계(나와의 치료적 관계를 포함한)에서 느끼는 분노와 현재의 삶에서 표출하고 있는 공격적 행동들 사이의 관련성을 확인하도록 도왔다. 치료 환경의 구조와 경계에 주의했기 때문에, 제시카와 나의 치료적 관계는 그녀가 이러한 관련성을 시험하는 데 적절한 환경을 제공했다. 치료 시작 후 6개월째 되던 시기에 현재의 치료적 관계에서 발생한 사건 때문에 과거에 느꼈던 강렬한 감정이 표면화되는 일이 발생했다. 나는 다른 도시에서의 심포지엄 때문에 예정된 치료 회기를 한 번 빠져야 했다. 나는 수개월 전에 고지를 했고, 회기 중단과 관련하여 어떤 감정이 생겼는지 이야기해 보도록 권했다. 내가 떠나기 전에 제시카는 의무적인 치료 회기를 한 번쯤 거를 수 있게 되어 기쁘다고 말했다. "정말 중요한 일을 할 수 있는 여분의 시간이 생겨 기뻐요." 하지만 그녀는 내가 돌아온 후 예정된 다음 회기 때 오는 것을 잊어버렸다. 다음 회기 때, 그녀는 먼저 서로 만나지 않았던 지난 2주간의 기간이 정말 좋았었다고 말했다. 그러나 제시카는 그 회기 이후에 어떤 감정의 징후도 없이, 내가 떠났던 기간 동안 수차례 자해를 했었다고 실토했다. 슬프게도 회기가 취소된 바로 그날, 그녀는 "나는 그를 증오해."라고 혼잣말을 하며 면도날로 팔을 그었다. 그럼에도 불구하고 그녀는 버림받은 느낌과 그와 같은 파괴적 행동의 관련성을 애써 무시하려 했다. 내가 그녀가 팔을 그었을 때 어떤 느낌이 들었는지를 물었을 때, 그녀는 "아무 느낌도 없었어요. 왜 그었는지 모르겠어요. 단지 긋고 있다는 것만 느꼈어요."라고 대답했다.

제시카에 대한 장기 치료

나의 경험상, 경계성 성격장애를 가진 사람에게 의미 있고 지속적인 변화가 일어나는 데는 오랜 기간의 집중적인 치료가 필요하다. 이러한 상태의 사람들에게 '특효약'이 있다고는 생각하지 않는다. 그런 까닭에 치료자는 경계성 성격장애의 치료에 대한 경험과 재능을 갖추어야 할 뿐만 아니라, 환자를 오랫동안 지속적으로 이끌어 갈 수 있어야 한다. 환자 역시 치료 작업과 관련된 동기를 갖고 있어야 하며, 단지 회기에 모습을 드러내는 것만으로는 도움을 받지 못할 수도 있다. 앞에서 말한 바와 같이 치료 초기의 환경에서 경계와 제한을 둠에 따라, 환자는 치료 과정 동안에 필연적으로 이러한 경계와 제한을 시험하려 할 것이다. 하지만 시간이 흐름에 따라, 환자는 치료 환경과 치료자에 대해 좀 더 안정감을 느끼게 되고, 치료자는 환자를 고통스럽게 하는 감정과 행동을 일으켰던 좀 더 민감하고 위협적인 사건들과 주제에 대해 탐색할 수 있게 된다. 이번 단락에서는 다음 3년간 제시카를 치료하는 동안 발생했던 치료의 몇몇 핵심 이슈에 대해 정리했다.

제시카와 딸 호프의 관계에 대한 탐색

나는 제시카가 치료에 참여하게 된 주요 동기는 휴스 박사의 경제적 도움을 얻기 위해서였을 뿐 아니라 그 당시 열두 살이었던 그녀의 딸 호프와의 관계에서도 도움을 얻기 위해서였다고 생각한다. 전문가적 · 법적 그리고 인도주의적인 책무에 따라 어떤 형태의 아동 학대가 있었는지 판단하고 보고해야 하기에, 나는 첫 치료 회기 동안에 이러한 가능성에 대해 단도직입적으로 물었다. 제시카는 내가 치료와 관련하여 제기했던 다른 모든 주제에 대해 보였던 반응과 달리, 이 문제에 관해서는 전혀 화를 내지도 않았고 발뺌하지도 않았다는 것은 주목할 만한 사실이었다. 나는 다음 몇 번의 회기를 통해 제시카가 헌신적이고 사려 깊은 어머니이며 어떤 종류의 아동 학대의 증거도 없다는 것을 확인할 수 있었다. 이는 그녀가 완벽한 어머니(이런 어머니가 과연 존재할지 모르겠지만)라는 것을 나타내는 것이 아니다. 제시카는 그녀의 딸을 양육하고 돌보는 데 심각한 어려움을 겪고 있었다. 그녀의 주요 관심은 그녀 자신이 어린 시절 고통스러워했던 어떤 종류의 학대들로부터 호프를 보호하는 것이었다. 이런 의도에는 어느 정도 긍정적인 면이 있지만, 제시카의 독점적인 보호는 의도와 달리 몇 가지 해로운 결과를 야기했다. 예를 들면 그녀는 딸이 친구들의 집에서 저녁 시간을 보내는 것을 허락하지 않았고, 학교가 보증하고 선생님들이 감독하는 친구들과의 수학여행조차도 허락하지 않았다.

제시카: 선생님이 자기 학생을 성폭행했다는 최근 기사를 읽어 본 적 있으세요? 이런 일은 비일비재해요. 어떻게 수학여행에서 그들이 호프를 성적으로 추행하지 않으리라고 확신할 수 있겠어요?

유도프스키 박사: 호프에 대한 어떤 종류의 학대도 예의 주시해야 한다는 당신의 말이 맞아요. 하지만 우리는 호프를 유리병 속에 가두어 그녀의 친구들로부터 격리시킴으로써 내성적인 아이로 만들기를 원치는 않아요. 당신이 허락한다면, 어떤 행동이 그녀를 위험에 빠뜨릴지, 어떤 행동이 더욱 안전할지에 대해 당신과 함께 확인하는 작업을 하고 싶군요. 당신이 아이 때 겪었던 그 끔찍한 경험이 이것을 결정하는 데 어려움을 느끼게 하는 것 같군요.

제시카: 좋아요. 오스틴에 있는 국회의사당과 샌안토니오에 있는 알라모 요새를 견학하는 4일간의 여행에 대해 조언을 해 주시겠어요? 호프는 한 번도 저와 떨어져서 외박을 한 적이 없어요. 박사님께 아이가 있으시다면, 함께 가는 선생님들이 누구인지조차 잘 모르는 이런 여행을 가도록 하시겠어요?

유도프스키 박사: 휴스 부인, 무엇보다도 호프의 안전에 대해 저의 조언을 요청해 주셔서 감사합니다. 저는 특히 당신에게 개인적으로 큰 영향을 미쳤던 문제와 관련해서 딸의 안전을 염려하고 계신다는 점을 다행스럽게 생각합니다. 하지만 저는 호프가 그녀의 친구들과 여행을 가도록 허락해 주시는 것이 바람직하다고 믿습니다. 호프는 여행 기간 내내 친구들 그리고 선생님들과 함께 있을 것입니다. 그런 까닭에 당신이 염려하는 종류의 학대가 발생할 가능성은 낮습니다. 또 그녀가 짧은 기간 동안이라도 집을 떠나 있는 경험을 하는 것이 그녀에게도 좋으리라 생각합니다. 이것은 자신감을 얻고 건강한 독립성을 형성하는 데 도움이 됩니다. 호프에게 휴대폰을 주고 미리 정해진 시간, 이를테면 오후 7시 30분쯤에 전화하라고 당부하

는 것이 어떨까요? 이것이 딸의 안전에 관한 당신의 불안을 줄여 줄 수 있고, 호프는 매일 당신과 연락을 할 수 있습니다. 하지만 단서를 달면 휴스 부인, 당신은 정해진 시간에만 그녀와 통화해야 합니다. 반면에 응급상황이 발생한다면 호프가 당신에게 전화를 할 겁니다. 그녀나 다른 선생님들로부터 다른 연락이 없다면, 당신은 그녀가 건강하다고 추측할 수 있습니다. 이렇게 하면 수학여행 기간 동안 따님의 안전에 대해 어느 정도는 안심하실 수 있을 겁니다.

위의 대화는 경계성 성격장애를 가진 사람들을 위해 권장되는 정신치료 과정의 한 가지 예이다. 치료자는 공감적이고, 지지적이며, 지시적(예: 생활의 주요 문제에 대한 충고)이어야 하고, 해석적(예: 자기혐오적 행동의 무의식적 기원에 대해 환자와 함께 탐색함)이어야 한다(Gunderson and Links 2001). 치료자는 다른 종류의 정신과적 문제로 외래 치료를 받는 대부분의 다른 환자를 대할 때보다 더욱 능동적이고 지시적이어야 한다. 이러한 접근을 해야 하는 몇 가지 이유가 있다. 첫째, 경계성 성격장애를 가진 사람은 특히 스트레스 상황에서 현실 검증력의 문제를 가질 수 있기 때문이다. 정신치료자의 업무 중의 하나는 스트레스 상황을 피하는 방법에 대해 조언할 뿐만 아니라, 환자가 현실 검증력을 갖도록 돕는 것이다. 예를 들어 내가 치료한 대부분의 환자들은 자녀와의 휴대폰 연락에 대해 나의 조언을 구하려 하지 않았다. 하지만 나는 제시카가 딸과의 건강한 분리를 시작할 수 있도록 도움으로써 그녀의 불안을 가라앉혔다. 내 조언에서 가장 중요했던 부분은 그녀가 수학여행 중인 딸에게 전화를 하는 것이 아니라, 딸이 사전에 정해진 시간에 전화를 함으로써 그들 간의 소통의 한 부분을 조절할 수 있도록 하는 것이었다. 수학여행이 끝난 후, 나는 그녀에게 딸과의 분리를 예견할 때 어떤 느낌이 들었는지, 일정 시간에만 전화를 하는 계획이 스트레스와 불안을 피하는 데 성공적인 전략이었는지에 대해 말해 보도록 했다. 둘째, 경계성 성격장애를 가진 사람들 중 상당수는 어린 시절에 부모 또는 부모 역할을 한 사람으로부터 학대받은 경험이 있다. 그러므로 누구를 신뢰할 수 있을지 판단하기 어려워하며, 적절한 부모상을 제시하는 역할모델을 경험한 적도 없다. 환자들이 스스로 이러한 기능을 수행하는 것을 배울 때까지는 치료자가 이러한 역할모델이 되어야 한다. 이러한 과정을 통해 정신치료는 환자가 이전에 충분히 누리지 못했던 생생한 대인관계의 경험을 제공해 줄 수 있고, 환자는 교정적 감정 경험corrective emotional experience이라 불리는 더욱 성숙한 감정과 행동방식을 배울 수 있게 된다.

제시카를 통해 알게 된 사실 중 하나는 호프가 학교생활에 잘 적응했으며 성적도 우수했다는 것이었다. 호프는 학교에서 좋은 친구들을 사귀었고, 축구나 플루트 연주 같은 교과 외 활동에서도 우수했다. 제시카의 보고에 따르면, 그녀의 딸 호프에겐 소아정신과 의사에게 의뢰해야 할 특별한 증상은 없는 것으로 보였다. 제시카는 자신의 어머니에게 육체적 · 심리적으로 학대당했기 때문에, 그녀 자신이 언젠가 자제력을 잃고 호프에게 육체적인 상해를 입힐까 봐 두려워했다. 물론 그런 일은 생기지 않았다. 하지만 제시카에게는 지지적이고 양육을 잘하는 어머니가 되는 것은 큰 도전이었다. 나는 그녀에게 자신이 갖지 못한 것을 주는 것은 어려운 일이며, 그녀가 지금까지 호프를 양육하기 위해 최선을 다했다는 사실은 분명하다고 말해 주었다. 나는 제시카가 극복해야 할 많은 정신내적 갈등(그녀보다 더욱 안정적이고 양육적인 환경을 갖게 된 호프에 대해 부러워하고 경쟁심을 느끼게 되는 것)이 있다는 것을 알고 있었다. 하지만 나는 제시카가 심리적으로 더욱 강해질 때까지, 그녀의 이러한 탐색과 통찰을 치료 후반기로 연기했다. 나의 치료적 전략은 제시카가 나를 충분히 신뢰하도록 지지하고, 겉으로 드러나는 그녀의 성격, 행동 및 감정의 부분들에 대해 접근하여 변화시키는 데 충분한 자존감을 갖게 하는 것이었다.

제시카와 그녀의 남편 제임스의 관계에 대한 탐색(가족 상담)

제임스 휴스는 언제나 제시카와 호프에게 사려 깊고 관대했는데도, 제시카는 그를 '나약한 사람'으로 묘사했다. '나약한 사람'이란 그가 대체로 소극적이고,

누구와도 대결하는 것을 피하며, 쉽게 조종을 당한다는 것을 의미하는 말이었다. 제시카는 남편의 부모가 과잉보호를 했다고 믿었고, 제임스를 설득하여 그가 독립을 하는 길은 부모와의 접촉을 끊는 것뿐이라고 했다. 그녀는 남편이 낮은 봉급에 비해 긴 시간(주 6일)을 일하도록 하여 직장에서 착취를 당한다고 믿게 했고 결국 직장을 그만두도록 했다. 뿐만 아니라, 제시카는 휴스턴에 있는 제임스의 친구들(대부분은 교사였다.)과 대학 동창들이 대학교육을 받지 않은 자신을 차별한다고 믿었기 때문에 제시카가 그들과 어떤 접촉도 하지 못하게 했다. 그녀의 개입과 그에 따른 관계 단절로 인해 제임스 휴스는 행복하고 성공적이며 독립적인 사람에서 의존적이고 겁 많은 사람으로 변한 것이 분명해 보였다. 역설적으로, 제시카는 자신이 조장했던 남편의 행동 및 성격 특성에 대하여 끊임없이 비난했다.

유도프스키 박사: 당신의 남편 제임스에 대해 가장 존경하는 부분은 무엇인가요?

제시카: 솔직히 존경할 만한 것은 거의 없어요. 그는 남자답지 못해요. 문자 그대로 할 수 있는 게 없어서 내가 모든 것을 다 해야 해요. 그가 정크푸드를 먹으며 얼간이처럼 앉아 있는 동안 제가 모든 결정을 내려요.

유도프스키 박사: 처음 만났을 때는 제임스의 어떤 부분에 매력을 느끼셨죠?

제시카: 저는 한 번도 그의 외모에 끌려 본 적이 없었어요. 지금처럼 살이 찐 후에는 더욱 그렇지만……. 처음에 그를 좋아했던 것은 호프가 그의 반 학생이었을 때 호프에게 친절했기 때문이에요. 그녀는 수학에서 문제가 있었어요. 그래서 제임스가 여분의 시간을 내서 그녀를 도와주려 했고, 언제나 그 활동에 저를 포함시켜서 함께할 수 있게 해 주었죠. 지난 2년 동안 그는 공간만 차지하고 아무도 앉으려 하지 않는 쓸모없는 안락의자처럼 방해가 될 뿐이었어요.

유도프스키 박사: 남편에 대해 그리 긍정적인 이미지를 갖고 있지는 않으시군요.

제시카: 아무튼 방금 말한 내용은 모두 사실이에요.

치료 초기부터 제시카가 남편의 과거와 현재의 중요한 관계를 적극적으로 끊음으로써 그에 대한 완벽하고 방해받지 않는 지배력을 행사하려 했음이 명백해 보였다. 그녀는 근본적인 유기불안을 갖고 있었기 때문에, 제임스가 그녀로부터의 독립을 추구하도록 만들 수 있다고 판단되는 것이라면 (심지어 그에게는 중요한 자산이자 힘이 될 수 있는 것이라 할지라도) 모두 비판하고 평가절하하게 되었다. 그의 몰락에 대한 자신의 책임은 생각하지도 않은 채, 그녀는 제임스가 자신감을 잃고 점진적으로 수동적인 사람이 되었다고 말했다. 처음에는 제시카에게 그녀의 유기불안이 남편이 보이는 무기력함의 원인이 되고 있음을 강조하지 않기로 했다. 그러한 해석이 비록 정확할지라도 그녀에게는 위협적일 수 있기 때문이었다. 그녀가 스스로 제공한 정보를 바탕으로 직설적으로 이야기할 경우, 그녀는 자신을 '나쁜 사람'으로 만들었다는 이유로 나를 불신하게 될 수도 있었다. 이러한 연결(기술적으로 조기 해석premature interpretation이라 함)은 내게 버림받았다는 느낌이 들게 만들고, 치료를 중단하게 되는 결과를 초래할 것이다. "당신이 해고하기 전에 내가 먼저 그만두겠어요." 경험이 적은 치료자는 (그리고 환자의 친구들은) 종종 그들이 발견한 모든 통찰을 환자와 공유해야 한다는 압박을 받게 되고, 결국 대부분은 비참한 결과를 맞게 된다. 효과적인 치료를 수행하는 것은 타자가 훌륭한 투수를 상대하는 것과 아주 유사하다. 때로는 배트를 휘두르지 않는 편이 나을 수도 있는 것이다. 그래서 나는 상당한 치료 시간을 할애해서 제시카가 자신의 유기불안과 광범위한 지배욕의 근본적 원인을 이해하도록 돕고자 했다. 오랜 시간이 흘렀을 때, 나는 제시카가 그녀 자신을 향한 타인의 가혹한 행동과 그녀가 가진 힘을 어떻게 혼동하는지에 대해 이해하도록 도왔다. 그 갈등은 다음과 같다. 남편이 그녀와 싸우고 그녀를 학대한다면, 제시카는 어린 시절의 평가절하와 모욕을 다시 경험하게 될 것이다. 반면, 남편이 아내를 적대시하고 학대하는 사람이 아니라면 그녀는 그를 나약하고 무기력한 남자로 여기게 될 것이다.

나는 제시카에게 그녀의 남편을 치료하는 정신과 의사를 통해 가족치료를 받도록 권했다. 여기에는 몇 가지 이유가 있었다.

- 정신과 의사와 정기적으로 만나게 되면 남편에 대한 개인치료가 어떻게 진행되고 있는지에 대한 불안과 의심이 완화될 것이다. 반면에, 그렇게 하지 않으면 그녀는 제임스의 성장과 변화가 그녀를 유기하는 결과를 초래할 것이라는 두려움을 갖게 될 것이다.
- 치료가 진행됨에 따라, 제임스는 자신에 대한 아내의 과도한 통제와 비판을 묵인하지 않으려 할 것이다. 그리고 가족치료를 진행함으로써, 그녀는 그에 대한 행동을 점차적으로 개선하게 될 것이다. 이것은 관계의 파탄을 예방하게 될 것이고, 결과적으로 제시카의 유기불안이 그에 대한 분노로 표출될 때에도 제임스는 더욱 독립적으로 변하게 될 것이다.
- 휴스 부부(제시카와 제임스)는 그들 사이의 주요 문제에 대해 소통하는 방법과 딸을 함께 돌보는 부모 역할을 더욱 생산적으로 수행하는 방법을 배울 수 있을 것이다.
- 내가 휴스 부부의 가족치료를 담당하는 것은 현명한 일이 아니다. 치료 초기 단계에서 제시카는 내가 자신의 남편에게 관심을 보이는 것을 견딜 수 없었다. 정신과 의사를 남편과 공유할 경우 아동기에 그녀의 자매들에 대한 어머니의 편애에서 비롯된 강렬한 전이 감정을 자극하게 될 것이 분명했다. 제시카는 나에게서 다른 자매를 편애했던 부모의 모습을 떠올려 왔을 것이고, 제임스를 편애의 대상이었던 자매처럼 느꼈을 것이다.

정신약물학

동반된 정신과 장애

정신과 약물은 경계성 성격장애를 가진 사람들을 치료하는 데 있어 대단히 중요하다. 나와 많은 다른 정신약물학자들은 동반된 특정 정신과 장애(우울증이나 알코올중독 등)와 표적 증상(예민함, 흥분, 충동성, 정신병 및 불안)을 식별하여 각각의 치료에 효과적인 약물을 사용할 것을 주장한다(Soloff 1993, 1998). 예를 들어 경계성 성격장애를 가진 사람이 DSM 진단 기준상 주요 우울증에도 해당된다면 (이런 경우는 아주 흔하다.) 항우울제 사용이 고려될 것이다. 그러한 상황에서 약물은 신체적 · 심리적으로 쇠약하게 만드는 우울증 증상을 완화할 뿐만 아니라, 환자의 에너지 수준, 의욕, 자존감, 낙관 등을 고양시키므로 정신치료의 진전에도 아주 효과적이다. 환자가 일시적으로 정신병적 상태(예: 망상 또는 다른 종류의 현실 검증력 손상)가 된다면, 신속하게 항정신병 약물을 사용하여 자기파괴적 행동을 완화하고 입원의 필요성을 줄일 수 있다.

분노와 공격성

경계성 성격장애를 가진 사람들을 가장 무기력하게 만들고 혼란스럽게 만드는 증상과 행동은 강렬한 분노, 예민함, 흥분, 충동성 및 공격성이다. 종종 그들의 적개심과 폭력성은 실직, 자신과 타인에 대한 상해, 가족 구성원에 대한 신체적 · 정신적 학대와 같은 심각한 결과를 낳는 사건으로 귀결되기도 한다. 이러한 상태의 환자를 치료하는 데 있어서, 나는 그들의 증상과 행동을 예의 주시한다. 나는 정신치료 작업에서 이러한 감정과 관련된 난폭한 행동들을 식별하는 작업을 통해, 환자들이 그들의 생활 속에서 이러한 반응을 유발하는 상황을 파악하고 피하도록 한다. 또한 그들과 함께 분노를 조절하는 데 도움이 될 다양한 기술에 대한 작업을 한다. 나는 적절한 약물을 신중하게 사용하는 것이 이러한 환자들에게 특히 효과적임을 발견했다.

〈표 10-6〉에서 경계성 성격장애를 가진 사람들의 분노와 공격성에 대한 정신약물치료의 주요 원칙에 대해 정리했다.

표 10-6 경계성 성격장애를 가진 사람들의 분노와 공격성에 대한 치료의 주요 원칙

1. 알코올, 진정제 그리고 마약 등은 이러한 환자의 분노와 공격성을 악화시킨다.
2. 정신약물치료는 알코올과 다른 약물을 동시에 남용할 경우 그 효과가 감소한다.

3. 많은 의사들은 분노나 난폭한 행동과 같은 증상에 대한 치료 경험이 부족하다. 그들은 증상을 완화하기 위해 벤조디아제핀benzodiazepine(자낙스Xanax, 발륨Valium, 아티반Ativan)과 같은 진정제를 사용한다. 불행히도 이들 약물은 공격성을 감소시키는 효과가 없는 반면, 중독성이 있으며, 환자를 지나치게 진정시키거나 반대로 폭력적인 행동을 초래할 수도 있다.
4. 현재 예민함, 분노, 공격성 혹은 폭력성의 치료와 관련하여 미국식약청에서 효과가 있다고 공인한 약물은 없다.
5. 몇몇 연구에서는 다른 질환에 대해 그 효과가 검증된 약물의 사용이 경계성 성격장애를 가진 사람의 예민함, 분노, 흥분, 충동성, 공격성 및 폭력성을 경감시키는 데 크게 도움이 될 수 있음을 밝혀냈다. 이런 종류의 약품 사용을 '승인범위 초과 처방off-label'이라 한다(Yudofsky et al. 1998).
6. 경계성 성격장애를 가진 사람의 분노와 공격성(자신에 대한 공격성을 포함)을 치료하는 데 도움이 되는 것으로 증명된 약품들은 항우울제, 특히 선택적 세로토닌 재흡수 억제제와 항경련제, 특히 카바마제핀carbamazepine 및 발프로에이트valproate이다(Coccaro and Kavoussi 1997; Kavoussi and Coccaro 1998).
7. 이들 약물은 치료자나 치료적 개입에 대한 환자의 적개심을 경감시킴으로써 정신과 치료를 용이하게 한다.

내가 관심을 기울이고 있는 연구 주제 중 하나는 외상성 뇌손상, 뇌졸중 및 간질과 같은 신경학적 상태와 관련하여 탈억제된 분노와 공격성을 치료하는 약물의 사용이다. 나와 다른 연구자들은 다른 의학적 상태를 위한 약물의 사용이 분노와 일과성 폭력적 행동을 경감시키는 데 효과가 있음을 입증했다. 예를 들어 베타-블로커β-blocker라 불리는 약물군(예: 프로프라놀롤propranolol[인데랄Inderal])은 신경학적 문제를 가진 환자의 폭력적 행동과 분노 표출을 진정 작용 없이 경감시킬 수 있다(Yudofsky et al. 1981). 카바마제핀과 발프로에이트와 같은 항경련제 역시 이러한 환자군에 효과적이다. 나는 신경학적 문제를 가진 환자에 대한 이들 약물의 '승인범위 초과 처방off-label'에 대해 개발되어 온 원칙들이 경계성 성격장애를 가진 사람들의 분노, 예민함, 충동성 및 공격성을 치료하는 데에도 적용된다고 믿는다. 공격성과 분노를 치료하는 약물 전반에 관심 있는 독자들은 미국정신의학회에서 출간한 『정신약물학 교과서The American Psychiatric Press Textbook of Psychopharmacology』에서 이 주제를 다루고 있는 부분을 참조하라(Yudofsky et al. 1998).

제시카에 대한 치료에서 약물의 사용

치료의 초기 과정에서 나는 제시카에게 플루옥세틴fluoxetine(프로작Prozac) 복용을 권했다. 나는 이 약이 그녀의 우울증을 치료할 뿐만 아니라, 만성적으로 예민하고 적대적이며 지나치게 각성된 상태를 야기하는 그녀의 분노를 줄여 줄 것이라 생각했다. 동시에 그녀의 우울감과 분노를 증폭시킬 수 있는 알코올과 진통제를 끊기를 권했다. 그녀는 자신을 약물중독자 취급한다며 나를 비난하고 항우울제 사용을 거절했다. 그녀가 다른 의사로부터는 기꺼이 약을 처방받았다는 사실을 고려할 때, 나는 정신치료의 지극히 개인적인 성격(예: 정기적인 만남, 사적 주제에 관한 대화 등) 때문에 그녀로서는 내가 기분을 변화시키는 약물을 처방한다는 사실을 받아들이기가 힘들었을 것이라고 추측했다. 나는 그녀의 경계를 존중했고 그녀가 처방을 받아들이도록 설득하려 애쓰지 않았다. 그러나 수개월이 흐른 후, 어떤 명시적 언급이나 논의도 없이, 제시카는 진통제 사용을 줄이고 술을 끊었다. 나는 제시카가 중독성 약물의 사용을 중단한 것을 그녀가 정신치료를 잘 따르고 있다는 신호로 여기게 되었다. 정신과 치료에서는 (일상생활에서 그렇듯이) 말보다 행동이 중요하다.

약 1년 후, 그녀는 당시 열네 살이 된 호프가 신체적으로나 감정적으로 성숙해지기 시작해서 남학생들의 관심을 끌게 되자 매우 당황했다. 나이에 걸맞게 호프는 어머니에게 친구들과 함께 춤을 추러 가거나 영화를 보러 가는 것을 허락해 달라고 요청했다. 당시 제시카는 제이크로부터 성폭행을 당한 기억과 그로 인한 부정적인 감정에 압도되어, 딸이 강간을 당하지 않을까 하는 두려움에 사로잡혔다. 나는 제시카가 그녀 자신의 경험과 감정을 딸의 경험이나 감정과 분리할 수 있도록 최선을 다했으나 별 진전이 없었다. 그때 나는 그녀에게 플루옥세틴 복용을 권했고 그녀는 약을 먹는 데 동의했다. 수 주 이내에, 나와 다른 사람들을 대하는 제시카의 표정과 태도는 극적으로 변했다. 약을 먹기 시작하기 전에 그녀는 나와 주변 상황에 극도로 민감한 상태였다. 내가 의자에서 몸을 움직이면 움찔했었고, 전화벨이 울리면 의자에서 깜짝 놀라곤 했었다. 약을 먹기 시작한 후에 제시카는 차분해졌을 뿐만 아니라 나와 다른 이들에게도 적대적인 모습을 덜 보이게 되었다. 그녀는 나의 사무실 직원들과도 유쾌하고 사려 깊은 인간관계를 갖기 시작했고, 직원들도 그녀를 좋아하기 시작했다. 예를 들면 그녀는 신문을 읽고 나의 비서가 부모를 잃었다는 사실을 알게 된 후 애도의 편지와 화분을 보냈다. 나는 이제 그녀가 과거에 경험했던 민감한 사건을 탐색할 수 있으며, 이들 사건의 의미에 대한 통찰을 가질 수 있으리라고 생각하게 되었다. 무엇보다도 중요한 것은 제시카가 자신의 기분이 좋아졌다고 느끼는 것이었다. 그녀는 "나는 이전보다 기분이 훨씬 좋아졌어요. 프로작은 평상시보다 기분이 좋아지게 하는 것 같아요."라고 표현했다. 이러한 반응은 그녀에게만 일어나는 일은 아니다. 제시카 같은 사람들은 이중우울증double depression이라는 상태에 있다. 이것은 환자가 낮은 수준의 만성적인 우울감(기분부전증dysthymia)을 갖고 있다가 위기나 스트레스 상황에서 주요 우울증으로 심화되는 상태이다. 예를 들어 환자가 일상적으로 낮은 자존감, 죄책감, 무의욕, 슬픔 등의 문제를 가지고 있었다면, 위기 상황에서 이들 증상은 DSM의 주요 우울증 진단 기준을 충족시킬 정도의 심한 자책감, 절망감, 자살 사고와 계획 등의 증상으로 심화된다. 이때 약물은 주요 우울증을 치료할 뿐만 아니라 환자의 기분을 기준치 이상으로 고양시키게 된다. 그녀처럼 항우울제 투약으로 만성적인 우울에서 벗어난 또 다른 환자는 (퍼리 루이스의 오래 된 블루스 곡의 가사를 빗대어) "나는 너무 오랫동안 가라앉아 있었네, 이제 올라오는 것 같아."라고 표현한 적이 있다. 제시카의 경험은 성격장애뿐만 아니라 다른 정신과 질환도 동시에 갖고 있는 환자에게 정신치료와 약물이 상호적으로 도움이 될 수 있음을 나타내는 좋은 본보기이다. 다시 말해서, 정신치료는 환자가 약물의 사용을 수용할 수 있도록 도와주고, 약물은 환자의 동기와 자신감을 증진시켜 정신치료 작업에 도움을 준다.

제시카의 현재 상태

제시카가 처음 치료를 시작한 이후로 11년 이상의 시간이 흘렀다. 그녀의 치료 회기 빈도는 이제 1년에 4차례 정도로 줄었지만, 그녀는 여전히 약을 먹고 나와 상담을 하고 있다. 하지만 그 기간 동안에는 1주일에 3회기 정도로 자주 만나야 했던 시기도 있었다. 8년 전 그녀의 어머니가 사망했을 때, 제시카는 '죽어라'라는 환청을 경험하여 병원에 짧은 기간 입원을 했다. 그 당시 그녀는 2주간 항정신병 약물을 투약받았다. 나는 또한 그녀의 항우울제를 변경했다. 현재 그녀는 선택적 세로토닌 재흡수 억제제인 에스시탈로프람 옥살레이트escitalopram oxalate(렉사프로Lexapro)를 복용하고 있다.

치료를 처음 시작했을 때와 비교하면 그녀의 성격, 기분 및 행동상의 변화는 주목할 만하다. 그녀는 제임스 휴스와 결혼 생활을 유지하고 있고, 그의 부모(그녀는 이제 그들을 존경한다.)나 형제들과 정기적이고 능동적인 관계를 유지하고 있다. 제시카는 이제 휴스 가문에서 모임을 준비하고 소통을 돕는 데 가장 적극적인 사람이 되었다. 이러한 역할에 대해 그녀는 "사랑하는 가족들 속에서 성장하는 행운이 없었던 사람으로서, 저는 가족이 얼마나 소중한 것인지 깨닫게 되어 감사해요. 저는 이제 관계란 '단지 발생하는 것'이 아니라 친밀하게 유지해야 하는 저의 일이며 기쁨이란 것을 이해해요."라고 말했다. 제시카가 가족 안에서 아주 적극적으로 활동하는 사람으로 변했다는 것을 그녀 자신뿐만 아니라 나 역시 알고 있다. 이러한 변화에 대해 그녀는 "아주 오랫동안 저는 내가 가장 원했던 것, 즉 진정한 가족의 일원이 되는 것을 위해 처절하게 싸웠어요."라고 말했다. 뿐만 아니라 그녀는 학업을 다시 시작하여 2년제 대학에 들어갔으며, 후에 휴스턴 대학교에 편입하여 우수한 학점을 받았다. 그녀의 목표는 공부를 계속하여 학대당한 아이들을 위한 치료사로 일하는 것이다. 이제 그녀의 적대적이고 도전적인 행동의 흔적은 찾아보기 힘들다. 제임스 휴스는 9년 전 학교에 복직했고 석사과정을 마쳤다. 그는 법적으로 호프를 입양했다. 호프는 이제 23세가 되었고, 대학을 졸업한 후 그녀의 조부모가 살고 있는 시카고의 미술박물관에서 인턴으로 일하고 있다.

제시카가 보였던 문제의 심각성을 고려해 볼 때, 대부분의 사람들은 이러한 치료 결과를 믿지 못하고 거의 지어낸 이야기로 생각할지도 모른다. 그러나 경계성 성격장애를 가진 사람들을 치료한 경험과 전문가적 식견이 있는 치료자들에게는 주목할 만한 사례가 될 것이다. 나는 또한 경제력이 부족하거나, 전문가의 도움을 받기 어렵거나, 환자와 가족의 동기가 부족한 것 등의 여러 가지 이유로 이처럼 바람직한 치료 결과를 얻기가 매우 어렵다는 것을 알고 있다. 경계성 성격장애를 가진 사람이 유능한 전문가에게 지속적인 치료를 받을 경우에 증상이 호전될 수 있다는 것은 여러 연구를 통해 입증되어 왔지만, 제시카처럼 극적인 변화가 나타나는 것은 매우 이례적인 사례이다.

〈표 10-7〉에서는 제시카에 대한 치료 사례를 예시로 하여 경계성 성격장애 치료의 핵심 원칙을 정리했다.

표 10-7 제시카의 사례를 통해 살펴본 경계성 성격장애 치료의 주요 원칙 II: 치료

병력적 사실	주요 원칙	해석
제시카는 유도프스키 박사의 사무실 직원에게 무례하게 대했다.	경계성 성격장애를 가진 사람들은 종종 그들을 돕는 사람들을 이간질시킨다.	제시카의 도발이나 힘겨루기에 응하지 않음으로써, 유도프스키 박사와 사무실 직원들은 그녀에 대한 치료를 시작할 수 있었다.
첫 회기에서 유도프스키 박사가 진통제를 처방하고 이름을 불러 달라는 그녀의 요구를 거절했을 때 제시카는 화를 냈다.	경계성 성격장애를 가진 사람들을 치료하는 데 있어서 명확하고 적절한 경계를 수립하는 것이 정신치료와 의학적 치료의 기본적 요소이다.	명확하고 합리적인 치료적 경계를 수립함으로써, 제시카는 그녀의 분노를 표현할 수 있었고, 유도프스키 박사가 그녀의 모든 욕구를 충족시킬 수 있으리라는 비현실적인 기대를 더 이상 하지 않게 되었다.
제시카는 유도프스키 박사가 그녀의 유방 멍울을 진찰하기를 거절한 것은 그녀의 몸을 혐오스럽게 여기기 때문이라고 생각했다.	어린 시절에 심리적 · 신체적 · 성적 학대를 받았기 때문에 경계성 성격장애를 가진 사람들은 종종 왜곡된 신체상과 연관된 낮은 자	유도프스키 박사는 왜 그녀의 유방을 진찰하지 않았는지에 대한 대안적 설명을 고려해 볼 것을 권장했다. 이것은 그녀로 하여금 반

	존감을 갖고 있으며, 타인에게 거절당하고 유기되었다고 믿기 때문에 현실 검증력이 손상된 경우가 많다.	성적 기능reflective function과, 객관적으로 자신과 타인의 동기와 행동을 관찰할 수 있는 능력을 기르도록 했다.
유도프스키 박사가 계획된 치료 기간 동안 잠시 도시를 떠났을 때, 제시카는 "나는 그를 증오해." 라고 혼잣말을 하며 면도날로 자신의 팔을 그었다.	경계성 성격장애를 가진 사람들은 치료자와의 관계에서 강렬한 전이관계를 발달시킨다.	제시카는 임의로 치료에 불참하고 유도프스키 박사가 자신을 유기한 것으로 여겨 분노를 느꼈다.
성장해 가는 딸과의 분리에 대한 제시카의 불안을 경감시키기 위해, 유도프스키 박사는 휴대폰을 사용해 딸과 연락할 수 있도록 제안했다.	경계성 성격장애를 가진 사람들을 효과적으로 치료하기 위해서는 치료자가 해석적일 뿐만 아니라 지지적이고 적극적이어야 한다.	제시카는 좋은 부모 역할모델을 갖지 못했기 때문에 무엇이 딸에게 가장 중요한 것인지에 대해 혼란을 느꼈다. 유도프스키 박사는 어떻게 딸을 양육하고 보호하고 지도해야 하는지에 관해 제안하고 조언했다.
제시카와 제임스에게 가족치료를 권했다.	경계성 성격장애를 가진 사람들이 치료에 의해 변화함에 따라, 그들의 결혼 및 다른 중요한 관계에서의 역동(예: 힘의 분할, 결정 내리기) 또한 변하게 된다.	가족치료는 휴스 부부 사이의 의사소통을 증진시키고, 상대방에 대한 오해를 줄여 주며, 배우자가 환자의 공격성과 충동성에 의해 위협받는 것을 방지한다.
항우울제인 플루옥세틴은 제시카에게 도움이 되었다.	경계성 성격장애 환자의 우울감, 예민함, 분노, 폭력성 및 충동성과 같은 증상은 항우울제, 항경련제 및 다른 약품군에 의해 완화될 수 있다.	정신치료, 가족치료, 약물치료 모두 제시카에 대한 치료 진전에 기여했다. 그러나 한 가지 치료 기법만으로는 의미 있는 변화를 이끌어 내기 어렵다.
제시카는 수년간 집중적인 치료를 유지했다.	경계성 성격장애에 대한 특효약은 없다.	정신치료에 착수하게 되자, 제시카는 성실하게 치료에 임했고, 그녀가 체득한 것을 생활에 적용했다.
현재 제시카는 적대적이고 도전적인 행동을 보이지 않고, 친밀하고 긍정적인 가족관계와 개인적 관계를 유지하고 있으며, 더 이상 우울해하거나 자기파괴적인 행동을 하지 않는다.	경계성 성격장애를 가진 사람들 중 상당수는 치료가 진행되고 시간이 흐름에 따라 극적인 호전을 보인다(Stone 1990).	제시카의 사례는 경계성 성격장애를 가진 사람들과 그들의 가족이나 치료자가 결코 희망을 버리지 말아야 하는 이유를 보여 준다.

후기

치료를 받기 전까지 제시카는 성숙하고 지지적인 관계를 받아들이지 못했다. 사실 그녀는 그녀의 남편, 그의 가족과 친구들과의 관계에서 가학적이었고, 지나치게 통제했으며, 착취적이었다. 그녀가 진지하게 치료에 임하기를 거부했거나 내가 그녀의 적대적이고 파괴적인 행동을 변화시키지 못했다면, 그녀는 분명히 치명적 결함을 가진 사람으로 남았을 것이다. 그럼에도 불구하고 경계성 성격장애를 가진 다른 많은 사람들처럼, 그녀는 타인과 친밀한 관계를 맺으려는 깊고 필사적인 욕구를 가지고 있었다. 정신치료와 가족치료 작업에 진지하게 참여하고 기분조절제를 복용함으로써 그녀는 사고, 행동 및 감정에서 근본적인 변화를 이룰 수 있었다.

다양한 이유로 나는 경계성 성격장애를 가진 사람에 대한 성공적인 치료 과정과 여기저기 녹이 슬고 고장이 난 고물 자동차를 완전히 복구하는 과정 사이의 유사점뿐 아니라 그보다 더욱 중요한 차이점을 찾아보려 한다. 이 두 가지 과정 사이에서 발견되는 유사점은 ① 능숙한 기술과 충분한 의욕, ② 많은 시간, 치밀한 계획, 세심한 주의, ③ 거의 모든 부분의 해체와 수리(치료의 경우에는 사람의 사고, 정동, 행동의 평가와 재편성), ④ 각 요소의 조심스러운 재조합(치료의 경우에는 인식하고, 반응하는 새로운 방식을 제공하고 통합하는 데 주의를 기울임) 등이 필요하다는 것이라고 할 수 있다. 녹슬고 고장 난 자동차는 복구 과정을 거쳐 거의 새것처럼 바뀌기 때문에 그 최종 결과는 '믿을 수 없는' 상태가 된다. 경계성 성격장애를 가진 사람의 경우에는, 그 사람에게 중요한 타인과의 관계 면에서 이전에 본 적이 없을 정도로 좋아질 것이다. 두 가지 과정 사이의 차이점은 더욱 중요하며 다음과 같다. 첫째, 경계성 성격장애를 가진 사람은 어떤 기계보다도 더욱 가치 있고 복잡하다. 둘째, 경계성 성격장애를 가진 사람은 다른 많은 사람들에게 영향을 미치고 영향을 받는다. 고물 자동차처럼 수리점에 격리된 상태에서 그들은 존재할 수도 치료될 수도 없다. 셋째, 경계성 성격장애를 가진 사람의 회복에서 가장 중요한 작업은 치료자에 의해서가 아니라 환자 자신에 의해 달성되는 것이다. (자동차는 스스로를 수리할 수 없다.) 이 작업에는 신뢰, 약속, 용기와 동기와 같은 것들이 필요하다. 경계성 성격장애를 가진 사람들에 대해 편견을 갖고 비하하는 경향이 만연해 있지만, 용기와 희망을 갖고 변화의 과정에 기꺼이 참여한 환자들은 존경을 받아 마땅하다.

참고문헌과 추천도서

American Psychiatric Association: Diagnostic and Statistical Manual of Mental Disorders, 4th Edition, Text Revision. Washington, DC, American Psychiatric Association, 2000, pp 706-711

American Psychiatric Association Practice Guideline: Practice guideline for the treatment of patients with borderline personality disorder. Am J Psychiatry 158(10 suppl): 1-52, 2001

Burgess JW: Relationship of depression and cognitive impairment to self-injury in borderline personality disorder, major depression, and schizophrenia. Psychiatry Res 38:77-87, 1991

Clarkin JF, Sanderson C: The personality disorders, in Psychopathology in Adulthood. Edited by Hersen M, Bellack AS. Boston, MA, Allyn and Bacon, 1993, pp 252-274

Coccaro EF, Kavoussi RJ: Fluoxetine and impulsive aggressive behavior in personality-disordered subjects. Arch Gen Psychiatry 54:1081-1088, 1997

Fonagy P: Attachment and borderline personality disorder. J Am Psychoanal Assoc 48: 1129-1146, 2000

Gardner D, Lucas PB, Cowdry RW: Soft sign neurological abnormalities in borderline personality disorder and normal control subjects. J Nerv Ment Dis 175:177-180, 1987

Gunderson JG, Links PS: Borderline personality disorder, in Treatments of Psychiatric Disorders, 3rd Edition. Edited by Gabbard, GO. Washington, DC, American Psychiatric Publishing, 2001, pp 2273-2291

Kavoussi RJ, Coccaro EF: Divalproex sodium for impulsive aggressive behavior in patients with personality disorder. J Clin Psychiatry 59:676-680, 1998

Knowles JA: Genetics, in The American Psychiatric Publishing Textbook of Clinical Psychiatry, 4th Edition. Edited by Hales RE, Yudofsky SC. Washington, DC, American Psychiatric Publishing, 2003, pp 3-65

Koenigsberg HW, Kernberg OF, Stone MH, et al: Borderline Patients: Extending the Limits of Treatability. New York, Basic Books, 2000

Mann JJ, Huang YY, Underwood MD, et al: A serotonin transporter gene promoter polymorphism(5-HTTLPR) and prefrontal cortical binding in major depression and suicide. Arch Gen Psychiatry 57:729-738, 2000

Mann JJ, Brent DA, Arango V: The neurobiology and genetics of suicide and attempted suicide: a focus on the serotonergic system. Neuropsychopharmacology 24:467-477, 2001

Miles DR, Carey G: Genetic and environmental architecture of human aggression. J Pers Soc Psychol 72:207-217, 1997

Oldham JM: Integrated treatment planning for borderline personality disorder, in Integrated Treatment of Psychiatric Disorder. Edited by Kay J. Washington, DC, American Psychiatric Publishing, 2001, pp 51-112

Ovsiew F, Yudofsky SC: Aggression: a neuropsychiatric perspective, in Rage, Power, and Aggression. Edited by Glick RA, Roose SP. New Haven, CT, Yale University Press, 1993, pp 213-230

Paris J: Borderline Personality Disorder: A Multidimensional Approach. Washington, DC, American Psychiatric Press, 1994

Soloff PH: Pharmacologic therapies in borderline personality disorder, in Borderline Personality Disorder: Etiology and Treatment. Edited by Paris J. Washington, DC, American Psychiatric Press, 1993, pp 319-348

Soloff PH: Algorithms for pharmacological treatment of personality dimension: symptom-specific treatments for cognitive-perceptual, affective, and impulsive-behavioral dysregulation. Bull Menninger Clin 62:195-214, 1998

Stone MH: The Fate of Borderline Patients: Successful Outcome and Psychiatric Practice. New York, Guilford, 1990

Stone MH: Clinical guideline for psychotherapy for patients with borderline personality disorder. Psychiatr Clin North Am 23:193-210, 2000

Swartz M, Blazer D, George L, et al: Estimating the prevalence of borderline personality disorder in the community. J Personal Disord 4:257-272, 1990

Tecott LH, Barondes SH: Genes and aggressiveness: behavioral genetics. Curr Biol 6:238-240, 1996

Torgersen S: Genetic and nosological aspects of schizotypal and borderline pesonality disorders: a twin study. Arch Gen Psychiatry 41:546-554, 1984

Traskman-Bendz L, Alling C, Oreland L, et al: Prediction of suicidal behavior from biologic tests. J Clin Psychopharmacol 12 (2 suppl):21S-26S, 1992

van Reekum R, Conway CA, Gansler D, et al: Neurobehavioral study of borderline personality disorder. J Psychiatry Neurosci 18:121-129, 1993

Yudofsky SC, Williams D, Gorman J: Propranolol in the treatment of rage and violent behavior in patients with organic brain syndromes. Am J Psychitry 138:218-220, 1981

Yudofsky SC, Silver JM, Hales RE: Treatment of agitation and aggression, in The American Psychiatric Press Textbook of Psychopharmacology, 2nd Edition. Edited by Schatzberg, AF, Nemeroff CB, Washington, DC, American Psychiatric Press, 1998, pp 881-900

Zanarini MC, Gunderson JG, Marino MF, et al: DSM-III disorders in the families of borderline outpatients. J Personal Disord 2:292-302, 1988

Chapter 11

분열형 성격장애

나의 눈은 당신을 흠모했어요.

마치 천리나 떨어져 있는 사람처럼, 당신은 내 마음을 알지 못했죠.

너무나 가깝고 가까운, 그러나 아주 먼…….

– 밥 크루와 케니 놀런 작사 · 작곡, 〈My Eyes Adored You〉

핵심

한 번도 만나 본 적 없는 상대가 당신에게 열정적으로 관심을 보이면서 당신의 사생활을 지속적으로 침해한 적이 있는가? 그렇다면, 다음과 같은 질문을 스스로에게 던져 보았는가?

그는 어떤 권리로 내 사생활을 감시하고, 생활 습관을 알아낸 것일까? 대체 왜 나에게 그렇게 집착하게 되었으며, 내가 그 삶의 중심이 되었을까? 왜 그는 아무것도 모르면서, 나에 대해 누구보다 잘 알고 있다고 생각하고 있을까? 마침내 그가 내게 말을 걸어 왔을 때, 나는 왜 그렇게 화가 났을까? 그의 이상한 외모, 기괴한 행동, 별난 성격이 문제였을까, 아니면 그의 집착이 나를 두렵게 만들었을까? 조용하고 비밀스러운 그의 성향이 문제일까? 그는 진심으로 내가 특별한 신호를 보내고 있고, 그의 마음을 읽을 수 있다고 생각했을까? 왜 내가 그의 마음에 관심이 있을 거라 여겼을까? 만일 내가 그만 괴롭히라고 말한다면, 그가 내는 신경질적인 반응에 두려워해야 할까? 정녕 그는 이때껏 내가 그를 조종해 왔다고 믿는 것일까? 나는 위험에 처해 있는가? 아직 그가 불법적인 일을 저지른 적은 없지만 경찰에 신고해야 할까? 경찰은 이 일을 진지하게 받아들일까? 누군가 이 일을 심각하게 받아들이기 전에 나는 그에게 살해당할까?

로버트 우즈의 사례 I

영재

로버트는 더할 나위 없이 좋은 환경 속에서 어린 시절을 보냈다. 아버지는 아이비리그 대학의 화학과 학과장이었고, 어머니는 같은 학교 미술역사학과의 전임 교수였다. 그는 캠퍼스 안에 있는 빅토리아 풍의 대저택에서 누나, 남동생과 함께 둘째로 자랐다. 세 남매는 모두 집에서 걸어 다닐 수 있는 훌륭한 사립학교에 입학했다. 부모는 모두 바빴지만 아이들을 위해 충분한 시간을 보내는 헌신적인 사람들이었다. 그러나 누나나 동생과는 달리 로버트는 항상 혼자였다. 한 번도 친한 친구를 가져 본 적이 없었고, 집에서 조립식 도시 만들기, 공상과학 소설 읽기, 수학 문제 풀기 등으로 시간을 보냈다. 그는 모든 일이 자기 뜻대로 되지 않으면 쉽게 짜증을 내고 감정의 기복이 심한 아이였다. 네 살 땐 어린이집에 갈 때마다 전쟁을 치렀다. 학교 가기 전에는 옷 입기를 마다했고, 아침 먹기 또한 거부했다. 누나나 아버지와 함께 등교하는 것도 거부했다. 학교에 도착한 후 엄마가 돌아갈 때는 울거나 소리 지르기 일쑤였다. 마침내 그가 진정되었을 때도 또래들과 어울리지 않고 언제나 혼자였다. 부모는 로버트를 소아정신과에 데려가서 심리검사와 적성검사를 받게 했다. 심리검사에서 분리불안장애 판정이 나왔는데, 의외로 적성검사의 결과가 모두를 깜짝 놀라게 했다. 로버트는 천재 수준의 아이큐를 가지고 있었고, 그가 다섯 살 때인 다음 해에 치러진 테스트에서는 그가 고등학교 수준의 수학 문제를 풀 수 있다는 결과가 나왔다. 그는 말 그대로 영재였던 것이다. 로버트의 사회성 결여에 대해 걱정했던 그의 부모는 그제야 마음을 놓을 수 있었다.

문제의 시작

선생님들의 특별한 관심을 받으면서 로버트는 학교에 가는 것을 점차 편안해하는 듯했다. 하지만 유치원 때부터 중학교 때까지 한 번도 친한 친구를 사귀어 본 적이 없었다. 9학년 시절에는 대부분의 과학, 수학 과목을 부모님이 근무하는 대학에서 청강했고, 열여섯 살이 되었을 땐 여러 명망 있는 공과대학에서 입학 허가를 받을 수 있었다. 고등학교 담임교사는 대학에 진학하기에는 로버트의 사회성이 너무 떨어진다고 보았으나, 그의 부모는 대학 안에서 비슷한 관심거리를 가지고 있는 똑똑한 학생들을 많이 만날 수 있기를 기대했다. 그러나 부모의 기대와는 달리 로버트는 완전한 외톨이가 되었다. 룸메이트와 말을 나누지 않았으며, 학내의 어떠한 활동도 하지 않았다. 대신에 공학 도서관에 있는 그의 조그만 책상 위에서 대부분의 시간을 보냈다. 그는 3학년 때 그곳에서 신입생이었던 로이스 아브라모위츠를 처음 보았다. 로이스는 룸메이트 두 명이 있는 기숙사의 번잡함에서 벗어나기 위해 로버트가 있던 바로 그 도서관에서 많은 시간을 보냈던 것이다. 로버트는 로이스에게 관심이 있었지만, 로이스가 가볍게 목례를 건넬 때조차 한마디 말도 건네지 않았다. 매력적이고 여러 구애자가 따르고 있던 로이스는 로버트에게 관심이 없었다. 그녀는 공부에 집중할 수 있는 조용한 곳을 찾아 도서관에 다니고 있을 뿐이었다.

로이스의 대학 첫해 봄, 고향 후배 한 명이 그녀를 방문했다. 그녀의 남자 친구도 아니었고, 단지 그 학교의 조기입학 과정에 관심이 있는 친구였다. 마침 경제학 중간고사 기간이었기 때문에, 로이스는 시험공부를 해야만 했고, 간혹 후

배와 함께 도서관에서 시간을 같이 보냈다. 이틀 후, 로이스는 익명의 타이핑된 편지를 받았다.

> "저번에 같이 있었던 그 바보 같은 놈은 누구지? 그는 이 학교에 머물 수 있는 권한이 없어. 네 옆에 머무를 수 있는 권리도 없지. 다시는 너와 같이 있는 그 녀석을 보고 싶지 않아. 내 말에 귀 기울이는 게 좋을 거야."

그녀는 처음엔 그 후배에게 관심이 있는 친구 중 하나가 쓴 장난 편지라고 생각했다. 하지만 친구들 중 누구도 자신이 그 편지를 썼다고 인정하지 않았고, 점차 편지에 대해 잊게 되었다. 한 달 후쯤 로이스는 3학년 모범생 게리 파커와 데이트를 시작했다. 게리는 로이스와 달리 도서관에 다니지 않았다. 3명의 다른 친구들과 함께 학교 밖의 집을 얻어 살고 있던 그는 자신의 방에서 공부하기를 선호했다. 집에서도 컴퓨터를 사용할 수 있기 때문이기도 했고, 하루 종일 혼자 지내야 하는 테리어종 애완견이 신경 쓰이기도 했다.

두 번째 서명 없는 편지는 그녀를 더욱 혼란스럽게 했다.

> "게리 파커와 헤어져, 안 그랬단 봐! 다시는 그와 함께 있는 너를 보고 싶지 않아."

게리에게 이 노트를 보여 줬지만 그는 전혀 개의치 않았다. 친구 중 누군가의 장난이거나, 어떤 얼간이의 그저 그런 편지일 거라 여겼다. 그는 이 편지를 무시하는 것이 최선의 방법이라 말했지만, 로이스는 도저히 그럴 수가 없었다. 이 두 장의 치졸한 편지를 누가 썼을까. 그녀는 열심히 생각했다. 지난 7개월의 대학 생활 동안 그녀에게 접근했던 모든 남자들을 떠올렸고, 그녀가 실제로 만나 보았던 모든 사람들을 기억해 보려 애썼다. 하지만 그들 누구도 의심할 만한 점이 없었다. 오히려 게리가 그간 만나 왔던 여자들이 의심쩍었다. 특히 그녀가 미워했던 3학년 딜리아는 일 년 전쯤 게리와의 데이트를 끝냈지만, 몇몇의 수업을 같이 듣고 있고, 가끔씩 전화 통화를 하고 있었다. 더구나 딜리아는 로이스와 마주칠 때마다 심술궂게 굴었다. 비록 첫 번째 편지도 딜리아가 보냈을 거라고 생각하기는 어려웠지만, 로이스는 점점 더 딜리아를 의심하게 되었다. 세 번째 편지를 받았을 때도 로이스의 확신은 더해져만 갔다.

> "이 못된 걸레 년. 너는 나를 배신했어. 이것이 마지막 경고야. 게리 파커를 다시는 만나지 마. 내 말을 명심해. 그렇지 않으면, 큰 대가를 치르고 말 거야."

그녀는 학교 우편함에 놓여 있던 이 편지를 읽었을 때 놀라 기절할 뻔했다. 자신과 게리 모두 심각한 위험에 처해 있다고 생각했지만 무엇을 어떻게 해야 할지 알지 못했다. 이 편지 이후, 딜리아에 대한 로이스의 의심은 확신으로 굳어졌고, 그녀는 게리에게 딜리아와 이야기해 보라고 설득했다. 게리가 이 사건에 대해 이야기를 꺼냈을 때 딜리아는 불같이 화를 냈다. "이런 자만심에 가득 찬 이기적인 새끼. 내가 이런 짓을 할 만큼 너를 좋아하는 줄 알아?" 그녀는 다시는 게리나 로이스와 말도 섞지 않을 것이라 선언했다. 딜리아와의 한바탕 소동 후, 게리는 편지를 그저 무시해야 한다고 확신했다. "만약 편지를 또 받는다면 읽지도 말고 바로 버려." 그는 로이스가 교내 상담사를 만나려는 것을 강하게 만류했다. "딜리아는 벌써 우리를 미친 사람 취급해. 장난 편지 따위에 학교 당국이 개입하면 모든 게 더 엉망이 될 뿐이야. 아무도 이런 우스꽝스러운 편지 따위로 피해를 입지는 않아. 그냥 잊어버리자."

게리의 이런 말 때문에 로이스는 교내 상담사와 만나지 못했다. 그러나 그녀는 처음으로 부모에게 이 사건에 대해서 이야기를 꺼냈다. 그들은 이 일을 상담사에게 알려야 한다고 조언했고, 그렇게 하지 않는다면 당장 학장에게 전화를 할 것이라고 했다. 그녀는 금세 예민해졌는데, 왜냐하면 남자 친구가 원하는 것과 부모가 원하는 것이 상충되었기 때문이었다. 불현듯, 그녀는 노트의 내용보다 남자 친구를 잃는 것이 더욱 두려웠다. 그녀는 부모에게 하루 이틀 더 생각해 보고 자신의 결정을 알려 주겠다고 이야기했다. 덧붙여 자신을 어린애 취급하면서 참견한다면, 다시는 중요한 일들에 관해 얘기하지 않겠다고도 전했다.

그날 밤 그녀의 부모는 한숨도 자지 못했고 다음 날 그녀가 안전하다는 것을 확인한 후에야 마음이 놓였다. 로이스는 어떻게 해야 할지 결정하기 전까지는 룸메이트나 게리와 함께 있을 것이라고 부모와 약속했다. 오랜 시간이 걸리진 않았다. 이번 편지는 게리의 학교 우편함에서 발견되었다.

"로이스와 헤어져. 네 개가 죽었다. 다음은 네 차례야."

편지를 받기 전날, 게리는 마당에 죽어 있는 자신의 애완견 번지를 발견했다. 부상의 흔적은 없었다. 무슨 일이 일어났는지 알 수가 없어 수의사를 불렀다. 수의사는 몇백 달러를 들여 부검을 하지 않는다면 사인을 밝힐 수 없다고 했다. 게리는 '부검을 해 봤자 번지는 살아날 수 없지. 그냥 잘 묻어 주자.' 하고 자신을 합리화했다. 그러나 협박 편지를 받은 후 마음이 바뀌어 로이스에게 전화했다. 그들은 즉시 학교 교직원에게 연락하여 학장과 교내 보안처장을 만날 수 있었다. 몇 시간에 걸친 회의 끝에 몇 가지 결정이 내려졌다.

- 로이스와 게리의 부모님들께 즉시 이 사건을 알릴 것
- 교내 부검의에게 번지의 부검을 의뢰할 것
- 교내 보안부서는 경찰과 공조수사를 할 것
- 학장, 경찰, 부모 모두의 합의로 로이스와 게리가 학교에 남아 있을지의 여부를 판단할 것

얼마 안 가 번지의 사인은 청산가리에 의한 중독으로 판명되었다. 청산가리는 주로 공장에서 사용하는 물질로 누구나 우편주문으로 쉽게 구할 수 있는 것이었다. 그래서 추적하기 힘든 어려움이 따랐다. 로이스의 부모는 중서부에 있는 고향으로 로이스를 데려갔고, 게리는 의예과 과정을 마치기 위해 학교에 남았다. 그리고 게리의 안전을 위한 24시간 감시체제가 학교 내외에서 작동했다.

체포

6일 후, 로버트가 게리의 자동차 앞 유리에 쪽지를 끼워 넣고 있었는데, 대학 구내를 순찰 중이던 경찰이 이를 목격했다. 그때 게리는 유기화학 수업을 듣고 있었고, 차는 학생 주차장에 세워져 있었다. 경찰은 조심스럽게 로버트의 뒤를 쫓아 그의 기숙사 방까지 추적했다. 그가 끼워 놓은 쪽지에는 이렇게 적혀 있었다.

> "로이스가 갔으니 이젠 네가 떠날 차례군."

경찰은 그동안 로이스와 게리가 받았던 모든 편지가 로버트의 타자기로 작성된 것임을 확인했고, 즉시 그를 체포했다. 아들이 그런 일을 저질렀다는 사실을 믿을 수 없었던 로버트의 부모는 크게 격분했다. 그들은 경찰 측의 실수일 거라고 굳게 믿고 있었다. 그들이 아는 한, 로버트는 어떠한 중죄를 저지른 적도, 그 누구를 해친 적도 없었다. 부모는 그들이 살고 있는 곳에서 480킬로미터쯤 떨어져 있는 학교까지 서둘러 도착했다. 로버트가 구금 상태에 있는 것을 본 그의 부모는 또다시 충격을 받았다. 로버트는 부모와의 만남을 거부했고, 경찰은 로버트가 21세가 넘었으므로 부모와의 면담을 거절할 권리가 있다고 설명했다. 경찰서장은 로버트에게 법적 권리를 알려 주었으나 그가 묵비권을 행사하면서 법률적 조언을 거부했다고 밝혔다. 부모는 즉시 행동에 나섰다. 뛰어난 변호사를 선임했으며, 그들이 근무하고 있는 대학 총장의 중재를 통하여 로버트가 다니고 있는 대학의 총장과도 만났다. 그 지역에서 대학이 차지하는 비중은 절대적이었고 총장의 영향력은 지역 경찰과 검찰에게까지 크게 작용했다. 비록 로버트는 격렬히 저항했지만, 로렌스 히긴스 판사는 정신 상태의 평가와 치료를 위하여 그를 지역 병원에 구금했다. 그 병원은 대학의 의료센터와 깊은 관련이 있는 곳이었다.

로버트 우즈의 사례 II: 정신과적 평가와 치료

비순응

로버트 우즈는 정신병원 내의 폐쇄병동에 입원했다. 대부분의 환자는 만성 정신질환자들이였으며, 주로 정신분열병을 갖고 있었다. 그는 의사를 포함한 어떤 직원과도 말하기를 거부했으므로 자살을 방지하기 위한 처분이 내려졌다. 그는 항상 파자마 차림으로 지냈고 화장실에서조차 간호사의 감시를 받았다. 그는 자신이 이곳에 수용된 것에는 부모의 책임이 있다고 생각했기 때문에 그들이 방문했을 때도 대화하기를 거절했다. 그러나 또래의 몇몇 환자들과는 이야기를 나누기도 했다. "당신들이 나를 이곳에 집어넣었으니, 어서 나를 빼내 주세요." 등의 간단한 메모를 부모에게 남기기도 했다. 그의 부모는 대학 총장과의 관계를 이용하여 정신과 부원장 플라워즈 박사를 주치의로 지정했다. 당시 전공의 과정 2년 차였던 나는 유사한 환자에 대한 경험이 없는 상태로 플라워즈 박사를 돕게 되었다. 플라워즈 박사는 로버트가 정신병원으로 이송된 정황과 그가 의료진과의 소통을 거부한다는 점 등을 고려하여 그가 정신병적 상태일 것이라고 추정했다. 정신병적 상태psychosis란 현실 검증력이 손상되었음을 말하는데, 보통 환각hallucinations(존재하지 않는 것을 듣기, 보기, 느끼기)이나 망상delusions(혼자만의 잘못된 믿음을 갖는 것. 논리적으로 상반된 증거를 제시해도 본인의 생각을 바꾸지 않음)을 수반한다. 흔히 정신병적 상태는 사고장애thought disorder를 수반하는데, 특히 집착하고 있는 사안에 대해서는 타인과의 논리적 의사소통이 불가능하다.

정신과 전공의였던 나의 임무는 매일 로버트와 만나 정신치료를 행하는 것이었다. 하지만 그가 나에게 단 한마디도 건네지 않았으므로, 나의 임무는 좌절될 수밖에 없었다. 며칠 또는 몇 주간 동안 기분은 어땠는지, 지난밤 잠은 잘 잤는지 묻고 어떤 문제라도 있으면 내게 이야기하라고 설명하며 매일 45분씩 그의 옆에 앉아 있었다. 그는 대꾸하지 않았으며, 나의 이야기를 듣고 있는지도 알 수 없었다. 플라워즈 박사는 내게 이렇게 조언했다. "그냥 기다려 보세요. 조만간 그는 이야기하기 시작할 거예요." 그러나 로버트의 부모는 인내심을 잃고 아들을 퇴원시킬 것을 플라워즈 박사에게 종용하기 시작했다.

우즈 씨(로버트의 아버지): 입원 치료가 도움이 되지 않는군요. 아픈 사람들과 함께 지내는 것이 제 아들의 상태를 악화시키는 것 같습니다. 로버트는 여기에 있을 필요가 없습니다. 그 유치한 편지 몇 장 이외에는 실제적으로 잘못한 일도 없습니다. 이전에 한 번도 다른 사람을 해친 적 없듯이, 그 여학생에게 아무 짓도 안 했을 겁니다. 여기서 나가 대학으로 돌아가면 로버트의 상태는 훨씬 좋아질 겁니다.

플라워즈 박사: 그는 아무런 말도 하지 않고 있습니다. 그가 자신에게 혹은 타인에게 위험한지 아닌지 판단할 수 있는 방법이 없습니다. 사람들의 안전에 관한 일이므로 우리로서는 신중을 기해야만 합니다.

우즈 씨: 바로 '신중'하자는 말입니다. 죄송한 말씀입니다만, 우리 애가 정신병이 있다고 생각되지는 않습니다. 박사님은 우리 아이를 도울 수 없는 것 같군요.

변호사의 개입

변호사를 통하여 히긴스 판사가 주관하는 새로운 공판이 열리게 되었다. 이 공판에서 로버트는 처음으로 입을 열었다.

로버트: 전 로이스에게 협박 편지를 보내는 실수를 저질렀습니다. 처음 느끼는 사랑이라는 감정에 흥분해 있었습니다. 저는 미치지 않았고, 판단력이 흐려졌을 뿐입니다. 이런 일이 다시는 일어나지 않을 것이라고 약속하겠습니다.

플라워즈 박사: 재판장님, 병원 치료를 통해 그가 무엇을 생각하는지 알 수 있을 때까지 그의 석방은 미뤄져야 한다고 강력하게 조언하는 바입니다. 의사

소통 없이는 그의 마음속에 무엇이 있으며, 그가 무엇을 할 것인지 예상할 수 없습니다. 5주간 아무 말도 안 한다는 것은 정상이 아닙니다. 지금 우리가 위험한 빙산의 일각을 보고 있는 것은 아닌지 두렵습니다.

우즈 씨: 존경하는 재판장님. 플라워즈 박사님은 너무 예민해져 있습니다. 그는 제 아들과 소통하지 못한 자신의 무능력에 대해 아이를 탓하고 있습니다. 박사는 미래의 설득력 없는 위협을 추측하고 있는데, 그것도 폭력성이 없는 제 아들의 과거 행동을 바탕으로 말입니다. 제가 직접 아들을 관리할 수 있도록 도와주십시오.

히긴스 판사: 로버트, 이 법정에서 당신은 적절한 의사소통 능력을 갖고 있다는 것을 보여 주었습니다. 하지만 병원 의료진과의 의사소통은 거부했죠. 당신이 두 명의 학생들 혹은 그 어떤 사람에게도 위협이 되지 않는다는 것을 병원과 법원 측이 확신할 때까지 당신은 병원에 머물러야 합니다. 당신은 병원에 2개월 동안 구금될 것이고 이후 다시 공판을 열겠습니다. 만약 당신이 계속 병원 의료진과의 의사소통을 거부하고 치료에 충분히 협력하지 않는다면, 또다시 2개월 동안 구금될 것입니다.

우즈 부인(로버트의 어머니): 다른 의사로 대체할 것을 요청합니다. 저희는 플라워즈 박사가 제 아들에게 도움을 줄 수 없다고 생각합니다.

히긴스 판사: 모든 의학적 결정은 병원 전문가들이 판단할 것입니다. 두 분께는 아드님에 대한 향후 치료 방안에 관해 플라워즈 박사와 상의할 것을 권고하는 바입니다.

계속된 병원 치료

다음 날, 나의 정기 회진 시간에 로버트는 처음으로 입을 열었다.

로버트: 그래서, 뭘 알고 싶은 거죠, 유도프스키 박사님?

몇 개월 동안 계속된 입원 기간 동안 단 한마디도 하지 않았기 때문에, 그의 갑작스러운 질문에 나는 전혀 대비하지 못했다. 나는 더듬거리며 진부한 반응을 보일 수밖에 없었다.

유도프스키 박사: 당신이 무슨 생각을 하고 있는지 먼저 말해 보는 게 어떨까요?

로버트: 아주 참신한 제안이군요. 정말 도움이 되겠어요. 저는 한 가지만 생각하고 있는데, 그건 바로 이 광인들 소굴에서 빠져 나가는 것이에요. 저를 돕고 싶다면, 제가 여기서 나갈 수 있도록 도와주세요.

유도프스키 박사: 좋아요. 자, 먼저 당신이 왜 그런 위협적인 편지를 로이스에게 보냈는지 말해 주세요.

로버트: 그 편지는 위협적이지 않았고, 단지 그녀의 주의를 끌려고 했을 뿐이에요. 그리고 그건 그녀가 자초한 일이에요.

유도프스키 박사: 어떻게 그녀가 자초했다는 거죠?

로버트: 매일 제가 있는 도서관에서 어슬렁거렸죠. 아무도 그녀에게 그곳으로 가라고 시키지 않았어요. 또한 제 관심을 끌려고 계속 신호를 보냈죠.

유도프스키 박사: 어떤 신호를 말하는 건가요?

로버트: 그녀는 특정 형식의 옷만을 골라 입었죠. 제게 매력적으로 보일 줄 알았던 거죠. 제가 그녀에 대한 특정한 생각을 할 때마다 다리를 꼬았어요. 제가 신호를 보내면, 연필을 지정된 방식으로 쥐면서 내 뜻을 이해했다는 걸 알렸고요.

유도프스키 박사: 실제로 그녀와 대화한 적이 있나요?

로버트: (머뭇거리며) 우리는 말로 할 필요가 없어요. 우린 서로의 마음을 읽어요. 이런 것들은 정말 제게 도움이 안 돼요. 저를 돕고 싶으시면 이곳에서 나가게 해 주세요.

그 이야기를 마친 후 로버트는 상담실을 나가 버렸다. 그날 나는 어떤 대화가 오갔는지 플라워즈 박사에게 보고했고, 그는 로버트의 정신 상태에 대해 심각한 우려를 표명했다. 플라워즈 박사는 로버트가 전형적인 '관계사고ideas of reference'를 보이고 있다고 말했다. 관계사고란 자신이 불가사의한 힘을 가지고 있어서, 모르는 사람 혹은 다른 출처와 특별한 소통을 할 수 있다고 믿는 증상이다. 플라워즈 박사는 로버트가 아직도 로이스에게 집착하고 있다고 생각했다. 손상된 사고와 망가진 현실 검증력이 그의 과거 행동(협박 편지 보내기, 애완견 죽이기)과 결합되어 로이스를 위험에 빠뜨릴 징후를 보인다는 것이었다. 플라워즈 박사는 다음과 같이 덧붙였다.

> 플라워즈 박사: 큰 그림을 이해하기 위해선 세밀한 부분을 살펴보아야 합니다. 비록 이 시점에 환각을 보거나 망상에 사로잡혀 있지는 않지만, 그의 생각은 두말할 필요 없이 손상되어 있습니다. 한 번도 말을 건네지 못한 젊은 여성과 모호한 신호를 주고받으면서 깊은 관계가 되었다는 이야기는 너무도 터무니없습니다. 우리는 그가 로이스에게 얼마나 집착하고 있는지 알아내야 합니다. 유도프스키 박사는 경찰에 연락하여 이번 사건에 대해 알아낸 다른 정보가 있는지 알아봐 주세요. 그의 왜곡된 생각들이 매우 미묘하여 다른 사람들이 보기엔 그가 멀쩡해 보인다는 사실이 특히 위험합니다. 만약 법정이 그를 풀어 준다면, 그는 로이스를 해칠 것입니다. 로버트가 진짜로 뒤쫓고 있는 대상은 애완견인 번지가 아니었습니다.

플라워즈 박사의 조언에 따라 경찰 조사 과정에서 얻은 새로운 정보를 요청하기 위하여 히긴스 판사에게 편지를 썼다. 열흘 후, 기숙사에서 발견된 몇 대의 노트북이 병원으로 도착했다. 노트북 안에는 그가 도서관에서 로이스를 처음 본 후 7개월 동안 작성한 일기가 들어 있었다. 그것은 정밀한 묘사와 터무니없는 환상의 혼합이었다. 그는 도서관 밖에서도 로이스를 감시했다. 그리고 로이스가 들렀던 모든 장소, 그녀가 만났던 거의 모든 사람들에 대하여 묘사했다. 일기에는 그가 그녀의 마음을 읽을 수 있다고 믿고 있음을 증명하는 가상의 대화 내용도 포함돼 있었다. 가상 대화의 내용에서 그녀가 말한 것으로 되어 있는 부분은 마치 실제로 대화를 나눈 것처럼 생생했다. 그가 평소에 원했던 그녀의 생각이나 반응이 대화 내용에 반영되어 있음이 분명했다. 그리고 그 모든 것을 그가 정말로 믿고 있다는 것도 명백했다.

스토커의 정신역동

플라워즈 박사는 로버트의 정신역동에 대해 설명했다. 현실과 망상이 충돌할 때, 그의 무해했던 판타지는 위험해지기 시작한다. 로이스와 게리의 데이트를 목격한 순간, 그는 그녀가 자신을 배신하기 시작한 것이라 결론지었다. 그는 무섭게 분노했다. 실제의 삶 속에는 어떤 친구도 연인도 없다는 사실이 더욱 그를 격노케 했다. 로이스와의 상상 속 관계는 그의 정신적 삶과 자존감을 좌지우지할 만한 것이었다. 그는 자신에게 배신감을 안겨 준 로이스가 대가를 치러야 한다고 생각하게 되었다. 더욱이 그녀는 이 모든 것을 '조종한' 장본인이 아닌가. 로이스는 로버트의 생각을 알 수 없었고, 로버트는 모든 것이 망상이라는 사실을 알 수 없었다. 이런 정신역동은 유명인 스토커의 전형적 방식이다. 실제적 관계가 전혀 없는 희생양을 선택하는 스토커 또한 이러한 양상을 나타낼 수 있다.

로버트와 이런 분류의 사람들의 생각은 다음과 같다. "나는 너에게 모든 것을 바쳤어. 너는 나를 배신하고 내 인생을 조각냈지. 내게 남은 것은 격렬한 고통뿐이야. 너는 벌을 받아야만 해. 너를 가질 수 있는 자는 나뿐이야."

플라워즈 박사는 로버트에게 그 노트북들을 살펴보았다는 사실을 털어놨다. 만약 로버트를 풀어 준다면 로이스에게 해를 끼칠까 걱정된다고도 말했다.

플라워즈 박사: 노트북을 통해, 당신이 로이스에게 위협적인 존재라는 것을 확인했어요. 당신이 속마음을 털어놓지 않으면, 난 판사에게 당신이 계속 병원에 남아 있어야 한다는 의견을 제시할 수밖에 없어요. 필요하다면 영원히 말이죠. 지금으로선 당신이 아직도 그녀에게 위협적이라는 생각이 들어요.

로버트: 박사님 말고 유도프스키 박사와 이야기하겠어요. 당신을 믿을 수가 없군요. 당신은 제 뛰어난 지능을 질투하기 때문에 나를 미워하고 있어요. 당신은 처음부터 이미 결론을 내리고 있었어요. 부모님도 나와 같은 생각이에요.

속임수

이즈음엔 로버트도 변화의 모습을 보였다. 비록 플라워즈 박사와의 면담은 거부했지만, 나머지 병원 의료진에게는 협조적인 모습을 보였다. 모든 집단 면담에 참여했으며, 나와의 개인 면담 시간에도 현재의 마음 상태라든가 계획에 대해서 이야기했다. 결국, 그는 로이스에게 집착했다는 것을 인정했다. 모든 것은 실수였으며 이제 그녀를 잊었다는 것이다. 반복적으로, 그는 나를 포함한 의료진에게 자신은 이제 변했으며, 정기적으로 추가 진료를 받으면서 새 삶을 살 수 있다는 확신을 주려고 노력했다. 하지만 플라워즈 박사는 여전히 그를 의심했다.

플라워즈 박사: 유도프스키 박사가 생각하는 것과는 달리 그는 조금도 변하지 않았어요. 그는 우리 모두를 갖고 노는 거예요. 로버트는 어떤 부분에 있어서 상당히 논리적일 수 있어요. 그는 과학과 수학의 천재죠. 후회와 반성의 모습을 보이면 이곳에서 나갈 수 있을 거라 생각하고 있어요. 그에게 정상적인 사고력은 없지만 이제 위장술까지 갖췄군요. 그는 단순형 정신분열병simple schizophrenia을 갖고 있는데, 이러한 환자들에게는 타인이 이상하다고 생각하는 부분을 감지하고 숨길 충분한 능력이 남아 있어요. 자신의 병을 인지하거나 감출 수 없는 대부분의 정신분열병 환자들과는 다르죠. 그는 비록 자신의 신념을 숨기고 있지만, 그러한 신념에 대한 확신을 갖고 있을 거예요. 나는 로이스에 대한 로버트의 집착이 계속될 것을 가장 걱정하고 있어요. 단순형 정신분열병의 특징인 '적절한 관계에 대한 어려움'이 그를 계속 환상 속에 가두고 있습니다. 내 의견으로는 로이스는 지금 아주

위험한 상황에 놓여 있어요.

로버트는 병원에서 나가기 위해 부모님과의 교류도 시작했다.

로버트: 제가 잘못했습니다. 학교로 돌아가서 계속 공부를 하고 싶어요. 캘리포니아 버클리 대학교에서 대학원 과정을 밟으려 해요. 거긴 정말 훌륭한 곳이고, 그곳에서 새로 시작하려 합니다.

판결의 타당성

로버트의 부모는 그 어느 때보다 아들의 정신이 온전함을 확신했고, 히긴스 판사와의 다음 공판을 치밀하게 준비했다. 그들은 법의학 분야의 경험이 풍부한 정신과 전문의를 고용했다. 그 전문의는 법정에 출석하여 로버트는 현재 (그리고 앞으로도) 타인이나 그 자신에게 위협이 되지 않을 것이며, 더 이상 입원할 필요가 없이 통원 치료를 받는 것으로 충분하다는 소견을 제시했다.

로버트: 저는 진심으로 뉘우치고 있습니다. 전 그녀에 대한 애정을 잘못 발산했다는 것을 깨달았습니다. 이제 학교로 돌아가 수학에만 열중하겠습니다.

플라워즈 박사: 로버트는 아직도 정신분열병을 심하게 앓고 있습니다. 제 의견으로는 병원에서의 구금 기간 동안 의미 있는 치료는 이루어지지 않았습니다.

히긴스 판사: 그렇다면 어떤 대안이 있습니까?

플라워즈 박사: 장기간 입원 치료가 가능한 병원으로의 이송을 제안합니다. 정상적인 인간관계를 맺을 수 있는 단계로 호전되었다는 전문의의 판단이 내려질 때까지(로이스에 대한 집착이 사라질 때까지) 입원시켜야 합니다. 그것은 몇 년의 시간이 걸릴 것입니다. 그러한 진전이 없다면, 그는 계속 위협적인 존재로 남을 것입니다.

히긴스 판사: 정신의학은 아직 완벽한 과학이 아닙니다. 특히 미래를 예측하는 능력에서 말이죠. 비록 로버트가 협박 편지를 보내긴 했지만 아무도 해치진 않았습니다. 그런 이유로 그를 평생 가둬 둘 수는 없습니다. 법정은 미래에 생길지 모르는 범죄에 대해 그 사람을 구금할 수 없는 것입니다. 나는 로버트를 부모에게 돌려보낼 것입니다. 로버트는 반드시 외래 환자로서 부모가 정한 병원에서 정기적 진찰을 받아야 합니다. 그리고 만약 로버트가 어떤 이에게 위협을 가한다면, 플라워즈 박사가 추천한 병원으로 보내 구금할 것입니다. 로버트, 제 말을 이해했나요?

로버트: 충분히 이해했습니다. 실망시키지 않겠습니다.

플라워즈 박사: 지금 법정은 끔찍한 실수를 저지르고 있습니다. 로버트 우즈가 풀려난다는 사실을 로이스와 그녀의 부모에게 즉시 알릴 것을 요청합니다.

히긴스 판사: 플라워즈 박사님. 당신의 반대 의견은 모두 법정에 기록되어 있습니다. 로이스에게는 즉시 피고의 석방 소식이 통보될 것입니다. 추측을 근거로 사람을 몇 년이나 구금할 순 없습니다. 난 이른바 '전문가'의 의견만을 근거로 모든 것을 결정하는 사람이 아닙니다. 로버트 우즈, 당신은 자유입니다. 폐정하겠습니다.

영구적인 폐쇄병동행

부모님의 간곡한 청원 덕에 로버트는 학교로 돌아갈 수 있었다. 플라워즈 박사는 로이스에게 중서부 고향 근처로 전학할 것을 강력히 권유했고, 마지못해 로이스는 제안을 받아들였다. 로버트는 변함없이 우수한 학과 성적을 보였고, 매주 학교 상담실에서 전문가의 치료를 받았다. 그는 4학년이 되던 해의 추수감사절 휴가 기간 동안 대학원 입학 절차를 밟겠다고 말했다. 그리고 버클리에 있는 친구와 추수감사절을 보낼 예정이라며 부모를 안심시켰다. 그러나 로버트는 로이스가 살고 있던 중서부행 비행기에 몸을 실었다. 그는 이틀간 로이스를 미행한 후, 근처 시내에서 구입한 장총으로 그녀의 머리를 쏘았고, 그녀는 사망했다. 그는 범행을 저지르고 곧바로 플로리다행 버스에 몸을 실었다. 버스는 애틀랜타에서 경찰에 의해 세워졌고, 로버트는 별다른 저항 없이 체포되었다. 로버트는 지금도 정신병에 의한 범죄자로 정신병원에 수감되어 있다.

로버트 우즈에 대한 DSM-IV-TR 진단

이 장에 수록된 로버트 우즈 사건은 30년 전, 즉 내가 전문의로서 첫걸음을 내딛은 시기에 발생했다. 당시는 DSM-II(American Psychiatric Association 1968)가 사용되던 시절이었다. 정신분열병은 단순형, 파괴형, 편집형, 아동형, 긴장증형, 분열정동형 등의 하위 유형으로 분류된다. 당시 플라워즈 박사는 외톨이이고, 비논리적이며, 현실 검증력이 없고, 환상이나 망상의 증거가 없는 사람들을 '단순형 정신분열병simple schizophrenia'이라 진단했다. 이들은 자기몰두형으로 분류될 수 있는데, 관계를 맺는 데 심각한 어려움을 겪기 때문에 학습 능력 또는 직업적 역량이 크게 저하된다. 이러한 진단은 황폐성 장애에 중점을 두는 방향으로 변해 갔고, DSM-IV-TR에 '단순 황폐성 장애simple deteriorative disorder'라는 진단명으로 분류되어 있다. 진단 기준은 〈표 11-1〉(American Psychiatric Association 2000)에 요약되어 있다.

표 11-1 단순 황폐성 장애에 대해 제안된 진단 기준(DSM-IV-TR에서 약간 수정됨)

1. 직업적 또는 학업기능의 두드러진 저하
2. 무논리증, 무의욕증, 정동의 황폐화와 같은 음성 증상의 출현과 점진적 악화(정서표현, 말수, 동기의 감소)
3. 친밀한 대인관계의 감소
4. 사회적 위축

출처: American Psychiatric Association: *Diagnostic and Statistical Manual of Mental Disorders*, 4th Edition, Text Revision. Washington, DC, American Psychiatric Association, 2000, p. 771. 허락하에 사용함.

비록 많은 부분에서 로버트 우즈는 이 진단 기준을 만족시키지만, 그의 혼란스러운 사고 체계와 손상된 현실 검증력 등은 이 진단 기준에는 언급되어 있지 않다. DSM-IV-TR에 따르면, 로버트 우즈는 '분열형 성격장애schizotypal personality disorder'로 분류될 수 있다. 이 질환의 진단 기준은 〈표 11-2〉(American Psychiatric Association 2000)에 언급되어 있다.

분열형 성격장애를 가진 사람들 중 대다수가 타인에게 위험하지 않다는 사실은 굉장히 중요하다. 오히려 그들은 타인과의 접촉을 피하려 애를 쓴다. 하지만 이 진단 기준 내의 어떠한 하위집단은 타인과의 관계가 극도로 혼란스러운 나머지 갈등을 겪거나 나아가 폭력적 성향을 보일 수도 있다. 성격장애에는 반사회적 성격장애(위험한 스토커나 범죄자로 발전하는)를 비롯하여 다양한 유형이 있다. 안타깝게도, 분열형 성격장애를 가진 사람들 중 일부는 스토커나 범죄자가 된다.

DSM-IV-TR은 다음 절인 '분열형 성격장애의 진단적 특징'에서 진단 기준을 논의하고 명확하게 하는 데 큰 도움을 주었다. 비록 어떠한 특징은 로버트 우즈와 관련이 없지만, 앞으로 당신이 이런 사람을 대할 때 도움이 될 것이다.

표 11-2 분열형 성격장애의 진단 기준

A. 인지 및 지각의 왜곡, 기이한 행동을 보일 뿐 아니라 친밀한 관계를 극도로 불편해하고 그러한 관계를 맺을 능력이 감소되는 특징을 보이는 사회적·대인관계적 결핍의 패턴이 전반적으로 나타나며, 이러한 패턴은 성인기 초기에 시작되며 여러 상황에서 다음 중 5개 이상의 항목을 충족시킨다.

1. 관계 망상적 사고(관계 망상은 제외)
2. 행동에 영향을 미치는, 하위 문화의 기준에 맞지 않는 괴이한 믿음이나 마술적 사고(예: 미신, 천리안에 대한 믿음, 텔레파시, '육감'; 아동이나 청소년인 경우 괴이한 환상이나 집착)
3. 신체적 착각을 포함한 유별난 지각 경험
4. 괴이한 사고와 언어(예: 애매하고, 우회적이고, 은유적이고, 지나치게 자세하게 묘사되거나 또는 상동증적인)
5. 의심이나 편집적인 사고

6. 부적절하거나 제한된 정동
7. 괴이하고, 엉뚱하거나 특이한 행동이나 외모
8. 가족 외에는 가까운 친구나 마음을 털어놓을 수 있는 사람이 없다.
9. 친밀한 관계를 맺은 후에도 과도한 사회적 불안이 줄어들지 않는데, 이는 자신에 대한 부정적인 판단 때문이라기보다는 편집적인 두려움 때문이다.

B. 장해가 정신분열병, 정신병적 양상이 있는 기분장애, 기타 정신병적 장애, 또는 전반적 발달장애의 경과 중에만 나타나는 것이 아니다.

* 주의: 만약 분열형 성격장애가 정신분열병의 발병보다 먼저 있었다면 괄호에 '병전 premorbid'이라고 쓴다(예: 분열형 성격장애[병전]).

출처: American Psychiatric Association: *Diagnostic and Statistical Manual of Mental Disorders*, 4th Edition, Text Revision. Washington, DC, American Psychiatric Association, 2000, p. 701. 허락하에 사용함.

분열형 성격장애의 진단적 특징(DSM-IV-TR, pp. 697-698에서 약간 수정됨)

분열형 성격장애의 주요 특징인 상호작용의 결핍은, 친밀한 관계를 맺는 것에 대한 극심한 불안과 사교 능력 부족에 의하여 나타난다. 인지적 혹은 지각적 왜곡과 기이한 행동 양태는 이 질환의 특성이다. 이러한 증상들은 성인이 되면서 시작되고 다양한 맥락 속에서 나타난다. 분열형 성격장애를 가진 사람들은 관계사고ideas of reference를 갖기 쉬운데, 이것은 일반적 사건에 대해 특별한 의미를 부여하여 (특히 특정인에 대해서) 잘못된 해석을 하는 경향이다. 분열형 성격장애를 가진 사람들은 미신적이거나 초자연적 현상에 관해 깊은 관심을 나타내기도 한다. 그들은 자신들이 미래를 예측할 수 있고, 타인의 생각을 읽을 수 있다고 생각한다. 몇몇은 직접적으로 타인을 조종할 수 있다고 믿기도 하고(예: 배우자가 개를 산책시키는 것은 자신이 그렇게 하도록 조종했기 때문이라고 믿는 태도), 혹은 마술적 제의祭儀(예: 불행을 피하기 위해 특정 장소를 항상 세 번 지나치는 습관)를 통하여 간접적으로 조종할 수 있다고 믿기도 한다. 같은 공간에 없는 사람을 인지한다든지, 누군가 자신의 이름을 계속적으로 부르는 것처럼 느끼는 왜곡된 지각을 가질 수도 있다.

환자들은 언어적 능력에도 한계를 보이는데, 약간의 맥락은 가질 수 있지만 논점이 없고 딴소리를 하는 등 전체적으로 모호한 언어를 사용한다. 그들의 대답 또한 너무 추상적이거나 구체적인데, 사용하는 개념과 언어가 일반적이지 않다. 직장 동료가 자신의 험담을 한다는 식의 의심이 많거나, 더 나아가 피해망상을 갖기도 한다. 타인을 대할 경우에 이들은 자신의 감정을 조절하는 데 애를 먹는다. 타인의 눈에는 어딘가 경직되어 있고, 엄격해 보일 수도 있고, 때로는 괴짜로 비쳐질 수도 있다.

환자의 특이한 버릇, 의복, 위생 상태 등 때문에 이들은 괴상한 사람으로 여겨지기 쉽다. 이들은 일반적 사회적 관례(대화 시 눈 맞추기, 더럽거나 몸에 맞지 않는 옷 입지 않기, 동료 간에 도움을 주고받기)에 신경 쓰지 않는다. 이들에게 사회생활은 어렵고 불편하다. 잘 모르는 사람이 섞여 있는 사회적 상황은 특히 이들을 긴장시킨다. 환자들은 때때로 사회성 결여로 인한 고충을 토로하지만, 타인과의 접촉을 줄이고자 노력하는 행동 패턴을 나타낸다. 결과적으로 부모와 형제를 제외한다면, 이들에게 친구는 없거나 혹은 극소수를 갖고 있을 뿐이다. 꼭 필요하다면 타인과 상호관계를 맺을 수 있지만 가능한 한 피한다. 그들은 타인과 다르고, 적응하기 힘들기 때문이다. 익숙해진 특정 공간에서도 이들의 불안은 쉽게 없어지지 않는다.

〈표 11-3〉에서는 로버트의 사례를 예로 들어 분열형 성격장애 치료의 주요 원칙을 요약했다.

표 11-3 로버트의 사례를 통해 살펴본 분열형 성격장애 치료의 주요 원칙

병력적 사실	주요 원칙	해석
어린 시절 로버트는 감정조절이 힘들었고, 또래와 어울리지 못했다.	분열형 성격장애를 가진 사람은 어린 시절을 외톨이로 보낸 경우가 많다.	로버트의 부모는 아들을 돕기 위해 최선을 다했다(많은 비용을 들임).

로버트는 수학과 과학의 영재였다.	천재적 지능을 가진 사람도 분열형 성격장애를 가질 수 있다.	부모와 정신과 전문의들은 로버트의 문제점들은 천재적 지능에서 비롯된, 악의 없는 부작용쯤으로 해석해 보려 애썼다.
대학에서 로이스에 대한 로버트의 강박이 시작되었다.	환자들은 극도로 비뚤어진 인간관계를 형성한다.	로이스에게 강한 성적 충동을 느꼈지만, 로버트에겐 남들처럼 일반적인 관계를 맺을 만한 능력이 없었다.
비록 로이스와 대화한 적은 없지만, 로버트는 그녀와 자신이 가까운 사이라고 확신했다.	분열형 성격장애의 주요 기능장애는 현실 검증력 부재이다.	로버트는 로이스와의 초자연적인 소통이 실재한다고 믿었다.
로버트는 로이스가 다른 젊은 남자와 함께 있는 것을 보고 분노했다.	현실과 망상이 충돌했을 때 그 결과는 단순히 속상한 마음에서 재앙적 결말까지 다양할 수 있다.	성적 좌절감과 사회성 부족이 로이스에 대한 망상을 키웠다. 현실의 경쟁자가 나타났을 때 로버트는 무력감과 분노를 느꼈다.
로버트는 익명의 협박 편지를 보냈다.	분열형 성격장애를 가진 사람들은 공평한 규칙이 있는 장에서의 직접적 대립을 꺼린다.	사회적 경쟁 능력이 없는 로버트는, 원거리에서 조정 가능한 폭력과 협박을 선택했다.
처음에 로이스와 게리는 편지의 의미를 애써 축소시켰다.	어떤 종류의 협박이라도 신중하게 대처해야 한다.	공포, 부정, 젊은이의 무경험이 너무 순진하고 부정확한 결론을 내리게 된 원인이었다
로버트는 청산가리로 게리의 애완견을 죽였다.	동물이나 사람에 대한 과거의 폭력은 미래의 폭력에 대한 강한 예측요인이다. 은밀하게 행해진 폭력은 재발될 가능성이 더욱 높다.	플라워즈 박사만이 이 행위의 함의를 이해했다. 다른 모든 사람은 함의를 축소시키려 노력한 것으로 보인다.
로버트의 부모는 학식과 교양을 갖춘 사람들이었지만 아들의 심리적 문제를 간파하지 못했으며, 치료진과의 협력도 원활하지 못했다.	부모의 사랑은 맹목적일 수 있다. 특히나 정신병을 심하게 앓고 있는 사람을 대할 때 무지는 심각한 결과를 낳을 수 있다.	아들에 대한 사랑과 죄책감이 현실을 객관적으로 볼 수 없게 만들었다. 그들의 분노는 플라워즈 박사에게로 투사되었다.
로버트의 부모는 대학 총장과의 관계를 이용하여 아들의 치료에 개입하려 했다.	사회적 명사가 개입하면 치료의 질은 오히려 떨어진다.	아들의 치료 과정에 개입한 부모는 비극적 결과에 대해 일정 부분 책임이 있다.
로버트는 부모, 변호사, 전문의, 그리고 판사를 속이려 들었다.	살인을 저지를 수 있는 자에게 정직을 기대하지 마라. 치명적 결함을 가진 사람들에게 거짓말은 아주 쉬운 일이다.	비록 현실 검증력이 떨어졌지만, 로버트는 자신의 병리를 숨길 수 있는 능력을 갖추고 있었다.

히긴스 판사는 플라워즈 박사의 경고에 주의를 기울이지 않았다.	미국의 사법제도는 정신병 환자가 연루된 사건에 대한 보호와 판단 기능이 미흡하다.	히긴스 판사는 선의를 갖고 있었지만 전문가의 경고를 무시했다. 법정의 오만 또한 로이스의 죽음에 책임이 있다.

뇌 그리고 분열형 성격장애

대부분의 전문가들은 분열형 성격장애를 정신분열병의 일종으로 보고 있다. 유전학적 · 역학적 연구와 뇌영상 연구에 따르면, 정신분열병은 근본적으로 뇌의 장애로 인한 결과이다. 가족력 연구 결과에 따르면, 가족 구성원 중 정신분열병 환자가 있을 경우 분열형 성격장애 발생의 확률은 높아진다(Kendler et al. 1993; Torgersen et al. 1993). 다른 연구자에 따르면, 분열형 성격장애를 가진 사람의 뇌 단층촬영에서 뇌심실이 부푼 흔적을 목격할 수 있는데 이것은 또한 만발한 정신분열병full-blown schizophrenia 환자에게서도 나타나는 현상이다(Buchsbaum et al. 1997). 결론적으로, 뇌 기능의 특정 영역을 측정하는 여러 가지 신경심리검사를 실행했을 때, 정신분열병 환자들이 비정상적인 결과를 보이는 여러 가지 항목에서 분열형 성격장애를 가진 사람들 역시 비정상적 결과를 나타낸다(Cadenhead et al. 2000; Trestman et al. 1995). 정신분열병이 뇌의 장애라는 것을 확증하는 자료 중 대다수가 분열형 성격장애를 가진 사람들에게도 적용되므로, 분열형 성격장애의 결정적 요인 중에는 뇌와 관련된 것이 있을 것이라고 간주해도 무방할 것이다. 분열형 성격장애에 관한 신경심리학적 연구는 치료(예: 뇌에 직접 작용하는 약물의 사용), 유전(예: 부모가 될 사람들에 대한 유전학적 조언), 법률적 사항(예: 해당 장애를 갖고 있으면서 폭력적 범죄를 저지른 사람들이 스스로의 행동을 이해하고 통제할 수 있는가?) 등의 다양한 영역에 관해 여러 가지 시사점을 던져 주고 있다.

분열형 성격장애의 치료

로버트의 사례에서 볼 수 있듯이, 분열형 성격장애를 가진 사람은 대체로 정신과 전문의의 도움을 얻지 못한다. 그들이 전문가의 도움을 받기 힘든 이유는 크게 세 가지로 나눌 수 있다. 첫째, 그들의 기본 성향이 사회적 불안, 고립, 친밀한 관계 맺기의 어려움 등인데 이러한 성향은 정신치료에서의 필수 요소와 직접적으로 대립한다. 둘째, 이러한 증상은 피해망상, 이상한 신념, 관계사고를 포함한 현실 검증력의 부재를 특징으로 한다. 이런 생각이나 신념은 치료자에 대한 불신으로 이어지고, 자신의 생각을 발설하는 데 방해 요인이 된다. 셋째, 이들은 예외 없이 빈약한 통찰력의 소유자들인데, 자신이 정신적 질환을 앓고 있다는 사실에 대한 인지 자체가 불가능하거나 새로운 문제를 일으킴에 있어서 자신의 역할을 이해하는 데 한계가 있다. 타인의 호의나 혹은 자신과 전혀 관계없는 행동조차 자신에게 해를 끼친다고 느끼기 십상이다. 자신의 경험이 현재의 혼란한 생각들과 어떻게 연결되는지 이해하는 것조차 이들에겐 힘든 도전 과제이다. 다르게 말하자면, 분열형 성격장애는 정신과 치료에 있어 가장 어려운 유형 중 하나이다. 이런 환자들 대부분은 치료 과정을 불신한다. 로버트의 사례에서 보았듯이, 경험 많은 전문가조차 분열형 성격장애를 가진 사람을 돕는 데 상당한 어려움을 겪는다. 이런 환자들은 법정의 명령이나 가족에 의해 병원에 끌려올 경우, 무관심이나 거부의 방식으로 저항하곤 한다. 이런 상황에선 가장 숙달된 전문가조차 환자로 하여금 치료를 받게 하는 데 실패할 수 있다.

앞서 언급한 모든 어려움에도 불구하고, 정신의학자들은 분열형 성격장애의 치료에 단호히 앞장서 의술 발전에 최선을 다하고 있다. 마이클 스톤Michael Stone 박사는 오랜 치료기간을 통하여, 분열형 성격장애의 치료에 다섯 번 성공한 결과(비록 핵심 장애는 남아 있지만)를 기록한 바 있다(Stone 2001). 나는 스톤 박사의 개념적 치료 접근방식에 진심으로 지지를 보낸다. 스톤 박사는 특정 증상이나 환자 각각의 사례에 맞춰 여러 치료 방식 중 일부를 선택하고 개별화할 것을 권유한다.

정신치료

스톤 박사는 통찰 지향 정신치료insight-oriented psychotherapy의 주요 목표가 분열형 성격장애를 가진 사람들이 타인과 소통할 수 있도록 해 주는 것이라 생각한다. 그는 환자에게 일주일에 한 번 정도의 외래 치료를 받을 것을 제안하고 있다. 이 치료의 구조적 규칙(치료 회기 외의 시간 및 장소에서 치료자와 만나지 않는다, 치료자에 대한 자신의 솔직한 심정을 털어놓는다, 치료자에 대한 불만의 원인을 분석한다.)을 통하여 다른 사람들과의 소통 과정이 어떻게 왜곡되어 가는가를 밝혀낼 수 있다. 지지적 정신치료supportive psychotherapy는 특히 분열형 성격장애에 효과적이다. 치료자는 환자의 가족, 직장, 대인관계의 문제 해결을 위해 적극적으로 개입한다. 격려를 통하여 용기를 주고, 왜곡된 현실 검증력을 바로잡는 데 도움을 준다. 기본적으로 이러한 치료는 아주 느린 속도로 진행되고, 몇몇 환자는 일생 동안 이러한 심리치료를 받는다. 인지행동치료cognitive-behavioral therapy는 기능장애를 수반하는 잘못된 추정에 초점을 맞추는 방식이다. 한 연구에 따르면, 분열형 성격장애를 가진 사람은 크게 세 가지의 잘못된 추정을 하는 경향이 있는데 다음과 같다(Beck and Freeman 1990).

1. "혹독한 환경 속에 내버려진, 외계인이 된 듯한 기분이다."
2. "우연히 생기는 일이란 없다."
3. "인간관계는 끔찍하다."

이러한 추정들과 환자의 인간관계는 치료를 통하여 재구성된다. 타인의 이목을 끌게 할 만한 버릇, 말하는 방식, 행동 방식 등의 교정도 이루어진다. 사회적으로 적합한 응답 양식에 대한 교육 또한 이 치료법의 주요 과정 중 하나이다. 가족치료family therapy 및 집단치료group therapy 역시 분열형 성격장애에 효과적일 수 있다. 이 두 가지 기법은 의사소통 과정 중의 왜곡을 정정해 주며 대화 참여를 유도하는 효과가 있다. 그리고 타인의 대화 내용에 귀 기울이는 방법을 배우게 하며,

그 메시지를 지나치게 개인적으로 받아들이는 행위를 경고하며 예방한다. 이러한 과정의 반복을 통해 환자는 자신의 생각과 감정을 자신 있게 표현하게 된다.

약물치료

환자가 약물치료에 동의만 한다면, 이것은 아주 효과적인 방법이 될 것이다. 하지만 이 방법에도 딜레마가 있다. 치료자와 약물에 회의적인 환자라면, 약을 통해서 그들의 사고, 행동, 감정을 조종하려 한다고 생각하기 때문이다. 때때로 환자는 의사가 자신을 죽이려 한다거나 자신의 독특한 사고를 짓누르려 한다는 피해망상을 갖기도 한다. 그러므로 약물치료를 위해서는 환자와 치료자 간의 믿음이 전제되어야 하는데, 왜곡된 현실 검증력을 갖고 있는 분열형 성격장애를 가진 사람에게 타인과의 신뢰 문제는 전적으로 항정신병 약물의 투여 여부에 달려 있다. 결론적으로, 신뢰관계를 갖기 위해 천천히 접근하는 자세가 중요하다. 나는 리스페리돈risperidone, 올란자핀olanzapine, 퀘티아핀quetiapine 계열의 새로운 항정신병 약물을 사용해 보았고, 이러한 약물은 낮은 복용량으로도 좋은 결과를 나타냈다. 이와 같은 약물은 정신병 환자의 사고를 조직화하는 데 매우 효과적이고, 정신치료의 성과가 더욱 빠르고 효과적으로 나타날 수 있게 촉진해 준다. 분열형 성격장애를 가진 사람에게 우울증이 수반되는 경우 항우울제는 매우 효과적이며, 그들에게 심각한 불안이 있을 경우 항불안제 역시 효과적이다.

분열형 성격장애를 가진 사람에게 위협이나 스토킹을 당할 때의 대처법

로버트의 사례에서 희생자인 로이스는 끝내 자신을 공격하는 자가 누구인지 알지 못했다. 그것은 특이한 경우가 아니다. 이런 공격에 가장 취약한 사람들은 배우, 뉴스 앵커, 가수, 운동선수, 모델, 정치가, 저널리스트, 사교계 명사 등 항상 쉽게 노출되는 공인들이다. 또 어떠한 이유에서든 남들 눈에 띄기 쉬운 사람도 표적이 되기 쉽다. 카리스마 넘치는 사업가, 인기 많은 강연가, 로이스처럼 아름답고 이지적인 여인들도 마찬가지이다.

분열형 성격장애를 가진 사람과 가볍게 알고 지내던 사람들이 강박의 대상에서 원한의 대상으로 변질되는 것도 일반적이다. 정신병 환자들은 살면서 언젠가는 정신 감정을 받기 때문에 병원에서 근무하는 사람들도 표적이 되기 쉽다. 나는 과거나 현재의 환자가 자신을 위협하고 있다며 도움을 청하는 많은 동료들로부터 이러한 사례를 많이 접해 왔다. 환자와 치료자의 관계에서 생길 수 있는 격렬한 감정이 치료자를 표적으로 만드는 것이다. 좋은 예로, 플라워즈 박사에 대한 로버트의 마음처럼 이러한 감정은 부정적일 수도, 혹은 긍정적일 수도 있다. 가장 중요한 변수는 그러한 감정의 강도intensity이다. 환자는 대상과의 직접적 의사소통이나 일반적 관계의 수립 같은 방식으로 자신의 감정을 조절할 능력이 없다. 환자의 첫 감정이 긍정적이든 부정적이든, 강박의 대상은 환자에게 적절하게 화답할 수 없기 때문에 긍정적 감정도 곧 극심한 분노로 바뀔 수밖에 없다. 환자의 현실 검증력 부재와 자기몰두성self-absorption은 대상이 자신을 속이고 있거나 존중하지 않는다는 식의 낙담으로 몰고 간다. 이때 두 가지 상반된 상황이 초래되는데, 분노를 안으로 삭히고 우울에 사로잡혀 결국 고독한 존재로 남거나, 분노를 표출시켜 폭력과 위협의 주체가 되는 것이다.

구체적 대처 방안

이 장은 분열형 성격장애의 특징과 행동 패턴을 파악하여 이러한 병리를 구분할 수 있도록 돕기 위해 집필되었다. 다음 내용에서는 분열형 성격장애를 가진 사람에게 위협을 당할 때의 대처 원칙들을 기술했다. 이 원칙들은 비슷한 상황에 놓였던 동료들과 환자들의 조언을 바탕으로 몇 년에 걸쳐 완성되었다. 또한 편집성 성격장애나 반사회적 성격장애와 같은 그 밖의 성격장애를 가진 위험한 사람들을 대할 때에도 적용될 수 있다. 〈표 11-4〉에는 이러한 원칙들을 간

추린 내용을 정리했다.

표 11-4 분열형 성격장애를 가진 사람에게 위협을 당할 때의 대처 원칙

1. 사소한 위협도 진지하게 받아들인다.
2. 협박의 주체가 확실해지기 전까지는 어떠한 가능성도 배제하지 않는다.
3. 경험 많은 전문가의 도움을 받는다.
4. 전문가의 지시를 따른다.
5. 직접 위협자와 대면하지 않는다. 전문가나 중재자만이 위협자를 상대한다.
6. 일단의 해결책이 나와도 신변보호를 계속한다.
7. 안전을 위해 원칙 1~6번을 반드시 따라야 한다.

결과의 심각성을 반영하여, 일곱 가지 원칙에 대해 자세한 설명을 부연한다.

원칙 1. 사소한 위협도 진지하게 받아들인다

일반적으로 부정의 강도가 높을수록, 끔찍한 결과의 가능성 또한 높아진다. 예를 들면 폭력 성향이 강한 환자를 대하는 전문가들조차 환자의 무기 소지 여부를 묻지 않는다. (내 도움을 청한 동료들에게 하는 첫 번째 질문 중 하나가 이것인데, 대부분 무기 소지 여부를 묻지 않았다고 한다.) 이러한 결정적 실수는 사실 무의식적으로 거대한 공포에 대해 스스로 부정하고 있기 때문에 발생하는 것이다. 불행하게도 이러한 부정의 결과는 때로 참혹하다. 할 수 있는 모든 수단을 동원하여 사소한 위협까지 대처해야만 위험으로부터 자신을 보호할 수 있다.

원칙 2. 협박의 주체가 확실해지기 전까지는 어떠한 가능성도 배제하지 않는다

흔한 부정 방식 중 하나는 가장 만만해 보이는 사람을 의심하는 것인데, 그래야 자신이 큰 위험에 빠지지 않았다는 위안을 얻을 수 있기 때문이다. 이러한 접근은 상황을 통제할 수 있다는 안심까지 보태 준다. 로버트의 사례에 비추어 이야기하자면, 로이스는 로버트를 몰랐기 때문에 당연히 그를 의심조차 할 수 없었다. 대신에 남자 친구와 헤어진 옛 여자 친구가 저지른 일이라는 엉뚱한 결론을 내렸다. 확실한 증거 없이 성급한 결론을 유추하면, 의심을 받은 사람과의 관계도 엉망이 될 뿐 아니라, 소중한 시간과 돈이 낭비된다. 이러한 낭비는 진범을 잡는 데 결정적인 장해물이 될 수도 있다.

원칙 3. 경험 많은 전문가의 도움을 받는다

당신이 협박을 받고 있다면 전문가의 도움이 꼭 필요하다. 직접 사건을 해결하려 하지 말라. 협박이 당신을 겨냥한다면 당신은 절대 객관적일 수 없다. 당신이 정신의학자이거나 경찰이라면 자신이 이 일을 해결하는 데 적임자라고 생각하겠지만, 당신은 틀렸다! 당신은 객관적일 수 없기 때문에 자신의 맹점을 자각할 수 없고, 바로 그 사각지대가 치명적일 수 있다. 당연히 숙련된 전문가의 도움이 필요하다. 지역경찰, 검사, 지방검사, 사설탐정, 사설 보안업체 등 많은 전문가가 존재한다. 당신이 원하지 않더라도, 지금 일어나고 있는 일은 현실이다. 적당한 전문가를 가려내는 것도 상당한 시간, 노력, 돈이 드는 일이다. 하지만 적절한 도움은 그만큼의 가치가 있다. 당신의 안전이 어떤 사람의 도움을 받느냐에 달려 있다고 해도 과언이 아니다.

원칙 4. 전문가의 지시를 따른다

전문가의 지시사항이 껄끄러울 수 있다. 그런 감정은 충분히 이해가 된다. 그들이 당신의 안전을 지키기 위해 하는 행동이 어떤 면에선 당신의 삶을 혼란스럽게 할 수도 있다. 그들은 당신에게 이사하기를 권할 수도 있고 직장을 바꾸라고 조언할 수도 있다. 위협자를 고소하라고 종용하기도 하며 접근 금지 명령을 받아 내라고 충고하기도 한다. 그런 구체적 행동들이 위협자를 자극할지도 모른다는 걱정이 들 수도 있다. 그러나 전문가들이 당신을 위협자들로부터 보호하기 위해 가능한 한 모든 방법을 강구하고 있음을 알아야 한다. 모든 사례는 독특하므로 하나의 공식만을 대입할 수 없다. 당신이 알아 두어야 할 것은, 대부분의 사람들은 소극적 태도와 방식을 선택하면서 사건이 조용히 해결되기만을 바란다는 것이다. 이런 방식은 맞을 수도 있고 그렇지 않을 수도 있다. 로버트 사건을 떠올려 보자면, 게리는 협박 편지를 완전히 무시해 버렸고 그의 애완견은 죽임을 당했다. 로버트는 번지가 싫었던 게 아니다. 그는 개를 죽일 때처럼 쉽게 게리 또한 죽일 수도 있었다. 정말 불편한 사실은 로버트의 부모나 판사도 플라워즈 박사의 강한 경고(경험 많은 정신과 전문의가 퇴원에 동의할 때까지 로버트는 폐쇄병동에 구금되어야 한다는)에 귀 기울이지 않았다는 사실이다. 어쨌든, 그 누가 젊은 대학생이 미래의 살인자라 생각할 것이며, 그를 폐쇄병동에 무기한 구금할 것을 원하겠는가. 미래를 예측한 플라워즈 박사만이 확고한 자세를 취했던 것으로 보인다. 모든 것이 밝혀진 후에야 그의 말에 귀 기울이지 않았던 것을 모두가 후회하고 있다. 스토킹이나 협박의 경우에 가장 쉬운 방법이 가장 안전한 방법은 아니다. 당신이 내 말을 따르기 힘들 것임을 알지만, 내 충고의 핵심은 최고의 전문가를 찾기 위해 노력하고, 그들의 지시에 따르라는 것이다.

원칙 5. 직접 위협자와 대면하지 않는다, 전문가나 중재자만이 위협자를 상대한다

성격장애를 가진 사람에게 당신이 위협당하고 있다면, 그를 직접 설득하려 해서는 안 된다. 뇌의 이상에서 기인한 질환을 앓고 있는 위협자는 본질적으로 비논리적이다. 현실 검증력, 분노 조절 능력, 폭력적 충동 조절력 등에 문제가 있을 수도 있다. 당신이 타당하고 합리적인 설명을 제시해도 그것은 결국 왜곡되고 당신에게 불리한 상황을 초래하게 되는 것이다. 피해자가 직접 나설 때 상황이 악화되는 경우가 대부분이다. 위협자는 협박을 통하여 당신과 개인적으로 접촉할 수 있기를 갈망하는데, 당신이 개입하면 협박의 강도는 높아지고, 따라서 위험성은 더욱 커질 수밖에 없다. 중재자는 이러한 역동을 여러모로 바꿀 수 있다. ① 위협자의 관심 대상을 피해자에게서 중재자 자신으로 바꿀 수 있다. ② 전문가와 중재자는 위험에 대처하는 법을 알고 있다. ③ 위협자는 당신이 더 이상 혼자가 아니며 보호받고 있다는 것을 알게 된다. ④ 위협자는 처음으로 위험이 분산되는 것을 목격한다. 이후에는 모든 협박의 효과가 줄어들고 있음을 알게 된다. 중재자의 개입으로 인한 역학관계의 변화(피해자 → 중재자)가 위험을 상당 부분 감소시킨다. 이러한 방향전환은 의뢰인의 마음을 즉각적으로 안정시킬 수 있다.

원칙 6. 일단의 해결책이 나와도 신변보호를 계속한다

만일 성격장애를 가진 사람이 당신을 위협하는 일이 생겼다면, 당신 인생은 영원히 바뀐다는 사실을 인정해야 한다. 만족할 만한 결과(예: 위협자가 무기징역을 선고받음)가 발생해도 아직 위험 상황은 종료된 것이 아니다. 예를 들어 환자가 탈출을 감행하거나 가석방된다면 기회가 있을 때 당신을 해칠 수 있다. 물론 당신은 모든 것을 과거 속에 묻어 두고 싶겠지만 현실은 그렇지 않다. 피해자와 분리되어 몇 년이 흘렀는데도 협박자의 폭력적 집착 등이 변치 않는 예는 너무나도 많다. 협박자의 현재 신상에 대한 조사는 당신 몫이다. 반드시 전문가와 중재자를 통해 정보를 얻고, 그들의 협조를 구해야 한다. 전문가와 중재자는 당신의 안전에 상당한 책임감을 가지고 있고, 감정적 동요 없이 일 처리를 성공적으로 해낼 사람들이다. 전문가들은 당신과 위협자와의 물리적 거리를 최대한 멀리 떨어뜨릴 것이다. 전문가들이 계속 당신을 보호하고 있다는 사실을 확인하는 것이 당신의 과제이다.

원칙 7. 안전을 위해 원칙 1~6번을 반드시 따라야 한다

- 좋은 소식: 당신이 내 모든 원칙을 따랐다면 이제 안전하다. 당신이 전문가의 조언에 따라 행동했다면, 협박은 멈출 것이며 위험은 경감될 것이다.

- 나쁜 소식: 당신이 내 원칙 중 몇 가지만 따르며 전문가와 함께하지 않는다면 위험은 여전히 남아 있다. 나의 원칙을 따르지 않았기 때문에 로버트의 사례는 비극적 결말로 끝났다. 이 원칙에 위배된 부분은 아래와 같다.

1. 로이스와 게리는 로버트의 첫 협박 편지를 진지하게 받아들이지 않았다.
2. 범인을 가려내는 데 있어서 성급한 결론을 내렸다.
3. 로이스의 가족은 전문가의 도움을 요청하지 않았다. 그들은 사건 전체에 있어서 너무나 소극적 태도를 보였다. 반면에 로버트의 가족이 고용한 정신과 의사는 '불 속의 폭약' 같은 존재였다. 법정에 서는 소위 전문가라는 자들은 자신에게 돈을 지불하는 쪽에 호의적인 증언을 해 주기 쉽다.
4. 로이스의 부모는 공판에 참석하지 않았기 때문에 전문가의 지시를 듣거나 그들로부터 조언을 구할 수가 없었다. 이것은 참으로 불행한 일인데, 왜냐하면 그들에겐 너무나도 적절한 전문가인 플라워즈 박사의 도움을 받지 못했기 때문이다. 만약 그들이 적극적으로 플라워즈 박사의 도움을 얻었더라면, 로버트 가족에게 호의적이었던 히긴스 판사의 판결을 흔들어 놓을 수도 있었다.
5. 로이스와 그 가족은 로버트를 알지 못했고, 그와 직접 대면한 적도 없었다. 이 사례에서 원칙 5번은 지켜진 셈이다. 이것은 안전을 보장받기 위해서는 내가 제시한 모든 원칙을(그중 일부가 아니라) 지켜야 함을 나타내는 증거로 볼 수 있다. 아무튼 원칙 5번은 너무나도 중요하다. 위협자와의 직접 대면은 끔찍한 결과를 야기할 수 있다.
6. 비록 로이스는 고향 근처의 학교로 전학을 갔지만, 그녀와 가족은 로버트의 강제 입원 후 그의 소식에 관심을 갖지 않았다. 플라워즈 박사의 요구대로 그녀의 가족은 로버트의 석방 소식을 들을 수 있었지만, 로이스의 신변보호를 위한 어떠한 추가 대책도 세우지 않았다. 로이스의 문제가 해결되었다고 생각한 지 일 년 이상 지난 후에야 살인사건이 일어났다.

후기

1996년 4월 4일, 환자와 상담 중이었던 나는 비서의 긴급 호출을 받았다. 샌프란시스코에서 FBI 요원이 급히 전화를 해 왔다는 것이다. 연쇄 소포폭탄 테러범(유나바머Unabomber)을 체포했다는 소식을 전하기 위해서였다. '유나바머'는 17년 이상의 기간 동안 소포를 통해 배달된 16개 이상의 폭탄을 터뜨려 3명의 목숨을 앗았고, 23명에게 부상을 입힌 자였다. 몬타나에 있는 그자의 오두막에서 '타겟 리스트'를 발견했는데, 거기에 나의 이름이 적혀 있다는 것이었다. 무기징역으로 현재 교도소에 수감 중인 그자의 이름은 시어도어 카진스키이다. 카진스키의 첫째 목표는 과학자들이었는데, 신경학적 장애에 대한 나의 논문이 실려 있던 학술지인 『사이언티픽 아메리칸Scientific American』이 그의 오두막에서 무더기로 발견되었다. FBI의 권고에 따라, 이후 6개월 동안 나의 집, 직장, 출판사로 발송된 모든 우편물을 엑스레이 투사 후 개봉했다. FBI는 과학, 의학 분야의 주요 인물에 대한 카진스키의 반감에 동조하는 무리들이 혹시 저지를지 모르는 모방 범죄에 대해 우려했다. 카진스키의 타겟 리스트에 올라 있던 나와 다른 사람들에 대한 미디어의 관심은 내 딸들과 동료들 그리고 환자들까지 질리게 했다. 비록 나와 동료들이 물리적으로 해를 입지는 않았지만, 한 번도 만난 적이 없는 사람의 살인 리스트에 내가 올라 있었다는 사실은 큰 충격이었다. 나는 카진스키의 주치의였던 적이 없으므로 의학적 분석은 안타깝지만 불가능하다. 그러나 이 장의 참고문헌 목록에는 카진스키의 전기(Waits and Shors 1998)가 포함되어 있다. 그의 어린 시절 인격 패턴, 라이프 스타일 등을 살펴보면 다른 스토커들과 많은 유사성이 발견될 것이라고 확신한다.

참고문헌과 추천도서

American Psychiatric Association: Diagnostic and Statistical Manual of Mental Disorders, 2nd Edition. Washington, DC, American Psychiatric Association, 1968

American Psychiatric Association: Diagnostic and Statistical Manual of Mental Disorders, 4th Edition, Text Revision. Washington, DC, American Psychiatric Association, 2000, pp 697-701

Battaglia M, Torgersen S: Schizotypal disorder: at the crossroads of genetics and nosology. Acta Psychiatr Scand 94:303-310, 1996

Beck A, Freeman A: Cognitive Therapy of Personality Disorders. New York, Guilford, 1990

Bender DS, Dolan RT, Skodol AE, et al: Treatment utilization by patients with personality disorders. Am J Psychiatry 158:295-302, 2001

Buchsbaum MS, Yang S, Hazlett E, et al: Ventricular volume and asymmetry in schizotypal personality disorder and schizophrenia assessed with magnetic resonance imaging. Schizophr Res 27:45-53, 1997

Cadenhead KS, Perry W, Shafer K, et al: Cognitive functions in schizotypal personality disorder. Schizophr Res 37:123-132, 1999

Cadenhead KS, Light GA, Geyer MA, et al: Sensory gating deficits assessed by the P50 event-related potential in subjects with schizotypal personality disorder. Am J Psychiatry 157:55-59, 2000

Checkley H: The Mask of Sanity, 4th Edition. St. Louis, MO, CV Mosby, 1964

Gabbard G: Cluster A personality disorders: paranoid, schizoid, and schizotypal, in Psychodynamic Psychiatry in Clinical Practice, 3rd Edition. Washington, DC, American Psychiatric Press, 2000, pp 385-410

Kalus O, Bernstein DP, Siever LJ: Schizoid personality disorder: a review of its current status. J Personal Disord 7:43-52, 1993

Kendler KS, McGuire M, Gruenberg AM, et al: The Roscommon family study, III: schizophrenia-related personality disorders in relatives. Arch Gen Psychiatry 50:781-788, 1993

Phillips KA, Yen S, Gunderson JG: Personality disorders, in The American Psychiatric

Publishing Textbook of Clinical Psychiatry, 4th Edition. Edited by Hales RE, Yudofsky SC. Washington, DC, American Psychiatric Publishing, 2003, pp 803-832

Stone MH: Schizoid and schizotypal personality disorders, in Treatments of Psychiatric Disorders, 3rd Edition. Edited by Gabbard GO. Washington, DC, American Psychiatric Publishing, 2001, pp 2237-2250

Torgersen S, Onstad S, Skre I, et al: "True" schizotypal personality disorder: a study of co-twins and relatives of schizophrenic probands. Am J Psychiatry 150:1661-1667, 1993

Trestman RL, Keefe RS, Mitropoulou V, et al: Cognitive function and biological correlates of cognitive performance in schizotypal personality disorder. Psychiatry Res 59:127-136, 1995

Voglmaier MM, Seidman LJ, Salisbury D, et al: Neuropsychological dysfunction in schizotypal personality disorder: a profile analysis. Biol Psychiatry 41:530-540, 1997

Voglmaier MM, Seidman LJ, Niznikiewicz MA, et al: Verbal and nonverbal neuropsychological test performance in subjects with schizotypal personality disorder. Am J Psychiatry 157:787-793, 2000

Waits C, Shors D: Unabomber: The Secret Life of Ted Kaczynski. Helena, MT, Farcountry Press, 1998

Zuckerman M: The psychobiological model for impulsive unsocialized sensation seeking: a comparative approach. Neuropsychobiology 34:125-129, 1996

Chapter 12

중독성 성격장애

> 보이지 않고 취하게 하는 술의 정령이여. 만약 네 이름이 없었다면 악마라고 불렀으리라!
>
> 남자들은 자신들의 정신을 혼미케 하는 너를 입에 넣고 삼키는구나. 우리는 기뻐하고 즐겁게 손뼉을 치며 너를 마시고 짐승으로 바뀌었도다.
>
> 사악한 너는 나를 취하게 하고 악마의 분노를 드러나게 하는구나. 내 속에 있는 나를 경멸하게 만드는 너는 술의 정령이로다.
>
> – 윌리엄 셰익스피어, 〈오셀로〉, 2막 3장 중에서

핵심

당신이 믿고 지내 온 사람이 이제까지와 알던 사람과는 전혀 다른 사람임을 깨달았던 적이 있을 것이다. 당신이 알던 그 사람은 친절하고 사려 깊으며 배려심이 많고 능력 있고 신뢰할 만하고 이타적인 사람이었지만, 그 사람의 이면에는 정반대의 모습이 숨겨져 있었다. 철저하게 자기중심적

이고 거짓말에 능수능란하며 짜증을 잘 내고 말한 것을 항상 지키지 못하는 사람이었던 것이다. 처음에는 그 사람의 겉모습에 반했고 그 사람이 나타나면 즐겁고 희망이 샘솟기까지 했다. 당신은 그 모습을 다시 보고 싶어 할 것이다. 당신은 그 사람의 '또 다른' 모습을 볼 때마다 측은한 마음을 가지게 되고, 오랫동안 그 사람을 믿고 도와주려고 할지도 모른다. 그러나 시간이 갈수록 극단적 희망과 깊은 좌절 사이에서 감정이 요동치는 과정을 수차례 반복하면서 환상이 깨지고 지치게 된 자신을 발견할 것이다. 이면에 '숨겨진' 모습을 가진 그 사람이 약속을 깨고 무시하며 당황하게 만들 때, 당신은 상처를 받게 되고 그러다가 어느 순간에는 아주 강력한 분노로 바뀌게 된 자신의 감정을 발견하게 된다. 처음에는 자기 안의 분노에 대해서 죄책감을 가지게 되어 그를 위한 변명을 할 것이다. '이것은 병이야, 그 자신도 어쩔 수 없어. 그는 좋아질 거야. 그는 열심히 노력하고 있으니까 이번에는 잘해 낼 거야.' 하지만 당신은 결국 속았을 뿐이라는 것을 알게 되고 바보 같다는 느낌이 들게 된다. 당신은 너무 오랫동안 기다려 왔지만, 예전에 알았던 그 사람의 모습은 점점 사라지고 결국 처음에 봤던 그 모습이 진짜 이 사람이었는지 의문스럽게 될 것이다. 상대방은 물론 자신에 대해서도 전혀 신경 쓰지 않는 누군가를 배려하고 돕는 것은 너무나 힘든 일임을 당신은 깨닫게 될 것이다. 아주 오랫동안 그 사람과 함께 지냈지만 실제로 진정한 친밀감을 나눈 적은 없었다는 것을 알게 되는 고통을 겪기도 할 것이다. 술이나 약물에 의존하는 사람과 진정한 관계를 맺을 수가 있을까? 술이나 약물에 의존하는 사람에게 있어 약물에 취한 모습과 정상적인 모습 중 어떤 것이 진정한 '그'의 모습일까?

마리아 토레스 박사의 사례 Ⅰ: 그녀의 성장 과정

모든 것을 잃는다는 것의 의미를 가장 정확하게 이해하고 있는 사람이 있다면 바로 마리아 토레스 박사일 것이다. 그녀는 텍사스의 리오그란데 계곡에 있는 가난한 집에서 자라났다. 그녀의 아버지는 멕시코에서 이주해 온 불법 체류자였고, 만성 알코올중독자였으며 구할 수 있는 일자리는 불규칙한 일용직뿐이었다. 그녀의 어머니는 텍사스와 멕시코 사이의 국경지대에 있는 낡은 모텔에서 청소 일을 하며 그녀와 세 살 어린 동생을 키웠다. 그 지역의 경제 사정이 좋지 않을 때에는 어머니가 실직을 했고 가족들은 그 누추한 모텔에 숙박비를 지불할 수 없었다. 이럴 때 그들은 여러 달 동안 마을의 외곽 지역에 버려진 녹슨 버스에서 살아야 했다. 다행인지 불행인지 이것이 마리아가 책을 많이 읽게 된 이유가 되었다. 그녀는 방과 후에 갈 데가 없었기 때문에 저녁 9시에 도서관이 문을 닫을 때까지 지역 도서관에서 시간을 보냈다. 그곳은 작은 도서관이었지만 쉴 곳이 있었고 책이 있었고 무엇보다 사이먼 지머만이라는 도서관 사서가 있었다. 온화하고 학구적인 사서 덕분에 마리아는 능동적이고 숙련된 독서가가 될 수 있었다.

마리아가 있는 마을에서는 단지 소수만이 고등학교에 진학했고 대학교에 가는 경우는 거의 없었다. 무엇보다 대학교에 갈 학비를 낼 수 있는 사람이 거의 없었기 때문이다. 그럼에도 불구하고 지머만은 마리아가 대학교 입학시험을 치를 수 있도록 격려했다. 마리아는 고등학교 때 매우 수줍음이 많고 말이 없는 편이어서 학교 선생님들은 SAT 점수에서 거의 만점을 받은 마리아의 성적을 보고 놀라지 않을 수 없었다. 그녀는 설립한 지 30년 된 모교에서 역사상 처음으로 국가 장학생에 선발되었으며, 프랜시스 스콧 피츠제럴드F. Scott Fitzgerald의 소설에 대한 동경으로 프린스턴 대학교에 지원하게 되었다. 마리아는 입학원서를 살 50달러가 없어서 특별 지원금을 요청해야만 했던 일을 또렷이 기억할 수 있었다. "그때까지 나는 50달러의 돈을 한꺼번에 만진 적이 없었어요." 마리아는 전액 장학금으로 프린스턴에 입학하게 되었다. 그녀는 고등학교 시절엔 가장 뛰어난 학생이었으나, 주변의 대학 동기들에게 둘러싸였을 때에는 단지 가난한 가정환경에서 자란 초라한 시골뜨기일 뿐이었다. 입학한 지 3주 후에 열린 신입생 환영회에서 그녀는 맥주 몇 잔을 마신 이후에는 훨씬 더 편안하게 동료들과 대화할 수 있다는 사실을 알게 되었다. 마리아는 그때의 경험을 분명하게 기억하고 있다. "내 인생에서 최초로 내 또래 친구들을 만날 때 불안해서 미칠 것 같은 두려움을 느끼지 않게 되었어요."

마리아는 옷값과 생활비를 벌기 위해 프린스턴 대학교의 교수식당에서 평일은 물론 주말까지 일을 하게 되었고 그곳에서 도수가 높은 술을 처음으로 접하게 되었다. 처음에 그녀는 잔에 남아 있는 술을 마시기 시작했고 나중에는 바 근처에서 술이 남아 있는 술병을 훔치게 되었다. 이를 통해 마리아는 거의 매일 술을 마시게 되었다. 대학 시절엔 거의 매일 술을 마셨고 일주일에 며칠은 술에 취해 있었음에도 불구하고 그녀는 의예과 과정에서 좋은 성적을 거두었다. 그녀는 그녀가 다니던 의대의 몇몇 학생들과 데이트를 하게 되었다. "난 그토록 마시고 싶었던 잭 다니엘스 위스키 반 병도 살 돈이 없어서 술을 좋아하는 의대 동료들과 같이 나가서는 버번 위스키를 사 달라고 말했어요." 대학 시절에 그녀는 공부에 신경을 쓰는 편이어서 학교 성적은 좋은 편이었다. 그녀는 본과 3학년 재학 중에 외과 전공의로 근무하고 있던 조너선 엉거 박사를 만나게 되었다. 친절하고 근면한 그는 지머만을 떠올리게 했다. 마리아는 조너선과 사랑에 빠지게 되었는데, 그는 술을 마시지 않고 진지하게 만난 첫 번째 남자였다. "나는 나 자신을 속이는 데 대단한 능력이 있어요. 고등학교 때 친구들은 내가 버스에서 살았다는 사실을 모를 거예요. 전용 비행기를 타고 가는 가족 여행에 저를 초대해 준 프린스턴 대학교의 친구들은 내가 당시에 가졌던 것이 재활용 센터에서 샀던 신발 두 켤레와 코트 한 벌뿐이었다는 것도 모를 거예요. 그것들을 입고 4년 내내 지내야만 했죠. 우리가 사귄 처음 몇 년 동안 조너선은 내가 술을 얼마나 마시는지 잘 몰랐어요. 내가 의대생이었고 조너선이 전공의였던 시절 그가 당직 근무 중이면 난 술을 마셨고, 또 그가 당직을 끝내고 와서 잘 때면 술을 더 많이 마셨죠. 조너선은 결혼을 하고 난 이후에도 나를 믿어 주고 신뢰해 주었어요. 하지만 그는 내게 술과 관련된 문제가 있을 것이라고 생각해 보지 않았을 거예요. 나는 모든 증거를 덮었고 필요한 만큼 거짓말을 했어요."

그녀는 임신을 하게 되었고 술로 인해 태아에게 생길 위험을 고려해 술을 끊기로 했다. 그녀는 대신 알프라졸람alprazolam이라는 항불안제를 복용하면서 음주 충동을 억제했다. 항불안제인 알프라졸람은 중독성이 있다고 해도 태아에게는 큰 영향을 미치지 않을 거라는 판단에서였다. 알프라졸람을 구하기 위해 마리아는 그녀가 일하는 병원의 수술실이나 병동에서 약을 훔치기 시작했다. 그 약에 대한 내성과 의존성이 너무 심해져서 그녀는 아는 몇몇 내과 의사에게 편두통과 요통을 핑계로 과다한 용량의 약을 처방받았다. 그녀는 건강한 아들을 낳은 후에 다시 잭 다니엘스 위스키에 빠졌고, 동시에 엄청난 양의 알프라졸람을 복용하게 되었다. 이른 토요일 아침에 남편인 조너선은 교통사고를 당한 환자의 응급 수술을 마치고 집으로 돌아왔다. 그때 그는 어린 아들이 아기 침대에서 대변을 본 후 기저귀를 갈아 주지 않아 울고 있고 아내가 혼수상태로 침대에 누워 있는 것을 발견했다. 이 사건 후에 응급실에서 조너선은 담당 의사를 통해서 마리아가 술과 알프라졸람인 항불안제를 과량 복용했다는 사실을 듣고는 깜짝 놀라게 되었다. 의식을 회복한 뒤 마리아 토레스 박사는 남편에게 그날 일은 힘든 병원 근무와 육아 때문에 일시적으로 생긴 사고였다고 설명했다. 응급실 담당 의사가 경고한 대로 정신과 의사에게 진료를 받아야 했으나 토레스 박사는 손쉽게 남편을 설득해 더 이상의 치료를 받지 않게 되었다.

몇 주 이후 토레스 박사는 심장 수술을 하기 위해 마취약을 투여하면서 졸고 있다가 간호사에게 들키게 되었다. 간호사는 이 사실을 마취과 담당 과장에게 알렸고 담당 과장은 환자를 위험에 빠뜨린 행동에 대해 대단히 분노하게 되었다. 그는 과도한 병원 업무에 시달리면서 육아를 담당하고 있어서 힘들다는 토레스 박사의 변명을 듣지 않았다. 그리고 그녀에게 이렇게 말했다. "증거는 없지만 나는 당신이 약물을 복용하고 있다고 생각해요. 당신은 두 가지 중에 하나를 선택해야만 해요. 정신과 치료를 받는 것과 병원을 사임하는 것 둘 중에 하나를 말이에요."

그녀는 남편과 상의도 하지 않고 병원을 그만두었다. 남편에게는 병원을 쉬면서 아들과 함께 더 좋은 시간을 보내고 싶다고 했다. 그는 기꺼이 동의했다. 마리아는 곧 술을 마시면서 알프라졸람을 과량 복용하게 되었으며 이것은 하루 종일 지속되었다. 그녀는 다시 임신을 했음에도 불구하고 이를 멈추지 않았다. 그녀는 딸을 조산했으며 아이는 태아 알코올 증후군을 가진 채 태어나게 되었다.

이는 지적장애는 물론이고 심각한 신체적 결손까지 포함하는 상태를 의미하는 것이었다. 그녀는 의사였기에 자신의 실수로 그녀의 딸에게 평생 지울 수 없는 장애를 남겼다는 것을 알았고, 이런 현실에 직면하는 것이 고통스러워 매일 밤낮으로 술을 마셨다. 그리고 결국 마약성 진통제에도 손을 대게 되었다. 그리고 텍사스 주법에 따라 중독성 약물 투약 시 요구되는 처방전을 남편으로부터 훔치고 남편의 서명을 위조하기까지 했다. 그녀의 남편인 조너선은 얼마 안 가 가족에게 중독성 약물을 지나치게 많이 처방했다는 이유로 의료 관리 당국의 소환을 받게 되었다. 조너선은 모든 사실을 알게 된 후 명백한 증거를 내보였지만 아내가 여전히 거짓말을 했기 때문에 분통을 터트릴 수밖에 없었다. 아내의 강력한 반대에도 불구하고, 조너선은 나에게 그녀에 대한 진료를 의뢰했다. 〈표 12-1〉은 마리아 토레스 박사와 같이 중독성 성격장애addictive personality disorder를 가진 사람을 치료하는 데 필요한 사항을 요약한 것이다.

표 12-1 토레스 박사의 사례를 통해 살펴본 중독성 성격장애 치료의 주요 원칙 Ⅰ: 정신과적 병력

병력적 사실	주요 원칙	해석
토레스 박사의 아버지는 만성적인 알코올중독 환자였다.	중독과 관련된 질환이 생기면 주변 사람에게 돌이킬 수 없는 해를 범할 수 있다.	중독은 자신이 스스로 결정한 것이지만 그 결과로 인해 다른 사람을 위험에 빠뜨릴 수 있다.
토레스 박사는 지적인 면에 있어 매우 우수했고 열심히 공부하여 학업 성적이 뛰어났으며 직업적인 면에서도 성공을 거둘 수 있었다.	중독에 빠진 사람 중 상당수는 지적으로 우수하며 열심히 일하고 직업적인 성공을 거둔다.	중독은 성공한 사람이든 실패한 사람이든 누구나 걸릴 수 있는 질환이다.
토레스 박사는 사람들을 만날 때 느끼는 불안감을 줄이기 위해 술을 마시기 시작했다.	많은 사회심리학적 요인들이 알코올과 약물의존의 소인을 가진 사람들에게 중독에 빠지게 되는 계기를 제공한다.	생물학적 · 심리학적 · 사회적 · 영적 요인들 모두가 알코올중독과 약물중독에 영향을 미친다.
토레스 박사의 중독은 맥주를 간헐적으로 마시는 것에서 시작하여, 매일 버번 위스키를 마시는 단계로 악화되었고, 그 이후에는 처방된 약과 도수가 높은 술을 같이 마시는 지경에 이르렀다.	한 가지의 중독은 다른 중독으로 이끌게 되는 작용을 한다.	중독은 술과 마리화나 같은 '입문자용 약물'로부터 시작해서 개인의 건강과 안전을 위협하는 더욱 심각한 약물을 사용하게 되는 과정에 따라 진행된다.

토레스 박사는 그녀의 친구와 가족들에게 중독에 대한 사실을 숨겼다.	중독에 빠진 사람들은 비밀스러운 행동을 하고 사랑하는 사람들에게 거짓말을 하여 신뢰를 깨뜨리게 된다.	중독에 빠진 사람은 일반적으로 중독의 정도나 위험을 부인한다. 이는 중독자의 모든 중요한 인간관계에 적용된다.
토레스 박사는 술과 처방된 약물을 훔쳤으며 심지어는 처방전을 위조하기도 했다.	중독은 때때로 중대한 범죄에 이르게 한다.	알코올과 약물에 중독된 사람들은 판단력의 저하와 충동 조절 능력의 저하(음주 운전부터 충동적인 행동까지)를 보인다.
토레스 박사는 임신 중에 술을 과도하게 마심으로써 그녀의 아이가 영구적인 뇌손상을 가진 채 태어나게 했다.	중독에 빠진 사람들은 다른 사람에게 돌이킬 수 없는 해를 끼치는 경우가 많다.	중독에 빠진 사람들은 그 자신을 위험하게 하고 다른 사람들에게도 해를 끼친다.
토레스 박사는 아이에게 해를 끼쳤다는 죄책감을 덜기 위한 잘못된 시도로 알코올과 약물을 더욱 남용했다.	중독과 관련된 행동들은 흔히 악순환을 가져와 알코올과 약물을 더욱 남용하도록 만든다.	죄책감과 수치심을 회피하기 위해 술과 약물의 양을 늘리는 행위를 멈추는 것은 중독에서 벗어난 이후에야 가능하다.
토레스 박사는 중독과 관련된 행동으로 인해 남편의 믿음을 저버리게 되었다.	알코올중독이나 약물중독에 빠지면 신뢰가 무너지고 관계가 파괴된다.	중독의 간접적인 영향(예: 거짓과 책임의 회피)이 때로는 중독의 직적접인 피해보다 더 심각할 수 있다.

약물의존과 약물중독에 대한 정의

약물의존

세계보건기구World Health Organization와 미국 알코올 · 약물남용 및 정신건강 관리국U.S. Alcohol, Drug Abuse, and Mental Health Administration은 약물의존에 대한 핵심적인 사안에 대해 의견 접근을 이루었다(〈표 12-2〉 참조). 그중 몇 가지 정의들은 약물의존을 이해하는 데 도움이 된다. '내성tolerance'이란 일정 분량의 약으로부터 얻을 수 있는 효능이 점차 줄어드는 것을 의미한다. 그러므로 점점 더 많은 용량을 사용하게 된다. '민감화sensitization'는 내성과 반대되는 개념으로서, 약물의 반복적인 사용이 약물의 효용(만족감)을 증가시키는 것을 가리킨다. 이 현상은 주로 어떤 사람이 약물을 오랫동안 중단한 경우에 나타난다. 약물을 일시적으로 중단한 이후에 어떤 약물에 다시 노출되면 훨씬 더 격렬한 만족감을 얻게 되는데 이것이 재발하게 되는 이유를 설명해 준다. 〈표 12-3〉에서는 약물의존에 대한 DSM-IV-TR의 진단 기준을 제시했다.

표 12-2 약물의존에 대한 세계보건기구와 미국 알코올·약물남용 및 정신건강 관리국의 정의

1. 중독성이 있는 약물이란 뇌를 활성화하여 기분이나 인지, 생각, 행동에 영향을 미치는 것을 의미한다.
2. 중독성이 있는 약물을 찾아다니는 행동이 나타난다.
3. 중독성이 있는 약물을 투여하거나 획득하게 되는 과정이 일상생활의 다른 어떤 것보다 훨씬 더 큰 중요성을 가지게 된다.
4. 약물의존이란 약물에 대한 집착에 가까운 강한 욕구가 있고, 쾌감을 느끼기 위해서는 투여량을 늘릴 필요가 있으며, 약물을 투여하지 않을 때 감정적이고 신체적인 불편함을 동반하는 상태를 의미한다.
5. 해로운 결과가 예상됨에도 불구하고 지속적으로 약물을 투여하게 된다.
6. 약물의 양을 줄이거나 끊는 데 계속해서 실패하는 상태가 된다.

표 12-3 DSM-IV-TR의 약물의존 진단 기준

다음과 같이 임상적으로 심각한 장해나 고통을 일으키며 부적응적인 약물사용 양상이 지난 12개월 사이에 3가지 이상 나타났다.

(1) 내성은 다음 중 하나로 정의된다.
 (a) 중독이나 원하는 효과를 얻기 위해 매우 많은 양의 약물이 요구된다.
 (b) 동일 용량의 약물을 계속 사용할 경우 그 효과가 현저히 감소한다.
(2) 금단은 다음 중 하나로 나타난다.
 (a) 약물에 특징적인 금단 증후군(특정 약물 금단에 대한 진단 기준 A와 B 참조)
 (b) 금단증상을 완화하거나 피하기 위해 동일하거나 유사한 약물을 사용한다.
(3) 원래 의도했던 것보다 약물의 복용량이 훨씬 많아지거나 복용 기간이 길어진다.
(4) 물질사용을 중단하거나 조절하려고 계속 노력하지만 뜻대로 되지 않는다.
(5) 약물을 구하거나(예: 여러 의사를 방문하여 약물을 구하거나 먼 곳까지 약물을 구하

러 다닌다), 약물을 사용하거나(예: 줄담배), 또는 약물의 효과에서 벗어나기 위해 많은 시간을 보낸다.

(6) 약물사용으로 인해 중요한 사회적 · 직업적 활동 및 여가 활동을 포기하거나 줄인다.

(7) 약물사용으로 인해 지속적으로 그리고 반복적으로 신체적 · 정신적 문제가 생긴다는 것을 알면서도 계속 약물을 사용한다. (예를 들어 코카인 사용으로 우울증이 유발되었음을 알면서도 코카인을 계속 사용하고, 알코올로 인해 궤양이 악화된다는 것을 알면서도 음주를 한다.)

세분할 것

생리적 의존이 있는 상태: 내성이나 금단의 증거가 있음(즉 항목 1이나 2에 해당함).
생리적 의존이 없는 상태: 내성이나 금단의 증거가 없음.

경과 세부진단

조기 완전 관해
조기 부분 관해
지속적 완전 관해
지속적 부분 관해
촉진제 치료 중
통제된 환경에 있음

출처: American Psychiatric Association: *Diagnostic and Statistical Manual of Mental Disorders*, 4th Edition, Text Revision. Washington, DC, American Psychiatric Association, 2000, p. 197. 허락하에 사용함.

약물중독과 금단 현상

가장 흔하게 남용되는 약물들에 대한 중독 및 금단으로 인한 증상들은 DSM-IV-TR에 나와 있다. 또한 알코올중독에 대한 진단 기준은 〈표 12-4〉에 요약되어 있다.

표 12-4 알코올중독의 진단 기준(DSM-IV-TR에서 약간 수정됨)

A. 최근의 알코올 섭취

B. 알코올을 섭취하는 동안 또는 그 직후에 임상적으로 심각한 부적응적인 행동 변화 및 심리적인 변화(예: 부적절한 성적 · 공격적 행동, 정서 불안정, 판단력 장해, 사회적 · 직업적 기능 손상)가 발생한다.

C. 알코올 사용 중 또는 그 직후에 다음 항목 가운데 1개 이상이 나타난다.
1. 불분명한 말투
2. 운동 조절 장해
3. 불안정한 보행
4. 눈떨림nystagmus
5. 집중력 및 기억력 손상
6. 혼수 또는 혼미

D. 증상이 일반적인 의학적 상태로 인한 것이 아니며, 다른 정신장애에 의해 잘 설명되지 않는다.

출처: American Psychiatric Association: *Diagnostic and Statistical Manual of Mental Disorders*, 4th Edition, Text Revision. Washington, DC, American Psychiatric Association, 2000, p. 215. 허락하에 사용함.

어떤 사람이 장기간 동안 약물의존에 빠져 있게 되면, 누구든 그 약물을 중단하게 될 때 심리적이거나 신체적인 금단증상을 경험하게 된다. 금단증상은 약물의 종류와 중독된 사람의 건강 상태에 따라 다르게 나타난다. 알코올 금단의 진단 기준은 〈표 12-5〉에 나와 있다.

표 12-5 알코올 금단의 진단 기준(DSM-IV-TR에서 약간 수정됨)

A. 심하게 지속적으로 사용하던 알코올의 중단(또는 감소)

B. 진단 기준 A 이후, 몇 시간 또는 며칠 이내에 다음 항목 가운데 2개 이상이 나타난다.
1. 자율신경계 기능 항진(발한, 또는 맥박수가 100회 이상 증가)
2. 손떨림 증가
3. 불면증
4. 오심 및 구토
5. 일시적인 환시, 환청, 환촉, 또는 착각

6. 정신운동성 초조증psychomotor agitation
7. 불안
8. 대발작grand mal seizure

C. 진단 기준 B의 증상이 사회적 · 직업적, 또는 다른 중요한 기능 영역에서 임상적으로 심각한 고통이나 장해를 일으킨다.

D. 증상이 일반적인 의학적 상태로 인한 것이 아니며, 다른 정신장애에 의해 잘 설명되지 않는다.

출처: American Psychiatric Association: *Diagnostic and Statistical Manual of Mental Disorders*, 4th Edition, Text Revision. Washington, DC, American Psychiatric Association, 2000, p. 216. 허락하에 사용함.

중독은 성격적 · 인격적 결함인가

중독에 빠진 사람이 언제나 파괴적인 행동을 하는 것은 아니다

미국정신의학회APA는 중독을 성격장애의 한 유형으로 분류하지 않았다. 그러나 장기간 동안 약물중독 상태에 빠진 사람들의 특징적인 증상이나 행동은 성격장애를 가진 사람들의 특성과 비슷한 점이 있다. 성격장애의 대표적인 특징인 행동, 감정, 사고에 있어 지속적이고 반복적인 패턴은 알코올중독자에게 나타나는 충동 조절 문제, 학교나 직장에서 문제를 일으키는 패턴 등과 유사한 점이 많이 있다. 내가 이 책을 집필하고자 했을 때 가장 고민했던 부분 중의 하나는 알코올중독 및 약물중독을 성격장애로 분류해서 이 책에 포함시킬지에 관한 것이었다. 이 책에서 중독을 성격장애로 분류한 이유는 다음과 같다. 나는 여러 해 동안 알코올중독과 그 밖의 약물중독으로 고생하다가 회복한 수많은 사람들을 알고 있다. 이들은 알코올이나 그 밖의 약물에 취해 있지 않을 때는 성격적인 결함을 나타내지 않았다. 그들은 성취에 대한 동기가 강하고 생산적이며 윤리적이고 친절한 사람들이었다. 그러나 이들이 알코올이나 그 밖의 약물에 취해 있을 때는 문제가 달라졌다. 알코올과 약물로 인해 뇌의 기능과 화학적 구조가 변화할 경우 성격이나 인격에까지 심각한 영향을 미칠 수 있다는 것이 여러 연구에 의해 밝혀졌다. 예를 들면 평상시에는 절대로 거짓말을 하지 않았을 사람이 술과 약물에 취해 있을 때만 상습적인 거짓말을 할 수도 있다는 것이다. 한번은 교묘한 거짓말로 남편은 물론 치료자인 나까지도 속이곤 했던 알코올중독 여성을 진료하게 되었다. 남편은 나에게 이렇게 물었다. "아내가 술을 마신 후 하는 말 중에 어떤 것이 거짓말인지 구분할 수 있으세요?" 나는 잘 알 수가 없다고 말했고 그 말을 들은 남편은 나에게 이렇게 말했다. "15년간의 결혼 생활 동안 나는 아내가 술을 마시고 나서 하는 말은 모두 거짓말이라는 걸 알게 되었습니다." 이와 비슷하게 단지 술에 취해 있을 때만 아내와 자녀들을 학대하는 남자들이 있다. 중독으로 처벌받은 사람들 중 상당수는 약물에 중독되지 않았다면 법을 어기지 않았을 사람이었다. 자신의 자녀를 책임감 있게 돌보지만 술만 먹게 되면 음주 운전을 해서 자녀들의 목숨을 위태롭게 하는 여자들도 많이 있다. 술에 중독되었을 때에만 외도를 하게 되는 남자들도 있다. 나의 임상 경험을 통해 볼 때 술을 마시지 않았을 때에는 인격적인 문제가 없지만 알코올이나 다른 약물의 영향하에 있을 때에는 충동적으로 변하거나 심지어 살인을 저지르는 경우가 흔히 있었다. 정확한 정신과적 진단을 내리기 위해서는 중독의 영향하에서 일어나는 성격적인 변화를 일차적인 원인이 아니라 이차적인 결과로 간주해야 한다는 것이 나의 생각이다.

성격장애로서의 중독

비록 미국정신의학회에서는 중독을 성격장애로 간주하지는 않았지만 최근에 발표한 연구들에 의하면 중독과 성격장애적인 요소 사이에 관련이 있는 것으로 나타났다. C. 로버트 클로닝거C. Robert Cloninger 박사의 연구에 의하면, 아동기나 청소년기에 공격적인 성향을 보이는 사람은 약물중독에 일찍 빠질 수 있다고 한다(Cloninger 1998). 과도하게 새로운 것을 추구하고, 위험에 몰두하고, 충동 조절의 어려움이 있는 청소년기에는 약물중독이나 알코올중독에 빠질 위험이 더 크다는 것도 밝혀졌다. 또 다른 연구자들은 완벽주의적이거나 강박증이 있을 때 중독의 위험이 높다고 했다. 이 연구자들은 술이나 마리화나가 주는 안정감이 불안한 마음을 가라앉히는 데 효과가 있다고 말한다. 이들에 따르면, 만약에 이 사람들이 술이나 다른 약물을 갑자기 멈춘다면 그들의 성격적인 문제가 더욱 심각하게 표출된다. 그러므로 치료를 할 때 약물을 갑자기 끊는 것 자체를 목표로 해서는 안 된다. 그렇게 되면 숨겨진 사회적 · 관계적 문제가 더욱 두드러지게 발생할 것이기 때문이다. 많은 연구자들은 반사회적 성격장애를 가진 사람들이 알코올을 비롯한 다른 약물들에 쉽게 빠져든다는 것을 밝혀냈다.

결론적으로 나는 중독을 성격장애의 한 유형으로 보는 것에 찬성한다. 중독에 빠진 사람들이 보이는 사고나 감정, 대인관계의 문제들은 성격장애를 가진 사람들에게서 볼 수 있는 것과 많은 유사점이 있다. 약물중독에 빠진 사람들을 돕고 치료하려고 하는 독자라면 이 책에 소개된 내용을 통해 도움을 얻을 수 있을 것이다.

중독이 사회와 개인에게 주는 엄청난 경제적 손실

알코올중독과 약물중독은 미국 사회의 공중 보건에 있어 가장 파괴적인 요인이다. 미국 인구의 약 20%가 약물중독과 관련된 질환을 경험하는 것으로 나타나고 있는데, 이것은 대략 900만 명의 미국인이 DSM-IV-TR 진단 기준상 알코올의존에 해당하며 또 다른 600만 명의 미국인이 알코올을 남용한다는 것을 의미한다. 비극적인 일이지만 21세 이하의 미국인 중 1,000만 명 정도가 술을 주기적으로 마신다는 보고가 있고, 그중에 700만 명은 심각한 중독에 이른다는 보고도 있다. 일반 병원 환자의 20%와 정신과 입원 환자의 1/3이 약물의존 진단을 받는다. 알코올중독만을 살펴보면, 중환자실 입원 사례 중 약 20%는 알코올의 직접적 결과이고 미국인 중 40% 정도는 알코올남용과 관련된 사고를 경험하는 것으로 나타나고 있다. 미국에서 알코올남용은 그 자체만으로(다른 원인과 결부되지 않고) 치명적인 교통사고와 폭력으로 인한 사망사고의 절반 이상의 원인이 되는 것으로 추정된다. 알코올의존 환자 중 5% 이상은 자살하게 되며, 전체 자살 사례의 절반 이상이 알코올 또는 약물의 남용과 관련이 있다(Miller and Adams 2005). 음주 운전과 관련된 치명적인 교통사고로 청소년기의 아들을 잃은 부모의 고통을 상상할 수 있을까? 또한 마약을 사기 위해 강도로 돌변한 사람에게 부모를 잃은 아이의 두려움은 또 어떻게 할 것인가? 술에 취한 삼촌에게 성폭행을 당한 소녀의 두려움과 상처는 어떻게 할 것이며, 헤로인과 코카인을 맞을 때 사용한 주사 바늘을 통해 감염된 AIDS와 바이러스성 간질환으로 소리 없이 죽어 간 수백만 명의 목숨은 어떻게 할 것인가? 간경변증, 치매, 출혈성 궤양, 빈혈, 뇌졸중, 낙상으로 인한 골절 등 알코올과 관련된 수없이 많은 질환들은 우리에게 중독으로 인해 초래되는 고통의 심각성을 알려 주고 있다. 약물중독의 치료를 위해 지불하는 사회적 비용이 1조 7,000억 달러에 달하고, 이와 관련된 사고나 재산의 손실 또한 사고를 막는 데 드는 비용까지 계산한다면 천문학적 비용이 지불되고 있는 것이다.

약물중독과 관련된 질환을 성격장애와 관련된 문제로 보는 것에 관하여

만약 이 책 2장에 소개된 치명적 결함 척도를 통해 약물중독자의 상태를 점검해 본다면, 그것이 대부분 단순한 정신과적 질환이 아니라 성격장애 혹은 인격장애와 관련된 문제임을 알게 될 것이다. 이 장의 후기에서 살펴보겠지만, 엉거 박사가 아내(마리아)를 나에게 의뢰했을 때, 그녀 역시 해당 척도에 따라 점검한 결과 치명적 결함을 갖고 있을 가능성이 '매우 높은' 것으로 나타났다. 중독에 빠진 사람들은 대체로 약속, 다른 사람에 대한 배려, 정직, 안전과 규칙 준수 등의 필요성들에 대해서 '필요 없다'고 말한다. 알코올이나 약물에 중독된 사람들은 이와 관련된 문제에 대하여 대부분 강력하게 부인했으며, 전문적인 치료에 대한 거부, 변화할 필요성의 부인, 판단력과 충동 조절 능력의 저하로 인한 위기관리 능력의 부재 등을 보였다. 이를 고려할 때 중독을 성격장애와 관련된 질환으로 보거나 그 위험성이 치명적이라고 보는 관점에는 문제가 없을 것이라고 생각된다.

중독과 관련된 환자들을 진료할 때 그 환자들의 가족이나 환자와 중요하고 긴밀한 관계를 맺어 온 사람을 만날 때가 있다. 이럴 경우에 종종 가족이나 지인들이 중독에 빠진 환자들과 관계를 유지해도 괜찮을지에 관해 현실적이고 실제적인 답을 요구하는 경우가 있다. 이러한 판단을 내리는 것은 어렵고 가슴 아픈 일이다. 대체로 중독과 관련된 환자들은 평소와는 다른 인격을 보여 주고 있고, 특히 약물을 중단하고 있을 때보다는 알코올이나 약물을 사용하고 있을 때 더 파괴적인 모습을 보여 주게 된다. 이에 대해서는 두 가지 유형으로 나누어 볼 수 있다. 먼저 알코올과 약물에 의존적인 어떤 집단은 알코올이나 약물에 빠져 있을 때에만 성격장애의 요소를 드러낸다. 그러한 집단에 해당하는 환자를 보며 가족들은 회복에 대한 희망을 가지지만 잠시 후에는 그들이 약물에 다시 빠져드는 것을 보고 깊은 좌절감을 느끼게 된다. 또 다른 유형은 알코올중독 혹은 약물중독이 있는 사람들이 알코올이나 약물 사용을 중단한 시점에도 성격장애나 인격장애의 요소가 나타나는 경우이다. 이런 경우에는 성격장애나 인격장애가 중독 또는 남용 시에 더욱 강화되는 것뿐이다. 이들은 지속적 · 반복적으로 약물의존에 빠지는 사람들로서 치명적 결함이 있는 것으로 판단할 수 있다. 이 유형에 속한 사람들과 중요한 관계를 가지게 된다면 이에 대해 치러야 할 대가에 대해서 명확하게 인지해야 한다. 이런 경우에 관계의 지속 여부를 결정하기 위해서는 중독 분야의 실제적인 전문가를 만나 조언을 구하는 것도 도움이 된다.

중독은 개인의 선택인가 아니면 뇌의 질환인가

중독이 주로 신체적 · 심리적 상태와 관련된 문제인지, 아니면 일차적인 뇌의 질환 때문에 생각이나 기분, 행동의 문제가 함께 나타나는 것인지 밝혀내기 위해 지난 20년간 많은 연구들이 이루어졌다. 많은 과학자들과 학자들은 이 문제에 대한 다양한 견해를 내놓았다. 비록 이 문제의 출발은 '닭이 먼저냐? 달걀이 먼저냐?'처럼 다소 부적절한 호기심에서 출발했지만 그 답을 찾는 과정 속에서 많은 사실들이 알려지게 되었다. 〈표 12-6〉에는 중독이 뇌질환인지에 대한 주요 쟁점이 요약되어 있다.

표 12-6 '중독을 뇌의 질환으로 보는 관점'의 근거

1. 이러한 관점은 사회와 가족이 중독에 빠진 사람을 바라보는 방향에 결정적 영향을 미친다. 예를 들어 그들이 단지 의지와 통제력이 약한 사람이 아니라 질병을 가진 환자이므로 치료가 필요하다고 판단할 수 있는 것이다.
2. 이러한 관점은 중독에 빠진 사람이 스스로를 인식하고 평가하는 방식에 영향을 미치게 된다.
3. 이러한 관점은 중독에 빠진 사람의 생물학적인 자손이 알코올이나 그 밖의 중독성이 있는 약물을 절대적으로 피하는 데 도움을 줄 수 있다. 그 자손들은 술이나 약물의 의존에 빠질 위험이 실제적으로 높기 때문이다.
4. 이러한 관점은 중독의 원인을 규명하고자 하는 과학자들이 뇌에 대한 연구 및 중독을 초래하는 심리적 요인의 탐구에 있어 어디에 초점을 맞추어야 할지를 결정하는 데 영향을 줄 수 있다. 쉽게 말해 모든 것이 단순히 선택의 문제라면 비싼 비용을 지불해 가면서 뇌를 연구할 필요가 어디에 있겠는가?
5. 이러한 관점은 중독에 빠진 사람들이 치료를 받도록 하는 데 도움이 된다. 만약 중독이 순수한 개인의 선택 문제라면 알코올중독이나 약물중독을 치료하기 위해 약을 먹는다는 것이 무슨 소용이 있을까?

중독이 개인의 선택 문제라고 주장하는 사람들은 중독을 뇌질환으로 보는 관점이 각 개인의 책임감을 약화시키므로 회복에 도움이 되지 않을 것이라고 생각한다. 이와 같은 주장은 제프리 A. 셰일러Jeffrey A. Schaler 박사가 쓴 『중독은 선택Addiction Is a Choice』(2000)이라는 책에 잘 나와 있다. 다른 한편으로는 많은 과학자들과 의사들이 개인적인 책임의 중요성에 대해서는 충분히 인식하고 있으나 중독에 관련된 행동은 뇌질환의 일부라고 말하고 있다. 나는 이 관점을 강력히 지지하고 있으며 이러한 결론에 도달하는 데 필요한 합리적인 증거들을 제시하기 위해 최선을 다할 것이다. 만약 알코올중독과 약물중독에 유전적인 소인이 관련되어 있다면 이것은 바로 중독이 뇌질환임을 나타내는 것이다. 물론 중독과 관련된 행동에 생물학적인 원인이 있다고 해서 의지나 개인의 책임의 중요성에 대해서 부인하고자 하는 것은 절대 아니다. 다른 질환과 마찬가지로 알코올중독 및 약물중독의 발생이나 병의 경과 그리고 장기적인 예후에 있어서 개인의 결정이 실제로 큰 영향을 미치게 된다. 당뇨병의 예를 보더라도 이를 쉽게 알 수 있다. 당뇨병은 모든 의사들이 인정하듯이 유전적인 소인과 밀접한 관련이 있다. 만약에 당뇨병 환자가 식사 조절이나 개인위생 관리를 소홀히 하고 약물치료도 잘 받지 않는다면 뇌졸중, 심장마비 등을 비롯한 다양한 심혈관 질환에 걸릴 가능성이 높아진다. 그러나 이 사실이 당뇨병이 나쁜 생활 습관 때문에 발생한다는 것을 입증하지는 못한다.

중독이 뇌의 질환인 이유

유전학

알코올중독과 약물중독이 뇌질환임을 시사하는 강력한 증거들은 대부분 이 질환이 가족력 및 유전적인 소인과 관련이 있다는 연구에서 나왔다. 이러한 연구들을 가족력 연구, 입양아 연구, 쌍생아 연구 등의 세 가지 유형으로 구분할 수 있다.

가족력 연구 행동을 연구하는 과학자나 임상 경험이 풍부한 의사들은 알코올과 그 밖의 약물에 대한 중독의 가족력이 있다는 것에 대해서 동의한다. 알코올의존과 관련하여 가족력에 대한 역학 자료를 살펴보면, 알코올중독 환자의 가까운 가족은 그렇지 않은 사람에 비해 알코올중독이 발생할 위험성이 일곱 배 정도 높았다(Merikangas 1989). 다른 대규모 연구에 따르면, 알코올중독 환자의 형제나 자매는 그렇지 않은 사람에 비해 알코올중독 발생률이 훨씬 더 높다는 사실이 밝혀졌다(Beirut et al. 1998). 물론 알코올중독 발생률을 증가시키는 주된 원인이 양육 환경인지 유전적 요인인지는 명확하지 않다. 다음 내용을 읽어보면 이에 대한 해답을 얻는 데 도움이 될 것이다.

입양아 연구 입양아들을 대상으로 한 연구는 어떤 현상이 주로 환경에 의해 발생하는 것인지 아니면 순수하게 유전적인 요인 때문에 발생하는지를 밝혀낼 때 쓰이게 된다. 이러한 연구들에서 지속적으로 도출되는 결론은 알코올중독자인 부모에게서 태어난 남자아이의 경우 입양되어 다른 부모 밑에서 성장하더라도 알코올중독 발생률이 현저히 높다는 것이다(Goodwin 1979). 반대로 입양한 부모가 알코올중독자라고 하더라도 입양된 아이의 알코올중독 발생률이 높지 않다는 것은 성장 환경보다 유전적인 요인이 알코올중독의 발생에 훨씬 더 큰 영향을 미친다는 것을 시사한다(Cadoret et al. 1980).

쌍생아 연구 쌍생아 연구의 핵심은 100% 같은 유전자를 가진 일란성 쌍생아와 50%의 유전적 공통점을 가진 이란성 쌍생아 사이에서 의학적 문제의 발생률의 차이를 발견해 내는 것이다. 대규모 연구 결과 일란성 쌍생아가 이란성 쌍생아에 비해 같은 질환에 걸릴 가능성이 높다면, 그것은 바로 해당 질환이 유전적인 소인 때문에 발생함을 나타내는 명백한 증거가 될 수 있다. 국제적으로 진행된 대규모 연구에 따르면, 일란성 쌍생아 중 한 명에게 알코올중독이 발생하면 다른 한쪽에게도 같은 문제가 발생할 가능성은 이란성 쌍생아의 경우보다 몇 배 높다. 또한 일란성 쌍생아 중 한 명에게 알코올중독이 발생하지 않을 경우 다른 한 명이 중독에 빠질 가능성은 일반적인 알코올중독 발생률과 크게 차이가 없다는 점도 밝혀졌다. 대략적으로 보자면 일란성 쌍생아 중 한 명에게 알코올중독이나 약물중독이 발생하면 다른 한 명에게도 같은 문제가 발생할 확률이 50% 정도이고, 이란성 쌍생아의 경우에는 15% 정도 되는 것으로 알려져 있다(Prescott et al. 1999).

입양아 연구나 쌍생아 연구를 보면 알코올을 비롯한 약물중독에 있어서 유전적 요인이 가장 중요하다는 것을 알 수가 있다. 이는 어떤 사람들은 두뇌에 영향을 미치는 약물에 취약한 특성을 타고난다는 것을 의미한다. 다시 말해, 중독에 취약한 사람의 뇌에 영향을 미쳐 특정 약물에 의존하도록 이끄는 유전자가 있다는 것이다. 이는 유방암의 가족력이 있는 사람이 에스트로겐이라는 여성 호르몬에 노출되었을 때 발병률이 높아지는 것과 비슷하다. 또한 가족력상 고혈압이 있는 사람은 (다른 사람에게는 영향이 없을 정도의) 소량의 소금만 섭취해도 좋지 않은 영향을 받을 수 있는 것과 같다. 이러한 질병과 약물중독 사이에는 알코올이나 약물이 뇌에 직접적인 영향을 미친다는 것 이외에는 특별한 차이점이 없다.

뇌과학과 중독

과학의 발전은 뇌가 중독에 미치는 영향을 이해하는 데 획기적인 기여를 했다. 이에 관한 내용을 정리하려면 책 한 권이 더 필요하겠지만, 여기에서는 최대한 간단하게 요약하고자 한다. 〈표 12-7〉에 제시된 문제들의 답을 구하기 위해 뇌영상 연구를 통해 알코올중독이나 약물중독 환자들의 뇌의 움직임을 실제적으로 관찰하는 방법을 사용할 수도 있고, 최근에는 게놈 프로젝트를 통해서 유전자와 실제 질환과의 관계를 연구하는 방법도 고안되었다.

최근 세포생물학과 분자생물학, 뇌영상학, 유전학 등의 분야에서 이루어진 연구를 통해 중독이 실제로 뇌질환이라는 것이 밝혀지게 되었다. 이 연구들로 인해 알코올중독 및 약물중독 환자들에 대한 새로운 치료 방법과 예방 방법을 발견하게 되었고, 중독에 대해 더욱 깊이 이해할 수 있게 되었다.

표 12-7 중독에 관한 뇌과학 연구에서 중요한 쟁점

1. 왜 어떤 약물들은 다른 약물들에 비해서 더 강한 중독성을 가지는가?
2. 뇌의 어떤 부분 혹은 어떤 회로가 중독에 영향을 미치는가?
3. 어떤 신경전달물질이 중독에 영향을 미치는가?
4. 만성적인 중독에 빠지게 되면 뇌세포에 어떤 변화가 생기게 되나?
5. 스트레스가 생기게 되면 뇌에 어떤 변화가 나타나서 사람들을 중독에 취약하게 만드는가?
6. 알코올중독 및 약물중독과 관련하여 유전자가 인간의 뇌에 과연 어떤 영향을 미치는가?
7. 우리의 뇌는 어떻게 과거의 약물사용으로 인한 절정감을 기억하는가?

알코올남용과 약물남용이 뇌와 다른 신체 기관에 끼치는 영향

중독 관련 질환이 실제로 뇌의 질환인가에 대해서는 논란의 여지가 있지만 대부분의 의사와 과학자들은 알코올남용과 약물남용이 급성기와 만성기에 뇌에 영향을 미친다는 것에 대해서는 동의하고 있다. 뇌에 영향을 미치는 약물은 판단력의 저하, 주의력 저하, 충동 조절의 어려움 등의 심각한 급성기 부작용을 일으킨다. 또한 충동적인 임신, 추락사, 치명적인 자동차 사고, 갑작스러운 범죄 등의 생명을 위협하는 문제를 초래한다. 간헐적으로 약물을 복용할 때 약물의 효과가 사라지면 대부분 정상으로 돌아오게 된다. 리세르그산 디에틸아미드LSD, 펜시클리딘PCP, 메틸렌 디옥시메탐페타민MDMA; Ecstasy와 같은 향정신성 약물은 단기간 사용만으로도 비가역적(돌이킬 수 없는) 뇌손상을 초래하기도 한다. 불행하게도 뇌 구조의 변화는 흔히 기분 조절이나 학습과 기억력 혹은 감각 기능에도 영구적 손상을 가져오기도 한다.

장기간의 알코올중독은 뇌에 여러 가지 질환을 일으키게 된다. 엄청난 양의 술을 마시던 사람이 갑자기 술을 끊게 되면 알코올성 섬망delirium tremens을 경험하게 된다. 이러한 섬망 상태에 빠지게 되면 날짜를 모르고, 시간이나 공간에 대한 개념을 알지 못하는 혼란스러운 상태가 된다. 또한 환청과 환시가 흔하게 동반된다. 알코올성 섬망에 빠지면 온몸에 벌레가 기어가는 것 같은 기분을 느끼는 환촉을 경험하기도 한다. 또한 의심이 많아지고 자주 흥분하게 되며 불면증과 불안 증세를 자주 호소하는 경우도 있다. 이외에도 간질을 경험하거나 심각한 탈수를 보일 수도 있는데 이때는 생명이 위험하게 될 수도 있다. 일반적으로 알코올은 간질 발생 가능성을 높이는 특성이 있어 알코올중독자에게서 간질은 비교적 흔하게 볼 수 있다. 약 10%의 알코올중독자들이 섬망과는 상관없이 전신대발작을 경험하게 된다. 비가역적 손상은 뇌세포와 구조에 영향을 미치게 되고, 기억력의 저하를 초래하여 직장이나 가정 내의 생활에 있어서 많은 어려움을 겪게 만든다.

심각한 알코올중독이 지속되면 뇌뿐만 아니라 다른 기관에도 실제로 많은 영향을 미치게 된다. 예를 들어 알코올성 간염에 걸리면 5년 이내에 치명적인 간 손상이 발생할 가능성이 50%가 넘는다. 간경변은 심각한 알코올중독자 중에서 10% 정도 발생하게 되는데 이로 인해 일 년에 만 명이 넘는 사람이 사망한다. 췌장염도 가장 위험한 부작용 중의 하나이다. 췌장염 환자의 75%가 알코올중독의 병력이 있다.

마약중독

약물의존에 빠지기 전에 일어난 일들

토레스 박사를 약물중독에 빠지게 한 첫 번째 약물은 합법적이면서도 위험한 약물, 즉 알코올이었다. 그녀가 처음 술을 마시기 시작한 때는 21세 이전이었고, 그때는 불법적인 방법으로 술을 구한 것이었다. 토레스 박사가 처음으로 합법적으로 음주를 시작한 것은 대학교 신입생 환영회였다는 것을 기억할 것이다. 당연히 그때 함께 술을 마신 신입생들 중 대부분은 토레스 박사처럼 치명적인 문제를 일으키지 않았다. 하지만 당시에 토레스 박사처럼 점차 자신의 삶을 파멸시키는 알코올중독 및 약물중독에 대한 유전적 소인을 가진 사람이 또 있었을 가능성도 있다. 이를 고려할 때 미성년자였던 그녀에게 술을 마시도록 암묵적으로 허용해 준 부모나 학교 동기들 그리고 교수들의 행동은 비난받을 만하다고 생각한다. 별 생각 없이 마신 한두 잔의 술 때문에 결과적으로 많은 10대 청소년들이 개인적 · 직업적으로 성공할 기회를 잃거나, 신체적 · 정신과적 질환을 갖게 되거나, 여러 가지 약물중독에 빠져들게 되기 때문이다. 우리는 권위를 가진 인물이 아직 성인이 되기 전인 아이에게 중독적인 약물을 허용해 주었을 때 그 아이에게 전달되는 사회적 · 심리적 메시지를 이해하고 있어야 한다. 권위가 있는 인물의 부적절한 허용과 또 그 인물이 보여 주는 악영향이 약물의존과 관련된 유전적 소인, 과음 습관과 결합하게 되면 불법적인 약물에 대한 중독을 초래하는 행동 패턴을 강화하게 된다. 다음 내용에서는 범죄와 자기파괴적인 행동을 초래하는 마약류 중독에 관해서 간단하게 이야기해 볼 것이다.

아편중독

마약narcotics이라는 단어는 일반적으로 치료를 위한 의약품, 그리고 불법적인 약물이라는 두 가지 의미로 쓰인다. 둘 다 진정 효과가 있고 중독성이 높다는 특징이 있다. 이러한 마약류 약물로는 ① 펜토바르비탈pentobarbital, 세코바르비탈secobarbital, 아모바르비탈amobarbital, 부탈바이탈butalbital, 페노바르비탈phenobarbital 등의 바비튜레이트barbiturates 계열 수면제, ② 주로 처방 진통제로 사용되는 하이드로코돈hydrocodone, 옥시코돈oxycodone, 하이드로모르폰hydromorphone, 메페리딘meperidine, 트라마돌tramadol, 코데인codeine, 모르핀morphine 등이 있다. 물론 헤로인과 같은 불법약물도 마약류이다. 진통제로 사용되는 마약류 약물들과 헤로인은 DSM-IV-TR 진단 기준하에서 아편계 약물로 분류된다. 이러한 약물들은 아편의 원료인 양귀비에서 추출한 물질의 천연 또는 합성 파생물이기 때문이다. 최근 통계에 따르면 미국인 중 7%의 남성, 그리고 5%의 여성이 불법적인 약물중독에 빠져 있다고 한다. 더 놀라운 것은 고등학교 3학년 학생들 중 2%가 헤로인을 사용하고 있으며 10% 정도는 처방받은 약물로 인해 중독에 빠져든다는 사실이다. 아편계 약물에 대한 의존은 다른 약물중독보다 강도, 절도, 폭행 등의 범죄와 밀접한 관련이 있다. 아편중독은 졸림, 주의 집중력과 기억력의 저하를 가져오며 의욕을 떨어뜨리게 된다. 아편계 약물은 중단 시에 심각한 신체적 · 감정적 문제를 일으키며 구토, 구역 근육통, 수면장애, 우울, 불안, 초조 증상들을 일으키게 된다. 또한 아편을 주사할 때 쓰이는 주사기를 공유하는 것은 HIV나 간염의 원인이 될 수 있다. 아편의 과다 사용으로 인한 사망 사고의 원인은 주로 호흡 기능과 뇌 기능의 저하 때문이다.

마리아 토레스 박사의 사례 II : 치료 과정

엉거 박사의 고백

남편인 엉거 박사는 그의 아내에 대해 이야기하면서 불편함과 당혹감을 동시에 표현했다. 우리는 그의 아내인 토레스 박사가 우울증, 아편중독, 알코올중독 환자라는 데 모두 동의했다. 우리는 그녀의 질환이 가지는 심각성에 대해서 공감했으며 또한 즉각적인 외래 치료와 평가가 필요하다는 것에 대해 동의했다. 그러나 문제는 토레스 박사가 자신이 알코올과 약물에 중독되었다는 사실을 부인하고 있으며 치료의 필요성을 받아들이지 않는다는 데 있었다. "정신과 의사들은 필요 없어요. 그들은 아무것도 모르고 아무것도 해 주지 않아요. 나는 정상으로 보이는 정신과 의사를 본 적이 없어요."

중독과 정신과 치료에 대한 편견들

엉거 박사와 나는 그의 전문 분야인 정형외과와 나의 전문 분야인 정신과의 차이에 대해서 이야기를 나누게 되었다. 정형외과 환자들은 자신의 실수나 판단 착오로 다쳤을 경우 치료를 받는 데 주저하지 않고 즉시 의료진에게 도움을 요청한다. 가령 60세가 넘은 남자가 캘리포니아의 서핑 금지 구역에서 서핑을 하다가 바위에 부딪혀 발목에 골절이 생겼다고 하자. 비록 그의 잘못된 판단과 규칙 위반으로 골절상을 입었지만 이것을 치료하기 위해 정형외과 의사를 만나는 것을 조금도 망설이지 않을 것이다. 하지만 고통스럽거나 치명적인 정신과적인 문제를 가진 환자의 경우에는 가능한 한 정신과 의사를 만나려 하지 않을 것이다. 이러한 행동에는 두 가지 이유가 있다. 무엇보다 가장 중요한 것은 이러한 환자들 중 상당수는 뇌 기능에 이상이 있고, 이로 인해 판단력이 저하되어 전문가의 도움을 요청할 수 없다는 것이다. 또 한 가지 이유는 정신과 치료를 받을 경우 사회적으로 낙인이 찍힌다는 것이다. 정신과 의사들은 이러한 현상을 너무나 자주 목격하게 된다. 정신과적인 그리고 심리적인 치료는 효과가 없으며 여기에 종사하는 치료자들은 이상한 사람이라는 이야기가 널리 퍼져 있다. 물론 정신과 치료의 필요성과 효과는 이미 충분한 자료를 통해 입증되었다. 엉거 박사와 나는 정신과 의사가 다른 분야에 종사하는 의사들에 비해 이상하지 않다는 것에 대해서 동의했다. 그럼에도 불구하고 많은 환자들이 정신과 치료의 필요성에 대해서 거부할 것이고 도움이 필요하다는 사실을 극구 부인할 것이다. 어쨌든 토레스 박사가 어떤 정신과적 치료도 거부할 것이라는 점은 분명해 보였다.

아내에 대한 치료의 필요성을 받아들이기 힘들어하는 남편

다음의 내용은 엉거 박사와 내가 토레스 박사에 대한 치료 문제를 논의한 내용을 정리한 것이다.

엉거 박사: 우리는 지금까지 마리아에 대한 치료의 필요성과 진단 결과에 대해서 동의했습니다. 하지만 마리아는 여전히 치료를 거부하고 있습니다. 이제 무엇을 할 수 있을까요?

유도프스키 박사: 우리는 두 가지 선택을 할 수 있습니다. 만약 우리가 그녀에게 치료가 필요하다고 생각한다면 텍사스 주법에 의해 그녀의 의지와는 상관없이 정신과 병동에 입원시킬 수 있습니다. 우리는 경찰이 그녀를 강제적으로 병원에 데려갈 수 있도록 조치를 취할 수 있습니다. 2일 안에 판사는 그녀의 입원이 합법적이라는 판결을 내릴 것입니다. 우리는 법정에서 토레스 박사가 치사량의 약물을 복용했으며 그녀 자신과 그녀의 아이들을 큰 위험에 빠뜨렸다고 주장할 것입니다.

엉거 박사: 내가 그렇게 할 수 있을지 모르겠네요. 마리아는 자존심이 너무 강해요. 만약 경찰이 우리 집에 와서 그녀를 병원에 데리고 가거나 보호병동에 입원시킨다면, 그녀는 나를 결코 용서하지 않을 거예요. 그녀가 만약

판사에게 자신의 정신이 멀쩡하다고 우기고 판사가 그런 주장을 받아들이면 우리가 과잉 반응을 한 셈이 될 거예요. 두 번째로 할 수 있는 조치는 무엇인가요?

유도프스키 박사: 토레스 박사가 범죄를 저질렀다는 사실에는 당신도 동의하리라 믿습니다. 그녀는 당신의 서명을 도용하여 치료용 진통제를 불법적으로 처방받았습니다. 그녀는 구속될 수도 있었어요. 그 어떤 판사도 이러한 문제 앞에서는 그녀의 편을 들지 않을 것입니다. 이번이 초범이기 때문에 사전 형량 조절제도를 통해 보호병동에 입원함으로써 감옥에 가는 것은 면할 수 있어요.

엉거 박사: 내 아내를 내 손으로 가두라는 말씀인가요? 그러면 우리의 결혼 생활은 끝납니다. 마리아는 절대로 나를 용서하지 않을 것이고 나는 그런 일을 결코 할 수 없어요. 그건 아무래도 과잉 반응 같아요.

유도프스키 박사: 선생님은 정형외과 의사로서 술을 마시고 운전을 해서 다치거나 신체 마비를 경험한 환자들을 수없이 보셨으리라 생각합니다.

엉거 박사: 무수히 많이 봐 왔죠. 하지만 그녀를 미친 사람 취급을 할 순 없어요. 그녀를 범죄자처럼 가둘 수는 없어요. 그녀는 아픈 거지 범죄자는 아니라고요. 그런 극단적 방법이 아닌 다른 차선책은 없나요? 내 친구들은 다른 보완책이 있다고 하던데 그게 도대체 뭔가요?

유도프스키 박사: 보완책이라고 하는 것은 다름이 아니라 치료를 완강하게 거부하는 알코올중독 환자나 약물중독 환자의 가족을 돕기 위해 만들어진 프로그램입니다. 우선 치료자는 중독된 환자로 인해 환자의 가족 내에 생기는 갈등과 역학 구조를 파악하고자 노력하게 됩니다. 그다음엔 도움이 필요한 사람들을 도와주는 외부적인 지원, 이를테면 지지 집단이나 아이들을 위한 치료자 등이 제공됩니다. 세 번째로는 중독에 빠진 환자와 가족을 만나게 해서 환자로 하여금 증상을 인정하고 치료를 받을 수 있도록 결정하게 돕는 과정을 거칩니다. 만약 환자가 이를 거부하면 환자를 가족으로부터 격리하는 조치 등을 취하게 되죠.

엉거 박사: 그 방법이 낫겠군요.

유도프스키 박사: 토레스 박사에게는 입원이 필요하며, 그 밖의 어떤 조치도 위험합니다. 그것은 당신이 수술을 받아야 하는 골절 환자에게 깁스를 하지 않는 것과 같아요.

엉거 박사: 그럼 당신은 더 이상 우리를 돕지 않겠다는 말인가요?

유도프스키 박사: 토레스 박사의 상태를 과소평가하는 것은 당신에게도 토레스 박사에게도 도움이 되지 않아요.

엉거 박사: 나는 당연히 두 번째 방법으로 할 겁니다. 또한 다른 정신과 의사들의 이름도 알고 있고요. 우리가 앞으로 어떻게 할지 결정되면 다시 찾아오겠습니다.

엉거 박사는 나의 완고한 판단에 화가 나 있었다. 나는 다시 한번 엉거 박사에게 토레스 박사가 입원 치료를 받지 않으면 그녀와 그녀의 아이들 그리고 다른 사람들도 위험할 수 있다고 말했다. 다음 이틀 동안 나는 소식을 듣지 못했고 그의 진료실로 전화를 했다. 그는 어느 정도 격앙된 어조로 그녀와 자신은 다른 정신과 의사에게 진료를 잘 받고 있다고 했다. 그는 주치의가 집으로 전화를 해서 토레스 박사의 상태를 확인하고 있으며 외래 치료가 가장 적절하다고 말했다고 전해 주었다.

응급실에서 온 전화

약 3개월이 지나서 엉거 박사에게서 연락을 받았다. 토레스 박사가 혼수상태로 응급실에 있다는 것이었다. 혈액검사 결과 알코올과 바이코딘Vicodin이라는 약물을 과다 복용한 것으로 밝혀졌다. 우리는 그날 오후에 만났다.

엉거 박사: 그동안의 일에 대해 설명하겠습니다. 라일리라는 의사에게 치료를 받기로 했습니다. 일주일에 한 번 마리아가 병원을 방문하기로 했고요. 2주

가 지나서 그녀는 치료를 중단했습니다. 그녀는 의사가 도움이 되지 않는다고 했습니다. 그리고 그녀는 다시는 술을 마시지 않겠다고 했어요. 말이 안 되지만 저는 아내를 믿기로 했죠. 그녀가 만약 다시 깨어난다면 당신에게서 치료를 받을 작정입니다.

토레스 박사가 깨어난 이후 나는 그녀 옆에 있었다. 그녀가 한 첫 번째 말은 "나는 언제 집에 갈 수 있나요?"였다.

유도프스키 박사: 나는 당신을 정신과 보호병동에 입원시키도록 하겠습니다. 중환자실을 벗어나자마자요.

토레스 박사: 미친 소리 하지 말고 당장 내 남편이나 불러와요.

나는 엉거 박사를 불러 달라고 했고 그가 바로 들어왔다.

토레스 박사: 나를 여기서 빨리 나가게 해 줘요. 이 의사가 나를 정신과 병동에 가두려고 해요.

엉거 박사: 정신 차려, 마리아! 당신은 거의 죽을 뻔했어. 집에 갈 상황이 아니야. 당신은 지금 치료를 받아야 해.

토레스 박사: 나는 지난 석 달 동안 술은 입에도 대지 않았어요. 정말이에요.

엉거 박사: 혈중 알코올 수치가 200이 넘었다고, 바이코딘은 말할 필요도 없고.

토레스 박사: 말도 안 돼요. 그건 전혀 다른 사람의 혈액과 바뀐 거라고요. 병원에서는 그런 일이 흔하다는 것을 당신도 알고 있지 않나요? 당장 변호사를 불러 줘요.

엉거 박사: 이제 어떻게 해야 할까요? 그녀는 절대 입원하지 않으려 해요.

유도프스키 박사: 그녀가 원하는 대로 할 수밖에요. 변호사를 불러 주세요. 그리고 나는 강제적 입원이 필요하다는 내용의 서류를 작성할 겁니다.

한 시간 내내 토레스 박사는 남편에게 보호병동에 가지 않을 것이라는 이야기를 했다. 그녀는 혈액검사 결과나 임상적인 경과, 과거의 정신과적인 병력을 모두 부인한 채 모든 사람들이 다 잘못되었다고 주장했다. 그리고 약물에 중독되었다는 사실도 부인했다. 엉거 박사는 그녀의 설명을 듣다가 중간에 다시 자신의 병원으로 갔고 그 후 그녀가 말한 첫마디는 다음과 같았다.

토레스 박사: 나는 간질이 있고 그럴 때마다 머리가 터질 듯이 아파요. 지금도 바이코딘이 너무 필요해요. 당신이 그 약을 지금 준다면 당신을 나의 정신과 의사로 받아들이겠어요.

유도프스키 박사: 당신은 지금 알코올과 중독성 진통제에 대한 금단증상을 겪고 있어요. 나는 지금 당신이 그러한 금단증상으로부터 안전하게 벗어나는 데 도움이 될 약을 처방해 드리도록 하겠습니다.

토레스 박사: 그럼 지금 당장 바이코딘을 처방해 주세요. 그렇지 않으면 죽을 것 같아요.

유도프스키 박사: 제 생각에는 지금의 금단증상을 조절하기 위해 어떤 약물을 선택하느냐 하는 것보다 훨씬 중요한 문제가 있을 것 같네요. 법정에서 만나지 않는다면 이것이 우리의 마지막 대화가 될 수도 있어요.

토레스 박사: 당신은 치료에 대한 환자의 의견에 관심이 없는 의사인가요? 나는 다른 의사를 원해요. 나는 21세기에 맞는 유연한 사고를 가진 의사가 필요해요. 이 병원에 있는 정신과 담당 과장을 불러 주세요. 나를 치료했던 라일리라는 의사는 이 병원 과장인가요? 당장 전화하게 해 주세요. 난 지금 감금당해 있어요.

토레스 박사가 변화를 시작하다

지난 2주 동안 토레스 박사는 치료에 전혀 협조하지 않았다. 약속한 대로 그녀는 변호사를 고용했으며, 강제적인 정신과 입원 치료에 반발했다. 할 수 있다면 나는 약물치료와 입원 시에 면회를 제한하는 문제, 퇴원을 결정하는 문제 등에 대한 그녀와의 집요한 논쟁을 피하고 싶었다. 다른 과장이 그 부분에 대한 문제를 다루기로 했기 때문에 나는 그녀의 약물남용과 같은 중요한 문제들에 대해서 집중할 수 있었다. 그녀는 결국 퇴원을 위해 법정에 섰고 최고의 변호사를 고용했다. 하지만 슬프게도 그녀의 입장을 지지해 줄 단 한 명의 친구도 구할 수 없었다. 그녀가 중독에 빠지게 되면서 철저하게 혼자가 되었고 남은 친구는 빈 술병 밖에는 없었기 때문이다. 판사는 한 달 동안 입원 치료를 받아야 한다는 판결을 내렸다. 비록 법원에서는 그녀의 의지와는 상관없이 약을 처방할 수 있는 권한을 주었지만 나는 그녀에게 처방되는 약을 점차로 줄여 나갔다. 처음에 병동 생활을 하면서 그녀는 위축되었고 조용하게 지냈다. 집단 치료에서도 말 한마디 하지 않고 지나가기 일쑤였다. 입원한 지 한 달이 다 되어 갈 때 어두운 방에서 커튼을 걷어 내듯 토레스 박사의 어두운 내면에 빛이 비치는 것 같은 느낌을 주는 일이 생겼다. 최초로 나에게 말을 걸기 시작한 것이다.

토레스 박사: 지난 16년 동안 제가 술이나 약물 없이 지낸 적은 지금이 처음이라는 것을 아세요? 대학 입학 때 이후로 말이에요. 아마 고등학교 이후 제 정신으로 살았던 적이 거의 없는 것 같아요. 당신에게 두 가지 질문이 있어요. 내가 알코올과 약물에 빠져 내 뇌를 다 망가뜨린 것은 아닌가요? 그리고 엄마로서는 도저히 할 수 없는 짓을 해서 내 아이에게 돌이킬 수 없는 해를 끼친 게 맞죠?

유도프스키 박사: 당신이 원래 모습으로 돌아온 것 같네요. 당신은 아주 오랫동안 당신뿐 아니라 주변의 모든 사람들과도 멀리 떨어졌었죠. 먼저 당신이 던진 질문에 답할게요. 나는 적어도 당신의 뛰어난 지적인 능력이 여전히 남아 있다고 생각합니다. 이건 내 생각이긴 하지만 병원에서 실시한 심리검사 결과도 당신의 지적 능력을 보여 주었죠. 여전히 남아 있는 당신의 명민함은 정말 큰 축복입니다. 하지만 아마도 이제부터 새로운 인생을 시

작하려면 남아 있는 당신의 뇌세포를 최대한 사용해야 할 것 같군요. 지속적으로 술을 마시고 약물을 남용했음에도 불구하고 지적인 부분은 남아 있지만, 당신이 가족과 친구 그리고 무엇보다 당신 자신에게 행했던 잘못된 일들이 돌이킬 수 없는 결과를 초래했다는 것 또한 분명한 사실입니다. 이제 이것들을 어떻게 다루어 나가는가 하는 점이 당신의 남은 삶을 결정하게 될 것입니다. 나는 드라마틱한 이야기를 쓰고 싶지 않습니다. 하지만 당신이 이 문제들을 잘 다룬다면 앞으로는 다른 삶을 살게 될 것입니다. 하지만 당신이 만약에 술과 약물로 당신의 모든 감정들을 마비시켜 버린다면 모든 것을 잃게 되겠지요. 당신의 삶까지……. 술 한 모금이 당신이 가진 모든 것을 다 잃게 만들 것입니다. 당신은 절대 술 근처에 가지도 말고 약물에 의존할 생각조차 하지 말아야 합니다. 그리고 당신 혼자서는 술과 약물을 끊을 수는 없다는 것을 받아들여야 합니다. 당신이 아무리 똑똑하고 열심히 노력한다고 해도 이것은 할 수가 없어요. 당신은 혼자서만 지내왔던 삶의 방식을 바꾸어야만 합니다. 당신이 술을 끊고 삶을 되찾도록 많은 사람들이 도울 겁니다. 자, 시작해 봅시다.

이와 같은 대화를 나누고 몇 주가 지난 후 토레스 박사와 그의 남편인 엉거 박사가 참석한 부부 면담이 있었다. 그때 나는 토레스 박사에게 캔자스 주의 토피카 시에 있는 메닝거 클리닉에 가는 것을 고려해 보라고 제안했다. 그곳에서는 전문직 종사자를 위한 위기관리 프로그램을 운영하고 있다.

토레스 박사: 내가 왜 거기에 가야 하나요? 보시다시피 나는 많이 좋아진 거 아닌가요? 나는 내가 알코올중독 환자라는 사실도 받아들였고 교회에서 운영하는 AA(익명의 알코올중독자들) 모임도 열심히 참석하고 있다고요. 나는 내가 아는 사람 중에 가장 고집스러운 사람인 당신에게 치료받기 위해 경제적인 손해도 감수하고 있어요. 내가 지금 해야 할 일은 빨리 돌아가서 병원비를 버는 것이에요.

유도프스키 박사: 그곳의 프로그램은 당신과 같은 의사나 변호사, 혹은 대기업 임원 같은 사람을 대상으로 하는 것입니다. 그곳에서는 중독 회복 프로그램과 정신역동적 정신치료를 병행하고 있지요. 나는 개인적으로 당신에게 그 두 가지가 다 필요하다고 생각해요. 당신이 중독 문제와 정서적 문제를 평가절하하는 실수가 다시는 없기를 바라요. 이 두 가지 문제는 물론 분리될 수 없는 겁니다.

토레스 박사: 한번 생각해 볼게요. 당신이 자꾸만 나를 무위도식하는 환자로만 있게 한다면 그게 오히려 경제적인 위기를 만들 수도 있다고요.

유도프스키 박사: 당신의 뛰어난 머리로 변하지 않을 이유를 찾지 말고 새로운 변화를 열어 갈 길을 찾게 되길 바랍니다.

나는 그녀의 남편에게 그녀가 최근의 사건들을 통해서 많은 것을 배웠으며 나아지고 있다는 것을 설명해 주었다. 그들은 내가 권했던 기관에서 치료를 받지 않기로 결정했다. 토레스 박사는 더 이상 술을 마시지 않았으며 우울해하지도 않았기 때문에 더 이상 나의 치료 권고를 따르지 않을 권리가 있었기 때문이었다. 퇴원 이후의 외래 치료 계획은 〈표 12-8〉에 나와 있다.

표 12-8 마리아 토레스를 위한 외래 치료 계획

- 알코올과 약물의 혈중 농도 파악을 위해 일주일에 한 번 혈액검사 시행
- 담당 정신과 의사와 가족의 요청에 따라 주기적으로 불시에 혈액검사 시행
- AA 모임에 일주일에 다섯 번 정기적으로 참석
- 그녀의 담당 정신과 의사가 일주일에 두 번 정신치료 시행
- 그녀의 가족치료 담당자가 한 달에 두 번 가족치료 시행
- 일요일 오전과 수요일 저녁에 정기적 교회(예배) 출석(참여)
- 위에 나열된 것 중 어떤 것이라도 어기게 되면 재입원하기로 함

토레스 박사의 진정한 자아 발견

정신치료를 받게 되면서 토레스 박사는 딸의 발달상 문제가 바로 자신 때문에 생긴 일이라는 것을 깨닫게 되었다. 단순한 죄책감과 후회를 넘어서서 토레스 박사는 자신이 성장 과정 중에 겪었던 문제가 현재의 삶에 영향을 주고 있음을 이해하게 되었다. 토레스 박사의 어머니는 너무나 지쳐 있었고 아이들을 제대로 키울 힘이 없었다. 토레스 박사는 장녀였으므로 두 동생들을 돌보아야만 했다. 그녀는 치료를 통해 어렸을 때 떠안아야 했던 자신의 과도한 책임에 대해서 분노했었다는 사실을 알게 되었고, 술을 통해 구강기의 만족을 채우려 했던 무의식적인 욕구에 대해서도 발견하게 되었다. 그녀는 또한 지금의 남편과의 관계가 예전에 만난 지머만이라는 도서관 사서와의 관계와 닮아 있음을 알게 되었다. 이러한 과거의 인간관계가 그때까지도 토레스 박사의 삶에 영향을 미치고 있었던 것이다. 지머만과 엉거 박사는 모두 뛰어난 두뇌와 인간미를 가졌고 상대에 대해서 배려와 신뢰를 보여 준 사람들이었다. 하지만 그녀의 아버지가 그녀를 버렸기 때문에 그녀는 여전히 남편이 보여 주는 순수한 사랑과 배려에 찬 의견들을 무시할 수밖에 없었다. 한 치료 회기에서 그녀는 이렇게 말했다.

토레스 박사: 나는 술을 끊고 맑은 정신이 들기 전에는 몰랐어요. 나는 조너선을 사랑하지만 그와 사랑에 빠진 게 아니었죠. 그는 구원자였어요. 다시 말하면 내가 그와 계속해서 만나기 위해서는 나는 그냥 도움이 간절히 필요한 사람이 되어야 했죠.

유도프스키 박사: 물론 당신의 말은 맞지만 전부는 아닌 것 같아요. 당신의 어린 시절로 인해 당신은 당신이 사랑받을 만한 사람이 아니라고 믿고 있어요. 또한 당신은 조너선으로부터 버려지는 것을 두려워할 수밖에 없었죠. 그래서 계속해서 조너선이 떠날지 아닐지를 시험했어요. 결국 그는 당신 곁에 남았죠. 당신은 손상된 자존감 때문에 당신을 사랑하는 그를 무의식적

으로 끊임없이 무시했어요. 코미디언인 그루초 막스는 "자신을 구성원으로 받아들이려 하는 곳에는 절대 속하기를 원치 않는 사람이 있다."고 이야기했어요. 당신과 같은 사람을 가리키는 말이죠.

토레스 박사: 음…… 그럴듯하군요. 그런데 내게 그런 면이 있다는 것을 알면 어떻게 해야 하는 것일까요?

유도프스키 박사: 단순히 안다는 것만으로는 바뀌는 것이 없을 것 같네요. 진정한 변화를 위해서는 당신이 깨달은 것들을 우선 당신의 남편인 조너선과의 관계에 적용해야만 해요. 그리고 당신의 남편이 했던 것처럼 당신도 남편에게 전적으로 헌신해야 하죠. 당신은 동시에 당신의 아이들을 돌보는 데도 최선을 다해야 합니다. 의학에 관한 연구를 시작하는 것도 좋을 것 같네요. 만약 이런 일들을 하기 시작한다면 당신은 스스로가 사랑받을 만한 사람이라는 것을 알게 될 거예요.

토레스 박사: 만약에 내가 시도하지 않으면요?

유도프스키 박사: 그 결과는 이미 알고 계시지 않나요? 술과 약에 의지한 채 스스로를 혐오하고 자책하게 되겠죠. 이제는 그런 감정과 헤어질 시간이 된 것 같군요.

회복의 여정: 좌절을 이겨 내다

언제나 뛰어난 학생이었던 그녀는 지난 2년간의 정신치료 기간 동안 자신의 무의식적인 감정을 이해하고 또 그것을 관계에 적용하는 데 탁월했을 뿐 아니라, 어머니이자 아내로서 그리고 의사로서 자신의 삶을 최선을 다해 살았다. 그녀는 온전한 삶을 되찾아 갈수록 지난 16년간 중독에 빠진 채 보냈던 세월에 대해 깊은 슬픔을 느끼게 되었다. 그녀는 자신의 딸이 아들이 들어갔던 사립학교에 들어가지 못한다는 사실을 통보받게 되었다. 사립학교의 교장은 그녀에게 딸의 입학시험 성적으로 볼 때 정상적인 학업을 수행할 능력이 떨어져 입학할 수 없다고 말했다. 그 말을 듣고 3년 만에 처음으로 그녀는 술을 다시 입에 대게 되었다. 치료받으러 오기로 약속한 날로부터 이틀이 지났을 때 나는 그녀에게 전화를 했다. 그녀는 감기에 걸려 몸이 너무 좋지 않아 전화 걸 힘도 없었다고 말했다. 다음번 약속도 아무런 연락 없이 취소되었고 나는 그녀의 상태를 평가하기 위한 비정기적인 혈액검사를 시행하기 위해 남편에게 전화를 했다. 남편은 반대했지만 나는 검사의 필요성을 설명하고 설득했다. 검사 결과 알코올과 바이코딘의 혈중 농도가 매우 높은 것으로 나타났다. 그녀는 정신과에 재입원했고 입원 당시 심각한 자살 사고를 느끼고 있었다. 입원한 다음 날 그녀는 이렇게 말했다.

토레스 박사: 나는 나 자신이 싫어요. 내 무지와 무책임 때문에 딸의 뇌에 돌이킬 수 없는 손상을 입혔어요. 나 같은 사람은 죽어야 해요.

유도프스키 박사: 따님의 뇌는 치명적인 손상을 받지 않았어요. 그녀는 멋지고 행복한 아이입니다. 당신은 천재가 아니어도 행복한 삶을 살 수 있다는 것을 알아야 해요.

토레스 박사: 지금 무슨 말씀을 하시는 건가요? 그런 상투적인 말이 내게 위로가 된다고 생각하나요?

유도프스키 박사: 딸의 뇌가 손상받았다고 자책하면서 당신이 현재 가지고 있는 책임감을 회피하려고 하지 마세요. 그것이야말로 진정으로 게으르고 무책임한 행동이에요.

토레스 박사: 당신은 협박으로 나를 겁주려고 하고 있어요. 당신의 야비하고 잔인한 모습을 다시 발견하게 되어 반갑네요.

이 시기에 토레스 박사는 처음으로 DSM-IV-TR 진단 기준의 주요 우울증에 해당하는 증상들을 보였다. 그 증상들은 딸의 지능을 손상시켰다는 자책감에서 비롯된 반응이었다. 그녀의 자살 사고는 입원한 다음 날 없어졌다. 그녀는 항우울제를 처방받았고 5일 후에 퇴원했다. 퇴원 이후의 외래 치료 계획은 지난번에 퇴원했을 때와 동일했다. 이 시점에서 그녀의 요청에 따라 일주일에 세 번 만나 정신치료를 시행했다. 이러한 정신치료는 그녀의 우울 증상이 호전될 수 있도록, 그리고 그녀가 중독으로 허비한 지난 16년간의 삶에 대한 자책감을 이겨 낼 수 있도록 하기 위한 것이었다. 그녀는 나에게 정신치료를 요청함으로써 자신의 생애에서 처음으로 다른 사람의 도움을 구한 셈이었는데, 이는 역설적으로 그녀의 자존감이 회복되었음을 나타내는 것이었다. 점점 더 그녀는 강해지고 독립적인 인간이 되어 갔다. 그녀는 그녀의 아이와 남편에게 전적으로 헌신하면서 그들에게 더욱 강한 친밀감을 느끼게 되었다. 그녀는 이렇게 말했다. "내 생애 최초로 진정한 친밀감이 무엇인지 알게 되었습니다." 그 후 5년간 토레스 박사는 유명한 의과대학의 마취과를 담당하는 직책을 맡게 되었고, 연구적인 측면과 학생들을 가르치는 데 있어서도 뛰어난 재능을 보였다. 이 장이 집필된 시기는 토레스 박사가 지난 62개월 3주 5일 동안 술과 약물에서 완전한 자유를 얻은 후였다. 〈표 12-9〉는 토레스 박사처럼 중독성 성격장애를 가진 사람에 대한 치료의 원칙을 제시한 것이다.

표 12-9 토레스 박사의 사례를 통해 살펴본 중독성 성격장애 치료의 주요 원칙 II: 정신과적 병력

병력적 사실	주요 원칙	해석
처음에 토레스 박사는 그녀에게 병이 있다는 것과 치료가 필요하다는 사실을 받아들이지 않았다.	뇌의 문제가 있는 사람에게 현실적으로 적절한 판단을 할 수 있을 것이라고 기대해서는 안 된다.	알코올과 약물로 인해 토레스 박사의 뇌 기능이 저하되었으며, 이로 인해 그녀는 치료를 받지 않으려 했고 약물의존 증상이 더욱 심각해졌다.
처음에 남편인 엉거 박사는 주치의의 치료 계획에 따르려 하지 않았다.	중독성 성격장애 환자의 가족 역시 중독 문제의 발생에 어느 정도 책임이 있다. 그러므로 가족이 환자의 문제를 해결하기는 어려울 때가 많다.	남편인 엉거 박사는 아내를 구하려고 했지만 언제나 아내가 원하는 방식에 따르려고 했다.
라일리 박사의 가족치료와 외래 치료 계획은 실패했다.	중독 환자를 치료하는 데 있어 치료 계획과 관련된 타협을 할 경우 치료의 실패라는 결과를 낳는다.	토레스 박사가 알코올과 약물을 중단하지 않으면 어떤 치료 방법도 실패로 끝나게 된다.
약물과 알코올의 혈중 농도가 너무나 높았음에도 불구하고 토레스 박사는 자신이 중독되었다는 사실을 받아들이기를 거부했다.	알코올과 중독성 약물이 가진 힘을 절대로 과소평가해서는 안 된다.	토레스 박사가 깨어났을 때 그녀가 요구하는 것은 오직 더 많은 알코올과 약물뿐이었다.

그녀는 뛰어난 지성을 갖고 있었고 16년간 의사의 직업윤리에 대한 교육을 받았지만 스스로 약물과 술을 끊을 수는 없었다.	뇌에 문제가 생겼을 때 환자 스스로 회복되는 것은 불가능하다.	토레스 박사를 치료하기 위해서는 보호병동, 훈련된 의료진, 법원의 강제적인 명령이 필요했다.
법정에서 그녀의 입장을 청취하려 했으나 그녀 편에 서려는 사람은 아무도 없었다.	중독에 빠지게 된 사람은 그렇지 않은 사람들로부터 철저하게 자신을 소외시킨다.	16년간의 지속적인 알코올남용과 약물의존으로 인해 그녀에게 남은 것은 빈 술병뿐이었다.
일단 그녀가 알코올과 약물을 중단한 이후 그녀의 여러 가지 인지적 장점들이 살아나기 시작했고 이것이 치료 효과를 높이는 역할을 했다.	다른 유형의 성격장애와 중독이 만나게 되면 엄청난 파괴력을 가지게 된다.	토레스 박사의 경우는 많은 장점이 있었으며 알코올중독과 약물중독 이외에는 다른 성격장애적인 요소를 발견하기 어려웠다.
토레스 박사를 위한 외래 치료 계획은 엄격한 규칙하에 이루어졌으며 이러한 규칙을 어길 경우에는 바로 재입원을 하도록 했다.	알코올중독이나 약물중독의 치료를 위해서는 담당 주치의가 필요하다. 환자가 다시 알코올이나 약물에 빠지는 것을 예방할 '안전기지'를 마련해야 하기 때문이다.	토레스 박사가 가진 많은 장점에도 불구하고 그녀의 회복을 위해서는 수많은 훈련된 의료진이 필요했다.
알코올중독과 약물중독에서 벗어난 이후에야 비로소 대인관계에서 발생한 문제들을 짚어 볼 수 있게 되었다.	전적인 약물의 중단 없이는 회복이 불가능하지만, 약물을 일정 기간 중단했다고 해도 그것이 치료의 성공을 보장하는 것은 아니다.	토레스 박사는 약물을 중단하고 나서야 비로소 생애 처음으로 자신의 문제와 결혼 생활의 문제, 가족과 직장에 대한 문제들을 돌이켜 볼 수 있었다.
토레스 박사가 근본적인 변화를 이룸에 따라 남편과의 관계도 회복되어 갔다.	중독 환자가 회복되기 시작할 때 모든 대인관계가 변화하기 시작한다.	토레스 박사와 남편인 엉거 박사는 가족치료를 통해 그들이 맺고 있는 관계의 변화와 성장을 이룰 수 있었다.
결국 자신의 잘못으로 딸에게 피해를 입혔다는 자책이 토레스 박사의 증상 재발을 야기했다.	알코올과 약물을 중단했을 때 중독과 관련된 행동의 결과를 돌이켜 볼 수 있게 된다.	개인 정신치료나 지지 집단(AA) 그리고 가족치료 등이 토레스 박사로 하여금 과거에 대한 자책으로 중독에 빠지지 않고 새로운 미래를 탐색하는 데 도움을 주었다.
토레스 박사는 치료를 받으면서 중독에 대한 지식을 갖게 되자 주요 우울증을 앓게 되었다.	우울 증상의 원인이 납득할 만한 것일지라도 그에 대한 치료는 필요하다.	항우울제는 중독 환자들을 치료하는 데 도움이 될 수 있으며 토레스 박사의 경우 중독 과정에서 회복되는 3년의 기간 동안 처방을 받았다.

토레스 박사는 지난 5년 동안 약물과 알코올에서 완전한 자유를 얻었다. 이후 대인관계나 가족, 직업 등의 거의 모든 면에서 성공을 거두었다.	알코올중독과 약물중독은 한 사람의 인생이 가진 가치를 파괴한다.	중독으로부터 해방되었을 때 그녀는 자신에 대한 긍정적인 자아상을 되찾게 되었다.

후기

토레스 박사는 술을 마시지 않았을 때에는 성격적이나 인격적인 결함이 나타나지 않았다. 집중적인 정신치료를 받고 규칙적으로 AA(익명의 알코올중독자들 Alcoholics Anonymous)* 모임에 나가기 전까지, 알코올과 약물은 그녀의 진정한 성장을 가로막고 어린 시절의 상처가 지속적으로 불안감을 일으키게 만들었다. 치료 초기에 그녀의 남편에게 치명적 결함 척도(2장의 부록 참조)에 따라 그녀의 상태를 점검해 보도록 했을 때 그는 나의 제안에 격분했다. 하지만 나는 엉거 박사의 이야기를 듣고 그 척도에 따라 토레스 박사의 상태를 점검해 보았다. 치명적 결함 척도의 A 파트 점수는 10점이었는데, 이것은 그녀의 중독이 단순한 질환이 아니며 성격장애적인 요소가 두드러진다는 것을 의미했다. 치명적 결함 척도의 B 파트 점수는 4~6점 정도로 볼 수 있으며 이것 또한 성격장애가 강력히 의심되는 수치이다. 6년 뒤에 토레스 박사는 모든 항목에서 0점을 받았다. 해당 척도의 점수에서 이렇게 큰 변화가 나타난 것은 다음과 같은 몇 가지 이유 때문이라고 볼 수 있다. 첫째, 토레스 박사는 다른 형태의 성격장애를 보이지 않았다. 동반질환comorbidity이라는 것은 한 사람에게 두 가지 이상의 정신과 질환이 동시에 나타나는 것을 의미하는데, 50% 이상의 중독 환자에게서 동반질환을 볼 수

* Alcoholics Anonymous는 알코올중독자들의 금주와 자활을 위한 공동체로서 1935년 미국에서 시작되어 현재 전 세계에 수많은 지부가 설립되었으며 약 200만 명의 회원이 있다(역자 주).

있다. 많은 중독 환자들은 반사회적 성격장애나 자기애성 성격장애를 동시에 갖고 있다. 이러한 동반질환이 발생하면 치료가 어렵고 회복의 가능성을 감소시키게 된다. 둘째, 토레스 박사는 뛰어난 지적 능력을 갖고 있었고 도움을 얻을 자원이 많았다. 그녀는 영민했고 자신의 일에 최선을 다하는 사람이었으며 좋은 남편이 있었다. (그녀의 남편 또한 중독에 빠져 술과 약물에서 벗어나지 못했다면 치료 자체가 힘들었을 것이다.) 셋째, 그녀는 경제적인 여유가 있었기 때문에 적절한 치료를 받을 수 있었고 가족들의 지지가 있었다. 이것은 흔치 않은 일이다. 중독에 빠진 사람들은 대부분의 돈을 약물에 써 버리고 직장에서 해고당하거나 상대 배우자와 이혼을 하게 된다.

토레스 박사와 달리 경제적인 여유가 없는 환자들은 적절한 치료를 받지 못할 뿐 아니라 중독성 약물을 구하기 위해 범죄를 저지르고 수감되는 경우가 많다. 그렇게 될 경우 환자의 사회적 · 직업적 관계는 급작스럽게 단절될 수 있다. 중독에 빠지게 되면 경제적인 능력이 상실되어 국가에서 제공하는 복지 시스템에 의존하게 되며 그러다가 범죄를 저지르고 다시 수감되는 악순환이 반복적으로 나타난다. 이러한 과정을 지켜보면서 중독에 빠진 사람들을 도울 수 있는 더 나은 방법을 찾아야겠다는 생각을 점점 더 많이 하게 된다. 나는 개인적으로 뇌와 중독의 관련성에 관한 연구, 그리고 더 나은 치료 프로그램의 개발에 더 많은 경제적 지원을 해야 한다고 본다. 그것이 중독에 빠진 환자는 물론 약물중독 문제를 해결하기 위해 천문학적인 예산을 투입하는 정부에게도 더 효과적인 해결책이 될 것이다.

참고문헌과 추천도서

American Psychiatric Association: Diagnostic and Statistical Manual of Mental Disorders, 4th Edition, Text Revision. Washington, DC, American Psychiatric Association, 2000

Beirut LJ, Dinwiddie SH, Begleiter H, et al: Familial transmission of substance dependence: alcohol, marijuana, cocaine, and habitual smoking: a report from the Collaborative Study on the Genetics of Alcoholism. Arch Gen Psychiatry 55:982-988, 1998

Cadoret RJ, Cain CA, Grove WM: Development of alcoholism in adoptees raised apart from alcoholic biologic relatives. Arch Gen Psychiatry 37:561-563, 1980

Cloninger CR: Genetics and psychobiology of the seven factor model of personality, in Biology of Personality Disorders. Edited by Silk KR. Washington, DC, American Psychiatric Press, 1998, pp 63-87

Cloninger CR: Genetics of substance abuse, in The American Psychiatric Press Textbook of Substance Abuse Treatment, 2nd Edition. Edited by Galanter M, Kleber HD. Washington, DC, American Psychiatric Press, 1999, pp 59-73

Goodwin DW: Alcoholism and heredity: a review and hypothesis. Arch Gen Psychiatry 36:57-61, 1979

Kupfermann I, Kandel ER, Iversen S: Motivational and addictive states, in Principles of Neural Science, 4th Edition. Edited by Kandel ER, Schwartz JH, Jessell TM. New York, McGraw-Hill, 2000, pp 998-1013

Mack AH, Franklin JE, Servis ME: Substance use disorders, in The American Psychiatric Publishing Textbook of Clinical Psychiatry, 4th Edition. Edited by Hales RE, Yudofsky SC. Washington, DC, American Psychiatric Publishing, 2003, pp 309-377

Merikangas KR: Genetics of alcoholism: a review of human studies, in Genetics of Neuropsychiatric Diseases. Edited by Wetterberg I. New York, Macmillan, 1989, pp 269-280

Miller NS, Adams BS: Alcohol and drug disorders, in Textbook of Traumatic Brain Injury. Edited by Silver JM, McAllister TW, Yudofsky SC. Washington, DC, American Psychiatric Publishing, 2005, pp 509-529

Nestler EJ, Self DW: Neuropsychiatric aspects of ethanol and other chemical dependencies, in The American Psychiatric Publishing Textbook of Neuropsychiatry and Clinical Neurosciences, 4th Edition. Edited by Yudofsky SC, Hales RE. Washington, DC, American Psychiatric Publishing, 2002, pp 899-921

Prescott CA, Aggen SH, Kendler KS: Sex differences in the sources of genetic liability to alcohol abuse and dependence in a population-based sample of U.S. twins. Alcohol Clin Exp Res 23:1136-1144, 1999

Schaler JA: Addiction Is a Choice. Chicago, IL, Open Court, 2000

Shuckit MA: Alcohol-related disorders, in Kaplan & Sadock's Comprehensive Textbook of Psychiatry, 7th Edition. Edited by Sadock BJ, Sadock VA. Philadelphia, PA, Lippincott Williams & Wilkins, 2000, pp 953-971

World Health Organization: Mental and behavioral disorders, in International Statistical Classification of Diseases and Related Health Problems, 10th Revision. Geneva, World Health Organization, 1992, pp 371-387

Ziedonis D, Krejci J, Atdjian S: Integrated treatment of alcohol, tobacco, and other drug addictions, in Integrated Treatment of Psychiatric Disorders (Review of Psychiatry Series; Oldham JM, Riba MB, series eds.). Edited by Kay J. Washington, DC, American Psychiatric Publishing, 2001, pp 79-111

PART 3
결론

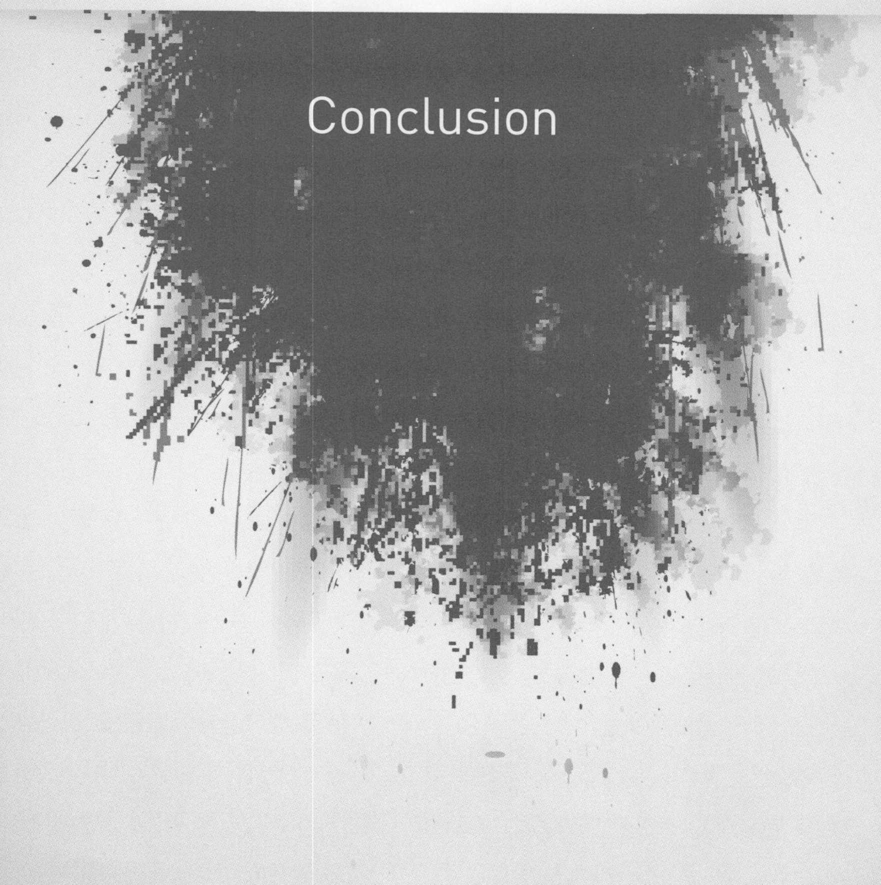

Chapter 13

도움 받기

개관

이 책의 목적

이 책의 주요 목적은 정신건강 전문가와 수련생에게 성격장애나 인격적 결함을 가진 사람들을 이해하고 치료하는 데 도움이 될 정보와 기술을 제공하는 것이다. 4장(연극성 성격장애), 6장(자기애성 성격장애 II: 치료받은 자기애), 8장(강박성 성격장애), 10장(경계성 성격장애), 11장(분열형 성격장애), 그리고 12장(중독성 성격장애)에서는 이들 각각의 장애에 대한 치료를 받은 환자들에게 초점을 맞췄다. 그와 관련된 이 책의 또 다른 목적은 현재 성격장애나 인격적 결함으로 인해 고통스럽고 문제를 일으키며 파괴적인 인간관계를 맺게 되는 환자를 치료하는 데 필요한 지식과 기술을 전달하는 것이다. 5장(자기애성 성격장애 I: 치료받지 않은 자기애), 7장(반사회적 성격장애), 그리고 9장(편집성 성격장애)에서는 이들 문제를 가진 사람들과의 고통스럽고 위험한 관계에 대처하는 가족 구성원들과 정신건강 전문가들에게 초점을 맞췄다.

심각한 문제가 있는 인간관계

관계의 초기에는 치명적 결함을 가진 사람이 아주 매력적이고 섬세하고 따뜻한 사람으로 보일 수도 있다. 이 시기에는 그들이 갖고 있는 치명적 결함이 아주 사소한 흠으로 보일 것이다. 이러한 사소한 흠은 처음엔 별다른 악영향을 미치지 않으며, 오히려 그들의 매력과 개성을 더욱 두드러지게 만드는 요소가 될 수도 있다. 하지만 시간이 지나면 그러한 결함의 본질이 조금씩 드러나게 된다. 예를 들어 처음엔 매혹적이고 흥미롭게 보였던 그 사람의 심리가 진정한 친밀한 관계를 수립하고 유지하는 데 방해가 될 수 있다. 따라서 겉보기에는 해롭지 않아 보이는 결함이 그 사람과 맺은 관계의 진정성을 침식할 수 있는 거대한 균열의 시작을 의미하는 것일 수도 있다.

성격이나 인격상의 결함을 가진 사람들과의 관계로 인해 고통을 겪고 있는 사람이 초기에 전문가의 도움을 요구하는 경우가 많다. 이러한 상황에서 사람들은 종종 그들의 문제는 전적으로 상대방의 '결함'으로부터 비롯된 것이라 믿으며 치료에 임한다. 그들은 치료를 통해 성격장애와 인격적 결함의 특징에 대해 명확히 이해하게 된다면, 자신의 힘으로 상대방을 변화시킬 수 있거나 이들과의 파괴적인 관계로부터 해방될 수 있으리라 확신한다. 이러한 관점은 치료에 해로운 영향을 미칠 수 있다. 즉, 그러한 관점을 가진 환자나 의뢰인은 먼저 자신에 대한 충분한 통찰을 얻고 이를 활용하여 의미 있는 변화를 이끌어 내려 하기보다는 상대방의 문제에만 초점을 맞추는 경향이 있다. 그러나 치명적 결함이 있는 상대와 관계를 맺고 있다면, 이러한 역기능적 관계를 변화시키기 전에 스스로도 변해야 한다. 이번 장의 의도는 환자와 의뢰인의 목적을 달성하기 위해서는 어디에 치료의 초점을 두어야 할지 결정하는 데 도움을 주고자 함이다. 저자 서문에서 언급했듯이, 나는 이러한 의도를 실현하기 위해 이 책 전반에 걸쳐 1인칭 시점을 사용했다.

너 자신을 이해하라

파괴적인 사람들로부터 탈출하고 그들을 회피하고 살아남기 위해, 당신은 처음에 그런 사람들과 어떻게 그리고 왜 관계를 맺게 되었는지를 이해해야 한다. 당신 스스로에 대해 먼저 알게 되면 문제가 있는 인간관계를 맺는 데 있어 당신이 어떤 역할을 했는지 이해하는 데 도움이 된다. 그들이 자신의 결함을 인정하지 않거나 변화를 거부할 때, 그들을 변화시키기 위해 시간과 노력을 낭비하지 말라. 당신 스스로를 변화시키는 것도 어려운 일이다. 좋은 소식은 당신 자신과 당신의 주변 상황을 변화시키는 것은 (어렵기는 하지만) 가능한 일이라는 것이다. 항상 유쾌한 일은 아닐지라도 자기발견과 진정한 변화는 본질적으로 지적 자극과 감정적 충만함의 과정이다. 이 책을 통해서 나는 독자인 당신을 최대한 존중하면서 합리적이고 현실적인 변화의 과정으로 인도하기 위해 최선을 다했다.

왜 인간관계에서 신뢰가 중요한가

중요한 약속의 이행 여부는 두 사람의 관계가 예측 가능하고 신뢰할 만한가에 달려 있다. 중요한 약속이 지켜지기 위해서는 상호 동의가 필요한 것이다. 자신과 약속할 때와 마찬가지로 타인과 약속할 때도 그것을 지키기 위해서는 능력과 동기가 필요하다. 당신이 충분히 노력한다면 (청혼을 하든, 이혼 변호사를 고용하든, 새로운 일자리를 평가하든, 직원을 고용하든, 은퇴계획을 세우든, 네 살 된 아이를 위한 어린이집을 평가하든, 부모님을 위한 요양원을 선택하든) 현재의 올바른 선택과 미래의 최종적인 성공은 상대방 혹은 약속을 이행할 사람의 성격을 정확히 평가하는 능력에 달려 있다는 것을 이해하게 될 것이다.

당신의 인간관계가 실패했을 때 필요한 질문

30년 이상 정신과 진료를 하면서 나는 신뢰가 깨지고 중요한 인간관계가 악화될 때 필연적으로 발생하는 파괴적인 결과에 대한 상세한 이야기를 환자들로부터 들어 왔다. 나는 배우자에게 배신당하고 유기되고 학대당한 사람들, 상사에게 부당한 대우를 받은 사람들, 친구와의 사업상 거래로 사기를 당한 사람들, 신뢰할 수밖에 없는 사람들(의사, 변호사, 성직자, 재정 관리자, 교사, 가정부, 그리고 심지어 부모, 형제, 자식들)에게 기만당하고 상처 입은 사람들을 보아 왔다. 이와 같은 경험이 있는 사람들은 〈표 13-1〉에 요약된 질문들을 스스로에게 던져 보아야 한다.

표 13-1 상대방이 성격적·인격적 결함을 갖고 있을지도 모른다고 추정될 때 스스로에게 던져야 할 질문들

1. 그 사람의 성격 혹은 인격에 대단히 잘못된 무엇인가가 존재하는가?
2. 그 사람의 문제가 고쳐질 수 있는가?
3. 그 사람이 갖고 있는 문제의 성질이 대단히 위험하고 파괴적이기 때문에 그 사람과의 관계를 종식시켜야 하는가?
4. 관계에 대한 문제와 실망을 예견할 수 있었는가?
5. 이러한 관계를 종식시키거나 벗어날 수 있는 정상적이고 안전한 방법을 찾을 수 있는가?
6. 이러한 상황에 빠지는 것을 예방하기 위해 할 수 있는 일이 있는가?
7. 나는 장래에 유사한 파괴적 관계의 재발을 예방할 수 있는가?

이 책은 훌륭한 치료의 예를 보여 줄 뿐만 아니라 이러한 질문들에 많은 답을 하는 데 도움이 될 것이다. 첫 세 가지 질문에 대한 답이 확정적이라면, 남은 네 가지 질문에 대한 답 역시 '예, 그러나 당신은 기꺼이 타인과 자신을 이해하는 새로운 방법에 마음을 열어야 할 것이다.'이다. 이 책의 목적은 이것을 달성하는 데 도움을 주는 것이다.

이 책의 주요 초점이 심각한 성격적 · 인격적 결함을 가진 사람들을 식별하고, 가능하다면 피하고, 그럴 수 없을 경우에는 적절하게 다루는 방법에 맞춰져 있을지라도, 필연적으로 이러한 발견을 하게 되면 자신에 대한 탐색이 필요함을 깨닫게 될 것이다. 〈표 13-2〉에 요약된 질문들은 치명적 결함을 가진 사람과 관계를 맺는 데 있어 자신은 어떤 역할을 했는지를 파악하기 위한 것이다.

표 13-2 상대방이 성격적·인격적 결함을 갖고 있음이 분명할 때 스스로에게 던져야 할 질문들

1. 왜 나는 그 사람과 관계를 맺기 시작했는가?
2. 왜 나는 그 사람에게 격렬하게 반응하는가(혹은 반응했는가)?
3. 왜 나는 그러한 고통과 개인적 희생에도 불구하고 곧바로 달아나려 하지 않았는가?
4. 그 사람에게 기만당하고 깊은 상처를 받은 후에 또 다른 타인을 신뢰하기 위해서는 어떻게 해야 하는가?
5. 정신건강 전문가에게 찾아가면 이와 같은 질문들에 답변하는 데 도움이 될 것인가?

변화와 탈출의 과정

먼저 내면을 들여다보라

개인적인 비극을 예방하거나 개선하는 데 있어서의 핵심은 다음과 같다. 첫째, 당신 자신의 심리를 이해하는 것에서 출발하여 결정을 내리는 방법을 배우는 것이다. 둘째, 당신은 다른 사람의 성격과 인격(관계를 이어 갈 수 있는 힘 또는 실패를 초래하는 결함)을 평가하는 방법을 알아야 한다. 온 세상이 전부 친절하고 선의를 갖고 있으며 정직하고 공정한 사람들로 구성되어 있다고 믿는 것은 순진하고 어리석은 일이다. (그것은 세상이 무조건적으로 아름답다고 믿는 것만큼이나 위험하고 역기능적이다.) 자신과 중요한 타인의 심리를 이해하는 것은 단순한 일이 아니다. 마음은 (생물학적 요인, 의식적 · 무의식적 사고와 감정, 그리고 통찰에 대한 주관적 저항 등이) 복합적으로 작용하는 것이기 때문에, 일반적으로 자신을 이해하는 것보다 타인을 이해하는 것이 오히려 더 쉽다. 치명적 결함을 가진 사람들과의 관계로부터 자신을 보호하기 위해, 당신은 당신 자신 그리고 당신과 관련된 타인의 혼란스러운 성격의 특징을 이해해야 할 것이다. 나는 이 책에서 우리 모두를 생기 있고 자유롭게 만드는 자기발견의 과정에 대한 명료하고 합리적인 방법을 제공하려고 최선을 다했다. 이 과정은 자신의 가치를 찾고 독립하고자 하며 자기실현을 이루려 하는 사람에게는 삶에서 가장 중요한 여행이 될 것이다. 그리고 그와 같은 여행에 안내자(예: 도덕적이고 잘 훈련되어 있으며 유능한 정신건강 전문가)가 필요할지를 판단하는 방법에 대해서도 기술하고자 했다. 이 장의 남은 부분에서는 그러한 안내자를 찾아내는 방법을 소개할 것이다.

편향성을 조심하라

이 책에서 강조했듯이, 심각한 성격적 결함을 가진 많은 사람들은 불행하게도 전문가적 도움을 구하거나 수용하려 하지 않는다. 오히려 그들은 정신건강 전문가들을 비하하고, 그러한 도움을 구하려 하는 사람들을 방해하는 데 전력을 다한다. 그들은 종종 자신과 다른 관점을 가진 사람으로부터 위협을 느낀다. 심각한 성격적 결함을 가진 사람들이 당신이 결정해야 할 중요한 일에 대한 결정권자가 되지 않도록 주의하라. 이 방법을 통해 그들이 당신에게 영향을 미치는 것을 방지할 수 있겠지만, 그들은 그러한 방법을 권장하거나 쉽게 허락하지는 않을 것이다. 의학에서 우리는 이를 편향bias이라 부르는데, 이는 그들의 객관성이 개인적 이익에 의해 쉽게 왜곡될 수 있는 상태임을 의미한다.

비슷한 이유로, 성격장애 및 인격장애가 있는 사람에게 이 책을 혹은 이 책의 특정 부분을 읽어 보라고 권하는 것은 현명할 수도 있고 그렇지 않을 수도 있다. 당신이 여러 가지 이유로 그들이 가진 결함의 형태와 결과를 정확히 묘사한 이 책의 내용을 공유하고 싶어 하는 것을 이해한다. 하지만 그들은 자신과 타인에게 실패와 고통을 안겨 주게 된 근본적 원인에 대해 알고 싶어 하지 않을 것이다. 그들은 자신의 문제를 드러내는 것이 그들 스스로에게 손해가 된다고 생각할 것이다. 또 그러한 결함을 가진 사람들은 앞으로도 지속적으로 당신에게 많은 것을 얻어 내려 할 것이다. 그런 까닭에 그들은 당신이 합리적으로 마음을 표현하고 자유롭게 행동하도록 하는 어떤 종류의 통찰도 비하하고 방해하려 할 것이다. 그들은 단지 당신의 변화가 그들 자신에게 어떤 영향을 미칠지에 대해서만 염려할 것이다. 그들이 자기계발과 변화를 위한 진정한 욕구를 갖게 되고 회복을 위한 길을 스스로 혹은 이 책이나 다른 경로를 통해서 찾는 일은 결코 일어나지 않을 것이다. 당신이 이해와 변화의 길에 전념한다면, 당신의 안전과 자기실현 등에 대한 중요한 평가를 그들에게 맡기지 않도록 주의하라. 이와 같은 맥락에서, 정신건강 전문가들은 그들을 치료하는 동안 중요한 선택과 변화를 포함한 편향성이나 개인적 이익으로부터 자유로워야 한다.

인격, 성격 그리고 행동의 치명적 결함을 식별하는 것을 배우라

이 책은 당신이 치명적 결함의 가장 미묘하지만 포착 가능한 요소들을 식별하는 데 필요한 정보와 기술을 제공하기 위해 집필되었다. 이러한 기술은 필연적으로 파국으로 치닫게 되는 관계를 피하는 데 도움이 될 것이다. 누구도 완벽한 사람은 없기 때문에, 우리는 어느 정도의 불완전함과 더욱 심각한 정신병리 사이의 차이점을 구별하는 방법을 배워야 한다. 두 번째 목적은 치명적 결함의 기저가 되는 심리학적 · 생물학적 요인을 깊이 탐구하여, 그들의 파괴적 잠재성을 충분히 평가할 수 있도록 돕는 것이다. 이를 통해 당신은 치명적 결함의 유해한 결과를 알 수 있을 뿐만 아니라, 그러한 결함이 어떻게 생겨나고 지속될 수 있는지를 이해하게 될 것이다. 이러한 이해 없이 변화와 독립을 위한 발걸음을 시작하는 것은 어려운(불가능하지는 않을지라도) 일이다.

변화의 과정을 시행하라

당신이 자발적으로 성격과 인격 그리고 행동의 치명적 결함을 가진 사람과의 관계를 시작했다면, 그러한 관계에서 의미 있는 변화를 이끌어 내기 위해서는 〈표 13-3〉에 요약된 내용의 이해와 통찰이 필요하다.

당신이 치명적 결함을 가진 사람과 계속해서 관계를 유지할 수밖에 없는 상황(예: 심각한 자기애성 성격장애를 가진 CEO 밑에서 일을 해야 하는 상황)이라면, 이 사람의 심리에 대해, 그리고 그로 인해 당신의 심리가 어떤 영향을 받는지에 대해 이해하는 것이 직장을 유지하고 마음의 평화를 얻는 데 도움이 될 것이다.

표 13-3 변화를 위한 요건

1. 당신의 관계에 심각한 문제가 있다는 것을 인지하라.
2. 문제의 근원에는 문제와 관련된 상대방의 성격적 · 인격적 결함이 수반되어 있음을 자각하라.
3. 당신이 변하지 않는다면 관계에서 어떠한 것도 변하지 않을 것임을 받아들이라.
4. 관계와 관련된 자신과 상대방의 새로운 통찰과 관점을 기꺼이 수용하라.
5. 필요한 변화를 이루고자 한다면, 상대방의 심리적 결함에 대해 알게 된 것과 당신이 그 사람과의 관계에서 일으킨 문제에 기초하라.

전문가의 도움을 받아야 하는가

내가 가진 편향성

나는 심각한 성격과 인격상의 결함을 가진 사람들과의 관계를 이해하고 변화시키는 데는 자격 있고 유능한 정신건강 전문가가 필요하다고 믿는 나 자신의 강한 편향성을 인정한다. 나는 또한 전문가의 도움 없이도 파괴적인 관계로부터 성공적으로 벗어나 스스로 지속적이며 긍정적인 변화를 일으킨 사람들을 알고 있다. 그럼에도 불구하고 나는 경험 많고 재능 있는 코치와 전문가의 가치를 믿는다. 우리들 각각은 특별한 능력과 통찰력을 타고났을지라도, 그 누구도 교육과 경험을 통해서만 얻을 수 있는 정교한 기술과 지식을 타고날 수는 없다. 아무리 당신이 운동에 재능이 있을지라도 혼자서만 연습한다면 올림픽 국가대표나 프로 선수 수준은 말할 것도 없고 대학 선수 수준의 경쟁력조차 갖출 수 없다. 이 정도의 수준에 도달하기 위해서는 최소한 수십 년 이상 동안 체득한 여러 가지 스포츠 관련 지식을 전달하고 당신을 객관적으로 관찰하여 나약해지는 것을 극복할 수 있도록 도와줄 코치가 필요하다. 자신을 변화시키거나 파괴적인 인간관계를 극복하는 데에도 전문가의 도움이 반드시 필요하다. 그런데 능력 있는 정신건강 전문가가 되기 위해 필요한 것은 무엇인가?

전문가적 역량

불행하게도 정신과적인 치료 분야에 종사하는 사람들 중 상당수는 자신의 제한된 삶의 경험과 개인상담에서 얻은 일회성의 긍정적 경험을 근거로 자신이 전문가라고 착각하는 경우가 있다. 이것은 대단히 위험하다. 행동적 · 감정적 문제를 가진 사람을 이해하고 돕는 것은 믿을 수 없을 정도로 어렵고 고도의 전문성을 필요로 하는 일이다. 타인에게 유용한 전문적인 도움을 제공하는 데 필수적인 지적 · 정서적 · 직관적 재능을 타고난 사람들에게도 집중적인 강의 및 교육, 지도감독하에 쌓은 임상 경험과 지속적인 학습이 필요하다. 전문가의 오만함은 정신과적 상담과 같은 영역보다 그 성과가 더욱 쉽게 측정될 수 있는 스포츠 경쟁의 영역에서 잘 드러난다. 당신은 전설적인 농구 선수 마이클 조던이 한때 농구장을 떠나 야구 선수가 되기 위해 노력한 것을 기억할 것이다. 야구 역사에 남을 전설적인 강타자 테드 윌리엄스는 연습장에서 마이클 조던이 배트를 휘두르는 모습을 지켜보았다. 기자는 테드 윌리엄스에게 마이클 조던을 야구 선수로서 어떻게 생각하는지를 물었다. 테드 윌리엄스는 마이클 조던이 분명히 좋은 운동선수이지만 "메이저리그 투수의 변화구는 고사하고 직구조차 절대 치지 못할 것이다."라고 대답했다. 테드 윌리엄스의 말은 전적으로 옳았고, 마이클 조던은 야구 선수로서 메이저리그에서 뛰지 못했다. 테드 윌리엄스는 프로 수준의 야구 선수가 되는 데는 순수한 재능뿐만 아니라 수년간의 지도와 연습, 수많은 실수로부터의 배움 등이 필요하다는 것을 알고 있었다. 스포츠와 관련된 또 다른 예로는 댈러스 카우보이 팀의 유명 미식축구 선수였던 에드 존스가 있다. 그는 한때 프로복서가 되고자 했다. 그의 비범한 체격과 힘, 그리고 운동 능력에도 불구하고, 프로모터는 경기 초반에 KO를 당하지 않을 정도의 능력을 갖춘 중량급 복서로 키워 내기는 어렵다는 것을 알았다. 불행하게도 경험이 없거나 제대로 수련받지 못한 정신건강 전문가들로 인해 생기는 피해는 대부분 그들의 환자에게 돌아간다.

치료자가 모르면 당신에게 피해를 줄 수 있다: 엘리엇 메이어의 사례

기혼자인 엘리엇 메이어(45세)는 한 기업의 법무팀 소속 변호사였다. 우울증 환자였던 그에게는 항우울제를 투약해도 효과가 없었는데, 이 때문에 가족들이 그의 진단과 치료를 의뢰한 것이었다. 메이어가 근무하고 있는 회사는 대기업이었으며 임원진의 경영 실패로 인해 회사의 규모를 크게 줄이는 중이었다. 메이어는 회사가 현재 처해 있는 문제에 대한 책임이 없었지만, 변호사로서 전망이 좋지 않을 때 휴스턴에서 직업을 잃을까 봐 염려하고 있었다. 그는 교회 목사의 주선으로 알게 된 영적 상담가에게 일주일에 두 차례씩, 거의 일 년 동안 정신치료를 받았었다. 그는 상담가가 특히 약물 투여를 위해 소개해 준 정신과 의사에게 항우울제 처방을 받았다. 그 의사는 15분도 채 걸리지 않은 짧은 진료를 마치고 항우울제인 세르트랄린sertraline을 처방했다. 그의 부인은 메이어가 호전되지는 않고 직장과 관련된 책임감에 더욱 시달리고 있었기 때문에 나에게 진료를 받아야 한다고 주장했다. (흥미롭게도 메이어는 직장에서 불이익을 당할지도 모른다는 염려 때문에 정신과 진료를 받는 것을 꺼리고 있었다.)

메이어에게 시행한 공식적인 신경정신과적 정신상태검사의 결과에 따르면, 그는 정보처리 능력과 관련된 생물학적 변화를 보였다. 명료하게 사고할 수 있는 능력이 저하되었는데 우울증의 결과로 인한 증상과는 다른 것이었다. 또한 그의 증상은 주요 우울증에 대한 DSM 진단 기준에 완벽히 들어맞지는 않았다. 각각 한 시간씩 소요된 두 번의 진찰을 통해 나는 그가 소화기 궤양 증상 때문에 일반적으로 제산제로 사용되는 시메티딘cimetidine을 지난 2년간 복용하고 있었다는 것을 알게 되었다. 이 약물은 위에서 소화성 위산의 분비와 관련된 히스타민-2histamine-2 수용체를 차단함으로써 작용한다. 숫자와 같은 추상적 정보를 연산하고 처리하는 것과 관련된 뇌의 특정 영역은 히스타민-2 수용체를 가지고 있다. 매우 드문 경우에는 시메티딘과 같은 약물과 히스타민-2 수용체의 길항작용antagonism으로 인해 정신착란 증상이 나타나거나 정보처리 능력이 손상될 수 있다. 메이어의 아내와 그의 믿을 만한 직장 동료와의 주도면밀한 작업(2시간 소요)을 통해, 메이어의 심리적 증상은 시메티딘의 투여 이후 발생했음을 알게 되었다. 뿐만 아니라 영적 상담가에게 치료를 받는 것에 대한 걱정과 집착이 업무처리에 능력에 지장을 준 것으로 나타났다. 시메티딘과 항우울제의 사용을 중단하고 나서 3주 후, 메이어는 다시 업무를 원활하게 수행할 수 있었다. 동시에 불안과 우울증과 비슷했던 증상들은 완전히 사라졌다. 불행하게도 이것은 관련 교육을 충분히 받지 못했을 뿐 아니라 경험도 부족한 치료자가 심각한 정신과적 상태에 있는 환자를 오진하고 결과적으로 잘못된 치료를 하게 되는 흔한 오진 사례 중의 하나이다. 메이어가 올바른 진단과 치료가 이루어지지 않은 채 정신치료를 계속 받았다면, 그는 직장과 직위를 유지하는 데 필요한 인지 능력을 잃게 되었을 것이다. 이런 일은 언급하기가 두려울 정도로 자주 발생하고 환자와 가족들에게 큰 해를 입힌다.

나는 비록 코치와 전문가들을 지지하는 편이지만, 정신건강 전문가들이 지나치게 전문화될 경우에도 오히려 문제가 될 수 있다. 다음 단락에서 이에 대해 논의할 것이다.

경직된 이론적 접근의 위험성

유용한 정보와 치료를 제공하는 정신건강 전문가들이 저마다 갖고 있는 수많은 원칙으로 인해, 도움을 찾으려는 사람들은 어떤 훈련과 치료 철학이 그들의 문제를 해결하는 데 적합한지를 판단하고 전문가를 선택하는 데 종종 혼란스러움을 느끼게 된다. 이는 신뢰관계를 형성할 수 있는 온정적인 사람을 찾는 것과는 다른 문제임을 이해해 달라. 물론 이 두 가지 모두 당신의 치료를 위해 중요하다.

나는 종종 이른바 전문가라는 정신과 의사들이 식이장애와 같은 특별한 임상적 문제를 이해하고 치료하는 데 있어서 특정 이론이나 접근을 지나치게 고수하는 것에 대해 우려한다. 자신의 전문성에 따라 대상을 지나칠 정도로 강력하게 개념화할 경우 오히려 환자를 제대로 이해하기 어려워질 수 있기 때문이다. 예를 들면 심각한 식이장애를 가진 환자를 성공적으로 치료하려는 정신과 의사는 우울증과 강박증이 종종 이 질환과 동반될 수 있기 때문에 기분장애와 불안장애에 관한 정신약물학적 전문성을 갖춰야 한다. 우울증, 강박증, 충동성 등이 적절한 약물치료로 완화될 때까지는 치료에 필요한 대인관계 및 정신사회적 측면의 호전이 이루어질 수 없는 경우가 많다. 성공적인 치료를 위해서는 이러한 요소들이 필수적이기 때문에 정신과 의사는 정신치료와 가족치료를 함께 시행해야만 할 것이다. 식이와 영양, 내분비학, 소화기의 기능에 대한 전문적인 지식 또한 필요할 것이다.

개인적 의견이지만, 일부 정신과 의사들은 외상적 인생 경험이 환자의 심리에 너무 강력한 영향을 미친다고 믿기에 유전적 요인과 다른 생물학적 요인들이 중요한 역할을 하고 있음을 간과하는 경우가 있다. 그러한 전문가들은 환자의 핵심적인 관계에서 고통스러운 아동기 사건과 문제를 탐색하는 데에만 힘을 쏟는다. 하지만 이들 정신과 의사들은 종종 (약물로 치료할 경우 호전될) 우울증과 같은 질병과 증상을 놓치곤 한다. 나는 뇌종양을 포함한 신경학적 질환의 진단을 위한 자문에 응하기도 한다. 신경학적 질환에 의해 발생한 증상으로 수개월에서 심지어 일 년간 정신치료를 받은 환자도 있었다. 엘리엇 메이어의 경우와 유사한 사례는 나와 다른 정신과 의사들의 진료실 등 도처에서 발견된다. 역으로 나는 또한 심리적 문제에 대해 정신과적 약물만으로 치료받는 환자를 정기적으로 평가한다. 질병에 대해 제한된 관점을 갖고 있거나 치료자 자신의 전문적 역할(예: 정신약물학자)에 대해 제한적으로 개념화하기 때문에 이들 전문가들이 환자의 배우자에 의한 신체적 · 정서적 학대와 같은 중요한 정신사회적 · 경험적 스트레스를 간과하게 될 수 있다. 그들은 또한 질병과 자신의 전문가적 역할에 대한 한정된 개념 때문에 환자 상태의 발달과 연속선상에 있는 근본적인 요인을 놓치곤 한다. 약물이 정신과적 질환의 치료에서 '유일한 해결책'이라는 강한 신념을 가진 임상의들은 환자들이 알코올이나 진통제에 대한 의존성을 솔직하게 드러낼 수 있는 치료적 관계를 수립하지 못한다. 따라서 스스로에 대한 개념이 정신과 의사 또는 특정 질환의 치료자로 제한되기 때문에(혹은 스스로 그처럼 제한함으로써), 치료자는 정교한 정보를 제공할 수 있는 적절한 질문을 하지 못하게 되며, 결국 환자의 개인적 변화와 임상적 호전을 기대하기 어렵다. 나는 '영적 치료자' '통합적 치료자holistic therapist' '아로마 치료자'와 같이 제한적인 분야의 전문가임을 나타내는 명칭을 접할 때마다 의혹을 품게 된다. 내 생각이 틀릴 수도 있겠지만 이러한 사람들이 가장 기본적인 수련이나 지식을 갖추지 못한 것 같아 염려스럽다. 그들은 환자의 문제와 관련된 의학적 질병이나 심리적 특성을 놓치거나, 의미 있는 회복을 촉진하는 데 필요한 치료적 도구를 갖추지 못한 경우가 많다. 그들의 관점은 질병과 회복에 대한 근시안적 개념으로 한정되어 있기 때문에 모든 환자들을 일차원적인 전문가의 편향성에 따라 좁고 한정된 규격에 강제로 맞추려 한다.

입원 치료

상태가 심각하게 악화되었거나 불안정해진 성격장애 환자는 자신과 타인을 해칠 위험성이 있으므로 정신과 입원이 필요하다. 경계성 성격장애를 갖고 있었던 제시카 휴스(10장)는 사랑하는 이로부터 유기된 느낌을 받아 자해를 했을 때 종합병원의 보호병동에 입원했다. 병동에 머무는 동안 그녀는 진정되고 더 이상 자해할 의도가 보이지 않을 때까지 투약을 받고 자살을 방지하기 위한 집중적인 모니터링을 받아야 하는 상태에 놓였다. 로버트 우즈(11장)는 그가 갖고 있는 분열형 성격장애를 치료하고 그의 적개심으로부터 로이스 아브라모위츠를 보호하고자 했던 주치의의 의견과 판사의 결정에 따라 주 정신병원에 수용되었다. 마리아 토레스 박사(12장)는 두 차례 종합병원의 보호병동에 입원했다. 첫 번째는 안전하게 알코올과 약물을 끊기 위해, 그리고 두 번째는 자살 시도를 막기 위해서였다. 외래 치료에 반응하지 않는 심각하고 지속적인 성격장애 환자들은 집중적인 입원 치료를 위해 정신병원에 의뢰되기도 한다. 그런 환자들은 성격장애뿐만 아니라 양극성 정동장애, 주요 우울증, 알코올의존과 같은 다른 정신과적 상태를 함께 갖고 있는 경우가 많다. 이들 병원은 대체로 정신과 의사, 임상심리사, 사회복지사, 간호사로 구성된 하나의 팀을 통한 전문 분야 간의 협력적 접근을 추구하며, 개인 및 집단 환경에서 환자와 그들의 가족들을 치료하게 된다. 이러한 과정에서 심리교육이 강조되고, 환자와 가족들은 그들의 정신과적 상태와 치료에 대해 배우게 된다. 그러한 시설에 머무는 기간은 몇 주에서 수 개월에 달하며, 치료비가 상당히 높을 수도 있다. 많은 시간과 비용이 소요되긴 하지만, 여러 가지 유형의 성격장애 및 그 밖의 정신과적 질환을 가진 환자들이 잘 알려진 정신병원에서 집중 입원 치료를 받고 호전된 사례가 많다. 따라서 외래 치료를 통해 원하는 결과를 얻지 못했을 때는 이러한 선택을 고려해야 한다.

자조 집단, 지지 집단 그리고 옹호 집단

자조self-help 집단, 지지support 집단 그리고 옹호advocacy 집단은 거의 모든 종류의 정신질환 환자와 그들의 가족들을 위한 치료와 정보의 중요한 자원이 될 수 있다. 12장에서 소개된 AA(익명의 알코올중독자들Alcoholics Anonymous)는 마리아 토레스 박사에 대한 치료 계획의 필수적인 구성 요소였으며, 알코올과 약물에 대한 의존과 남용으로부터의 회복에서 중요했다. 성격장애를 가진 사람들 중 상당수는 알코올의존 문제를 함께 겪고 있다. 전 세계 100개국 이상에 약 10만 개의 지부가 설립되어 있으며 2백만 명 이상의 열성적인 회원들을 갖고 있는 AA가 이러한 문제에 도움이 될 수 있다. 알아넌Al-Anon, 알라틴Alateen, 그리고 '알코올 중독자의 성인 자녀 모임Adult Children of Alcoholics'은 알코올중독자의 가족에 대한 반려, 지지, 정보 그리고 자조를 목적으로 하는 집단들이다. '익명의 마약중독자들Narcotics Anonymous'은 마약중독자들을 위한 자조 집단이다.

성격장애를 가진 사람들뿐만 아니라 이들과 중요한 관계에 있는 사람들이 우울증을 앓고 있을 수도 있다. 우울증을 앓고 있는 사람들과 그들의 가족들을 위해 지지와 정보를 제공해 주는 몇몇 우수한 국가 기구가 있다. 다음 목록에서는 이러한 기구들을 소개하고 있다. 성격장애를 가진 사람들에 대한 사회적 낙인으로 인해, 성격장애를 가진 사람들과 그들의 가족들에게 지지와 옹호를 제공하는 단체는 많지 않은 실정이다. 나는 이들 질환들에 대한 유전적 · 생물학적 이해가 깊어지고 있기 때문에 가까운 미래에 변화가 나타날 것이라고 기대한다. 최근 창설되었으며 미국 전역에서 지부가 늘어나고 있는 '경계성 성격장애 환자를 위한 국가 교육 연맹The National Education Alliance for Borderline Personality Disorder'은 경계성 성격장애의 진단과 치료에 대한 과학적 정보를 제공하고, 이러한 질환을 앓은 사람들과 가족들을 지지해 주는 놀라운 기구이다. 다음은 당신이 알고 싶어 할 수 있는 기구에 대한 주요 자료이다.

1. **National Education Alliance for Borderline Personality Disorder (NEA-BPD)**

   P.O. Box 974

   Rye, NY 10580

   (914)835-9011

   http://www.borderlinepersonalitydisorder.com

2. **National Mental Health Association (NMHA)**

   2001 N. Beauregard Street, 12thFloor

   Alexandria, VA 22311

   (703)684-7722

   (800)969-NMHA

   http://www.nmha.org

3. **National Alliance for the Mentally Ill (NAMI)**

   Colonial Place Three

2107 Wilson Blvd., Suite 300
Arlington, VA 22201
http://www.nami.org

4. **Depression and Bipolar Support Alliance (DBSA)**
730 N. Franklin Street, Suite 501
Chicago, IL 60610
(312)642-0049
(800)826-3632
http://www.dbsalliance.org

맺음말

정서적 · 행동적 문제는 본래 복잡하고 다양한 요인들의 복합적 결과이므로 파악하기가 쉽지 않다. 전문적이고 경험이 풍부한 임상의는 치료를 진행할 때 부분적으로 아는 분야보다는 전혀 모르는 분야에 더욱 신경 쓰게 된다. 그리고 성공적으로 진단하고 치료했던 기억보다는 진료할 때 놓쳐 버린 부분으로 인해 환자가 받게 되었던 고통이 오랫동안 기억에 남게 된다. 내가 일하는 의과대학의 많은 치료 프로그램에서, 우리 의료진은 거의 매일같이 환자의 우울증이나 정신병을 일으키는 뇌종양, 뇌감염증, 혹은 발작장애와 같은 심각한 신경학적 질환을 진단하고 이런 질환들에 대해 끝없이 그리고 별다른 성공을 거두지 못하면서도 정신치료를 시행한다. 그리고 정신과에서는 다양한 약물치료를 받았는데도 수년 동안 전혀 호전되지 않는 환자의 복잡한 심리적 문제에 대해 거의 매일같이 정신치료를 권장한다.

마지막으로 강조할 점은 다음과 같다. 당신의 증상이 현재의 치료 기간 동안에 호전되지 않거나 삶에서 긍정적인 변화가 이루어지지 않았다면, 폭넓은 수련을 받고 다양한 원인과 결과를 검토할 수 있는 정신과 의사로부터 추가적인 진료를 받아 볼 필요가 있다. 문제의 원인과 치료 방법을 찾아내는 데 있어 단일 이론만을 고수하는 정신건강 전문가에게 치료를 받고 있다면, 당신에게 이러한 충고는 더욱 적절할 것이다. 정신질환의 원인과 치료에 관하여 한정된 개념을 가진 전문가는 문자 그대로 '그들이 무엇을 놓치고 있는지를 모른다'. 그리고 당신도 마찬가지이다! 그리고 이러한 경우에 당신이 모르는 것이 당신을 해칠 수 있다. 다소 긍정적인 부분은 당신이 성격과 인격의 장애에 대해 아는 것이 이러한 질환들과 관련된 역기능, 통증과 고통을 줄이는 데 도움이 될 것이라는 사실이다. 이 책이 그러한 측면에서 도움이 될 이해와 지식, 그리고 기술을 제공해 줄 수 있다면 그것만으로도 만족스러운 성과가 될 것이다.

| 찾아보기 |

인명

내용

| 저자 소개 |

이 책의 저자인 스튜어트 C. 유도프스키(Stuart C. Yudofsky) 박사는 베일러 의과대학의 메닝거(Menninger) 정신의학 · 행동과학교실 주임교수이자 특훈교수(distinguished service professor)이다. 그는 평생에 걸쳐 관련 분야에 공헌한 점을 인정받아 2014년 2월 시애틀에서 개최된 미국신경정신의학회 연례 회의에서 게리 J. 터커(Gary J. Tucker) 상을 수상했다.

유도프스키 박사는 미국신경정신의학회의 공식 학술지인 『신경정신의학 및 임상 신경과학 저널(*Journal of Neuropsychiatry and Clinical Neurosciences*)』의 창간에 참여했으며, 지난 25년간 동 학술지의 수석 편집위원으로 활동해 왔다. 그리고 신경정신의학 분야의 표준적인 교재로 알려져 있는 『미국정신의학회 신경정신의학 교과서(*The American Psychiatric Publishing Textbook of Neuropsychiatry*)』의 공동 편저자이기도 하다. 그 외에도 신경정신과학 및 정신의학 분야와 관련된 45권의 저서를 집필해 왔다.

'외현적 공격성 척도(Overt Aggression Scale)'와 '외현적 불안감 척도(Overt Agitation Severity Scale)'를 고안하기도 한 유도프스키 박사는 뇌의 장애로 인해 야기되는 공격성과 불안감을 완화하기 위한 정신약물학적 연구에 관심을 기울이고 있다.

그는 인간의 뇌와 행동 그리고 정신질환 사이의 관련성에 대한 연구에 매진해 왔다. 그리고 모든 정신장애는 뇌의 문제와 관련이 있으며, 모든 신경장애는 심각한 정서적 · 행동적 문제를 초래할 수 있다는 관점을 견지하고 있다.

| 역자 소개 |

김동욱(Kim Dongwook)
가톨릭대학교 의과대학 졸업
길병원 정신과 전공의 과정 수료
2010년 정신과 전문의 자격 취득
대한신경정신의학회 정회원
현 루카스병원 진료과장

유홍섭(Yoo Hongsup)
가톨릭대학교 의과대학 졸업
은평병원 정신과 전공의 과정 수료
2010년 정신과 전문의 자격 취득
대한신경정신의학회 정회원
현 은혜병원 진료부장

장상현(Jang Sanghyun)
인제대학교 의과대학 졸업
국립법무병원 정신과 전공의 과정 수료
2006년 정신과 전문의 자격 취득
대한신경정신의학회 정회원
현 대전마음편한병원 진료과장

홍지혜(Hong Jihyea)
순천향대학교 의과대학 졸업
순천향대학교 의과대학 전공의 과정 수료
2009년 정신과 전문의 자격 취득
대한신경정신의학회 정회원
현 은혜병원 진료과장

치명적 결함

성격장애를 가진 사람들과의 파국적 관계에 대한 비망록

Fatal Flaws: Navigating Destructive Relationships with People with Disorders of Personality and Character

2015년 1월 28일 1판 1쇄 발행
2020년 4월 20일 1판 4쇄 발행

지은이 • Stuart C. Yudofsky
옮긴이 • 김동욱 · 유홍섭 · 장상현 · 홍지혜
펴낸이 • 김 진 환
펴낸곳 • (주) 학지사
04031 서울특별시 마포구 양화로 15길 20 마인드월드빌딩 5층
대표전화 • 02) 330-5114 팩스 • 02) 324-2345
등록번호 • 제313-2006-000265호
홈페이지 • http://www.hakjisa.co.kr
페이스북 • https://www.facebook.com/hakjisabook

ISBN 978-89-997-0534-2 03510

정가 **18,000원**

역자와의 협약으로 인지는 생략합니다.
파본은 구입처에서 교환하여 드립니다.

이 도서의 국립중앙도서관 출판시도서목록(CIP)은 서지정보유통지원시스템 홈페이지(http://seoji.nl.go.kr)와 국가자료공동목록시스템(http://www.nl.go.kr/kolisnet)에서 이용하실 수 있습니다.
(CIP제어번호: CIP2014031140)